住院医师规范化培训精品案例教材

总主审：王成增　　总主编：姜　勇

麻 醉 学

本册主编　艾艳秋　朱　涛

郑州大学出版社

图书在版编目（CIP）数据

麻醉学／艾艳秋，朱涛主编. —— 郑州：郑州大学出版社，2024.8
住院医师规范化培训精品案例教材／姜勇总主编
ISBN 978-7-5773-0223-2

Ⅰ．①麻…　Ⅱ．①艾…②朱…　Ⅲ．①麻醉学 - 职业培训 - 教材　Ⅳ．①R614

中国国家版本馆 CIP 数据核字（2024）第 048906 号

麻醉学

MAZUIXUE

项目负责人	孙保营　李海涛	封面设计	苏永生
策划编辑	陈文静	版式设计	苏永生
责任编辑	陈文静	责任监制	李瑞卿
责任校对	陈思　苏靖雯		

出版发行	郑州大学出版社	地　址	郑州市大学路 40 号（450052）
出版人	孙保营	网　址	http://www.zzup.cn
经　销	全国新华书店	发行电话	0371-66966070
印　刷	辉县市伟业印务有限公司		
开　本	850 mm×1 168 mm　1 / 16		
印　张	18.75	字　数	545 千字
版　次	2024 年 8 月第 1 版	印　次	2024 年 8 月第 1 次印刷

书　号	ISBN 978-7-5773-0223-2	定　价	80.00 元

编委会名单

总主审 王成增

总主编 姜　勇

编　委 （以姓氏笔画为序）

丁德刚	王　叨	王　悦	王　薇	王义生	王成增
王金合	王伊龙	王秀玲	王怀立	王坤正	车　璐
艾艳秋	卢秀波	田　华	兰　超	邢丽华	邢国兰
朱　涛	朱长举	刘　丹	刘　红	刘升云	刘刚琼
刘会范	刘冰熔	刘淑娅	刘献志	闫东明	许予明
许建中	李　莉	李向楠	李淑英	余祖江	宋东奎
宋永平	宋学勤	张　大	张　磊	张英剑	张国俊
张金盈	张建江	陈志敏	范应中	岳松伟	郎　艳
房佰俊	赵　松	赵　杰	赵占正	赵先兰	姜　勇
姜中兴	贺玉杰	秦贵军	贾　勐	贾延劼	徐　敬
高剑波	高艳霞	郭瑞霞	黄　艳	曹　钰	符　洋
董建增	程敬亮	曾庆磊	窦启锋	魏新亭	

秘　书 王秀玲

作者名单

主　　编　艾艳秋　朱　涛

副主编　张加强　张　伟　李治松　姜丽华　卢锡华　岳修勤　郑孝振

编　　委　(以姓氏笔画为序)

卫　新(郑州大学第一附属医院)　　　　　李前辉(河南科技大学第一附属医院)

马俊琦(郑州大学第一附属医院)　　　　　何　龙(郑州大学第一附属医院)

王　涛(郑州大学第三附属医院)　　　　　张　伟(郑州大学第一附属医院)

王　婕(河南省人民医院)　　　　　　　　张加强(河南省人民医院)

王照飞(郑州大学第一附属医院)　　　　　张亚南(郑州大学第一附属医院)

毛元元(郑州大学第一附属医院)　　　　　范宇宁(郑州大学第一附属医院)

艾艳秋(郑州大学第一附属医院)　　　　　岳修勤(新乡医学院第一附属医院)

卢锡华(河南省肿瘤医院)　　　　　　　　郑孝振(河南大学第一附属医院)

史家杰(焦作市人民医院)　　　　　　　　赵燕玲(郑州大学第一附属医院)

朱　涛(四川大学华西医院)　　　　　　　姜丽华(郑州大学第三附属医院)

刘　坤(郑州大学第一附属医院)　　　　　徐犇犇(郑州大学第一附属医院)

刘　俊(新乡医学院第一附属医院)　　　　黄　琛(郑州大学第一附属医院)

刘　贺(河南省人民医院)　　　　　　　　曹　彬(郑州大学第一附属医院)

齐　正(郑州大学第一附属医院)　　　　　符　强(郑州大学第三附属医院)

许远征(河南大学第一附属医院)　　　　　程　丹(郑州大学第一附属医院)

李　彬(郑州大学第二附属医院)　　　　　鲁稳梁(郑州大学第二附属医院)

李长生(郑州大学第三附属医院)　　　　　薛金虎(郑州大学第一附属医院)

李治松(郑州大学第二附属医院)　　　　　魏晓永(郑州大学第三附属医院)

前 言

我国住院手术麻醉量近 7 000 万人次/年,麻醉医疗总量逾 1 亿例次/年。不断加强人才培养,提升麻醉医疗质量,保障麻醉医疗的安全、高效是健康中国战略的重要组成部分。其中,青年医学人才的培养,是医学发展的重中之重。作为人才紧缺型学科,青年麻醉医师的培养工作更是面临巨大的挑战。

2013 年住院医师规范化制度全面实施以来,住院医师教育的制度框架得到进一步完善,青年医师的培养质量得到明显提升。住院医师的教育工作,其核心问题仍然是教什么、怎么教的问题。

在"教什么"方面,作为临床二级学科,相较于传统的临床学科,麻醉学具有一定的特殊性。因此,作为丛书"住院医师规范化培训精品案例教材"中的麻醉学分册,编写需要达到两个目的:第一,面向全部临床住院医师,让其了解麻醉学在整个临床医学体系中的角色和作用,构建系统的临床思维和知识储备;第二,面向麻醉学住院医师,让其掌握麻醉学科的核心理论内涵和技术体系,了解相关学科知识,塑造完整的知识体系,达到一定的临床实践能力。解决"怎么教"的问题,关键就是解决怎么有效传递知识、提高教学效率和质量的问题。这就要求教材在编写架构、思路和内容上详加斟酌。

本书由国内多家医院麻醉科近 40 名的专家共同参与编写而成,结合住院医师临床实践需求,以系统为架构,以常见疾病或手术为中心,以临床诊疗流程为线索,采用"案例分析+思维引导"的编写模式,系统介绍了耳鼻喉科、口腔颌面外科、妇产科、泌尿外科、普外科、骨科、神经外科、胸心血管外科,以及小儿外科等疾病手术和患者的术前访视、麻醉管理等相关知识。同时也介绍了麻醉恢复室(PACU)、麻醉重症医学病房(AICU)、癌性疼痛的相关问题。本书得到了全国麻醉界多位资深专家和前辈的大力支持。经过紧张的筹备和编写工作,本书终于和读者见面了,我们感到十分欣慰,同时也殷切希望本书能为广大临床医师,特别是住院医师和带教老师们,系统地掌握和传授相关知识提供帮助。尽管本书按照系统和人群划分章节编写,但为了保证每章内容的完整性,章节之间部分内容可能还存在一些交叉和重复,特此说明。此外,限于经验、知识的局限性,本书中难免有不当之处,恳请广大读者批评和指正。

最后衷心感谢各位教授对本书筹备和编写工作的关心与辛苦付出,衷心感谢在全书的编写和审阅工作中倾注了大量心血的各位教授和专家。

艾艳秋　朱　涛

2024 年 2 月

目 录

第九章　小儿外科麻醉

第十章　特殊患者麻醉

第十一章　手术室外麻醉

第十二章　麻醉恢复室（PACU）、麻醉重症医学病房（AICU）

第十三章　疼痛学

第一章　耳鼻喉科麻醉

知识拓展

案例1　阻塞性睡眠呼吸暂停低通气综合征患者的麻醉

一、术前访视

（一）病史

患者病史

患者男性,52岁,以"鼻塞、睡眠打鼾、憋气、晨起头痛5年余"为主诉入院。患者5年前无明显诱因出现双侧鼻塞,受凉后鼻塞加重,夜间睡眠打鼾、憋气伴头痛。行多导睡眠监测示:重度阻塞性睡眠呼吸暂停低通气综合征;重度低氧血症。患者既往有高血压病史8年,口服利血平、阿托普利,血压维持在137/100 mmHg。12年前车祸外伤,腹部手术史无特殊。饮白酒20余年,100~150 mL/d;抽烟10余年,1包/d。过敏史、婚育史、家族史均无特殊。

思维引导:阻塞性睡眠呼吸暂停低通气综合征(obstructive sleep apnea hypopnea syndrome, OSAHS)是指在睡眠时上气道塌陷阻塞引起的呼吸暂停和通气不足,伴有打鼾、睡眠结构紊乱、频繁发生血氧饱和度下降、白天嗜睡等症状。呼吸暂停是指睡眠过程中口鼻气流停止≥10 s,低通气是指睡眠过程中呼吸气流强度较基础水平降低超过30%,并伴血氧饱和度降低3%或伴有觉醒。OSAHS的诊断首先是病史,出现以下3种情况提示OSAHS可能:①呼吸暂停或呼吸浅慢伴打鼾;②夜间突醒;③白天嗜睡。本例患者无明显诱因(不排除受凉引发上呼吸道感染)鼻塞后出现上气道梗阻。上气道自上而下由鼻腔、咽腔和喉腔组成,鼻腔阻塞后向下累及,出现鼾症、憋气及脑缺氧引发的头痛症状,从主诉和病史上提示OSAHS可能,入院后多导睡眠监测(polysomnography, PSG)予以证实。同时,该患者合并高血压8年,尽管早于OSAHS病程,从时间上考虑原发性高血压的诊断,但OSAHS早期症状不明显,且病理生理机制是一个长期慢性的过程,尚不能排除早期睡眠觉醒导致的交感激活引发的小动脉痉挛,继发高血压。降压药物利血平和阿托普利的联用,表面看是双联降压,实则三联用药,利血平除了含有去甲肾上腺素耗竭剂成分外,还含有氢氯噻嗪,舒张血管的同时降低有效血容量,再联合血管紧张素转化酶抑制剂,强烈抑制血管收缩,强大的扩血管药物联用下,该患者平素血压依旧维持在137/100 mmHg,舒张压未能理想达标,表明睡眠觉醒导致的交感应激病程较长,患者血管基础情况较差。患者饮酒史长达20余年,口咽部堆积的脂肪和增粗的颈围不排除可能的多发性对称性脂肪瘤病(马德龙病),提示上气道软组织增生对围手术期通气可能造成潜在风险。

(二)辅助检查

辅助检查结果

(1)血常规:血红蛋白(Hb) 159 g/L,血细胞比容(HCT) 45%。

(2)血生化:总胆固醇 5.1 mmol/L,甘油三酯 1.72 mmol/L。

(3)血管内皮生长因子 22.79 pg/mL。

(4)凝血功能和甲状腺相关激素抗体:均正常。

(5)肺功能:正常。

(6)心电图:正常。

(7)心脏彩超:未见明显异常。

(8)颈胸部 CT:双侧口咽软组织增厚,口咽腔变窄,双侧下鼻甲肥大。声门上气道最狭窄处内径为 9.12 mm,见图 1-1。

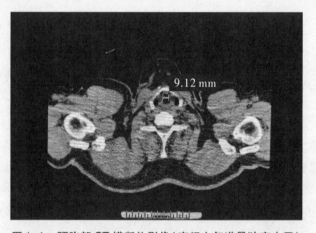

图 1-1　颈胸部 CT 横断位影像(声门上气道最狭窄水平)

(9)24 h 无创动脉血压监测(NIBP holter):各时段动态血压诊断意见如下。①夜间血压平均值高于正常范围。②夜间血压均值下降率显著减小。③全天血压生理性勺形变化规律消失,呈"反勺型"曲线。

(10)PSG:监测起始时间 21:48:17 至次日 5:19:17,共进行 451.3 min,其中总睡眠时间共429.3 min,睡眠有效率 95%。睡眠、呼吸和脉搏氧监测数据详见表 1-1 ~ 表 1-3。

表 1-1　睡眠时期

睡眠分期	时间/min	百分比	正常百分比
NREM Ⅰ 期	13.0	3%	2% ~5%
NREM Ⅱ 期	372.8	87%	30% ~40%
NREM Ⅲ 期	0.0	0	15% ~20%
REM 期	43.5	10%	20% ~25%
清醒期	22.0	—	—

注:NREM 非快速眼动睡眠;REM 快速眼动睡眠。

表 1-2　呼吸监测

呼吸事件	检测值	正常值
阻塞性暂停	350 次	<30 次
中枢性暂停	0 次	<30 次
混合性暂停	13 次	<30 次
低通气	41 次	<30 次
睡眠呼吸暂停	59.2 次/h	<5 次/h

表 1-3　脉搏氧监测

项目	监测值	正常值
平均脉搏氧	88.45	—
最低脉搏氧	56.0%	>90%
3% 氧减指数	44.6 次/h	<5 次/h
脉搏氧低于 90% 时间占总睡眠时间百分比(CT 90)	47%	0

思维引导:该患者由于长期慢性缺氧导致红细胞生成素增高,血红蛋白和血细胞比容均较高,表明血液黏稠度增加,易发生血栓栓塞相关事件。PSG 睡眠时相数据显示,该患者无深度睡眠的 NREM Ⅲ 期,而生长激素主要在该时相分泌和产生,因此,生长激素水平的降低引起合成代谢的降低,尤以脂肪和糖最为明显,体现在该患者表现为总胆固醇和甘油三酯均在正常高限,提示高脂血症的可能。实验室检查中对血管内皮生长因子的检查有助于了解脏器缺氧和新生血管的发生情况,通常来说,血管内皮生长因子的促血管增生作用发生在低氧环境中,该因子与血管内皮损伤和炎症的发生密切相关,该患者尚在正常范围。低氧血症可导致心肌缺血,有监测研究表明,因心绞痛接受冠状动脉造影的 OSAHS 患者,夜间 ST 段压低发生率较高。甲状腺功能减退,可出现上气道软组织黏液性水肿、软腭和舌体松弛,进一步堵塞气道。长期慢性高血压的病程可引发心室重塑、心肌肥大等。该患者经过 3 个月的无创机械通气氧疗,目前上述脏器功能和结构未见异常。

横断位 CT 对识别软组织增生和气道最狭窄位置有着重要的临床应用价值。本例患者仰卧位 CT 横断位影像尽管可见咽腔软组织增生,但最狭窄处仍大于 9 mm,为诱导用药后软组织塌陷挤压气道后预留足够的插管空间。

高血压是 OSAHS 患者心血管系统最主要的并发症。该患者的 24 h 无创血压昼夜曲线已然偏离正常的勺状曲线,表现为夜间高血压,这是浅睡眠、微觉醒和交感亢奋所带来的后果,多联降压药物的应用,血压控制情况仍不尽如人意。此外,OSAHS 患者心律失常也多发生于睡眠期间,与自主神经功能紊乱有关。低氧血症易诱发室性逸搏心律,呼吸暂停时间越长,血氧降低越严重,发生心律失常的危险性越大。

OSAHS 患者的明确诊断依靠 PSG 监测结果。根据呼吸暂停低通气指数(apnea-hypopnea index, AHI),即 1 h 内呼吸暂停或是呼吸浅慢的发生次数,通常认为,夜间 7 h 睡眠时间内 AHI≥5 且伴有日间嗜睡,或全程睡眠中呼吸暂停和低通气事件≥30 次(每次呼吸暂停或低通气时长≥10 s),即可明确诊断 OSAHS。OSAHS 的严重程度通常用 AHI 表示,5~20 为轻度,21~40 为中度,>40 为重度。该患者平均每小时 AHI 高达 59.2 次,重度 OSAHS 诊断明确,呼吸暂停几乎均为阻塞性,进一步证实呼吸暂停来源于气道梗阻。OSAHS 患者低氧血症的分级可根据最低脉氧(轻度>85%,65%≤中度≤85%,

重度<65%），也可根据 CT 90（正常≤2%，2%<轻度≤12%，12%<中度≤28%，重度>28%）。本例患者 CT 90 为 47%>28%，可诊断为重度低氧血症。

（三）体格检查

体格检查结果

体温(T)36.2 ℃，脉搏(P)80 次/min，呼吸(R)16 次/min，血压(BP)145/100 mmHg。

身高 171 cm，体重 83.0 kg，入院后经减重治疗后的术前 BMI 为 28.4 kg/m²。

发育正常，营养好，体型矮胖，神志清，牙齿无缺损、无义齿，张口度 3.8 cm，颈部活动度正常，颈围 41 cm，马氏（Mallampati）分级Ⅳ级，见图 1-2。平卧位即闻及清晰鼾声，抬高床头或侧卧位缓解。侧面观见下颏下软组织向前突起，小下颌且后缩，甲颏间距 6.3 cm。听诊声门上呼吸音粗，心肺听诊无异常，美国纽约心脏病学会心功能分级（NYHA）Ⅰ级，余一般体格检查无特殊。

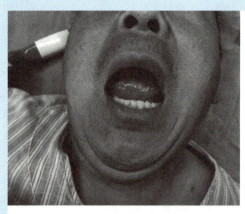
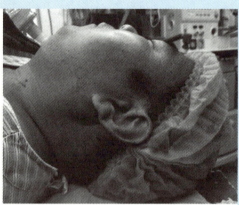

A.正面观　　　　　　　　　　　B.侧面观

图 1-2　OSAHS 患者仰卧位查体

思维引导：OSAHS 患者的术前评估重点在于困难气道的预判，包括通气困难或/和插管困难。本例患者体型肥胖，通过术前的体重控制，BMI 从肥胖（BMI>30 kg/m²）降为超重（25～30 kg/m²）。肥胖不仅造成咽腔和颈部周围脂肪堆积，而且隆起的腹部在仰卧位机械通气时挤压膈肌上抬，肺容量、补呼气量和肺顺应性均减少，因此患者无论在清醒亦或全身麻醉（简称全麻）状态，头高位便于改善通气。

下颌骨与舌体和喉所位居的空间关系密切，当此间隙较小时，代表舌根部肥大，舌和喉的相互拥挤使喉镜显露声门困难。评价下颌间隙的指标是甲颏间距，正常成年人大于 6.5 cm，本例患者不足 6.5 cm，提示间隙减小。张口度是指最大张口时上下门齿之间的距离，正常 3.5～5.6 cm，小于 3.0 cm 插管显露困难，小于 1.5 cm 无法置入喉镜。本例患者该项体格检查正常。颈部活动度指仰卧位做最大限度头后仰时，上门齿前端至枕骨粗隆的连线与身体纵轴的交角，正常大于 90°，本例患者正常。Mallampati 分级将张口度与舌的大小进行了关联，可估计可供直接喉镜经口插管的空间。Ⅰ级：可见硬腭、软腭、悬雍垂、腭弓。Ⅱ级：可见硬腭、软腭、悬雍垂，腭弓被舌体部分或全部遮挡。Ⅲ级：可见硬腭、软腭，悬雍垂被舌体部分或全部遮挡。Ⅳ级：仅见硬腭，软腭部分或全部被舌体遮挡（图 1-3）。直接喉镜显露时，Ⅰ～Ⅱ级气道插管多无困难，Ⅲ～Ⅳ级气道插管常发生困难。本例患者张口努力伸舌仅可见部分硬腭，Mallampati 分级为Ⅳ级，提示存在可能的插管困难。尽管本例 OSAHS 患者清醒仰卧位即可闻及清晰的鼾声，抬高床头或侧卧位缓解，但该患者无呼吸困难，无强迫体位,且张口度和颈部活动度良好,在目前先进的可视化气道设备的辅助下可大大降低暴露声门困难的风险。

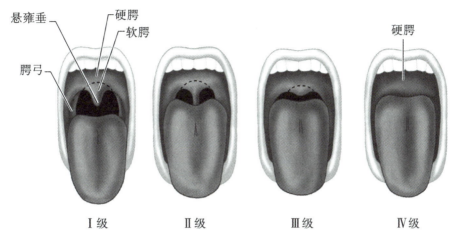

图 1-3　Mallampati 气道分级(虚线示硬腭和软腭交界处)

OSAHS 患者围手术期最主要的危险在于不能确保呼吸道的通畅,体现在肌肉松弛药使用后的气道塌陷、通气困难和气管插管暴露困难,以及拔管后镇静镇痛和肌肉松弛药物完全代谢前的气道部分或完全梗阻。清醒镇静和充分的表面麻醉下气管插管能有效避免肌肉松弛药使用后的气道梗阻,但应避免浅镇静和不完善的表面麻醉下强行气管插管所导致的声门水肿和气道痉挛。本例患者尽管存在困难气道风险体征,但经过一段时间的氧疗,脏器功能储备恢复,仰卧位无明显的呼吸困难和强迫体位。此外,可视喉镜和可视纤维支气管镜的普及,使得麻醉医生在面对这类潜在的风险气道时,可以本着患者舒适化的原则,深镇静肌肉松弛获得足够的氧储备慢诱导插管。

(四)术前准备

> **术前准备**
>
> **术前用药:**降压药遵医嘱改为苯磺酸左氨氯地平 2.5 mg,口服(po),每天 1 次(qd)。
>
> **生活调整:**术前戒烟 8 周,戒酒 8 周,加强运动,清淡饮食,控制体重。
>
> **机械通气:**术前 3 个月内,夜晚睡眠时经鼻持续正压通气治疗,并采取侧卧位,改善脏器氧供。
>
> **目前情况:**白天嗜睡症状缓解,BMI 从 3 个月前的 30.1 kg/m² 降低到 30 kg/m² 以下,除上气道梗阻表现外,无其余脏器氧供障碍相关症状和体征。

思维引导:麻醉前准备除了常规的全身麻醉的一般项目外,重点应放在困难气道处理的预案和重要脏器功能的调整上,应在对 OSAHS 严重程度、困难气道预测结果和重要脏器储备功能的判断基础上,进行针对性的准备。心、肺储备能力下降或高血压控制不稳定者,进行氧疗和调整用药,本例患者入院前联用利血平和血管紧张素转化酶抑制剂,可造成体内儿茶酚胺耗竭,导致术中难逆性严重低血压的发生,故改为二氢吡啶类钙离子通道阻滞剂,口服至术日晨起。该患者术前应尽可能早开始戒烟,对术后呼吸功能恢复甚为重要。研究表明,戒烟 12 ~ 24 h,血中一氧化碳(CO)和尼古丁水平开始下降,48 h 后碳氧血红蛋白水平恢复正常,戒烟 48 ~ 72 h 后支气管黏膜纤毛功能开始提高,戒烟 1 ~ 2 周后痰液分泌开始减少,4 ~ 6 周后肺功能改善,6 ~ 8 周后免疫功能恢复,8 ~ 12 周后吸烟对术后肺功能的影响才能完全消失。研究表明,术前 8 周仍在吸烟者,术后肺部并发症高达 57%。

经鼻无创持续正压通气或双向正压通气,可通过鼻面罩在患者每晚入睡时开始治疗,通过低流量氧疗,并在睡眠期间呼吸暂停时给予机械辅助短暂正压间歇通气,舒适无创地改善患者睡眠质量,同时提高核心脏器和周围组织氧供,改善脏器和组织功能状态,以足够的储备功能应对手术应激。该患者术前 3 个月即开始机械通气治疗,入院后相关脏器的检查未见明显异常。

（五）术前小结

简要病情:患者以"鼻塞、睡眠打鼾、憋气、晨起头痛 5 年余"为主诉入院。行多导睡眠监测示:重度 OSAHS;重度低氧血症。入院后完善查体,结合辅助检查结果,"①重度 OSAHS;②重度低氧血症;③高血压 1 级,中危"诊断明确。术前机械通气治疗改善脏器氧供,并调整降压药种类和生活习惯,准备充分,拟行择期腭垂腭咽成形术(uvulopalatopharyngoplasty, UPPP)。

术前诊断:①重度 OSAHS;②重度低氧血症;③高血压 1 级,中危。

拟施手术名称和方式:腭垂腭咽成形术。

二、麻醉管理

（一）麻醉准备及诱导

麻醉诱导过程

患者清醒入室,面罩吸氧,氧浓度30%,流量1.5 L/min。准备气道设备:UE 可视喉镜,纤维支气管镜,鼻咽和口咽通气道,6.0#、6.5#、7.0#加强型气管导管。常规心电监护,NIBP 150/101 mmHg,HR 78 次/min,血氧饱和度(SpO_2) 100% 。抬高床头使膈肌下降,增加肺顺应性同时减轻上气道梗阻,给予盐酸戊乙奎醚 0.5 mg 干燥气道黏膜,氧浓度调整为100%后密闭面罩,嘱患者用力深呼吸 15 次,使呼出氧浓度达到 90% 以上,连接脑电双频指数(BIS),常规静脉诱导:阿芬太尼 4 mg、环泊酚 30 mg、罗库溴铵 70 mg(备药舒更葡糖钠 200 mg)。判断意识消失后,置入鼻咽通气道,双人操作,一人双手托下颌扣面罩,另一人规律挤压呼吸囊人工辅助通气待到 BIS 值<60 后,经 UE 可视喉镜引导下经口气管插管,导管型号 6.0#加强管,深度 25 cm,妥善固定于靠近麻醉机侧的口角,麻醉诱导及气管插管过程顺利。诱导后,调平手术床,垫高颈项部,消毒铺巾开始手术。

思维引导:患者入室 NIBP 150/101 mmHg,尽管术前规范降压药物的种类,但该患者晨起血压高的特点加之入室后紧张因素,入室初始监测到的血压往往较麻醉前 1 d 病房内日常生活状态下测得的高,这种情况不可作为暂缓手术的指征,可给予适当的 β 受体阻滞剂或钙离子通道阻滞剂等降压药物,让患者逐渐适应手术室环境后再次测量,血压多数可回落到满意水平。在足够的可视气道设备齐备的情况下,本例患者可行常规诱导气管插管,肌肉松弛药可选择去极化超短效的氯化琥珀胆碱,亦可选用能被舒更葡糖钠特异性拮抗的罗库溴铵,一旦肌肉松弛后气道塌陷,能够尽早恢复自主呼吸,重新选择诱导方案。内缩的小下颌和深陷入堆积脂肪内的双侧下颌角增加了面罩通气的困难程度,本例患者采取的应对措施包括,置入鼻咽通气道暂时支撑鼻腔至喉腔塌陷挤压气道的软组织和双人双手操作面罩加压通气充氧去氮。此外,在该患者自主呼吸状态下,密闭面罩给予纯氧,嘱患者深呼吸同样能够为诱导药使用后一旦发生的面罩通气困难预留一定的氧储备。本例患者双侧下鼻甲均肥大,加之肥胖患者鼻插管导管管径较小,通气受阻,暂不考虑经鼻气管插管。与术者共用气道的手术在不牺牲有效通气的前提下尽量选取细一号的气管导管,有利于术野暴露,方便术者操作。口插气管导管在无牙垫支撑的情况下原则上导管固定于距离麻醉机较近一侧的口角,考虑到术者置入张口撑开器时导管延展,往往被带出一定深度,因此较常规插管深度深入1~2 cm。

(二)麻醉维持

麻醉维持及术中病情变化、处理

麻醉维持:地氟醚,环泊酚,瑞芬太尼。吸入氧浓度40%,流量1.2 L/min,潮气量(VT)500 mL,呼吸频率14次/min,SpO_2术中全程≥98%,NIBP术中全程维持在(100~120)/(65~89) mmHg,HR维持在50~70次/min。患者手术开始置入口腔撑开器,HR从61次/min降至45次/min,提醒手术医生可能的粗暴操作导致舌咽或喉返神经牵拉过度,同时抽取阿托品备用,手术医生放松口腔撑开器,待心率回升后重新置入,轻柔操作心率无明显下降。固定口腔撑开器时气道压Pplat从15 cmH_2O飙升至26 cmH_2O,提醒手术医生口腔撑开器压迫气管插管,调整口腔撑开器口中位置后气道压回降至正常。术中切除双侧扁桃体并行腭咽成形,止血纱布填塞后退出喉镜,充分吸引血液、痰液和分泌物,置入牙垫,重新固定气管插管,深度23 cm。环泊酚静脉镇静下患者带气管插管入麻醉重症医学病房(anesthesia intensive care unit,AICU)。患者术中气道参数和血流动力学平稳,动脉血气结果未见异常。手术顺利,麻醉满意,手术时长65 min,术中出血5 mL,液体实入量500 mL,尿量150 mL。

思维引导:OSAHS手术治疗的术式多采用UPPP术,术中对呼吸和循环的稳定维持同常规全麻基本一致。一旦手术开始,气道和气管插管便在术者和麻醉医生的共同管理之下,双方及时的沟通非常重要。在术者置入口腔撑开器时警惕舌咽和迷走分支喉返神经的牵拉导致心率骤降,阿托品可抽出常规备用,而非必须使用,除非在术者解除牵拉后持续性迷走张力仍增高时可考虑静脉注射,不然易造成难以纠正的窦性心动过速。口腔撑开器的口内部分有压迫气管导管的可能性,此时可提醒术者注意操作,解除压迫。手术临近结束时充分吸引尤为重要,血液和分泌物可使气道梗阻进一步加重,并造成误吸和肺部感染的风险,在OSAHS患者尤其警惕肺部并发症的可能,术后的ICU入住和卧床一旦合并肺部感染,可导致难以预料的不良预后。术毕尽早置入牙垫或更换经鼻气管插管,避免浅麻醉下牙齿咬管和插管刺激。由于OSAHS患者肺顺应性较低和机械通气的特殊性,术中可采用呼气末正压或压力控制间歇通气模式,采取肺保护性通气策略,并在动脉血气指导下进行有效的呼吸管理,避免低氧血症或高碳酸血症。本例患者采用容量控制间歇正压机械通气模式,术毕血气未见异常改变,表明术中通气参数设置合适,脏器氧供得到充分的保证。

(三)术后管理

术后治疗及恢复

患者术后带口插气管插管入AICU,生命体征平稳,自主呼吸恢复,经气管导管吸入30%氧1.0 L/min,SpO_2 100%,HR 76次/min,R 15次/min,NIBP 135/72 mmHg。右美托咪定持续泵注下耐受气管插管,此外给予抗感染、补液、呼吸机支持、口腔护理等处理,并关注患者生命体征及口鼻分泌物量和颜色等情况。

患者术后第1天晨,停右美托咪定唤醒后,四肢活动度良好,无痛苦表情,无烦躁表现,脱氧吸空气3 min,SpO_2>95%。做好紧急二次插管准备后拔出气管导管,无出血,无呼吸困难等不适主诉,自主呼吸空气下SpO_2>95%,降低床头平卧位后未闻及鼾声,无呼吸困难等不适主诉。持续监测SpO_2、HR、NIBP,并联系转回耳鼻喉头颈外科普通病房继续专科治疗。

思维引导:肌肉松弛药代谢后,患者自主呼吸恢复,为确保起到气道支撑作用的气管插管的耐受性,避免呛咳带来的躁动、出血和气道梗阻,常规给予持续镇静。本例患者术前诊断重度 OSAHS,手术创面范围累及较多,常规带管送 ICU 过渡一晚。同时兼具气道循环管理和围手术期医学专业的 ICU 优先选择麻醉 ICU 即 AICU。返 AICU 后本例患者已然自主呼吸维持机体氧供需求,但术毕当天不建议过早拔管,考虑到手术操作范围累及上气道各个部位的软组织,仍可能存在组织水肿,一旦贸然拔管,存在二次插管风险,造成气道梗阻风险和患者痛苦不适,可适当选择糖皮质激素。通常在术毕第 2 天,在耳鼻喉科专科医生评估后,预备二次插管的设备、药品,充分吸引血液、分泌物并在双方医师的共同监管下拔出气管插管,另外注意避免拔管躁动,肥胖患者一旦躁动很难安抚和控制,容易造成液体管路脱出。拔管指证包括但不局限于以下几点:①意识清醒,定向力完全恢复,对指令有明确的反应;②呛咳反射恢复,吞咽反射活跃;③自主呼吸平稳,吸入空气下 $SpO_2 \geq 95\%$;④拔管前充分肌肉松弛药拮抗和血液分泌物吸引;⑤循环稳定并确保术野无活动出血;⑥半斜坡位(头高与床夹角 30°)。拔管后持续监测生命体征直至转回普通监护病房。回病房后改为侧卧位或半坐位,尽可能避免仰卧位,保持气道通畅,必要时鼻导管低浓度低流量吸氧。咽部伤口疼痛,患者通常惧怕吞咽,仍应尽量鼓励患者咳痰和做吞咽动作。返回普通病房应常规监测 24 h 包括心电图、SpO_2 和无创血压等体征数据,至吸空气睡眠时 SpO_2 持续高于 90%,一旦因为药物残留或创面渗血发生呼吸道梗阻或低氧血症,及时处置的同时,应延长监测时间至最后一个不良事件发生后 7 h。

关于 OSAHS 患者的术后镇痛,目前一致认为应尽可能避免在无呼吸支持的 OSAHS 患者使用阿片类药物,尤其是接受上气道手术的 OSAHS 患者。美国麻醉医师学会(American Society of Anesthesiologists,ASA)推荐使用局部麻醉来减少全身使用阿片类药物的不良反应。不同级别、不用作用机制镇痛药物的联合使用是围手术期疼痛治疗较为谨慎的方法,而镇静药物与阿片类药物的联合使用会使呼吸抑制和气道梗阻的风险增加,有研究建议在切口周围注射长效局部麻醉药镇痛。静脉镇痛中非甾体抗炎药为首选,外周神经阻滞镇痛不失为理想的镇痛方法,患者自控镇痛应慎用,如使用需要严密监测。

三、思考与讨论 ▶▶▶

阻塞性睡眠呼吸暂停低通气综合征与上气道的解剖生理基础有关,病因涉及肥胖、不良生活习惯、颅面发育畸形、鼻腔咽腔阻塞和内分泌等因素。患者出现呼吸暂停或浅慢伴有打鼾、夜间觉醒和日间嗜睡,高度怀疑该诊断,确诊依赖 PSG。OSAHS 是一个长期慢性的过程,反复出现的通气不足引起低氧血症和/或高碳酸血症,导致全身病理改变,涉及多个器官和系统,可合并高血压、冠心病、脑血管事件、糖尿病等。OSAHS 全麻术前评估的重点在于困难气道的识别和重要脏器功能的评估。诱导方式包括清醒镇静保留自主呼吸经鼻或经口气管插管和常规诱导后气管插管,可根据患者和主麻医生的实际情况选择。术毕拔管风险较大,慎重选择拔管时机,建议延迟拔管。

四、练习题 ▶▶▶

1. OSAHS 的上气道解剖特点和体格检查表现有哪些?

2. 考虑困难气道的 OSAHS 患者诱导方案有哪些?

3. OSAHS 患者术后气道管理中重点警惕的内容是什么?该如何应对?

五、推荐阅读 ▶▶▶

[1]叶京英.睡眠呼吸障碍治疗学[M].北京:人民卫生出版社,2022.

[2]万先民,赵为禄.阻塞性睡眠呼吸暂停综合征手术的麻醉处理[J].实用临床医学,2012,13(9):47-51.

[3] 郭晓霞,龚黎民,俞晔. 阻塞性睡眠呼吸暂停低通气综合征的靶器官损害研究进展[J]. 实用临床医学,2022,23(3):131-138.

[4] HARDT K,WAPPLER F. Anesthesia for morbidly obese patients[J]. DTSCH Arztebl Int,2023,120(46):779-785.

[5] ALEXANDRA L P,CARMEN G S,OTILIA B,et al. An update on obstructive sleep apnea syndrome-A literature review[J]. Medicina(Kaunas),2023,59(8):1-12.

[6] TOBY N W,JURAJ S. Perioperative considerations for adult patients with obstructive sleep apnea[J]. Curr Opin Anaesthesiol,2022,35(3):392-400.

（齐　正）

案例2　支撑喉镜下声带息肉切除术患者的麻醉

一、术前访视

（一）病史

> **患者病史**
>
> 　　患者男性,62岁,以"无明显诱因出现声嘶1个月余,伴咽干、咽痛、咽痒、咽部异物感"为主诉入院,无咳嗽、咳痰、发热。门诊以"左声带息肉"收入我院。患病以来,患者神志清,精神可,食欲正常,睡眠正常,大小便正常,体重无减轻。患者既往患高血压5年,最高达160/100 mmHg,目前服用降压药苯磺酸左氨氯地平片(qd/1片),血压控制在125/85 mmHg。无糖尿病、冠心病等病史。对阿莫西林过敏,表现为皮疹。个人史:吸烟10年,平均20支/d,已戒烟5年。饮酒10年,以白酒、啤酒为主,已戒酒3年。婚育史、家族史均无特殊。

　　思维引导:声带息肉是一种发生于声带浅层的良性增生性病变,是一种特殊类型的慢性喉炎。声带息肉的病因较多,但目前比较倾向于局部机械性损伤所致。常见的病因有用声过度或用声不当、上呼吸道感染、接触刺激性致病因子、内分泌紊乱、喉咽反流等。最主要的临床症状为不同程度的声嘶。常发生于一侧或双侧声带前中部边缘,为半透明白色或粉红色肿物,表面光滑。依据声嘶病史,结合喉镜检查所见,可以做出临床诊断。本病的主要病理改变为声带的任克间隙(Reink间隙)发生局限性水肿,血管增生扩张或出血,表面覆盖正常的鳞状上皮,形成淡黄白色或粉红色的椭圆形肿物,病程长的息肉,其内有明显的纤维组织增生或玻璃样变性。治疗方式主要为手术切除,预后良好。术后要继续避免和治疗可能的致病因素,改变不良的用声习惯,防止声带息肉复发。该类患者在询问病史时需注意了解睡眠时是否存在被动体位,以及憋醒的情况,是否存在气管切开、气管插管、放疗和化疗病史。该患者既往合并高血压病史,术前访视时还应注意了解患者有无心绞痛、心力衰竭等病史,详细了解血压控制情况,完善心血管系统相关检查,做好术前准备。

(二)辅助检查

辅助检查结果

(1)实验室检查:血细胞分析、肝肾功能检查、凝血功能检查均未见明显异常。

(2)专科检查:间接喉镜检查示咽后壁淋巴滤泡、舌扁桃体增生。会厌喉面、杓区黏膜充血。双声带充血肥厚,双声带前中 1/3 交界处黏膜息肉样增生,双声带活动正常,闭合欠佳。双侧梨状窝、声门下未见异常。

(3)电子喉镜检查:双侧声带前中 1/3 交界处黏膜息肉样增生(图1-4)。

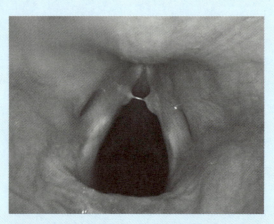

图1-4　双侧声带前中 1/3 交界处黏膜息肉样增生

(4)心电图:窦性心律,ST 段改变。

(5)胸片:双肺纹理增多,心影稍大。

(6)颈部(CT):双侧声带增厚,较均匀的强化,喉室变窄,颈部小淋巴结增加。

思维引导:声带息肉的诊断主要依靠声嘶的临床表现结合喉镜检查结果。一般喉镜检查可见位于声带表面或游离缘的圆形隆起物,息肉的数量、位置、基底部、颜色、体积大小及形状是多变的。可发生在单侧或双侧声带,临床上以单个、单侧息肉多见。息肉位置最常发生的部位是声带前中 1/3 交界处的声带游离缘略偏声门下,也可位于近声门前联合处。根据息肉是否有基底分为带蒂息肉和无蒂息肉。带蒂息肉有一个宽窄不一的蒂附着在声带游离缘上,息肉可随呼吸气流在声门上下活动。无蒂息肉的附着部位较宽,甚至可以占据声带的中 1/3 部位。临床上以无蒂息肉多见。息肉的颜色可以是红色,多见于出血性息肉,但最常见的是淡红色或灰白色的水肿型息肉。息肉通常是单侧性的,有时可看到息肉对侧声带相应部位有小结样突起,有时可观察到声带息肉同时伴有声带的先天性病变,如声带表皮样囊肿、声带沟或喉蹼,这些先天性声带病变容易诱发声带息肉的形成。由于一侧声带息肉的存在常常导致对侧声带的损伤,表现为对侧声带的接触性病变或存在有凹陷印记。该患者喉镜检查所见为双声带前中 1/3 交界处黏膜息肉样增生,是较为典型的声带息肉类型。术前重点查看患者的喉镜检查结果,确认声带息肉的类型、位置、大小、是否有出血等。如果预测患者为困难气道,需按照困难气道患者的麻醉管理指南进行麻醉前的准备工作,切不可盲目进行麻醉诱导。下面是正常的声带图片及一些常见的声带息肉的喉镜检查结果(图1-5～图1-8)。

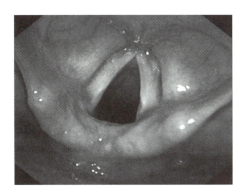
图1-5 正常声带

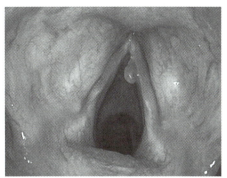
图1-6 左侧声带息肉(1)

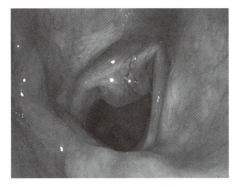
图1-7 右侧声带息肉

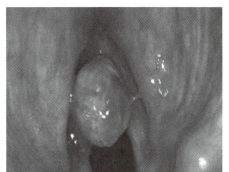
图1-8 左侧声带息肉(2)

(三)体格检查

体格检查结果

T 36.5 ℃,P 67 次/min,R 18 次/min,BP 120/76 mmHg,身高 170 cm,体重 60.0 kg

发育正常,营养良好,体型匀称,神志清,自主体位,正常面容,无义齿,张口度、颈部活动度正常,马氏分级Ⅱ级。心肺听诊无异常,余一般体格检查无特殊。

思维引导:耳鼻咽喉科患者的术前访视工作除了常规了解病史、辅助检查结果、心肺功能外,应重点关注病变是否累及气道,是否存在通气困难、声嘶、吞咽困难等临床表现。该患者声带息肉小,无呼吸困难,亦无其他困难气道体征,可正常麻醉诱导。

(四)术前准备

术前准备

术前用药:术前每日监测血压,抗高血压药物正常服用至术晨。术前一晚可以适度镇静,保证患者的睡眠,缓解紧张情绪,避免术前血压出现剧烈波动。

思维引导:患者术前既往高血压病史 5 年,长期服用苯磺酸氨氯地平片。该药是临床常用的一线降压药物,属于钙通道阻滞剂(CCB),选择性抑制心肌和血管平滑肌跨膜钙离子内流,且对血管平滑肌作用更大,扩张外周小动脉、降低外周阻力,并可减少肾小管钠的重吸收,发挥降压作用。患者长期服用此药,血压控制良好,可以继续服用至术晨。临床上常用的抗高血压药种类还有血管紧张素转换酶抑制剂(ACEI)、血管紧张素Ⅱ受体阻滞剂(ARB)、β肾上腺素受体拮抗药等。高血压患者的择期手术一般均应在高血压得到控制后进行。对于需要手术且术前已使用抗高血压药物的患者,目前一般不主张术前停用抗高血压药:一是避免使已稳定的血压出现波动,甚至出现心、脑血管意外;二是有些药物突然停用可能出现停药综合征,可以根据情况适当调整剂量。β受体阻滞剂和CCB类建议术晨继续服用,ACEI类和ARB类则建议术晨停用。择期手术血压控制的目标是:①患者年龄<60岁,血压控制目标<140/90 mmHg;年龄≥60岁,不伴有糖尿病和慢性肾病的患者,血压控制目标<150/90 mmHg;老年人群血压可以稍微高一些,保证脑灌注,降低脑梗死的发生率。②对于合并糖尿病、慢性肾病、心力衰竭的患者,血压控制目标<140/90 mmHg。③术中血压波动幅度不超过基础血压的30%。④降压宜个体化,不可过度,以避免因严重的低血压而导致的脑缺血或心肌缺血。

(五)术前小结

简要病情:1个月前无明显诱因出现声嘶,伴咽干、咽痛、咽痒、咽部异物感,无咳嗽、咳痰、发热。今为求进一步治疗遂来医院,门诊以"左声带息肉"收入院。患病以来,患者神志清,精神可,食欲正常,大小便正常,体重无减轻。患高血压5年,最高达160/100 mmHg,目前服用降压药苯磺酸左氨氯地平片(qd/1片),血压控制在125/85 mmHg水平。

术前诊断:①双声带息肉;②慢性咽炎;③高血压,中危。

拟施手术名称和方式:支撑喉镜下喉肿物切除术。

二、麻醉管理

(一)麻醉准备及诱导

麻醉诱导过程

患者清醒入室,面罩吸氧,常规心电监护,监测无创血压156/90 mmHg,心率72次/min,脉搏氧饱和度98%。麻醉诱导用药:咪达唑仑2 mg、舒芬太尼30 μg、依托咪酯16 mg、罗库溴铵50 mg。气管导管选择6.0#,插管深度23 cm,导管固定于右侧口角。麻醉诱导及气管插管过程顺利。麻醉成功后,常规消毒铺巾,手术开始。

思维引导:由于咽喉部疾病的特殊性,手术操作大多需要在气道内进行,因此,麻醉医师需要和手术医师共用气道,术中的气道管理难度增大,麻醉风险增加,术前的气道评估尤为重要。声带手术的操作可能同时涉及声门上和声门下,麻醉医师术前需要和外科医师讨论气管插管外的备选方案。如果声带息肉较大,阻塞气道,患者术前有明显的呼吸困难,预测可能出现插管困难的情况下,为了保证气道安全,还需做好清醒气管插管的准备,并且和外科医师沟通是否先进行局部麻醉(简称局麻)下的气管切开,然后再行全身麻醉。为了手术医师操作时的视野更加清晰,同时给外科器械操作留出足够的空间,气管导管通常选择小号的,如成年男性选择导管内径为5.5~6.5 mm,女性选择导管内径5.0~6.0 mm。所有患者在麻醉诱导前均需再次查看喉镜检查结果,确定声带肿物的类型、位置和大小,避免在进行气管插管时误将肿物顶落进入气管内。此外,由于咽喉部手术的特殊性,气管导管固定时不能放置牙垫,用来固定导管的胶布也容易被消毒使用的碘伏浸湿,导致气管导管固定不牢,容易脱出。胶布固定后可以加用螺纹管支架支撑导管或使用气管导管的导丝加固导管,谨防气管导管脱出等不良事件的发生。

（二）麻醉维持

麻醉维持及术中病情变化、处理

麻醉维持:瑞芬太尼 $0.2\ \mu g/(kg \cdot min)$,丙泊酚 $5\ mg/(kg \cdot h)$ 。手术开始,外科医师安置支撑喉镜,患者血压突然上升至 206/99 mmHg。立即停止操作,丙泊酚 30 mg 静脉注射,再次测量血压为 165/89 mmHg,外科医生继续安置支撑喉镜。心率突然减慢,随即心搏骤停。外科医师紧急撤除支撑喉镜后,心跳恢复,心率缓慢升至 40 次/min。给予阿托品 0.3 mg,心率升至 75 次/min。加深麻醉,继续手术,手术顺利结束,无心动过缓发生。

思维引导:心率作为最基础的生命体征之一,是术中最常用的监测指标。术中心率下降,随之而来的可能是心肌缺血,甚至心搏骤停等灾难性事件的发生。术中突发心率下降,甚至心搏骤停,除了循环突然中断的因素外,大多是以下两个因素造成的:①直接刺激脑干的心血管调节中枢;②迷走神经过度兴奋。延髓是脑干的一部分,也是调节心血管活动最基本的中枢,颅脑手术术中牵拉刺激脑干区域时,会干扰调节心血管活动的神经元及反射,引起心率变慢。迷走神经过度兴奋时传出的迷走神经张力过高,造成心率明显下降,可伴有期前收缩、房室传导阻滞等心律失常,严重时可发生心搏骤停。迷走神经是第 10 对脑神经,在体内分布广泛,参与多个系统的功能调节。由于心脏的副交感神经由迷走神经支配,手术过程中牵拉刺激任何迷走神经支配的器官均有可能发生反射性迷走神经兴奋,从而引起反射性心率减慢,称之为迷走-迷走反射。本例患者术中发生的心率减慢,主要是由于外科医师放置支撑喉镜时,咽喉部迷走神经受到强烈的机械刺激,引发反射性的心率减慢、心搏骤停。既然是反射性的,多数患者在消除刺激因素后,心率可以自行恢复。但为了防止再次发生心跳减慢,可以使用阿托品或其他增快心率的药物将心率提升至稍高水平,同时加深麻醉,提醒外科医师在放置支撑喉镜时轻柔操作,密切观察心率变化。

（三）术后管理

术后治疗及恢复

患者手术顺利,清醒拔管后安返病房。查体:T 36.5 ℃,P 66 次/min,R 18 次/min,BP 145/82 mmHg,神志清。术后给予抗感染、补液、镇痛、止吐、抑酸等处理,关注患者一般情况及尿色、体温、引流情况。

术后第 1 天,患者诉咽干、咽痛,饮食差,夜间间断入眠。查体:神志清,精神尚可。间接喉镜检查见声带水肿,创面无渗血。术后第 2 天,患者一般情况好转,仍诉咽干,疼痛感较前减轻。间接喉镜检查见声带水肿,创面无渗血,双声带活动度好,声门闭合好。术后第 4 天,患者一般情况良好,咽痛缓解,声嘶较前缓解。声带创面恢复良好,双声带表面光滑,活动度好,声门闭合良好。可以出院,继续休息,口服中成药,2 周后复查。

思维引导:上呼吸道手术后气管导管的拔除是麻醉管理的重点;声带息肉手术术中一般未放置牙垫固定气管导管,手术结束时需放置牙垫,重新固定气管导管,防止气管导管脱出及苏醒期患者咬管等情况的发生。拔管前需使用负压吸引口腔内分泌物。待患者完全清醒,自主呼吸恢复良好,方可拔除气管导管。由于术中操作可能造成气道黏膜损伤、水肿、出血等导致通气困难,术后可能出现创面渗血等并发症,苏醒期应仔细观察、积极处理。

三、思考与讨论

耳鼻喉科手术中,气道管理常常是麻醉管理的重点和难点,麻醉医师和外科医师共用气道,且术中通常需要将气道管理的优先权交给外科医师。术中麻醉医师远离气道,麻醉管理的难度和风险大大增加,关注患者生命体征的同时,还需要密切关注手术进展情况,和外科医师保持紧密的沟通,共同应对气道管理的难题,保障气道安全。选择经鼻插管还是经口插管、先气管切开还是直接麻醉、气管导管的粗细、插管的深度、手术体位、预计出血量、是否容易发生误吸等细节问题,在麻醉开始前都要制定详细的麻醉预案,必要时要和外科医师仔细沟通。

关于术中反射性心动过缓,临床中常见有胆心反射和眼心反射,其实在很多手术中都可能存在风险较高的迷走反射。①胆心反射:由于胆囊迷走神经丰富,手术牵拉胆囊或探查胆道时可以出现强烈的迷走反射,心率减慢,血压下降,严重者可发生冠状动脉痉挛甚至心搏骤停。术前给予阿托品、术中胆囊区域喷洒利多卡因均可预防反射的发生。②眼心反射:常出现在眼肌手术、眼球摘除术和视网膜剥离修复术等手术当中。由于强烈牵拉眼肌,特别是眼内直肌扭转或压迫眼球时,出现明显的心动过缓、心律失常,此为三叉神经-迷走神经反射。发生眼心反射时应立即停止刺激,必要时静脉注射阿托品或使用局麻药行眼外肌局部浸润。③声门反射:咽喉部分布着很多感觉器官,迷走神经分布广泛,喉上神经和喉返神经的分支支配着喉上和喉下的黏膜感觉,气管插管、支撑喉镜刺激时引起迷走神经兴奋,心率减慢,加深麻醉、气道黏膜的表面麻醉均可大大降低此反射的发生。④压力-迷走反射:颈部手术中反复牵拉腺体及气管、神经等周围结构,压迫颈动脉窦压力感受器时,经窦神经和主动脉神经传入延髓心血管神经中枢的冲动增加,引起心血管交感中枢抑制,心迷走中枢兴奋。导致心率减慢、心肌收缩力减弱,心输出量减少,血管扩张,外周阻力减小,结果使升高的血压回降,称为降压反射。此反射生理意义是维持血压相对稳定,也可作为终止心动过速的治疗方法,但也可能是诱发心动过缓的因素,术中应高度警惕。⑤肝、胃肠、膀胱感受器引起的心血管反射:这些器官均有机械感受器,它们的传入神经走行于迷走或交感神经内,可因手术牵拉、扩张刺激引起心率下降、血压降低,甚至心搏骤停。

虽然迷走神经反射可以导致严重的心血管事件的发生,但大多数是由外科医师的手术操作刺激引起的,停止相关操作后多数患者的心动过缓可以迅速缓解。但是这个过程中要求麻醉医师能够及时发现心率的变化,及时地提醒外科医师暂停操作,通常给予一定剂量的阿托品可以快速改善心动过缓。

总而言之,声带息肉手术本身可能并不复杂,但对麻醉管理的要求却并不简单,无论是气道管理还是循环管理均存在较高的风险。有小手术无小麻醉,只有提高对风险的认识,时刻警惕,提前做好预防和监测,才可大大提高手术和麻醉的安全性。

四、练习题

1. 声带息肉常见的类型有哪些?
2. 术中迷走神经反射的类型有哪些?
3. 简述术中迷走神经反射的处理方法。

五、推荐阅读

[1]沈妍,张勇,赵倩,等.超声引导下喉上神经阻滞用于支撑喉镜下声带息肉摘除术中的效果[J].临床麻醉学杂志,2018,34(5):452-455.

[2]费青,胡益民,曹雅男,等.经鼻高流量氧疗在支撑喉镜下声带息肉摘除术中的应用[J].临床麻醉学杂志,2022,38(3):325-327.

(范宇宁)

第二章　口腔颌面外科麻醉

案例 3　口腔肿瘤出血患者的麻醉

一、术前访视

（一）病史

患者病史

患者女性,52 岁,以"左侧咽部不适 2 年,加重 4 个月"为主诉入院。患者 2 年前感左侧咽部不适,主要表现为异物感,吞咽有阻挡感,进食流质饮食时,可从鼻腔溢出,伴吞咽时轻微疼痛,晨起吐痰为黑色样痰。于外院行左侧扁桃体活检,病理诊断为:形态符合多形性腺瘤,未见明确包膜,局部浸润生长,提示高复发潜能。之后多次复查,未见明显复发迹象。约 4 个月前,咽部不适加重,外院检查左侧扁桃体增大明显,表面可见灰黄色坏死组织覆盖,建议手术。遂来医院,门诊以"扁桃体肿物"收入院。患病以来,患者神志清,精神可,食欲欠佳,睡眠正常,大小便正常,体重无减轻。患者既往体健,无高血压、心脏病病史,无糖尿病、脑血管疾病病史,无肝炎、结核病史,无手术、外伤、输血史,无食物、药物过敏史。患者个人史、月经生育史、家族史均无特殊。

思维引导:困难气道是指经过专业训练的有 5 年以上临床麻醉经验的麻醉科医师发生面罩通气困难或插管困难,或二者兼具的临床情况。了解患者的现病史及既往史,有助于困难气道的识别。该患者左侧扁桃体增大明显,需重点关注口腔内肿物的特征及病理进展,有无影响声门暴露等。除此之外,高龄、肥胖、打鼾、无牙等是面罩通气困难、喉镜显露困难和插管困难的危险因素。该患者偏胖,需进一步评估气道情况。另外,某些疾病,例如强直性脊柱炎、会厌炎、甲状腺肿大、纵隔肿物、烧伤等也会影响喉镜显露和气管插管。

（二）辅助检查

辅助检查结果

(1) 血常规、凝血功能、电解质、心电图等检验检查结果:均未见明显异常。

(2) (外院)喉镜检查:左咽侧壁有肿物生长隆起,表面不平,有伪膜附着。舌根淋巴组织增生,会厌正常,左声带前中 1/3 处稍突。声带活动度好,闭合欠佳。左侧梨状窝有陈旧性血性分泌物潴留。

（3）（外院）MRI 影像检查报告单：左侧咽旁间隙见不规则等 T_1、混杂长 T_2 信号影，病灶右前缘边界欠清，舌根部软组织受压，大小约 3.5 cm×3.1 cm×5.3 cm（左右径×前后径×上下径），余鼻咽部软组织未见明显异常信号。双侧颈部见小淋巴结影。左侧咽旁间隙占位，建议增强扫描进一步检查。

（4）（外院）病理诊断：形态符合多形性腺瘤，未见明确包膜，局部浸润生长，提示高复发潜能。

思维引导：口腔肿瘤大小、性质及其与周围结构关系，与麻醉气道管理有密切关系。麻醉医师在气道管理前明确识别困难气道，才能做好充足的准备。该患者的辅助检查提示左咽侧壁有肿物生长隆起，左声带前中 1/3 处稍突，有困难气道的可能性，应在术前再次行喉镜检查与评估，明确喉镜显露分级。临床上预测困难气道，需综合应用多种辅助检查手段，包括可视技术和影像学检查。另外，在评估患者气道的同时也必须关注患者发生反流误吸的风险。

（三）肿物活检

肿物活检

入院后完善相关检查，为明确肿瘤性质，在经口气管插管全麻下行"咽部肿物活检术+淋巴组织活检术"，麻醉诱导及气管插管过程顺利。术中暴露口咽部，见左侧扁桃体位置有一肿物，质硬，触之易出血，堵塞部分咽腔，上覆坏死样物，低温等离子刀头切除肿物上极部分组织，双极电凝充分止血。于左侧锁骨上约 2 横指，胸锁乳突肌前缘向后沿颈横纹做一长约 4 cm 弧形切口，取 2 枚大小约为 1.0 cm×0.5 cm 淋巴结。手术过程顺利，术中出血量 10 mL。术后给予抗感染、止血、雾化等治疗，监测生命体征，休声，软流质饮食。

肿物活检病理回示：第一次报告示左侧颈部肿物+左侧扁桃体肿物切除标本，左侧颈部淋巴结未见特殊（0/8），左侧扁桃体肿物肿瘤性病变，考虑涎腺源性，建议免疫组化协诊。第二次报告示左侧扁桃体肿物，涎腺源性肿瘤，伴大片坏死，局部呈浸润性生长，结合免疫组化，较符合肌上皮癌或含肌上皮成分的癌。活检标本有限，若手术，请以术后类型为准。

免疫组化结果：AE1/AE3（+），CK7（灶+），SMA（−），Calponin（−），S−100（+），SOX−10（+），CK5/6（−），CD117（−），Ki−67（30％+）。

思维引导：该患者需明确肿瘤性质，活检手术需在全麻下经口气管插管，属于可疑困难气道。为防止气管插管时损伤口腔或触碰肿瘤出血，首选可视插管设备。对于已预料的明确困难气道，可采用清醒镇静、表面麻醉下气管插管，但该患者困难气道尚不明确，询问病史睡眠时无呼吸困难、憋醒，查体无明确困难气道体征，综合评估后选择快诱导气管插管，但有全麻诱导后发生未预料的困难气道的风险，需要做好困难气道预案，提前备好一系列气道管理工具，包括直接喉镜、可视喉镜、各类气管导管、管芯、纤维支气管镜、喉罩、环甲膜穿刺置管包、经气管喷射通气装置、颈前外科气管切开包等。实际手术过程中，该患者麻醉诱导及气管插管过程顺利。

(四)体格检查

体格检查结果

T 36.5 ℃,P 80 次/min,R 17 次/min,BP 125/75 mmHg,身高 167 cm,体重 70 kg

发育正常,营养良好,体型匀称,神志清,自主体位,正常面容,表情自如,查体合作。听力正常。鼻无畸形,鼻中隔无偏曲。唇无畸形,无缺牙、义齿、残根。颈动脉搏动正常。颈静脉无怒张。气管居中,甲状腺无肿大。胸廓对称,呼吸运动正常,心尖搏动正常,各瓣膜听诊区未闻及杂音。腹平坦,腹部柔软,肝脾肋缘下未触及。脊柱活动正常,四肢活动自如,肌张力正常,肌力 5 级。

气道评估:患者"咽部肿物活检术+淋巴组织活检术"术后,体格检查可见颈部伤口缝线在位。患者张口不受限,张口度>4 cm,可见咽峡弓上部和大部分悬雍垂,Mallampati 分级Ⅱ级,悬雍垂位置右偏,左侧扁桃体肿大,表面创面白膜形成。声音如含物,咽反射灵敏。术前喉镜检查示:喉腔黏膜光滑,左侧扁桃体肿物活检术后,表面创面白膜形成,肿物无出血,未遮盖声门,双声带光滑,活动可,声门闭合好,会厌抬举可(图 2-1)。

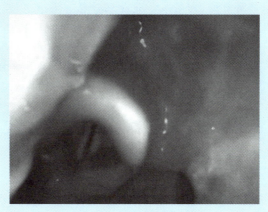

图 2-1 术前喉镜检查

思维引导:体格检查需重点关注头颈部及口腔的解剖特点,包括上门齿的长度、上下切牙的关系、下颌骨的发育和前伸能力、张口度、咽部结构分级、上腭的形状、下颌空间顺应性、甲颏距离、颈长和颈围、头颈活动度、喉镜显露分级。该患者查体张口不受限,可见咽峡弓上部和大部分悬雍垂,Mallampati 分级Ⅱ级,悬雍垂位置右偏,左侧扁桃体肿大,表面创面白膜形成,肿物无出血,未遮盖声门,双声带光滑,活动可,声门闭合好,会厌抬举可,总体气道条件尚可,但需注意气管插管时应小心操作,勿触碰扁桃体肿物。

(五)术前小结

简要病情:患者女性,52 岁,2 年前感左侧咽部不适,主要表现为异物感,吞咽有阻挡感,进食流质饮食时可从鼻腔溢出,伴吞咽时轻微疼痛,晨起吐痰为黑色样痰。4 个月前,咽部不适加重,外院检查左侧扁桃体增大明显,表面可见灰黄色坏死组织覆盖,建议手术。遂来医院,门诊以"扁桃体肿物"收入院。入院后完善相关检查,为明确肿瘤性质,在全麻下行"咽部肿物活检术+淋巴组织活检术",病理回示:左侧扁桃体肿物,涎腺源性肿瘤,伴大片坏死,局部呈浸润性生长,结合免疫组化,较符合肌上皮癌或含肌上皮成分的癌。

术前诊断:左侧扁桃体肿物。

拟施手术名称和方式：断下颌骨入路舌、口底、咽旁肿物扩大切除术＋游离前臂皮瓣切取移植术＋下颌骨缺损钛板即刻植入术。

拟施麻醉方式：经鼻气管插管全麻。

二、麻醉管理

（一）麻醉诱导、病情变化及处理

麻醉诱导过程

患者清醒入室，常规心电监护，BP 135/85 mmHg，HR 75 次/min，氧饱和度100%，分别建立上下肢外周静脉通路，镇静吸氧。局麻下行足背动脉穿刺置管测压，麻黄碱滴鼻。麻醉诱导用药：舒芬太尼 35 μg、依托咪酯 16 mg、罗库溴铵 50 mg。麻醉诱导后计划行经鼻气管插管。

经口置入可视喉镜时见口腔内出血，量大，血平面迅速覆盖声门，立即行头低位，吸引口腔出血，情况紧急，尝试快速经口置入气管插管。由于出血迅速，吸引过程中未能暴露声门，气管插管失败。立即呼叫上级麻醉医生，同时准备气管切开包。退出喉镜，头低位吸引口腔出血的同时，间断行面罩通气，再次尝试气管插管失败，口腔出血情况未改善，遂立即行气管切开术。该过程持续约 15 min，其间间断推注丙泊酚维持麻醉深度，给予患者甲强龙 80 mg 静脉滴注，患者平均动脉压维持在 70 mmHg 以上，心率波动在 90～100 次/min，氧饱和度维持在 86% 以上，血气分析示 $PaCO_2$ 最高达 65 mmHg，乳酸最高达 1.7 mmol/L，血红蛋白由 120 g/L 降至 103 g/L。

置入气管套管后，患者生命体征平稳，动脉血压 110/70 mmHg，心率 85 次/min，氧饱和度100%，血气分析示 $PaCO_2$ 45 mmHg，乳酸 0.7 mmol/L。

思维引导：口腔肿瘤患者在气管插管过程中应注意操作动作轻柔，尽可能避开肿瘤部位，一次插管成功。该患者在首次插管时口腔内的出血量尚能看到液平面，及时吸引，快速置入气管插管，有可能避免后续的处理和气管切开。麻醉医生能否预料到后续口腔大量出血的情况，是该病例值得思考的地方。不论麻醉医师的经验水平如何，如遇困难，均应立即尽快寻求帮助。该患者紧急气道的成功处理依赖于麻醉科医师的技能、设备和与外科的配合度。该患者麻醉诱导后经口置入可视喉镜时，见口腔内出血，血平面迅速覆盖声门，虽持续吸引，但经过多次尝试，可视喉镜仍不能暴露声门，有经验的麻醉医师多次尝试气管插管均失败。头低位吸引口腔出血的同时，间断行面罩通气，有效的面罩通气是保证该患者生命体征平稳的重要原因。虽然面罩通气有效，但口腔出血情况持续未改善，仍属于紧急气道，患者极易陷入缺氧状态，必须紧急建立气道，遂立即行气管切开术。而喉罩、经气管喷射通气装置均不适用于该患者。这类口腔出血需特别注意容易误吸，除了及时吸引，还可以通过头低脚高位来减少误吸的发生。面罩通气会增加误吸的风险，但是紧急情况下，权衡利弊，维持患者的通气和氧供更为重要。在紧急气道建立的过程中，仍需要维持患者充分的麻醉深度和肌肉松弛条件。丙泊酚能够抑制喉反射，能够提供较好的气道插管条件；肌肉松弛药需根据药物特点和患者病情的实际情况应用。

(二)术中病情变化及处理

麻醉维持及术中病情变化、处理

麻醉维持用药:七氟醚吸入,瑞芬太尼泵注,罗库溴铵间断推注。置入气管套管后,外科医生行口腔内止血,发现止血困难,遂行纱布填塞;请大血管外科会诊后,建议行超选择性左侧颈外动脉造影并栓塞术+右侧颈外动脉造影术。

患者转移至数字减影血管造影(DSA)手术间,麻醉维持,经气管套管呼吸机控制通气。于患者右侧腹股沟区行右股动脉穿刺并置入动脉鞘,经鞘管置入导丝及导管。左侧颈总动脉高压造影示:颈外动脉远端分支紊乱,延迟期可见肿瘤异常染色。颈外动脉引入微导丝、微导管,分别超选择至多枚分支血管,多枚弹簧圈栓塞满意,肿瘤未再显影。左侧锁骨下动脉及右侧颈总动脉造影血流通畅,延迟期未见明显异常染色。手术结束,估计患者口腔出血量>400 mL,术中补液2 000 mL,尿量700 mL。

思维引导:类似该患者口腔肿瘤出血的情况极为罕见。该患者在外院活检,以及本院活检手术过程中,肿瘤均未发生明显出血,容易使手术及麻醉医生放松警惕,忽略本次手术气管插管时肿瘤大出血的可能性。本次手术麻醉诱导后,在置入喉镜时发现口腔大出血,事后已难以明确出血原因,推测首要原因是恶性肿瘤病理进展,肿块质地脆弱且血管丰富,轻微外力就容易导致肿块脆裂而出血,这也是很多恶性肿瘤的特点。介入性血管内栓塞术,又称超选择性动脉内栓塞术,是随着X射线影像技术的发展,将特制导管在可视下置入病变区的小动脉内,通过造影使血管显像,置入栓塞材料可以实现控制出血、辅助性栓塞和治疗性栓塞等。主要适用于难以控制的急性出血、手术难以控制出血的疾病、不宜进行切除手术的良恶性病变,如颌骨中心性血管瘤的牙龈出血、恶性肿瘤晚期大出血等。

(三)术后管理

术后治疗及恢复

术后诊断:①扁桃体肿瘤术后;②气管切开术后。

患者术后转入ICU进一步治疗,经气管切开接呼吸机辅助呼吸,生命体征平稳。术后第1天,患者镇静状态,经气管套管呼吸机辅助呼吸,氧饱和度99%,T 36.7 ℃,HR 79 次/min,BP 108/69 mmHg。实验室检查:血红蛋白99.0 g/L,C反应蛋白104.49 mg/L,余无明显异常,继续抗感染治疗。术后第4天,更换气切金属套管。术后第5天,患者自主呼吸,神志清,生命体征平稳,转出ICU。术后第6天,气管套管半堵管;术后第8天,气管套管全堵管;术后第10天,拔除气管套管,办理出院。术后1个月,患者恢复可,再次住院行"咽旁肿物扩大切除术+游离前臂皮瓣切取移植术+下颌骨缺损钛板即刻植入术",手术及麻醉过程顺利。

思维引导:麻醉医生需关注特殊患者气道建立后的病情进展。该患者需在ICU继续观察病情和治疗,来保证拔管的安全。理想的拔管方法是待患者自主呼吸恢复,分步且保证安全的前提下拔除气管导管。该患者术后第4天,自主呼吸恢复,更换金属套管;拔除气管套管前,先行半堵管,再行全堵管,确保患者能够耐受以后再拔除气管套管,拔管过程顺利。如果操之过急,直接拔管,可能会造成患者二次插管和损伤。

三、思考与讨论

充分的术前气道评估是麻醉医生进行气道管理的首要任务。在此基础上,依据气道类型选择适当的麻醉诱导及插管方式,保证麻醉深度、充分的肌肉松弛,使用可视喉镜,从而提升首次插管的成功率。该患者术前气道评估时,已注意到肿瘤的性质、部位和特征,但是发生如此大量的出血,是麻醉医生始料未及的。该患者全麻诱导前已充分预充氧,体内的氧储备可保证患者无呼吸时间最长至 8 min,这对于困难气道患者的插管安全极其重要。当气管插管不成功时,立即行面罩通气维持氧合,同时请求帮助。麻醉不充分或肌肉松弛不足时会增加面罩通气的难度,所以也应特别注意麻醉深度与肌肉松弛状态。通常面罩通气可以维持患者氧合,则此时为非紧急气道,操作者应考虑采用其他无创插管技术再次尝试,如纤维支气管镜辅助等。该患者在插管失败后立即行面罩通气,以保证氧合。由于口腔出血情况紧急,面罩通气也存在误吸风险,患者仍属于紧急气道,此时要果断建立有创气道通气,以确保患者最终安全。

环甲膜切开术是通过环甲膜上的切口置入导管,以建立氧合和进行通气,比气管切开术更容易操作。该患者未行环甲膜切开术的原因:一是麻醉医生此项操作的经验有限;二是器械护士已准备好气管切开包,可以快速行气管切开;三是该患者术前已了解气管切开的可能性,并同意紧急情况下实施气管切开。该病例也提示麻醉医生要掌握环甲膜切开术的知识和技能,需要紧急建立气道但经口或经鼻气管插管失败或有禁忌证时,可行环甲膜切开术。

总之,气道管理不仅要求麻醉医生有较高的理论和技术水平,还要有冷静处理紧急困难气道的正确思路。该患者的诊疗经过值得麻醉医生反复思考。首先,口腔肿瘤反复活检没有出现大出血,但是随着肿瘤进展,肿瘤性质发生改变,随时都有发生口腔出血、需要建立紧急气道的可能性,麻醉和临床医生都不能放松警惕,术前详尽的评估与充分的准备能够最大限度地减少紧急气道。其次,该患者是典型的紧急困难气道,虽然可以面罩通气,但气管插管前的每一分钟都会增加患者误吸的风险,及时识别紧急气道并果断处理,积极寻求帮助,麻醉医生、外科医生、巡回护士和器械护士的良好配合,是快速建立气道的重要原因。此外,该病例还提示了预充氧合、充分的肌肉松弛和麻醉深度的重要性。临床上,困难气道的患者多种多样,都有自身的特殊性,每一个困难气道处理的病例都值得麻醉医生认真复习、讨论和总结。

四、练习题

1. 简述困难气道的定义。
2. 手术患者术前气道评估的要点有哪些?
3. 建立紧急气道的方法有哪些?

五、推荐阅读

[1]中国急诊气道管理协作组. 急诊气道管理共识[J]. 中华急诊医学杂志,2016,25(6):705-708.

[2]刘雨睿,王勇,李静静,等. 2022 年美国麻醉医师协会《困难气道管理实践指南》解读[J]. 临床麻醉学杂志,2022,38(6):643-647.

[3]BONTEMPO L J,MANNING S L. Tracheostomy emergencies[J]. Emerg Med Clin North Am,2019,37(1):109-119.

案例4　口腔颌面部间隙感染患者的麻醉

一、术前访视

（一）病史

> **患者病史**
>
> 　　患者男性,66 岁,以"咽部疼痛 10 d,颈部肿胀 8 d"为主诉入院。患者 10 d 前牙痛后出现咽部疼痛,吞咽时更明显,无颈部肿胀、呼吸困难,当地诊所诊断为"扁桃体炎",给予输注抗生素等治疗 2 d(具体治疗方案不详),自觉咽部疼痛未见好转。8 d 前出现左侧颈部进行性肿胀,伴吞咽不畅、张口及发音受限,无发热、呼吸困难。颈部 CT:左侧颈部间隙感染。患者既往体健,高血压病史 10 年、糖尿病病史 3 年,均未规律服药。无冠心病、脑血管疾病等病史,无肝炎、结核等传染病病史,无外伤、输血史,无食物、药物过敏史。个人史、婚育史、家族史均无特殊。

　　思维引导:口腔颌面部间隙感染(fascial space infection of oral and maxillofcial region)是颌面部潜在各筋膜间隙发生的感染,是口腔颌面部的常见疾病之一。按照解剖结构和临床表现可分为咬肌间隙、翼下颌间隙、颞下间隙、颞间隙、下颌下间隙、咽旁间隙、颊间隙和口底间隙感染等。临床表现可分为局部症状和全身症状。局部症状包括急性期的皮肤发红(发紫)、肿胀、疼痛、局部皮温升高、发音受限、吞咽困难、张口受限、呼吸困难、凹陷性水肿、握雪感、捻发音等,慢性期的颞下颌关节功能障碍、吞咽功能障碍、呛咳反射障碍、长期排脓的窦(瘘)口等。全身症状主要表现为急性期畏寒、发热、头痛、全身不适、乏力及食欲减退,甚至低血压、昏迷等休克表现。

　　本例患者首发症状为牙痛、牙龈炎,继而引发咽痛,考虑糖尿病血糖控制不佳,导致本次牙龈炎局部感染未能及时有效得到控制,进而炎症范围扩大、水肿,症状加重。此类患者往往存在突然加重的呼吸困难、发热,感染血流播散,甚至进展为感染性休克、多器官功能不全,危及患者生命安全。

　　本例患者高血压病史 10 年,平时未行血压监测,不确定是否长期有效控制血压;同时糖尿病病史 3 年未严密监测及控制血糖,因而患者可能存在潜在动脉粥样硬化,进而出现心肌缺血等心、脑、肾等重要脏器灌注不足、器官功能障碍风险。此类患者多为急诊入院,需要详细询问病史,完善头部、颈部、肺部、心脏 CT 或计算机体层血管成像(CTA),心电图,心脏彩超、颌面部彩超,血常规、C 反应蛋白(C-reactive protein,CRP)、降钙素原(procalcitonin,PCT)、凝血功能、肝功能、肾功能、电解质,心肌酶、心肌标志物,血气分析、离子五项、随机血糖及糖化血红蛋白(glycosylated hemoglobin,HbA1c)、病灶积液或组织细菌培养及药物敏感试验、宏基因组二代测序(metagenomic next-generation sequencing,mNGS)等检查,必要时进一步相关科室会诊,全面评估患者的病灶局部对气道潜在影响及全身情况。

　　口腔颌面部间隙感染的患者口腔、咽腔及呼吸道肿胀,甚至出现上呼吸道梗阻的症状。借助动脉血气分析可以了解患者动脉血氧分压及二氧化碳分压情况,全身酸碱代谢平衡的判断有助于评估患者全身感染程度;离子五项中钠离子、钾离子,同时结合肝功能白蛋白、前白蛋白水平,可反映短期内患者进食情况,评估全身麻醉的风险;对于伴有糖尿病病史的患者,建议通过病史、HbA1c、空腹血糖和随机血糖等指标明确糖尿病诊断,必要时邀请内分泌科医师会诊指导治疗。头部、颈部、肺部 CT,冠状动脉 CTA,心电图,心脏彩超、颌面部彩超,对评估患者病灶局部对气道的潜在影响,患者心脑血管病变程度,及围手术期发生心、脑血管意外的风险至关重要,为接下来的麻醉前准备、术中麻醉管理和术后 ICU 监测、治疗提供依据。

(二)辅助检查

辅助检查结果

(1)血常规:白细胞计数(WBC)12.36×10^9/L,中性粒细胞(N)百分比 92.4%,血红蛋白(Hb) 168 g/L,血细胞比容(HCT)0.49,淋巴细胞(L)绝对值 0.36×10^9/L,血小板计数(PLT)161×10^9/L。

(2)感染指标:PCT 4.6 ng/mL,CRP 401 mg/L,白介素-6(IL-6) 1 558 pg/mL。

(3)动脉血气分析:pH 7.41,氧分压(PaO$_2$) 71.7 mmHg,二氧化碳分压(PaCO$_2$)37.2 mmHg,乳酸(Lac) 1.8 mmol/L,葡萄糖 18.9 mmol/L,钠 131 mmol/L,钾 3.36 mmol/L,钙1.18 mmol/L。

(4)糖化血红蛋白:8.5%。

(5)凝血功能:凝血酶原时间(PT) 12.3 s,国际标准化比值(INR) 1.12,活化部分凝血活酶时间(APTT) 28.8 s,血浆纤维蛋白质(Fib) 7.31 g/L,D-二聚体 0.39 mg/L。

(6)肝肾功能:谷丙转氨酶 18 U/L,谷草转氨酶 19 U/L,白蛋白 19.4 g/L;肌酐196 mmol/L,尿素 26.99 mmol/L,尿酸 606 μmol/L。

(7)心肌酶、心肌标志物:超敏肌钙蛋白 T 0.02 ng/mL,氨基末端脑利钠肽前体(NT-proBNP) 1 338 pg/mL。

(8)余实验室检查:未见明显异常。

(9)CT(本院):左侧颈部间隙感染。

(10)心血管系统检查结果(ECG):①窦性心动过速;②ST-T 改变(V$_2$、V$_3$ 导联 ST 段抬高,建议结合心肌酶),性质待定,结合临床考虑。

(11)颌面部及心脏彩超:左心室舒张功能下降,余未见明显异常。

思维引导:口腔颌面部间隙感染的诊断主要根据病史、临床表现及体征、实验室检查及影像学检查等综合判断与评估。对感染程度的判断,通常基于血常规中的白细胞计数和中性粒细胞百分比。此外近年来,国内外专家推荐纳入 CRP 和 PCT 两项指标。CRP 是一种急性反应蛋白,通常在感染发生 6~8 h 开始升高,24~48 h 后达高峰,升高幅度与感染程度呈正相关,通常作为判断细菌感染严重程度的依据;PCT 是一种降钙素前体蛋白质,用以指导抗菌药物的正确合理使用、评价抗感染治疗效果、优化抗生素使用疗程。检验结果感染指标结合血常规、动脉血气,有助于预判患者感染程度、是否存在严重的酸碱平衡失调,有助于围手术期血流动力学的变化分析及针对性选择血管活性药物。口腔颌面间隙感染相关实验室检查的部分指标解读见表 2-1。本例患者白细胞计数>10×10^9/L,中性粒细胞百分比>70%,CRP>100 mg/L,PCT>2 ng/mL 且<10 ng/mL,提示存在严重细菌性脓毒症或脓毒性休克,需要抗生素治疗及脓肿切开引流。且患者合并低氧血症、低蛋白血症、低钾血症、高血糖,需要吸氧、加强营养、调整内环境,予以纠正。

表2-1　口腔颌面间隙感染相关实验室检查的部分指标解读

实验室指标	正常值	异常值	病情判断	临床处置建议
白细胞计数 （×10⁹/L）	4~10	>10	可能存在感染	应用抗生素,适时脓肿切开引流
中性粒细胞/%	50~70	>70	可能存在细菌性感染	应用抗生素,适时脓肿切开引流
CRP/(mg/L)	<10	10~39	局灶性或浅表性感染	应用抗生素,适时脓肿切开引流
		>40	基本确定存在细菌感染	应用抗生素,适时脓肿切开引流
		≥100	败血症或脓毒血症等严重感染	应用抗生素,适时脓肿切开引流
PCT/(ng/mL)	<0.5	≥0.5且<2	中度全身炎症反应,可能存在感染	6~24 h后复查PCT,>1.2 ng/mL即开始抗生素治疗
		≥2且<10	脓毒症,严重脓毒症或脓毒性休克	严重细菌感染或脓毒症,开始抗生素治疗,监测PCT
		≥10	严重细菌性脓毒症或脓毒性休克,常伴器官功能衰竭,死亡风险高	严重细菌感染或脓毒症,开始抗生素治疗,且每日监测PCT以评价治疗效果
糖化血红蛋白	<6.5%	≥6.5%	糖尿病	口服抗糖尿病药物,胰岛素联合治疗;必要时请内分泌科医师会诊

注:CRP为C反应蛋白;PCT为降钙素原;1 mmHg=0.133 kPa。

（三）体格检查

体格检查结果

T 38.5 ℃,P 96 次/min,R 22 次/min,BP 146/95 mmHg,身高175 cm,体重80.0 kg

发育正常,营养良好,体型匀称,神志清楚,无义齿,张口疼痛明显,张口度2 cm,颈部活动度正常。左侧咽部充血肿胀明显、咽腔狭窄,左侧颊部、颌下皮肤紫红肿胀、皮温高、皮肤张力大,触痛明显,上至乳突、下至胸前壁。心、肺听诊无异常,余一般体格检查无特殊。

思维引导:局部感染为主,无全身感染症状和实验室检验结果支持、无气道梗阻风险的口腔颌面部间隙感染患者,应充分评估病情,避免不必要的夜间急诊手术;可在用药控制局部感染、复查CT病灶明显局限后行限期手术(炎症范围比较局限后,有利于较完全清除坏死组织)。脓毒血症患者应重点评估气道梗阻风险、出血风险、变为紧急困难气道的风险,同时评估患者合并糖尿病、酸碱平衡及电解质紊乱、心脑血管病意外的风险,潜在感染性休克对麻醉管理过程中血流动力学的影响。本例患者张口受限,左侧咽部充血肿胀明显、咽腔狭窄,左侧颊部、颌下皮肤紫红肿胀、张力大,为可预料的困难气道。

(四)术前准备

术前准备

术前用药:该患者呼吸道梗阻风险高,避免使用苯二氮䓬类、阿片类等容易加重呼吸道梗阻、导致呼吸抑制的麻醉药物。

抗感染治疗:应用亚胺培南西司他丁钠 1 g q8h 静脉滴注。

容量治疗:根据禁食水及是否存在感染性休克或休克早期表现,输注晶体溶液为主;根据患者心功能状态,20 mL/kg 为宜。

血糖控制:皮下注射短效胰岛素,间隔 30 min 监测患者血糖,目标血糖≤15.0 mmol/L。

其他:纠正低氧血症、低蛋白血症、电解质紊乱。

思维引导:术前抗感染治疗,补充容量,控制血糖,纠正低氧血症、低蛋白血症、电解质紊乱,能提高患者对手术和麻醉的耐受力,降低围手术期风险。同时该患者为可预料的困难气道,需做好麻醉诱导、气管插管预案,完善以下准备:①建立可靠的静脉输液、给药通路。②物品准备:不同型号的麻醉通气面罩,口咽、鼻咽通气道,可视喉镜,吸痰器,柔性纤维支气管镜,气管切开包等。③药品准备:丁卡因或利多卡因、瑞芬太尼、七氟醚、依托咪酯、舒芬太尼、罗库溴铵等。

(五)术前小结

简要病情:患者以"咽部疼痛 10 d,颈部肿胀 8 d"为主诉入院。CT 示左侧颈部间隙感染。入院后完善相关检查,结合病史及辅助检查结果,"①左侧颌面间隙感染;②糖尿病;③高血压"诊断明确。术前结合实验室化验结果,考虑感染性休克早期,已补液扩容、应用亚胺培南西司他丁钠 1 g q8h 静脉滴注抗感染;已皮下注射短效胰岛素 10 IU。目前生命体征平稳,已做好术前准备。

术前诊断:①左侧颌面间隙感染;②糖尿病;③高血压。

拟施手术名称和方式:颌面颈深部脓肿切开引流术。

二、麻醉管理

(一)麻醉准备及诱导

麻醉诱导过程

患者清醒入室,面罩吸氧,常规心电监护,BP 152/94 mmHg,HR 93 次/min,氧饱和度96%。镇静局麻下行桡动脉穿刺置管测压,使用戊乙奎醚 0.8 mg im;2% 利多卡因右侧鼻腔、口腔、咽腔、声门口表面麻醉;右美托咪定 60 μg 静脉泵注 30 min。8 L/min 纯氧面罩自主呼吸 10 min后,紧闭面罩 8% 七氟醚吸入 3 min,充分吸引鼻咽腔分泌物后,7.5#普通气管导管润滑后套入纤维支气管镜,经右侧鼻腔置入纤维支气管镜,可顺利窥见声门,声带充血、位置受压偏右侧移位,进入声门下,确认纤维支气管镜前端接近隆突后,顺纤维支气管镜置入气管导管,气管插管成功。麻醉诱导用药:舒芬太尼 20 μg、依托咪酯 16 mg、罗库溴铵 70 mg。麻醉成功后,常规消毒铺巾,手术开始。

思维引导:目前口腔颌面部间隙感染切开引流清创手术大多在全身麻醉下进行。本例患者病变范围较广,不适合局部麻醉,且为可预料的困难气道,首选保留自主呼吸纤维支气管镜引导下经鼻气管插管全身麻醉。因颈部感染,不适合环甲膜穿刺,表面麻醉辅以呼吸抑制作用弱的右美托咪定、七氟醚镇静镇痛,既能保留自主呼吸避免缺氧,又能降低插管引起的应激反应。完成气管插管后全身麻醉诱导时,丙泊酚、环泊酚或依托咪酯是最常用的静脉镇静药物;阿片类药物中,可选择瑞芬太尼、芬太尼、阿芬太尼、舒芬太尼等;肌肉松弛药中,维库溴铵、罗库溴铵、顺式阿曲库铵均可使用,它们对于自主神经的影响较小,导致组胺释放的概率低于其他肌肉松弛药。琥珀酰胆碱会导致肌肉束颤,以及自主神经节刺激,阿曲库铵可导致组胺释放,可引起过敏反应,增加麻醉期间循环波动风险,这些在口腔颌面部间隙感染切开引流清创手术麻醉中应避免应用。麻醉诱导给药剂量可适当分次给予,减少血流动力学剧烈波动。本例患者按常规行动脉穿刺和血流动力学监测,有创动脉血压监测可即时监测患者血压变化,以更迅速地依据血压变化指导血管活性药物的应用,同时也便于术中抽血,快速监测血气、血糖等指标。本例患者为术后发生口咽腔出血、水肿的高风险患者,因此计划术后保留气管插管转入麻醉科 ICU 病房,需继续呼吸机支持治疗。气管插管选择经鼻插管是考虑术后减浅镇静时患者耐受性更好;选择普通气管导管是因为其较加强型气管导管出现导管内壁痰液附着、堵塞导管的风险较低。

麻醉诱导过程中,如果患者出现无法通气或无法气管插管、气管切开的气道危象时,使用注射器进行脓肿穿刺抽吸减压或行局部脓肿切开引流减压,可以在很大程度上减轻气道梗阻严重程度,为后续抢救处理赢得宝贵时间。

(二)麻醉维持

麻醉维持及术中病情变化、处理

麻醉维持:七氟醚、丙泊酚、瑞芬太尼、罗库溴铵。患者手术开始,分离坏死组织,心率增快、血压升高时,追加舒芬太尼 5~10 μg。手术开始一段时间后,患者血压进行性降低,心率增快,加快补液、监测动脉血气、纠正酸碱平衡紊乱、应用去甲肾上腺素持续泵注,维持患者血流动力学平稳。本例患者手术 1.5 h,手术顺利,麻醉满意,术中出血<100 mL,液体实入量1 800 mL,尿量 400 mL。

思维引导:本例患者手术开始一段时间后,血压进行性降低,心率增快,须警惕术者分离坏死组织可能引起毒素吸收入血液,导致脓毒症休克的可能,需加快补液、监测动脉血气、纠正酸碱平衡紊乱、应用去甲肾上腺素持续泵注,维持患者血流动力学平稳。术中需密切关注手术进程及血流动力学变化,及时调整麻醉深度,分析血流动力学变化的可能原因,并针对性治疗。术后转入麻醉科ICU,因而手术结束时需保持一定镇静深度,避免转运过程中患者出现躁动、呛咳、呼吸对抗,导致意外拔出气管导管、通气不足、低氧血症等严重不良事件的发生。

(三)术后麻醉 ICU 管理

转入麻醉科 ICU 时情况

患者术后保留气管插管转送至麻醉科 ICU,T 38.2 ℃,血糖 20.1 mmol/L。复查血常规:WBC 12.36×10⁹/L,N 占 92.4%,PLT 161×10⁹/L;感染三项:PCT 34 ng/mL,CRP 400.7 mg/L,IL-6 1 558 pg/mL。

转入麻醉科 ICU 后诊疗计划

（1）重症监护下的镇静、镇痛管理：因该患者为术后发生气道水肿、呼吸道梗阻高危患者，需保留气管插管呼吸机支持治疗。气道水肿期，可选用静脉泵注长效镇静镇痛药物咪达唑仑、布托啡诺等。气道水肿消退后，可静脉泵注右美托咪定、丙泊酚、瑞马唑仑等药物，间断减量或停止镇静以观察患者意识变化，使患者耐受气管导管状态下四肢主动活动，减少静脉血栓、压疮等并发症。

（2）抗感染治疗：此类患者病原菌多为革兰氏阴性杆菌、厌氧菌，可经验性使用广谱抗生素；抗生素使用前，留取血标本细菌涂片及细菌真菌培养，也可进行病变部位渗出组织液培养或对病变组织标本进行 mNGS，全面、快速、准确地明确病原菌，结合患者体温、血常规、感染指标动态变化，综合分析并进行临床抗菌药物的选择。

（3）呼吸机治疗：及时清理气道分泌物及气道雾化、湿化管理，必要时纤维支气管镜检查并吸痰；机械振动深度排痰；动态进行动脉血气分析指导呼吸机参数调整及监测，并维持电解质水平及酸碱平衡。

（4）患者合并有糖尿病，应密切监测血糖水平及糖化血红蛋白测定，必要时邀请内分泌科医师协助诊断、治疗。

（5）营养支持治疗：结合体格检查、听诊和动态进行床旁超声监测患者胃残余、胃肠功能恢复状况，给予肠外营养，情况允许时尽早启用肠内营养或肠外营养为主复合少量肠内营养。

（6）监测肾功能、肝功能、心功能指标，并做相应治疗。

（7）必要时复查病变部位或胸部 CT，及时评估病情变化。

思维引导：绝大部分口腔颌面部间隙感染的患者在手术结束后，需保留气管导管转 ICU 病房继续监护、治疗。该患者手术结束时生命体征基本平稳，顺利转入麻醉科 ICU 病房。

转入麻醉科 ICU 后复查血常规和感染三项，提示重症感染，继续抗感染治疗，留取血培养后，经验性选用抗生素亚胺培南西司他丁钠 1 g q8h 静脉滴注（ivgtt），延长静脉滴注时间，每次滴注维持 3 h；监测容量、血压动态变化，调整泵注去甲肾上腺素用量维持血压。每日复测一次血常规、感染指标：WBC（×10^9/L）6.21→6.75→4.43→4.87→9.39→12.25，N（%）88.3→85.1→84.4→84.9→87.6→70.8，PLT（×10^9/L）142→107→82→104→100→118，PCT（ng/mL）>100→>100→100→97.1→68.6，CRP（mg/L）401.5→399.7→349.2→243.3→120.3。

治疗过程中，多次血培养结果阴性，血 mNGS 结果阴性，患者出现感染指标升高是因为并发重症肺炎，转入后第 6 天，支气管肺泡灌洗液培养报告铜绿假单胞菌，亚胺培南西司他丁钠耐药，头孢他啶敏感，经药学部药师会诊后，抗生素改为头孢他啶 2 g q12h ivgtt 联合使用吗啉硝唑氯化钠 0.5 g q12h ivgtt。经积极抗感染治疗、体位引流、纤维支气管镜检查及吸痰等气道廓清治疗后病情好转。在麻醉科 ICU 治疗 13 d 后，生命体征平稳，转回口腔外科病房，继续专科治疗后顺利出院。患者在麻醉科 ICU 治疗期间胸部 X 射线片及胸部 CT 变化见图 2-2、图 2-3。

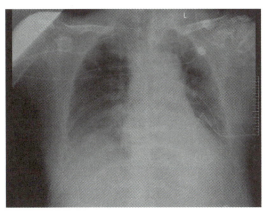
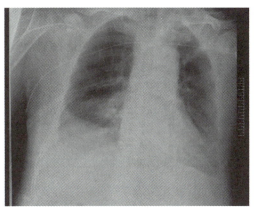

治疗前　　　　　　　　　　　　　　　　治疗后

图2-2　患者在麻醉科 ICU 治疗期间胸部 X 射线片变化

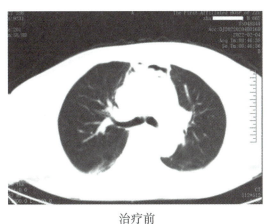
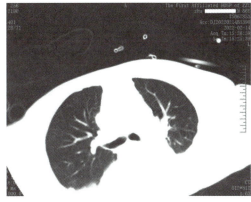

治疗前　　　　　　　　　　　　　　　　治疗后

图2-3　患者在麻醉科 ICU 治疗期间胸部 CT 变化

三、思考与讨论 »»

　　口腔颌面部多间隙感染是口腔颌面部感染的急重症之一,其中口底多间隙感染又被称为口底蜂窝织炎,被认为是颌面部最严重而且治疗最困难的感染之一。当口底多间隙感染没有得到及时有效的控制时,感染有可能沿颈深筋膜间隙向下扩散至颈部,更为严重的甚至扩散至纵隔形成纵隔脓肿,发展极为迅速,死亡率高达40%～50%。针对此类急重症患者,脓肿形成后早期行广泛的切开引流、防止扩散是治疗的重点之一。

　　脓毒症或者脓毒性休克后1 h内尽快启动静脉抗生素使用,推荐经验性使用一种或者几种广谱抗生素进行治疗,以期覆盖所有可能的病原体;在已确认微生物并且药物敏感试验结果明确的情况下,需要将经验性抗生素治疗转化为窄谱、针对性用药。

　　脓毒症以及脓毒性休克是医疗急症,推荐治疗,以及复苏应该立即尽早开始。早期有效的液体复苏至关重要,可以稳定脓毒症诱发的组织低灌注或脓毒性休克。关于初始复苏液体量的问题,《拯救脓毒症运动:脓毒症与脓毒性休克国际指南(2021)》指出中心静脉压(CVP)不能单独用于指导液体复苏,尤其是 CVP 值还在相对正常的范围时(8～12 mmHg)。对于目标平均动脉压,SSC 列举了几项关于 65 mmHg 和 85 mmHg 的 RCT 研究,强烈支持 SSC 将目标平均动脉压设为 65 mmHg。脓毒性休克患者的复苏要点有:①对脓毒症导致的低灌注,在开始的 3 h 内,给予至少 30 mL/kg 的晶体液,但应考虑患者心功能状态,初始液体复苏后,需反复对血流动力学状态进行评估,以便指导下一步的液体使用。②对于脓毒性休克需要使用血管活性药物的患者,推荐初始目标平均动脉压为 65 mmHg。③血管活性药物的使用,去甲肾上腺素作为首选的血管活性药物。可以加用血管升压素(最大剂量 0.03 U/min)或肾上腺素以达到目标平均动脉压(MAP),或加用血管升压素(最大剂量 0.03 U/min)以减少去甲肾上腺素的用量;在特定患者(如心动过速风险低且伴有绝对或相对心动过缓的患者)中可使用多巴胺作为去甲肾上腺素的替代血管活性药物,但不推荐使用低剂量多巴胺用于肾保护;充分的液体负荷,以及使用血管活性药物之后,仍然存在持续的低灌注,可使用多巴酚丁胺。④进行乳酸指导性复苏,并将乳酸恢复正常水平。

本例颌面部间隙感染患者合并糖尿病,控制感染和控制血糖同等重要。糖尿病存在与否与口腔颌面部多间隙感染的治疗转归(住院时间和并发症)直接相关。有学者建议口腔颌面部间隙感染合并糖尿病患者,其血糖应控制在 7.2 mmol/L 以下。

对此类患者术前应全面了解其病史及全身情况,充分评估气道情况,并与外科医生沟通手术方案,做出麻醉诱导插管方案及麻醉管理计划。在手术前应尽可能调整全身情况以耐受手术、减轻术中术后并发症;麻醉诱导时提前准备好各种操作用物及抢救药品,确保插管时麻醉医生、手术护士及外科医生均在场,防止各种意外发生;术中保证呼吸循环稳定,维持内环境稳态;术后回重症监护病房继续予以积极监测及全身支持治疗。此类患者多存在气道水肿、气道梗阻风险,术后往往需要保留气管插管、呼吸机辅助呼吸治疗。围手术期镇静、镇痛动态调整,小潮气量肺保护通气策略的呼吸机治疗,及时全面的抗感染治疗、抗凝治疗及综合预防血栓形成的治疗都极为重要。评估患者营养风险,并及早进行肠外营养、肠内营养,维持患者胃肠道功能及营养状态,对患者维护自身免疫力、促进康复也是十分重要的。本例患者的良好预后离不开多学科医生的共同积极救治。

四、练习题 ▶▶▶

1. 呼吸困难的患者有哪些典型症状、体征?
2. 可预料的困难气管插管的处理流程是什么?
3. 简述脓毒性休克的诊断及处理。

五、推荐阅读 ▶▶▶

[1]李云鹏,石冰,张浚睿,等.口腔颌面部间隙感染诊疗的专家共识[J].中华口腔医学杂志,2021,56(2):136-144.

[2]HEIDEGGER T. Management of the difficult airway[J]. N Engl J Med,2021,384(19):1836-1847.

[3]刘雨睿,王勇,李静静,等.2022 年美国麻醉医师协会《困难气道管理实践指南》解读[J].临床麻醉学杂志,2022,38(6):643-648.

[4]APFELBAUM J L, HAGBERG C A, CONNIS R T, et al. 2022 American society of anesthesiologists practice guidelines for management of the difficult airway[J]. Anesthesiology,2022,136(1):31-81.

[5]EVANS L, RHODES A, ALHAZZANI W, et al. Surviving sepsis campaign: international guidelines for management of sepsis and septic shock 2021[J]. Crit Care Med,2021,49(11):e1063-e1143.

[6]EVANS L, RHODES A, ALHAZZANI W, et al. Surviving sepsis campaign: international guidelines for management of sepsis and septic shock 2021[J]. Intensive Care Med,2021,47(11):1181-1247.

[7]花雯,韩佳南,王万春,等.口腔颌面间隙感染病原学特点及危险因素[J].中华医院感染学杂志,2021,31(9):1406-1409.

(王照飞)

第三章 妇产科麻醉

案例5 凶险型前置胎盘患者的麻醉

一、术前访视

（一）病史

> **患者病史**
>
> 患者女性,37岁,以"停经8月余,发现胎盘植入3月余,要求待产"为主诉入院。患者平素月经规律,停经40 d超声提示宫内早孕(瘢痕妊娠),早孕反应于孕3月余自行缓解。孕4月余自觉胎动活跃至今。孕6月余行胎儿四维彩超提示胎盘前置状态,疑似胎盘植入。孕7月余阴道少量出血,休息后自行缓解。6 d前于医院门诊产检,超声提示完全性前置胎盘并部分胎盘植入,胎盘内液性暗区(考虑血窦形成)。1 d前出现站立时下腹下坠、疼痛,阴道少量出血,要求进一步诊治入院。患者既往体健,无高血压、糖尿病、冠心病等病史;无药物、食物过敏史,个人史、家族史均无特殊。生育史:孕5产2流2,分别于2006年及2009年足月剖宫产分娩1次,2007年药物流产1次,2020年行清宫术1次。以"完全性前置胎盘并胎盘植入,瘢痕子宫,孕5产2流2,孕35^{+4}周"为诊断收治入院。

思维引导:凶险型前置胎盘是指既往有剖宫产史,此次妊娠为前置胎盘,且胎盘附着于原子宫瘢痕部位,常常伴有胎盘植入,是剖宫产术后的远期并发症之一。剖宫产术后子宫内膜受损,切口处瘢痕愈合不良,绒毛及胎盘易侵入肌层甚至浆膜层,形成胎盘植入。随着剖宫产次数的增加,子宫切口瘢痕形成和内膜损伤加重,前置胎盘和胎盘植入的发生率相应增加。该患者孕5产2流2,2次剖宫产史及2次流产史均是此次前置胎盘并胎盘植入的诱发因素。

（二）辅助检查

> **辅助检查结果**
>
> (1)实验室检查:血红蛋白111.9 g/L,血小板109×10^9/L。钾3.08 mmol/L,钙1.94 mmol/L。总蛋白58.1 g/L,白蛋白34.7 g/L。甘油三酯2.47 mmol/L。D-二聚体1.85 mg/L,纤维蛋白原降解产物13 mg/L。ABO血型:O型。Rh(D)血型:阳性。

（2）超声：胎盘位于右前壁及后壁，较厚处约 55 mm，完全覆盖宫颈口，提示：宫内妊娠、晚孕单胎，存活头位。完全性前置胎盘，局部增厚（考虑胎盘植入），胎盘内无回声（考虑血窦），胎儿脐绕颈 1 周。双下肢彩超未及明显异常。

（3）磁共振：完全性前置胎盘，胎盘局部与子宫下壁肌层分界不清，考虑胎盘植入，宫颈管口及内口少量出血。膀胱充盈可，未见明显异常信号。

（4）心电图：窦性心动过速，心率 101 次/min。

（5）心脏彩超：心内结构及功能均未见明显异常。

思维引导：凶险型前置胎盘的产妇往往需要行剖宫产手术终止妊娠，因其常伴有胎盘植入，手术难度大，易导致产妇发生大出血、周围脏器损伤、弥散性血管内凝血、子宫切除等严重并发症。新生儿的主要并发症是医源性早产、窒息、失血和产伤。因此，凶险型前置胎盘无论是手术还是麻醉均具有挑战性。产前准确诊断凶险型前置胎盘、评估胎盘植入程度对改善孕产妇及围产儿预后，预防产时及产后大出血、失血性休克、胎儿窘迫等不良妊娠结局有重要意义。对胎盘植入评估不足或过度诊断均可导致严重后果。

目前，超声检查仍是临床上筛查凶险型前置胎盘合并胎盘植入的首选影像学方法。该检查具有操作简便、无创等优势，其在经济性、适用性、安全性、诊断阳性率上均作为最优推荐。超声可显示胎盘与子宫切口及宫颈内口的关系、植入程度、是否有穿透性植入及与膀胱的关系，但易受孕妇体型、胎盘位置、羊水量、肠道积气及骨骼的影响，干扰对胎盘植入肌层的深度及部位的评估，且操作者经验会在一定程度上影响检出结果。与超声相比磁共振成像（MRI）检查能清晰、直观地显示胎盘结构以及胎盘与肌层、肌层与浆膜层之间的关系，有助于可疑凶险型前置胎盘的明确诊断，对诊断后壁胎盘植入的敏感性和特异性优于超声检查。因此，超声联合 MRI 检查用于凶险型前置胎盘并胎盘植入患者的产前筛查及评估，可为临床诊治提供可靠的依据。该患者通过超声及 MRI 检查，完全性前置胎盘并胎盘植入诊断明确，考虑子宫下段肌层胎盘植入并宫颈内口少量出血，与临床症状相符。膀胱充盈可，未见明显异常信号，考虑植入胎盘未侵及膀胱。

（三）体格检查

体格检查

T 36.5 ℃，P 98 次/min，R 18 次/min，BP 118/71 mmHg，身高 155 cm，体重 67.7 kg

发育正常，营养良好，体型匀称，神志清，无义齿，张口度 3 横指、甲颏间距 3 横指、颈部活动度正常，马氏分级 Ⅱ 级。心肺听诊无异常，余一般体格检查无特殊。

专科检查：宫高 28 cm，腹围 98 cm，胎心率 152 次/min，无宫缩，未破膜，可见少量暗红色阴道出血。

思维引导：凶险型前置胎盘行剖宫产手术的麻醉前评估要点如下。①产科病史：了解既往手术史及孕产史，孕期及围产期出血史，通过超声及 MRI 检查明确前置胎盘及胎盘植入的范围、程度，产科预计的出血量及手术方案。②血液保护：术前除血常规及生化检查外，应重视血小板功能、纤维蛋白原定量、凝血功能的检查，行血型检测及交叉配血，根据胎盘植入程度预估术中出血量并酌情申请红细胞、新鲜冰冻血浆、血小板、冷沉淀等血液制品，术中行动态血气检测及血栓弹力图检测。③气道评估：了解张口度、马氏评分、颈部活动度、体重指数（BMI），有无睡眠呼吸暂停、颈部粗短、牙齿松动等情况。④心肺功能的评估：基础血压、运动耐量、心脏彩超。⑤胃肠道准备：术前禁食、禁饮,防止反流误吸。该患者术前心肺功能良好,气道评估发生困难气道的风险较小。

(四)术前准备

术前准备

术前用药:地塞米松5 mg肌内注射,一天2次,连用3 d,促进胎肺成熟。口服铁剂改善贫血。

术前注意事项:术前肠道准备,产妇饮食为半流食;预防上呼吸道感染,避免出现便秘、咳嗽等腹压增加导致阴道出血加重的因素。卧床休息,密切关注腹痛及阴道出血情况,穿戴弹力袜,下肢按摩预防下肢静脉血栓形成。

思维引导:患者术前应充分休息,注意平衡饮食,改善患者营养状况,防止便秘;密切观察生命体征、阴道出血情况,超声检测胎盘血流情况;检测血常规、凝血功能,纠正贫血,对于预计有分娩大出血可能的产妇应在术前实现血红蛋白最大化。妊娠期发生贫血的概率高达38%,大部分由血液稀释和缺铁引起,产前补充铁剂,纠正缺铁性贫血,是术前的重要优化措施,尽量维持血细胞比容>30%的理想水平。重度贫血患者术前可输注浓缩红细胞以提高对急性大出血的耐受性。孕周不足月的产妇可使用糖皮质激素促进胎肺成熟,胎盘植入患者在孕34周时应用糖皮质激素促进胎肺成熟是优选推荐,同时抑制宫缩、预防感染及深静脉血栓形成。合并胎盘植入孕妇选择合适终止妊娠的时机并没有一个明确的界定,推荐围手术期出血风险较低的患者可在孕37周终止妊娠。对于出现产前出血,特别是反复出血,未足月胎膜早破和宫缩的产妇,可能需要计划早产分娩。

(五)术前小结

简要病情:患者以"停经8月余,发现胎盘植入3月余,要求待产"为主诉入院。入院后完善相关检查,结合辅助检查结果,"完全性前置胎盘并胎盘植入"诊断明确。目前生命体征平稳,宫内孕36周,已应用糖皮质激素促进胎肺成熟,阴道少量出血,站立时下腹下坠、疼痛,有手术指征,患者要求终止妊娠,术前准备充分。

术前诊断:宫内孕36周,完全性前置胎盘并胎盘植入,瘢痕子宫,孕5产2流2。

拟施手术名称和方式:腹主动脉造影并球囊植入术,胎盘植入剖宫产术,双侧输卵管结扎术。

二、麻醉管理 ▶▶▶

(一)麻醉准备及诱导

麻醉诱导过程

患者清醒入室,面罩吸氧,常规心电监护,BP 128/72 mmHg,HR 95次/min,SpO_2 98%。在DSA手术间由介入科医生行右股动脉穿刺置入鞘管,放置腹主动脉球囊。腹主动脉球囊定位于肾动脉开口下方,髂总动脉开口上方一个椎体。开放两条16 G外周静脉通路,局麻下行超声引导下右颈内静脉穿刺置管及左侧桡动脉穿刺置管测压。备好自体血回收设备。拟于全麻下行剖宫产术,腹部消毒铺巾、充分吸氧去氮后麻醉诱导:瑞芬太尼100 μg、依托咪酯16 mg、罗库溴铵60 mg,经口明视插入加强型气管导管,麻醉诱导及气管插管过程顺利。

思维引导:凶险型前置胎盘行剖宫产手术的麻醉前准备及围手术期处理需要产科、麻醉科、新

生儿科、介入科、输血科等多学科协作。麻醉方式的选择需要充分考虑手术本身的紧急程度、产妇术前的血流动力学情况、胎盘植入程度、胎儿的情况、预计术中出血量、预计手术时间及手术方案、新生儿复苏、麻醉医师本身的经验技术，以及产妇意愿等综合因素。可根据患者情况选择硬膜外麻醉、腰-硬联合麻醉、蛛网膜下腔麻醉或全身麻醉。现有的临床研究尚不能提供选择何种麻醉方式更为安全的证据，应当由经验丰富的麻醉医生对患者进行全面的评估。对于高出血风险的患者，可以直接行全身麻醉，但是因凶险型前置胎盘可能存在腹盆腔粘连、植入胎盘穿透至膀胱、解剖层次不清等因素，从而使由麻醉开始至胎儿娩出的时间延长，导致胎儿暴露于全身麻醉的时间过长，对胎儿不利。应及时调整麻醉维持用药，避免胎儿娩出后出现严重的循环呼吸抑制；同时准备好新生儿抢救用品、药品，对于早产儿可联系儿科医生到场抢救处理。也可以先实施椎管内麻醉，新生儿则可避免因麻醉药物蓄积致循环呼吸抑制的风险，但可能因术中出血量大引发凝血功能障碍，从而增加硬脑膜外血肿的风险。要做好随时实施全身麻醉的准备，以应对胎盘剥离时可能出现的各种情况，如短时间内大出血致失血性休克，植入胎盘侵及膀胱需扩大手术范围或延长手术时间等情况。无论选用何种麻醉方式，麻醉前均应准备好所有抢救需要的物品如除颤仪、加压输液袋、吸引器、新生儿插管工具等；抢救药品如去甲肾上腺素、肾上腺素、间羟胺等。该患者胎盘植入诊断明确，预计出血量大先行腹主动脉球囊置入术，同时有阴道出血的情况，产妇因恐惧要求全身麻醉，故在全身麻醉下施术。

（二）麻醉维持

麻醉维持及术中病情变化、处理

麻醉维持：产妇行 BIS 监测麻醉深度，采用七氟醚、瑞芬太尼维持麻醉。产科医生开腹后见子宫前壁与肠管及大网膜粘连，子宫下段血管怒张，浆膜层下可见弯曲蓝色血管。于子宫前壁下段避开胎盘附着区域迅速娩出胎儿，遂充盈预先放置的腹主动脉球囊并计时（阻断 30 min 开放 10 min），足趾监测指脉氧探头脉搏波形消失提示阻断效果良好。吸引羊水后，给予缩宫素 20 U、麦角新碱 0.4 mg、卡前列素氨丁三醇注射液 0.25 mg 子宫肌层注射，开放自体血回输装置。胎盘附着于子宫下段前后壁，完全覆盖宫颈内口，手法剥离胎盘，下推膀胱，修剪胎盘植入的子宫前壁下段组织，再造子宫切口下缘，剥离面缝扎止血。术野无明显出血后释放腹主动脉球囊，仔细止血后缝合子宫。术中总出血量 1 900 mL，尿量 300 mL，总入量 3 700 mL，其中胶体溶液 500 mL，晶体溶液 2 000 mL，悬浮红细胞 4 U，经白细胞滤器过滤后回输自体血 400 mL。术中剥离胎盘时，给予氨甲环酸 1 g 静脉输注。术中血压最低降至 85/50 mmHg，经快速补液输血后恢复。术中全程使用体表加温治疗，液体及血液制品加温输注，监测体温、尿量、麻醉深度、血气分析及血栓弹力图，维持鼻咽温度不低于 36 ℃。新生儿阿普加评分 1 min 8 分，5 min 和 10 min 均为 10 分。手术历时 3 h，术后超声引导下 0.33% 罗哌卡因每侧 15 mL 行双侧腹横筋膜阻滞，连接静脉自控镇痛泵。术后 10 min 患者苏醒，自主呼吸恢复良好，拔除气管导管。血栓弹力图示凝血功能无明显异常，血气分析：pH 值 7.31，PaO_2 158 mmHg，$PaCO_2$ 40.1 mmHg，血红蛋白 95 g/L，HCT 29%，观察 10 min，按压宫底无活动性阴道出血，生命体征平稳，拔除右股动脉鞘管压迫止血，安返病房。

思维引导：产前预防性血管手术包括双侧子宫动脉结扎、髂动脉栓塞或球囊阻断术、腹主动脉球囊封堵术，预防性血管手术可在减少术中出血和预防产后出血方面获益。胎盘植入患者的子宫及胎盘血液供应极其丰富，部分产妇可来源于卵巢动脉、宫旁动脉、髂外动脉、阴道动脉等，单纯阻断双侧髂内动脉或子宫动脉的止血效果较阻断腹主动脉差;腹主动脉球囊阻断技术操作简单、止血快和阻断范围广,能有效控制术中失血及输血量,显著降低子宫切除率。

剖宫产术前,局麻下穿刺股动脉并置入血管鞘,透视下骨性定位确保球囊主体位于腹主动脉内、肾动脉水平以下、髂总动脉开口以上、$T_{12} \sim L_1$ 椎体水平。胎儿娩出后充盈球囊封堵腹主动脉,同时足背动脉搏动消失或足部血氧曲线缓慢改变呈平直状态视为阻断良好。胎盘附着部位血管异常增生、侧支循环极其丰富,出血难以控制的不仅仅是动脉,也是新生成的粗大密集的静脉丛,使用球囊阻断或栓塞技术并不能完全避免大出血的发生。而使用球囊阻断也存在发生血管破裂、血栓栓塞、神经损伤、局部血肿形成等并发症的风险,应权衡利弊,慎重选择。

减少围手术期失血是降低围手术期输血、贫血和不良结局的重要措施。术中维持正常的钙离子水平有助于改善凝血功能;维持组织灌注,避免缺氧和酸中毒的发生,pH 值<7.10 时会显著影响机体凝血功能;采用各种保温措施维持患者体温在 36 ℃ 以上,是维持凝血因子正常活性的必要条件。应用抗纤溶药物如氨甲环酸可减少术中出血,对于严重出血的患者,宜早期使用,成人的首剂量为 1 g。

术中血液回收技术在心血管、骨科、创伤、神经外科等手术中普遍应用,而在剖宫产手术中,因担心回收血液中混有羊水而导致羊水栓塞,以及胎儿红细胞可能导致 Rh 免疫反应,其应用一度存在争议。更深入的研究发现剖宫产时回收的血液经分离、洗涤,以及白细胞过滤器联合处理后能有效除去羊水成分。近年的临床应用发现术中血液回收技术已安全用于剖宫产产妇,未出现相关的严重并发症。

围手术期血液制品的使用应当遵循以下原则。

1. **异体红细胞** 首先使用晶体溶液、胶体溶液补充有效循环血容量,血红蛋白>100 g/L 不宜输注,血红蛋白<70 g/L 宜输注,血红蛋白 70 ~ 100 g/L 宜根据患者的年龄、出血量、出血速度、心肺功能,以及有无缺氧症状等因素综合判断是否输血。对于老年患者和心肺功能较差的特殊患者,更重要的是临床评估和判断患者的氧供/氧耗是否平衡来决定输注与否,而不是单纯依据血红蛋白的数值。

2. **血小板** 适用于血小板数量减少或功能异常并伴有出血或出血倾向的患者。血小板计数>100×10^9/L 不宜输注,血小板计数<50×10^9/L 实施较大手术、有创操作或有急性出血时宜输注,血小板计数($50 \sim 100$)$\times 10^9$/L 伴有大量微血管出血时,宜输注。当患者出血且伴有血小板功能异常时(如血栓弹力图提示血小板功能低下),输注血小板不受上述阈值的限制。

3. **新鲜冰冻血浆** 适用于凝血因子缺乏或活性不足引起的出血或出血倾向。输注指征如下:患者出血,排除低体温、酸中毒等病情后,当 PT 和/或 APTT 大于正常值范围均值的 1.5 倍、INR>1.7、血栓弹力图提示凝血因子缺乏时可考虑输注;严重出血,大量输入库存血时可考虑输注。

4. **冷沉淀** 适用于补充纤维蛋白原、Ⅷ因子、ⅩⅢ因子和血管性血友病因子(vWF 因子)。输注指征:Ⅷ因子严重缺乏患者拟实施手术或出血;vWF 和ⅩⅢ因子缺乏导致出血;当产科严重出血时,血浆纤维蛋白原<2.0 g/L 可给予输注。

临床工作中会遇到穿透性胎盘植入、植入侵及膀胱、出血量更加凶险的患者,一旦发生大出血,除有效的晶体溶液、胶体溶液扩容外,应及时启动大量输血策略。大量输血是指 24 h 内静脉输注≥10 U 红细胞或 1 h 内静脉输注 4 U 红细胞后仍需继续输注成分血,总输血量超过受血者自身血容量 1 倍以上。大量输血的输血方案为采取模拟全血置换措施,建议红细胞、血浆、血小板按比例输注。我国 1 U 红细胞悬液为 200 mL 全血制备,1 U 新鲜冰冻血浆容积为 100 mL,1 U 血小板悬液为 200 mL 全血制备,1 袋血小板悬液含 10 U 血小板治疗量,容积为 200 ~ 250 mL。大量输血时输注红细胞 4 U 后应加输血浆,推荐使用红细胞、新鲜冰冻血浆、血小板的比例为 1∶1∶1。

(三)术后管理

> **术后治疗及恢复**
>
> 　　患者术后清醒拔管,安返病房。查体:T 36.7 ℃,P 85 次/min,R 18 次/min,BP 125/70 mmHg。术后给予抗感染、补液、镇痛、止吐、抑酸等处理;密切关注患者阴道出血情况、尿量、体温,复查血常规、凝血功能、肝肾功能。
>
> 　　患者术后第1天,神志清,精神可,宫缩具体,阴道少量出血,双侧足背动脉搏动良好,尿色正常,尿量400 mL,右下肢制动,左下肢可自由活动。复查凝血功能:PT 11.9 s,APTT 38 s,INR 1.08,纤维蛋白原2.04 g/L,D-二聚体2.09 mg/L,纤维蛋白原降解产物10.26 mg/L,血红蛋白89 g/L,血小板$92×10^9$/L;术后第2天病情稳定,已排气,流质饮食,尿量1 800 mL。复查彩超提示:产后子宫,子宫体积增大,肌层回声不均匀,增粗增强,宫腔内未见明显异常回声。术后第3天拔除尿管,复查双下肢彩超未见明显异常,嘱下肢可自由活动。术后第5天患者恢复可,腹部切口干燥、无渗血,未诉特殊不适,准予出院。

　　思维引导:术后1~3 d仍是产后大出血的高发阶段,应密切关注,防止患者发生宫缩乏力、产后大出血,及时纠正贫血,预防血栓。腹主动脉球囊阻断后也存在发生血管撕裂、动脉夹层形成、血栓栓塞、神经损伤、股动静脉瘘等并发症的风险,术后应严密观察下肢活动、血供、肢体皮温,并行相关超声检查。注意凝血因子和纤维蛋白原的动态变化。该患者术后恢复顺利,凝血功能基本在正常范围,未发生产后大出血、下肢深静脉血栓等并发症,于术后5 d顺利出院。

三、思考与讨论

　　妊娠晚期,心输出量的10%灌注在子宫,子宫每分钟的血流量高达600~800 mL,子宫出血的特点是短时间快速失血,几分钟内失血即可达上千毫升。故凶险型前置胎盘剖宫产术,易演变为大出血抢救,手术与麻醉风险大。应当在具备抢救能力、多学科团队合作的医疗机构内实施。应当重视围手术期处理、多学科团队合作、优化手术方式和预防产后出血等多个环节。麻醉医师需做好术前访视和评估,积极参与多科室协作,制订个体化麻醉预案。术前准备充足的血液制品,有条件的医院应准备自体血回输。若产妇出现大出血,在成分输血或者自体血回输时,应进行凝血功能的监测及调控,警惕凝血功能障碍的发生。协助新生儿复苏及抢救,保证产妇良好的术后镇痛,促进术后康复。该患者术前经过完善的评估及手术麻醉方案的制定,术中术后未发生大出血、失血性休克,最终获得了良好的产妇和新生儿的结局。

四、练习题

　　1.凶险型前置胎盘剖宫产的麻醉方案是什么?

　　2.异体成分输血的时机和血液制品如何选择?

　　3.大量输血的策略如何实施?

五、推荐阅读

[1]孙甜甜,叶宝英,杨钰,等.彩色多普勒超声与磁共振成像在凶险型前置胎盘及合并胎盘植入产前诊断中的应用及漏诊分析[J].诊断学理论与实践,2021,20(2):173-177.

[2]围术期出凝血管理麻醉专家共识协作组.围术期出凝血管理麻醉专家共识[J].中华麻醉学杂志,2020,40(9):1042-1053.

[3]韦雄丽,卢建华,韦钰,等.自体血回收联合腹主动脉球囊临时阻断技术在凶险型前置胎盘伴胎盘植入剖宫产术中的应用[J].中国输血杂志,2020,33(1):26-29.

[4]周凡,李雅倩,邓茜茜,等.产科患者血液管理[J].中华妇幼临床医学杂志(电子版),2020,16(5):497-503.

[5]肖静,范晓华,罗爱林.凶险型前置胎盘麻醉管理分析[J].临床麻醉学杂志,2017,33(3):302-304.

（张亚南）

案例6　重度子痫前期剖宫产术患者的麻醉

知识拓展

一、术前访视

(一)病史

> **患者病史**
>
> 　　患者女性,26岁,以"孕9月余,血压升高10 d"为主诉入院。患者孕5个月自觉胎动至今,定期产科检查,甲状腺功能正常,胎儿颈后透明层厚度(NT)正常,唐氏筛查示低风险,四维彩超未见异常,口服葡萄糖耐量试验(OGTT)5.57-7.96-7.64 mmol/L,饮食控制血糖尚可。孕期无阴道出血、流液史,无患病服药史,血压正常。现孕9月余,10 d前无诱因出现双下肢水肿(+),查血压121/89 mmHg,尿蛋白(+-),无头痛、头晕、视物不清等。今孕检发现血压160/116 mmHg,尿蛋白(+++),无腹痛,无阴道见红、流液,以"①子痫前期;②孕36⁺⁴周;③孕2;④产0流1"收入产科。孕期体重增长20 kg,近1个月体重增长10 kg。否认高血压、糖尿病、冠心病等病史;无药物、食物过敏史;个人史、婚育史、家族史均无特殊。

　　思维引导:大多数的产科手术属急诊手术,麻醉医师往往需要在有限的时间内根据相对基础的检验、检查结果,对麻醉相关的病史进行仔细梳理,并在手术室内对患者进行体格检查和评估。麻醉医师应主要了解患者麻醉手术史、孕期保健、相关产科疾病史和用药情况,重点关注产科合并症和并发症情况,包括产妇妊娠期血压、血糖、血液情况,是否合并有先天性心脏病等。回归本例患者,从简要的病史回顾中可以发现两个比较明显的问题:第一,OGTT试验支持妊娠糖尿病(GDM)的诊断;第二,妊娠期发生的高血压和随机尿蛋白阳性支持妊娠高血压的诊断。接下来就要明确这些妊娠期合并症以及对应的治疗会对产妇自身、麻醉的选择、围手术期管理乃至术后产生哪些影响。

　　研究证实,GDM增加了孕早期流产和胎儿先天性畸形的风险,同时也和孕期增重过快、巨大儿和/或肩难产、新生儿低血糖等发生率密切相关,因此麻醉医生需评估患者体重、气道、血糖控制情况和肾功能,判断是否存在周围神经病变等并发症,尽量维持和控制患者处于适当的围手术期血糖水平。

　　妊娠期高血压疾病包含了一系列疾病,包括妊娠高血压、子痫前期和子痫、妊娠合并慢性高血压、慢性高血压伴发子痫前期。妊娠20周后首次出现高血压,收缩压≥140 mmHg和/或舒张压

≥90 mmHg,尿蛋白检测阴性即可诊断为妊娠高血压。妊娠高血压的基础上伴有下列任意一项可诊断为子痫前期:尿蛋白定量≥0.3 g/24 h,或尿蛋白/肌酐比值≥0.3,或随机尿蛋白≥(+);无蛋白尿但伴有以下任何一种器官或系统受累:心、肺、肝、肾等重要器官或血液系统、消化系统、神经系统的异常改变,累及胎盘-胎儿等。子痫前期孕妇出现下述任一表现为重度子痫前期。①血压持续升高不可控制:收缩压≥160 mmHg 和/或舒张压≥110 mmHg。②持续性头痛、视觉障碍或其他中枢神经系统异常表现。③持续性上腹部疼痛及肝包膜下血肿或肝破裂表现。④转氨酶水平异常:血丙氨酸转氨酶或天冬氨酸转氨酶水平升高。⑤肾功能受损:尿蛋白定量>2.0 g/24 h;少尿(24 h 尿量<400 mL,或每小时尿量<17 mL),或血肌酐水平>106 μmol/L。⑥低蛋白血症伴腹水、胸腔积液或心包积液。⑦血液系统异常:血小板计数呈持续性下降并低于$100×10^9$/L;微血管内溶血,表现有贫血、血乳酸脱氢酶(LDH)水平升高或黄疸。⑧心力衰竭。⑨肺水肿。⑩胎儿生长受限或羊水过少、胎死宫内、胎盘早剥等。子痫是指子痫前期基础上发生不能用其他原因解释的强直性抽搐。该患者血压 160/116 mmHg,尿蛋白(+++),为重度子痫前期,要关注其有无重要器官功能的改变。重度子痫前期易并发心力衰竭、脑出血、胎盘早剥等严重并发症,同时也是新生儿患病率和死亡率增加的重要原因之一,其最有效的处理措施就是行剖宫产终止妊娠。

(二)辅助检查

辅助检查结果

(1)实验室检查:血红蛋白浓度 123 g/L,血细胞比容 38.5 %。血小板计数 274 ×10^9/L。血糖 3.86 mmol/L(空腹),白蛋白 32.5 g/L(↓)。碱性磷酸酶 171 U/L。血肌酐 53 μmol/L,血尿酸 380 μmol/L。LDH 328 U/L。Fib 5.06 g/L,D-二聚体(D-dimer)1.74 mg/L,纤维蛋白原当量(FEU)升高。尿蛋白(+++)。余实验室检查未见明显异常。

(2)影像学检查结果:①彩超(入院当日)示双顶径 93 mm,股骨长 69 mm,羊水指数 165 mm,S/D 2.7,宫内晚孕,单活胎,头位。脐带绕颈 1 周。②右肾轻度积水(产妇本人)。

(3)心血管系统检查结果:①心电图示窦性心律;②心脏彩超示心内结构及血流均未见明显异常。

思维引导:妊娠期伴随多个系统的生理改变,如妊娠期血浆容量的相对增加会造成孕妇生理性贫血,血红蛋白通常在 116 g/L 左右;孕妇血液系统处于高凝状态,纤维蛋白原水平通常大于 4 g/L,少于 2.5 g/L 时应怀疑有病理学改变;妊娠期碱性磷酸酶可升高 2~4 倍,因此该患者此指数上升属于正常生理变化。此外,妊娠期由于右侧输尿管常受右旋妊娠子宫的压迫,可导致肾盂积水。重度子痫前期的患者,往往伴随着多个脏器功能的损害,因此麻醉医师应在术前对患者疾病的严重程度,各系统的功能状态,水、电解质、酸碱平衡等方面进行评估。血尿酸水平在监测妊娠高血压疾病患者肾功能方面,比肌酐(Cr)和尿素氮(BUN)更为敏感与可靠,血尿酸水平升高合并蛋白尿(+++)提示该患者存在肾功能损伤;乳酸脱氢酶升高提示该患者存在体内器官缺氧;同时,患者血小板计数和转氨酶水平正常提示患者暂不存在溶血肝功能异常血小板减少综合征(HELLP综合征)。该患者的空腹血糖正常提示妊娠期血糖控制可,围手术期仅需继续监测血糖,目前无须用药处理。

(三)体格检查

体格检查结果

T 36.7 ℃，HR 86 次/min，BP 140/98 mmHg，R 20 次/min，身高 168 cm，体重 85 kg，BMI 30.1 kg/m²。

发育正常，营养中等，神志清，精神尚可。无义齿，张口度正常，马氏分级Ⅱ级，颈软，无抵抗，颈部活动度正常。心、肺听诊无异常。腹部膨隆，全腹无压痛及反跳痛，全腹未触及包块，肾区位置无叩痛，肠鸣音正常。脊柱生理弯曲存在，无病理性畸形，活动度正常。四肢无畸形，活动自如，双下肢水肿(++)。生理反射存在，病理反射未引出，余一般体格检查无特殊。

宫高 34 cm，腹围 108 cm，估计胎儿体重 3 600 g，胎心 140 次/min，纵产式，胎先露头，未入盆，无宫缩，内诊暂未查，胎膜未破，骨盆外测量在正常范围。

思维引导：体格检查是该患者术前评估的关键环节，病史和实验室检查为查体提供了导向。妊娠期患者应重点评估气道、心血管系统，以及腰背部脊柱情况。此外，麻醉医师需评估产妇的水肿状况对麻醉操作造成的影响。妊娠期孕妇体重增加，常伴随舌体肥大、上呼吸道黏膜脆性增加等，全身麻醉需要考虑气道水肿引发的气道狭窄，气道评估对困难气道的预测至关重要。重度子痫前期患者心排血量减少、全身血管阻力增加，导致终末器官的低灌注、循环血量显著降低，可根据出入量对患者进行容量评估。对拟行椎管内麻醉的患者，需进行腰背部脊柱的评估。孕妇腰椎前凸、棘突间距缩小、麻醉体位受腹部限制，腰背部水肿会增加椎管内麻醉操作难度。但要认识到，大体重产妇并不一定存在穿刺困难，全身水肿和腰背部肥厚造成的腰椎间隙定位困难才是需要引起注意的。同时要留意孕妇宫高和腹围，了解妊娠期平卧对其循环的影响，评估下腔静脉受压情况。根据该产妇的马氏分级、张口度、颈部活动度评估，产妇困难气道风险较低；通过脊柱，以及穿刺部位评估，产妇腰背部轻度肥厚，轻度水肿，可触及两侧髂嵴和棘突间隙，可手法定位穿刺间隙。

(四)术前准备

术前医嘱

嘱产妇注意休息，避免紧张焦虑、情绪波动。控制饮食，加强营养，监测血压、血糖。拉贝洛尔 100 mg q8h po。硫酸镁 6 g，静脉滴注，监测患者腱反射、呼吸、尿量。监测胎心、胎动。术前备血：悬浮红细胞 2 U，血浆 150 mL。备皮，尿管麻醉后留置。

思维引导：重度子痫前期患者术前处理的核心是降压、解痉和纠正低蛋白血症。由于 ARB 和 ACEI 类降压药物禁用于孕妇，国内多使用拉贝洛尔作为妊娠期降压药，目标血压在 140/90 mmHg 左右以保证颅内血流灌注。硫酸镁主要用于预防和治疗子痫及早产胎儿(<32 周)的神经保护，由于其有效量和中毒量接近，使用期间须严密监测腱反射、呼吸和尿量。镁剂的使用对全身麻醉和椎管内麻醉都会产生巨大的影响：一方面可增加患者对肌肉松弛药物的敏感性，降低吸入麻醉药的最低有效浓度，增加阿片类药物的镇痛作用；另一方面可降低全身血管阻力，椎管内麻醉时会出现显著的低血压。为防止置留尿管的刺激引起血压上升，尿管一般在麻醉过后放置。

(五)术前小结

简要病情：患者以"孕 9 月余，血压升高 10 d"为主诉入院。入院后完善相关检查，结合辅助检查结果,目前诊断:①重度子痫前期;②妊娠糖尿病;③脐带绕颈 1 周;④孕 36^{+5} 周;⑤孕 2;⑥产 0 流 1。患者病情重,血压控制欠佳,如继续期待治疗随时可能出现胎盘早剥、子痫抽搐、胎儿窘迫、死胎、心脑血管意外、肝肾功能衰竭、视网膜脱落、DIC、大出血、HELLP 综合征、休克等并发症,严重时危及生命。此类病情进展迅速,建议尽快终止妊娠。目前患者生命体征平稳,排除手术禁忌。

术前诊断:①重度子痫前期;②妊娠糖尿病;③脐带绕颈 1 周;④孕 36^{+5} 周;⑤孕 2;⑥产 0 流 1。

拟施手术名称和方式:子宫下段横切口剖宫产术。

拟施麻醉方式:椎管内麻醉(腰硬联合阻滞)。

二、麻醉管理

(一)麻醉准备及实施

麻醉过程

患者清醒入室,面罩吸氧 6 L/min,常规心电监护,BP 158/105 mmHg,HR 90 次/min,氧饱和度 99%。右侧卧位下行腰硬联合阻滞,穿刺间隙:$L_2 \sim L_3$,蛛网膜下腔注射 0.5% 罗哌卡因 12 mg,硬膜外腔留置导管 6 cm。穿刺及置管过程顺利,无出血、异感,阻滞感觉平面在 T_6 水平。麻醉成功后,改平卧位,手术床左倾 15°。留置导尿管。常规消毒铺巾,手术开始。

思维引导:重度子痫前期的麻醉准备应该包括常规基础监护、气管插管用器具、困难气道抢救车、大出血处理工具和新生儿抢救工具。无论何种麻醉方式,必须准备并检查人工气道相关的设施设备,保证其处于可正常工作状态,同时还需准备与术中异常情况处理相关的药物。常用的血管活性药为去氧肾上腺素、甲氧明和麻黄碱。

重度子痫前期的产妇应避免围手术期血压剧烈升高,不管选择何种麻醉方式,麻醉效果必须确切完善。由于全身麻醉会显著增加母体不良事件发生率,同时可能存在困难气道、全麻药物通过胎盘、反流误吸等问题,因此只要有椎管内麻醉的适应证,应优先考虑椎管内麻醉。实施椎管内麻醉前,麻醉医师应评估患者的血容量状态,确保血压得到有效控制并确定血小板计数、凝血功能是否正常。本例患者血小板、凝血功能正常,无椎管内麻醉禁忌证,综合考虑剖宫产的紧急程度,选择腰硬联合麻醉(CSEA),不仅保留了蛛网膜下腔麻醉起效快和麻醉效果好的优点,而且通过置入硬膜外导管延长了阻滞时间。重度子痫前期由于血容量不足,交感神经兴奋性增加,全麻诱导后或椎管内麻醉后血压会显著下降,应注意及时纠正处理。

CSEA 可选择的穿刺间隙为 $L_2 \sim L_3$ 和 $L_3 \sim L_4$。通常认为两髂嵴最高点连线(Jacoby 线)经过 $L_3 \sim L_4$ 或 L_4 椎体,定位时应考虑到妊娠期女性骨盆宽大、关节松弛,侧卧位时上侧骨盆向头段倾斜,因此双手双侧髂嵴定位更加准确。对于肥胖、腰背部水肿严重定位困难的产妇,可以尝试使用超声定位椎间隙。穿刺应优先选择正中入路,确保脑脊液流出通畅后缓慢注药。产妇的蛛网膜下腔因静脉丛扩张容积减少,妊娠期激素的影响使孕妇对局麻药需要量减少,因此较少的局麻药即可达到满意的阻滞平面。研究证实 barbotage 注射法(往复推吸注药)起效较快、药物扩散广、阻滞平面较单次注射法高,同时循环相对稳定。建议麻醉阻滞最高平面为 $T_4 \sim T_6$,应注意过高阻滞平面引发的低血压、呼吸困难等情况。本例患者蛛网膜下腔给药时减少局麻药用量,为 0.5% 罗哌卡因 12 mg,选择合适的推注速度,获得阻滞感觉在 T_6 的理想平面。

急诊须即刻剖宫产、凝血功能障碍、存在气道相关并发症、存在其他椎管内麻醉禁忌或拒绝椎管内阻滞的产妇应选择全麻,但全麻后术中知晓、产后大出血和手术部位感染发生率高于椎管内麻醉。无论选择何种麻醉方式,所有产妇在手术过程中应保持子宫左倾位缓解下腔静脉受压。

(二)术中处理

手术经过及术中处理

手术过程:消毒铺巾后,取耻骨联合上 2 横指横切口,依次打开腹壁各层组织,止血,用盐水纱布保护腹壁切口。洗手后探查,可见少量淡黄色腹水,约 100 mL。子宫大小符合停经月份,下段形成好。在子宫膀胱腹膜反折部位打开腹膜下推 2 cm,取子宫下段肌层横行做一小切口。见羊膜囊后,刺破胎膜,见羊水清,吸净羊水,量约 1 200 mL。钝性延长切口至 10 cm,按常规胎头用手托出,容易,娩一男活婴。清理新生儿呼吸道,阿普加评分:1 分钟-5 分钟-10 分钟为10-10-10 分。脐带绕颈 1 周,断脐交台下处理。体重 3.15 kg。宫体注射缩宫素 20 U,静脉注射 10% 葡萄糖酸钙 10 mL。胎盘、胎膜剥离完整,干纱垫拭净宫腔。1 号无损伤线连续全层缝合子宫肌层,1 号无损伤线全层缝合反折腹膜。生理盐水冲洗腹腔,查无渗血,清点器械、纱布无误,逐层关腹。术中出血 200 mL,尿量 200 mL,色淡黄,补液 1 000 mL。术毕 P 75 次/min,R20 次/min,BP 124/80 mmHg。手术过程顺利,麻醉满意,术毕行超声引导下腹横肌平面阻滞(双侧各给予 0.2% 罗哌卡因 20 mL),连接自控静脉镇痛泵(内含舒芬太尼 100 μg,总量100 mL,背景剂量 2 mL/h,PCA 剂量 0.5 mL/次,锁定时间 15 min),拔出硬膜外导管,确认完整后,安返病房。

麻醉特殊处理:麻醉完毕改仰卧位 5 min 后,患者诉胸闷、恶心,此时血压 86/52 mmHg,心率 90 次/min。静脉注射甲氧明 2 mg,加快输液速度,1 min 后血压回升至 116/89 mmHg,心率71 次/min。患者诉症状缓解,直至手术结束无其他异常情况。

思维引导:由于重度子痫前期患者本就处于血容量不足、交感神经兴奋的状态,加之仰卧位妊娠子宫会压迫下腔静脉,静脉回流减少导致前负荷下降,心排血量减少,腰麻后更易出现低血压。本例患者在麻醉完毕改仰卧位 5 min 后,出现胸闷、恶心,即是低血压的表现。子宫左倾位可在一定程度上缓解下腔静脉受压,然而对于腹围过大的肥胖产妇或子宫无法明显推向左侧的产妇,效果并不明显。与常规优先扩容处理不同,重度子痫前期患者的液体容易进入组织间隙,造成血管内血流减少,依靠扩容升压易发生容量过负荷,造成产后心力衰竭、肺水肿等严重并发症。目前认为,使用血管活性药是防治麻醉后低血压的主要策略,优先推荐使用去氧肾上腺素。但重度子痫前期不建议预防性给药,一旦发生低血压可以使用血管活性药联合适当液体扩容进行快速纠正,以保证子宫胎盘的灌注。

缩宫素是治疗子宫收缩乏力所导致产后出血的首选用药,其次是麦角新碱和前列腺素。应注意缩宫素的血管舒张效应同样可导致显著的低血压,尤其低血容量患者;麦角新碱易导致高血压,子痫前期应避免使用;卡前列腺素氨丁三醇会导致血压升高、支气管痉挛,不能用于心脏病、肺动脉高压患者。使用硫酸镁造成的子宫收缩乏力可以联合使用钙剂中和。

(三)术后管理

术后治疗及恢复

母儿行早接触,抗生素升级为二代头孢,给予缩宫素、补液支持治疗。继续使用硫酸镁至产后 24 h。

　　术后第1天,产妇精神可,肛门未排气,阴道出血不多。查体:T 36.9 ℃,BP 129/95 mmHg,24 h入量2 880 mL,出量3 550 mL。白蛋白25.7 g/L,血尿酸402 μmol/L,给予人血白蛋白纠正低蛋白血症,继续给予解痉、缩宫素、补液治疗,加用理疗促进子宫复旧,疏通乳腺管,切口换药预防感染,嘱其床上活动下肢、翻身,24 h早下床活动、促进肠蠕动,预防肠粘连、下肢静脉血栓形成;进全流质饮食,指导母乳喂养,注意子宫复旧及阴道出血情况。

　　术后第2天,产妇肛门已排气,阴道出血不多。查体:BP 143/91 mmHg,泌乳量少,24 h入量3 680 mL,出量3 950 mL,尿蛋白1 484 mg/L,24 h尿量5 000 mL,24 h尿蛋白定量7 420 mg/24 h。复查血常规血红蛋白浓度110 g/L,血细胞比容34.5%。改半流质饮食,口服纠正贫血药物,继续应用缩宫素、低分子量肝素钠,勤哺乳,促进乳汁分泌,适当下床活动。继续检测血压、出入水量,注意病情变化。术后镇痛访视结果见表3-1。

　　术后第3天,进半流质饮食后无不适。查体:T 37 ℃,BP 151/99 mmHg,24 h入量4 670 mL,出量3 210 mL。加用口服降压药。

　　术后第6天,产妇一般情况好,饮食睡眠好,二便正常。查体:BP 115/91 mmHg。泌乳量中等,切口愈合好,宫底复旧具体,恶露不多,色暗红。应患者和家属要求,请示上级医师后办理出院,嘱出院后按需哺乳,监测血压变化,继续口服降压药物,加强营养,适当下床活动,产后42 d复查,不适随诊。

表3-1　术后镇痛访视结果

项目	术后6 h	术后12 h	术后24 h	术后48 h
静息VAS	3	2	2	2
运动VAS	5	4	4	3

注:VAS为视觉模拟评分法。

　　思维引导:妊娠高血压一般于产后12周内恢复正常,产后仍需继续预防子痫、控制血压、纠正低蛋白血症。组织间隙中液体逐渐回到血管内,此时应注意液体平衡,适当限制入液量。子痫前期患者远期出现高血压和心血管疾病的风险增高。

　　术后麻醉医师的关注点主要在术后镇痛和麻醉相关并发症两方面。

　　首先,有效的疼痛控制能够促进产妇功能恢复,避免子痫前期患者因疼痛导致血压上升。剖宫产术后疼痛的主要来源为子宫内脏疼痛和腹壁切口痛。多模式镇痛是近年来提倡的镇痛方式,即通过不同种类的镇痛药物和/或不同给药途径相结合进行术后镇痛。椎管内应用阿片类药物是公认的术后镇痛的"金标准",但同时也可导致恶心、呕吐、尿潴留、呼吸抑制和皮肤瘙痒等不良反应。目前,国内较为常用的术后镇痛方式为硬膜外自控镇痛和静脉自控镇痛;对于存在椎管内使用禁忌或采用全麻的患者,则可使用腹横肌平面(TAP)阻滞、腰方肌阻滞等方法作为硬膜外自控镇痛的替代;非甾体抗炎药或局麻药伤口浸润等方法对切口痛的治疗效果显著。本例患者剖宫产术后采用腹横肌平面阻滞联合静脉自控镇痛的多模式镇痛,镇痛效果好,无药物不良反应。该患者术后第3天出现的血压上升有可能与镇痛泵药物使用完毕,镇痛效果终止有关。

　　其次,麻醉后并发症是影响患者早期康复、增加住院时间、降低患者满意度、增加诉讼率的重要因素。常见的并发症包括全麻后的恶心呕吐、认知功能障碍等,椎管内麻醉除了与药物直接作用相关的并发症外,还可能导致硬脊膜穿破后头痛(PDPH)、硬膜外或脊髓血肿、神经系统损伤或全脊麻等。麻醉医师应尽早识别麻醉相关并发症,并积极对症处理。

三、思考与讨论 ▶▶▶

　　妊娠期高血压疾病,尤其子痫前期—子痫是导致孕产妇及围生儿病死率升高的主要原因之一。目前,妊娠期高血压疾病普遍存在的临床问题是,未能及早识别和及早发现,使其被发现时已经成为重症或孕妇已有非常严重的靶器官损害。HELLP综合征是子痫前期严重的并发症,主要是在妊娠期高血压疾病的基础上并发以转氨酶升高、溶血,以及血小板减少为主的一种临床综合征,一般发生在妊娠中晚期及产后数日。常见临床表现为右上象限(右上腹)疼痛和水肿。HELLP综合征患者在围手术期除了要面临重度子痫前期的相同风险外,还需特别注意凝血功能障碍、弥散性血管内凝血(DIC)、肝包膜下血肿破裂引起的严重腹腔内出血等风险。目前不推荐期待治疗,适时终止妊娠是此类患者的明确治疗方案。麻醉方法需要根据血小板计数、凝血功能、孕妇和胎儿整体状况等进行评估后选择。血小板计数$>75 \times 10^9$/L,如无凝血障碍和进行性血小板减少,可尝试区域麻醉。此外,应注意死胎引产孕妇存在的凝血功能异常、宫内感染、DIC、脏器损伤等情况。

四、练习题 ▶▶▶

　　1. HELLP综合征的诊断标准是什么?
　　2. PDPH的治疗方法有哪些?

五、推荐阅读 ▶▶▶

[1]格鲁博.米勒麻醉学[M].邓小明,黄宇光,李文志,译.9版.北京:北京大学医学出版社,2021.

[2]海因斯.斯都廷并存疾病麻醉学[M].于泳浩,喻文立,译.6版.北京:科学出版社,2017.

[3]李文志,赵国庆.麻醉学[M].2版.北京:人民卫生出版社,2021.

[4]中华医学会妇产科学分会妊娠期高血压疾病学组.妊娠期高血压疾病诊治指南(2020)[J].中华妇产科杂志,2020,55(4):227-238.

[5]中华医学会妇产科学分会产科学组,中华医学会围产医学分会,中国妇幼保健协会妊娠合并糖尿病专业委员会.妊娠期高血糖诊治指南(2022):第一部分[J].中华妇产科杂志,2022,57(1):3-12.

[6]贝率格,巴克林,甘布林.产科麻醉学[M].陈新忠,黄绍强,译.2版.北京:中国科学技术出版社,2020.

[7]WILLIAMS K P,GALERNEAU F. The role of serum uric acid as a prognostic indicator of the severity of maternal and fetal complications in hypertensive pregnancies [J]. J Obstet Gynaecol Can,2002, 24(8):628-632.

[8]American College of Obstetricians and Gynecologists' Committee on Practice Bulletins—Obstetrics. ACOG practice bulletin No. 209:obstetric analgesia and anesthesia[J]. Obstetrics and gynecology, 2019,133(3):e208-e225.

[9]CDC A. Recommendations to prevent and control iron deficiency in the United States[J]. MMWR Recomm Rep,1998,47(RR-3):1-29.

[10]林楠,华琳,王保国.年龄因素和性别因素对患者脊髓圆锥末端位置的影响[J].中华麻醉学杂志,2012,32(2):177-179.

［11］汪愫洁,景宇淼,徐铭军. barbotage 注射法和单次注射法应用于剖宫产蛛网膜下腔-硬膜外联合麻醉的比较［J］. 国际麻醉学与复苏杂志,2018,39(4):341-345.

（史家杰）

案例 7　盆腹腔巨大肿物患者的麻醉

一、术前访视

（一）病史

> **患者病史**
>
> 　　患者女性,23 岁,以"腹胀 1 年余,发现盆腹腔巨大囊性占位 3 d"为主诉入院。患者 1 年前无明显诱因出现腹胀,无发热、恶心、呕吐、胸闷、心悸、腹痛、腹泻、便血等不适症状,近期腹胀症状加重。行彩超:盆腹腔巨大囊性占位,膀胱、子宫未见异常回声。行 CT:腹盆腔多房囊性低密度肿块,考虑卵巢来源囊腺瘤可能。患者既往体健,无高血压、糖尿病、冠心病等病史。无食物、药物过敏史。个人史、婚育史、家族史均无特殊。

　　思维引导:盆腹腔巨大肿物患者临床症状及体征极易视作腹部肥胖,一般腹部隆起明显才就诊检查。本例患者首发症状为腹胀 1 年余,患者及家属未在意,患者为学生,未考虑妇科生育等方面。直到腹胀严重,就诊彩超才发现盆腹腔巨大囊性占位。此类情况,如果患者临床症状不典型,不易早期发现占位,需要详细询问病史,建议体检诊疗,提前发现病变。

　　腹腔巨大占位可引起腹内压(IAP)升高,且 IAP 会随着病情进展越来越高。正常仰卧位 IAP 一般低于 10 mmHg,世界腹腔间隙学会(WSACS)定义正常 IAP 为 5～7 mmHg。IAP 持续增高超过 12 mmHg 时称为腹内高压(IAH)。IAH 诊断标准:每 4～6 h 测量 1 次 IAP,连续 3 次 IAP ≥12 mmHg,每 1～6 h 测量 1 次腹腔灌注压(APP),连续 2 次 APP ＜ 60 mmHg。APP＝平均动脉压(MAP)-IAP。根据 IAP 大小,IAH 严重程度分为 4 级:Ⅰ级 IAP 12～15 mmHg;Ⅱ级 IAP 16～20 mmHg;Ⅲ级 IAP 21～25 mmHg;Ⅳ级 IAP≥25 mmHg。腹腔间室综合征(ACS)指各种原因引起的腹内压(IAP)升高到一定程度而引起的综合征,腹腔脏器的血流和灌注压随着 IAP 的升高而降低。IAH 及 ACS 对机体的影响,根本原因是腹腔压力过高,导致脏器灌流不足、缺血缺氧、酸中毒等一系列继发性脏器功能损害。这种损害不仅限于腹内脏器,由于压力作用,膈肌升高,肺部受到压缩,严重时可导致肺水肿、胸腔积液、心包积液、心肺功能衰竭,如不解除压力,呼吸机也无法改善呼吸功能。此外,还可由于静脉回流受阻,导致颅内压增高、脑水肿等。因此,一旦发展到Ⅲ～Ⅳ级 IAH 或 ACS,恶性循环已经形成,临床救治棘手。尽早、尽快降低或解除腹腔压力,给予必要的器官功能支持,改善全身性缺血、缺氧性损害,纠正酸中毒,改善内环境是临床治疗的关键。腹胀是该患者的主要症状,需要进一步完善相关检查,了解该患者 IAH 的严重程度、是否合并 ACS、是否存在相关器官系统损害,全面评估患者的全身情况,为接下来的麻醉管理做好准备。

（二）辅助检查

辅助检查结果

（1）实验室检查：红细胞计数 $3.69×10^{12}/L$，血红蛋白 111 g/L，余实验室检查均未见明显异常。

（2）影像学检查结果：具体如下。

心电图：窦性心动过速，HR 102 次/min。

彩超：盆腹腔巨大囊性占位，膀胱、子宫未见异常回声。三尖瓣少量反流，左心功能未见异常，射血分数（EF）65%。

CT：腹盆腔多房囊性低密度肿块，考虑卵巢来源囊腺瘤可能，请结合临床；右侧输尿管末端受压，以上肾盂、输尿管扩张积水，右肾强化程度降低。肝内散在低密度影，囊肿可能；肝右叶动脉期强化结节，异常灌注可能；肝 S6 稍低密度结节，性质待定，建议结合上腹部 MRI 扫描检查。

思维引导：ACS 临床表现包括腹胀、少尿、低氧血症、平均气道压升高等；胸片和/或超声可见膈肌抬高、腹水征象；CT 可见圆腹征阳性（腹部前后径与横径之比>0.8）、肾受压移位等征象。ACS 的早期诊断主要包括腹压>20 mmHg，和至少出现少尿、肺动脉高压、低氧血症、心输出量减少、低血压、酸中毒中的一项。血气分析、胸片、CT、超声等检查可协助诊断 ACS。本例患者诊断为盆腹腔巨大肿物，腹内压明显升高，IAH 诊断成立，术前合并轻度贫血、窦性心动过速，右侧输尿管末端受压，但尚未出现少尿、肺动脉高压、心输出量减少、低血压、酸中毒等，未达到 ACS 诊断标准。各种影像学检查还可协助进行巨大肿物定位，评估肿物大小、是否浸润，及其与周围结构的关系，有助于预判手术复杂程度、术中出血量多少及相应的麻醉管理难度。

（三）体格检查

体格检查结果

T 36.9 ℃，P 103 次/min，R 20 次/min，BP 122/78 mmHg，身高 157 cm，体重 51.0 kg

发育正常，营养良好，体型匀称，神志清，自主体位查体合作，无义齿，张口度、颈部活动度正常，马氏分级 I 级。心肺听诊无异常，余一般体格检查无特殊。腹隆起，无腹壁静脉曲张，腹部质韧，无压痛、反跳痛。肝未触及，墨菲征阴性，脾未触及。肾未触及，肾区无压痛及叩痛。无移动性浊音。肠鸣音正常，3 次/min。

思维引导：除了常规评估患者气道情况、运动耐量、器官功能等，还要重点评估有无缺氧状态及血流动力学情况，重点关注呼吸系统、心血管系统。该患者年轻体健，已完善心电图、心脏彩超等检查，体格检查时听诊心肺未见明显异常，无强迫体位，呼吸运动可。

（四）术前准备

术前准备

术前纠正贫血，充分备血，预防低蛋白血症，评估肺功能、心脏功能、肾功能。充分告知麻醉风险，获得知情同意。

思维引导:此类患者在明确巨大肿物性质的同时需提前预判腹腔肿物对腹内脏器及心肺功能、颅内压的影响,完善各种术前准备,以应对突发血流动力学波动、大出血、手术时间长等意外的发生。对于已经评估存在 ACS 的患者,术前可能已存在低氧血症、酸中毒,需积极纠正;麻醉诱导气管插管之后,有可能发生气道压力进一步升高、通气不足的情况,需提前做好应对措施。本例患者虽未达到 ACS 诊断标准,但存在 IAH 引起的病理生理改变,随着病程进展,须警惕 ACS 的发生。本例患者经过纠正贫血、充分备血等积极的术前准备,目前各项指标均符合术前准备充分的标准,可以按计划行手术治疗。

(五)术前小结

简要病情:患者以"腹胀 1 年余,发现盆腹腔巨大囊性占位 3 d"为主诉入院。彩超示盆腹腔巨大囊性占位,膀胱、子宫未见异常回声。CT 示腹盆腔多房囊性低密度肿块,考虑卵巢来源囊腺瘤可能,请结合临床;右侧输尿管末端受压,受压点以上肾盂输尿管扩张积水,右肾强化程度减低。入院后完善相关检查。目前生命体征平稳,血压、心率、心电图均符合术前准备的标准。

术前诊断:盆腹腔巨大囊性占位。

拟施手术名称和方式:盆腹腔巨大囊性占位加左侧附件切除术。

二、麻醉管理

(一)麻醉准备及诱导

麻醉诱导过程

患者清醒入室,面罩吸氧,常规心电监护,BP 140/86 mmHg,HR 105 次/min,氧饱和度 100%。镇静局麻下行桡动脉穿刺置管测压,抗感染双腔中心静脉置管。麻醉诱导用药:舒芬太尼 15 μg、依托咪酯 20 mg、罗库溴铵 40 mg。麻醉诱导及气管插管过程顺利。麻醉成功后,截石体位,常规消毒铺巾,手术开始。

思维引导:麻醉的选择取决于病情特点、手术性质和要求等方面因素,同时还要尽可能考虑手术者对麻醉选择的意见和患者自己的意愿。目前盆腹腔巨大肿物切除术大多在全身麻醉下进行,镇静类药物多选择依托咪酯或丙泊酚,以及瑞马唑仑等;镇痛阿片类药物中,可选择瑞芬太尼、芬太尼、舒芬太尼等。肌肉松弛药可选择常用的维库溴铵、罗库溴铵、顺式阿曲库铵。该例患者按照常规麻醉诱导准备,并行桡动脉和中心静脉穿刺、置管。有创动脉血压监测可即时监测患者血压变化,以更迅速地依据血压变化调整血流动力学。中心静脉置管可以在术中进行快速补液、泵注血管活性药物。该例患者术前无呼吸困难等情况,给予全身麻醉快诱导下气管插管。对于存在平卧困难、呼吸困难、被动体位的患者可在做好麻醉预案后,尝试在表面麻醉下行清醒气管插管术。

(二)麻醉维持

麻醉维持及术中病情变化、处理

麻醉维持:七氟烷、丙泊酚、瑞芬太尼。患者手术开始,血流动力学平稳,动脉血压 140/85 mmHg,心率 95 次/min,血氧饱和度 99%。分离切除肿物时可见患者血流动力学波动明显,动脉血压降至 105/68 mmHg,心率 102 次/min。加快补液,血流动力学趋于平稳。总体手术顺利,麻醉满意,术中出血 100 mL,液体实入量 2 500 mL,尿量 300 mL。

思维引导：该类患者术中麻醉维持可以选择丙泊酚和瑞芬太尼，也可以吸入麻醉药七氟烷、地氟烷等。麻醉医师需要密切关注手术进程，尽可能保证患者足够的循环血容量，并及时应用和调整血管活性药物。游离和切除巨大肿物时容易引起腹内压骤降，出现血压急剧下降，甚至心搏骤停的风险。建议采用经食管超声心动图等进行监测，指导容量管理以保证重要脏器的灌注。本例患者切除肿物过程中，麻醉医生和手术医生已及时沟通，仍出现血压下降，但由于准备充分，及时对症处理给予纠正，很快趋于平稳。对于本例 IAH 患者，术中管理的重点有：①腹内压升高压迫下腔静脉和门静脉，回心血量减少；膈肌抬高、血管腔受压狭窄、静脉回流受阻等因素均可使 CVP 继发性异常升高，因此 CVP 不能作为监测腹内压升高患者心脏前负荷的可靠指标。此患者术前窦性心动过速（102 次/min），考虑与腹内压升高、膈肌上抬、有效循环血量不足有关，因此采取了积极的液体治疗策略。②由于肿物巨大，外科医师采取了先小切口后逐层切开、边扩容边进入腹腔的方式，很大程度上避免了由腹压骤减引起的腹腔脏器及大血管急速扩张而造成的血压骤降，密切观察生命体征改变而进行了液体复苏策略。③此类患者肿物巨大，可能会引起下腔静脉扩张甚至变形，甚至下肢血管形成血栓，术中可发生栓塞风险；术中需维持血流动力学平稳，适当血液稀释。手术过程中腹压降低可能会造成因腹腔脏器受压而闭塞的血管床开放，出现脏器再灌注损伤；术中预防性静脉输注了糖皮质激素、胰蛋白酶抑制剂乌司他丁等。④对于可能存在血供丰富的巨大肿物，术前可行数字减影血管造影定位后行血管栓塞，减少术中肿瘤出血的可能。考虑该患者肿瘤性质为囊性的可能性大，术前未行血管栓塞。⑤此类患者术前由于腹部肿块挤压膈肌上移，导致气道压升高；麻醉成功后采取吸入氧气浓度 80%、小潮气量和低呼气末正压通气（PEEP）的通气策略，术中随着肿物对腹腔和胸腔压迫的解除，逐渐降低吸氧浓度，且调整通气参数使呼气末二氧化碳分压（$P_{ET}CO_2$）维持在 30～35 mmHg；手术结束后，充分吸痰，采取肺复张手法。此例患者术中精确管理应对，术中术后恢复良好，无相关严重并发症发生。

（三）术后管理

术后治疗及恢复

患者麻醉顺利，清醒拔管后安返病房。查体：T 36.8 ℃，P 89 次/min，R 20 次/min，BP 133/89 mmHg，神志清。术后给予抗感染、补液、镇痛、止吐、抑酸等处理，关注患者一般情况及体温、引流情况。

患者术后第 1 天，神志清，精神可，四肢活动度良好，引流量 200 mL。术后第 2 天病情稳定，流质饮食，诉排气，尿量正常，引流量较前减少，切口疼痛能忍，复查生化检验未见明显异常。术后复查 CT 后拔除引流管。术后第 8 天病理结果回示：黏液性囊腺瘤，局灶为交界性黏液性肿瘤。

思维引导：该患者手术充分准备，有效预防并发症，术中较为顺利，转移至麻醉恢复室（postanesthesia care unit，PACU）进一步监测，术后生命体征平稳，在麻醉恢复室顺利拔除气管插管，故直接返回病房。若患者术中发生大出血、呼吸不稳定、严重血流动力学波动或术后需药物来维持，则应转送至 ICU 进一步监测并治疗。该患者术后给予抗感染、补液、镇痛、止吐、抑酸等处理，平稳恢复，病理结果明确后顺利出院。

三、思考与讨论

腹腔巨大肿物临床较为少见，容易造成呼吸、循环系统的不稳定，存在极大危险。不仅引起肺活量减少、深吸气量和呼气贮备量减少，尤其在水平仰卧位时影响最为显著，易出现通气血流比例失调、低 PaO_2、高 $PaCO_2$ 和氧饱和度下降；部分患者还可出现肺泡慢性缺氧和酸中毒导致的肺动脉高压和肺毛细血管楔压增高,甚至肺栓塞。此外,在麻醉后较易并发肺部感染和肺不张。在水平仰卧位时出现气短、呼吸费力或呼吸道不全梗阻,甚至不能平卧者,术前需做肺功能测定及动脉血气分析。选择麻醉方法应以能保证呼吸道通畅和通气量满意者为准。对气管内插管操作的难易程度术前也必须充分估计,若合并明显的ACS,一般应以采用清醒插管为妥。术前对是否并存高血压、动脉硬化等,胸透及心电图有无异常,以及心脏代偿功能,应做出全面估计,并给予相应的治疗。罕见腹部巨大肿物引起腹内压升高及对心脏大血管压迫引起循环功能改变,对于可疑心脏受压患者建议采用经食管超声心动图等进行监测,指导容量管理以保证重要脏器的灌注。术中游离和切除巨大肿物时容易引起腹内压骤降,出现血压急剧下降,甚至心搏骤停的风险,麻醉医生需关注手术操作,及时和手术医生沟通,给予加速补液、血管活性药物应用等对症处理,维持生命体征平稳。该患者术前准备充分,手术和麻醉方案完善,手术时间相对较短,出血量少,给予有效补液,容量基本恢复正常。肿物切除后,患者血流动力学维持稳定。术后营养支持,顺利拔除气管导管并返回病房。

四、练习题

1. 腹腔巨大肿物对呼吸系统和循环系统的影响有哪些?
2. 简述腹腔间隙综合征的特点及应对处理措施。

五、推荐阅读

[1] 庄心良,曾因明,陈伯銮. 现代麻醉学[M]. 3版. 北京:人民卫生出版社,2009.

[2] 刘华琴,周肖肖,岳之峰,等. 罕见腹腔巨大肿物患者剖腹探查术麻醉处理1例[J]. 中华麻醉学杂志,2019(12):1533-1534.

[3] 王玉杰,王朝阳,刘璟霞. 腹内压及腹腔灌注压水平对危重症患者预后评估的临床研究[J]. 中华急诊医学杂志,2017,26(1):107-109.

[4] BOUVERESSE S, PITON G, BADET N, et al. Abdominal compartment syndrome and intra-abdominal hypertension in critical ill patients:diagnostic value of computed tomography[J]. Eur Radiol,2019,29(7):3839-3846.

[5] 刘向东,吕鹏飞,梁玉龙,等. 介入放射学在外科治疗消化道动脉性出血病变中的价值[J]. 中华普通外科杂志,2012,27(1):65-66.

[6] 程君涛. 腹内高压及腹腔间隙综合征的诊断和治疗[J]. 人民军医,2011,54(1):64-67.

(王 婕)

案例 8 　羊水栓塞患者的麻醉

一、术前访视

(一)病史

患者病史

患者女性,34岁,以"停经9月余,要求入院待产"为主诉收住院。患者停经1月余行B超检查诊断为宫内早孕。停经45 d出现恶心、呕吐等早孕反应。孕5⁺月自觉胎动至今。胎儿彩超诊断：宫内单活胎，超声孕周足月儿，脐带绕颈1周，羊水高限值。患者既往体健，无高血压、糖尿病、心脏病等病史。6年前孕足月顺娩一女活婴。个人史、月经史、婚育史、家族史均无特殊。此次入院时初步诊断：①巨大儿？②宫内孕40^{+2}周；③孕2产1；④头位；⑤母儿血型不合？入院时无产兆，患者及家属要求阴道试产。待产6 d后行宫颈球囊放置，8 h后子宫收缩规律，进入产房。

思维引导：患者为孕足月妊娠，经产妇，第一次分娩顺利，此次孕期正常，头位，具有阴道试产指征。孕妇临近预产期或者已经超过预产期，而迟迟没有发动表现，可以通过水囊进行催产，称为水囊催产。水囊催产是分娩的辅助手段，优势较为明显，但也会存有后遗症，主要是可能会造成产道的损伤，以及子宫的破裂。水囊催产注意事项如下：①通过水囊催产之后如没有活动性的出血，可以等待胎盘自然排出；如有活动性的出血表现，可以继续通过静脉滴注缩宫素，并采取腹部推压子宫底方法，促进胎盘排出；如无效再使用钳刮术取出胎盘。②胎儿娩出后如发现有软产道的损伤，应该及时进行缝合，并且要密切关注子宫破裂征象，如出现子宫轮廓异常，以及内出血及腹膜刺激征等症状表现，要在确诊之后及时进行手术治疗。③如女性有人工流产术穿孔历史或者人工流产次数太多，子宫壁上有陈旧性的瘢痕，在分娩时使用水囊催产会由于强烈的子宫收缩而导致子宫发生破裂。在临床中并不是所有的孕妇都适合水囊催产，要根据胎儿的胎心情况综合产力、产道、胎位等诸多因素选择是否进行水囊催产，整个催产过程注意避免损伤产道，积极预防感染。

（二）辅助检查

辅助检查结果

（1）影像学检查结果：胎儿彩超（本院，10 d前）双顶径（BPD）100 mm，头围（HC）350 mm，腹围（AC）339 mm，股骨长径（FL）74 mm，羊水指数（AFI）197 mm，胎方位为头位，S/D 1.73。诊断：宫内单活胎，超声孕周足月儿，脐带绕颈1周，羊水高限值。

（2）实验室检验结果如下。

1）血常规+CRP（手术当天05：04）：白细胞计数6.72×10^9/L，中性粒细胞百分比80.8%，血红蛋白132.00 g/L，血小板计数81.00×10^9/L。

2）血凝分析（手术当天05：04）：纤维蛋白原1.52 g/L，纤维蛋白降解产物399.71 mg/L，D-二聚体测定70.53 mg/L。

3）血凝分析（手术当天05：35）：凝血酶原时间15.4 s，活化部分凝血活酶时间>400 s，纤维蛋白原0.8 g/L，纤维蛋白降解产物393.39 mg/L，D-二聚体测定69.35 mg/L。

4）血常规+CRP（手术当天07：30）：白细胞计数10.52×10^9/L，中性粒细胞百分比93.0%，血红蛋白107.00 g/L，血小板计数68.00×10^9/L。

5）血凝分析（手术当天07：30）：凝血酶原时间20.8 s，活化部分凝血活酶时间43.0 s，纤维蛋白原2.63 g/L，D-二聚体测定41.14 mg/L。

思维引导：巨大胎儿指任何孕周胎儿体重超过4 000 g。还有一组以胎儿过度生长发育为特征的遗传综合征，称发育过度综合征，该类患儿出生后持续过度生长。近年来，营养过剩的孕妇有逐渐增多趋势，导致巨大胎儿的发生率增加较快，国内发生率约7%，国外发生率为15.1%，男胎多于女胎。巨大儿出生后方能确诊，终止妊娠时机应根据胎儿成熟度、胎盘功能、糖尿病控制情况及孕周等综合评估,分娩方式的选择由是否合并糖尿病,以及预测的胎儿体重决定。该例患者不合并糖尿病,可阴道试产。但产程中需注意放宽剖宫产指征;产时应充分评估,必要时做好处理肩难产的准备工作。分娩后应行宫颈及阴道检查,了解有无软产道损伤,并预防产后出血。母儿血型不合是孕妇与胎儿之间因血型不合而产生的同族血型免疫疾病,胎儿或新生儿发生溶血性贫血、心力衰竭、水肿是其主要的症状,患儿可因严重贫血、心力衰竭而死亡,对孕妇无影响。羊水栓塞常见的临床表现有:①血压骤降或心搏骤停;②急性缺氧如呼吸困难、发绀或呼吸停止;③凝血功能障碍或无法解释的严重出血。患者阴道试产过程中突然出现咳嗽、憋闷感、烦躁、意识障碍、血氧饱和度下降,结合术中凝血功能、血常规急查结果支持羊水栓塞的诊断,须对症处理,拟即刻剖宫产。

(三)体格检查

体格检查结果

　　T 36.6 ℃,P 92 次/min,R 16 次/min,BP 126/72 mmHg,身高 160 cm,体重 59.0 kg

　　发育正常,营养良好,神志清,精神可。皮肤色泽正常,温度和湿度正常,弹性正常,毛发分布正常,无水肿,无皮疹,无瘀点、紫癜。口唇红润,口腔黏膜光滑完整,双侧扁桃体无肿大,无充血、无分泌物。咽腔黏膜无充血、无红肿。颈部无强直、无抵抗感,双侧甲状腺正常。心肺听诊无异常,余一般体格检查无特殊。

　　进入产房待产过程中生命体征平稳,行硬膜外分娩镇痛。产程进展顺利,1 类胎心监护,规律宫缩。宫口开大 10 cm 时,胎先露 S=0,予人工破膜,羊水Ⅲ度污染,此时突然出现胎心减速,给予面罩高流量吸氧,随即患者出现咳嗽、憋闷感、烦躁,继而出现意识障碍、神情淡漠,呼之可应但反应迟钝,产科通知拟行即刻剖宫产。

　　剖宫产前体检,患者神情淡漠,呼之能应,自诉腹痛,BP 108/48 mmHg,HR 125 次/min,R 22 次/min,指脉氧89%。

　　思维引导:70%的羊水栓塞发生在分娩过程中,极少数发生在产后48 h 内。低氧血症是羊水栓塞的早期表现。妊娠期妇女呼吸、循环等系统会发生一系列变化,麻醉期间需特别注意。心脏容量至妊娠末期增加约10%,心率于妊娠晚期休息时每分钟增加10~15 次。伴随着外周血管阻力下降、心率增加及血容量增加,心排出量自妊娠10 周逐渐增加,至妊娠32~34 周达高峰,持续至分娩;有基础心脏病的孕妇易在妊娠期和分娩期发生心力衰竭。妊娠期下肢静脉压显著升高,加之增大的子宫压迫下腔静脉,导致下肢水肿的发生率增加,同时也增加深部静脉血栓的发生风险。妊娠期血容量增加,血浆量增加多于红细胞增加,出现生理性血液稀释。妊娠期血液处于高凝状态,为防止围产期出血做好准备。孕妇耗氧量增加;呼吸次数于妊娠期变化不大,但呼吸较深大。受雌激素影响,上呼吸道(鼻、咽、气管)黏膜增厚,轻度充血、水肿,易发生上呼吸道感染,齿龈肥厚,容易充血、水肿、出血;受孕激素影响,胃贲门括约肌松弛,胃内酸性内容物易反流至食管下部产生胃烧灼感。患者目前神志淡漠,血氧饱和度、血压下降,心率、呼吸增快,疑似羊水栓塞,需行即刻剖宫产,应充分考虑患者生命体征的维持,最合适的麻醉方案,是否饱胃,怎样预防反流误吸,及呼吸道充血水肿的情况下气管插管的操作。

(四)术前准备

术前准备

术前用药:地塞米松 20 mg 或甲强龙 80 mg,备用血管活性药。

麻醉用药:局麻药,全身麻醉药及各种急救用药。

容量治疗:建立外周及中心静脉通路,酌情补液。

术前情况:患者神情淡漠,呼之能应,自诉腹痛,BP 108/48 mmHg,HR 125 次/min,R 22 次/min,指脉氧 89%。给予面罩吸氧。

思维引导:羊水栓塞可能发生的病理生理变化如下。过敏样反应、肺动脉高压及低氧血症、炎症损伤、DIC。羊水中的有形物质形成小栓子及其刺激肺组织产生和释放血管活性物质,使肺血管反射性痉挛,导致肺动脉高压,使右心负荷加重,导致急性右心扩张及充血性右心衰竭;又使左心房回心血量减少,左心排出量明显减少,引起周围血液循环衰竭,使血压下降产生一系列休克症状,产妇可因重要脏器严重缺血缺氧而突然死亡。因此,应及时以最合适的方法增加氧供,地塞米松或甲强龙抗炎、抗过敏。DIC 是羊水栓塞的临床特点之一,甚至有时是唯一的临床表现,也常是最终死亡的主要原因。因 DIC 发展很快,肝素的使用时机非常短暂,所以目前治疗羊水栓塞引起的 DIC 已经不主张常规使用肝素,应严密监测凝血功能,按需给予凝血因子。患者病情危急,需快速抽取麻醉用药和各种抢救用药,尽快开通中心静脉通路,以备血管活性药的泵注及大量快速输血、输液所用。

(五)术前小结

简要病情:患者女性,34 岁,以"停经 9 月余,要求入院待产"为主诉收住院。入院后完善相关检查,胎儿彩超诊断:宫内单活胎,超声孕周足月儿,脐带绕颈 1 周,羊水高限值。入院诊断:"①巨大儿?②宫内孕 40^{+2} 周;③孕 2 产 1;④头位;⑤母儿血型不合?"。进产房待产,待产过程中生命体征平稳,第一产程进展顺利,在第二产程开始时出现异常,突然出现胎心减速,给予面罩高流量吸氧,很快患者出现咳嗽、憋闷感、烦躁,继而出现意识障碍、神情淡漠,呼之可应但反应迟钝,疑似羊水栓塞。

术前诊断:①胎儿窘迫?②羊水Ⅲ度污染?③羊水栓塞?④子宫破裂?⑤孕 2 产 1;⑥头位;⑦母儿血型不合?⑧宫内孕 40^{+2} 周;⑨临产;⑩巨大儿?

拟施手术名称和方式:即刻剖宫产术。

二、麻醉管理

(一)麻醉准备及诱导

椎管内麻醉及全身麻醉诱导过程

患者神情淡漠,呼之能应,产妇自诉腹痛,BP 108/48 mmHg,HR 125 次/min,R 22 次/min,指脉氧 89%。给予面罩吸氧,因有硬膜外分娩镇痛留置的硬膜外导管,立即给予 3% 氯普鲁卡因 15 mL 分次硬膜外推注,5 min 后麻醉平面能满足手术要求。间断静脉注射甲氧明维持血压稳定,面罩吸氧,指脉氧 99%。术中者发现创面渗血明显,血液不凝,根据前驱症状,考虑羊水栓塞、凝血功能障碍。立即决定改为全身麻醉,可视喉镜下气管插管,并行右侧桡动脉穿刺测压。麻醉诱导用药:盐酸戊乙奎醚 1~2 mg,氯胺酮 20 mg,咪达唑仑 2 mg,舒芬太尼 20 μg,丙泊酚 50 mg,依托咪酯 10 mg,罗库溴铵 50 mg。麻醉诱导及气管插管过程顺利。后行超声引导下右侧颈内静脉置管测压。分别抽动静脉血行血气分析及复查凝血功能、肝肾功能、血常规、电解质等。

思维引导:羊水栓塞的治疗主要为对症治疗。其抢救性手术大多在全身麻醉下进行。本例患者在手术开始前意识淡漠但呼之能应,能自诉腹痛;面罩给氧后指脉氧由89%升至99%。为了尽量避免全身麻醉药对胎儿造成的可能影响,并且硬膜外镇痛留有硬膜外导管,首先进行椎管内给药开始手术,为胎儿尽快娩出争取时间。椎管内麻醉一般容易引起血压下降,要提前备用血管活性药,及时给予防治低血压。术中胎儿及胎盘娩出后,缝合子宫时,发现子宫收缩欠佳,出血较多。应高度怀疑羊水栓塞致凝血功能紊乱,立即予以全身麻醉。盐酸戊乙奎醚是选择性抗胆碱药,具有扩张支气管平滑肌及肺血管平滑肌作用,同时有减轻肺水肿的肺保护作用,在用作肺保护时可以较大剂量(0.05 mg/kg)使用。丙泊酚和依托咪酯是全麻诱导最常用的静脉镇静药物,艾司氯胺酮的拟交感活性可升高血压、心率,复合使用具有起效快且对血压影响较小的特点。阿片类药物中,可选择瑞芬太尼、舒芬太尼、羟考酮,本例因胎儿已娩出,所以直接用长效阿片类药舒芬太尼。肌肉松弛药中,可选罗库溴铵、顺式阿曲库铵,它们对于自主神经的影响较小,导致组胺释放的概率低。该例患者于子宫缝合时发现针孔处渗出不凝血,说明出现了凝血功能障碍,凝血功能的多次检查支持这一观察推断,支持羊水栓塞诊断。因此,常规行动静脉穿刺和血流动力学监测,有创动脉血压监测可即时监测患者血压变化,以更迅速地依据血压变化指导术中血管活性药物的应用,同时也便于术中抽血,测量血气、血糖等指标。中心静脉置管可以在术中进行快速补液、泵注血管活性药。

(二)麻醉维持

麻醉维持及术中病情变化、处理

麻醉维持:1%～2%七氟烷,瑞芬太尼泵注。患者手术开始后为了维持血流动力学平稳,泵注去甲肾上腺素,动脉血压维持于110/55 mmHg上下,心率早期在120次/min左右,后维持在70次/min左右。术中患者出血量大,输注冰冻血浆、纤维蛋白原、悬浮红细胞、冷沉淀,同时根据血气分析结果分次输注葡萄糖酸钙共6 g。采取术中保温措施,体温由35.2 ℃升至36.5 ℃并维持。观察到患者创面广泛渗血,凝血功能继续恶化,继续动态复查凝血功能,纤维蛋白原最低达0.57 g/L,继续输注红细胞、血浆、纤维蛋白原、血小板等。行双侧子宫动脉上行支结扎,止血效果欠佳,后行子宫次全切除术。经过止血、输血液制品一系列处理后,患者凝血功能逐渐好转,再次复查血常规、凝血功能、肝肾功能、心功能、电解质及脑钠肽(BNP),各项结果显示患者全身情况基本恢复正常。总体手术顺利,麻醉满意,术中出血5 000 mL,液体入量3 500 mL(其中胶体溶液500 mL,晶体溶液3 000 mL),输注悬浮红细胞8 U,血浆1 200 mL,冷沉淀8 U,尿量2 000 mL。

思维引导:剖宫产全身麻醉时吸入麻醉药的最低肺泡有效浓度(MAC)可降低40%,可能与分娩期间的激素和内源性阿片物质的改变有关。因此,需注意调整吸入麻醉药浓度。吸入麻醉药物中,七氟烷导致心律失常的风险更低,且对心血管抑制更轻,应优先考虑应用,但要注意的是,高浓度(>2%)七氟烷吸入可能影响子宫收缩。麻醉医师需密切关注手术进程,羊水栓塞出现大出血及血液不凝、DIC的情况下要注意及时快速地补充悬浮红细胞及凝血因子。结合血气分析及时调节电解质及内环境紊乱,维持水、电解质及酸碱平衡。维持血流动力学稳定很重要,要维持足够的血容量,根据患者病情及时应用和调整血管活性药物,维持合适的循环指标,以免影响心、脑、肝、肾等重要脏器的灌注,甚至造成脏器衰竭。另外,体温的维持对患者至关重要,低体温可造成微循环障碍,导致内环境偏酸,进而影响血管活性药的效果。术中注意观察尿量,尿量是肾功能的直观表现,在患者血压稳定、容量充足情况下,如果尿量明显少,要给予速尿进行利尿。该患者手术过程中经过合理使用血管活性药,及时输血输液处理,血流动力学整体较为平稳。

（三）术后管理

术后治疗及恢复

患者手术结束后生命体征平稳。因考虑到术后要继续观察出血情况及病情变化，决定带气管导管转入重症监护室继续观察治疗。出重症监护室后查体：全身麻醉状态，T 36.2 ℃，P 80 次/min，控制 R 13 次/min，血压 130/75 mmHg。带静脉镇痛泵，配方：布托啡诺 10 mg、酮咯酸氨丁三醇 180 mg、右美托米啶 100 μg 加生理盐水稀释至 200 mL，持续泵注约 50 h。术后给予补液、止吐、抗感染等处理，注意观察患者的生命体征。

患者术后第 2 天，各项实验室检查结果基本正常，生命体征平稳，完全清醒，疼痛评分 3 分，拔除气管导管。继续观察治疗。患者术后第 10 天痊愈出院。

思维引导：羊水栓塞 DIC 患者术后带气管插管返回重症监护室有利于对呼吸及循环系统的管理，更加安全。出手术室时进行加深麻醉，是为了防止转运过程中麻醉变浅引起的气管导管刺激，但要注意监测循环变化，转运中要继续监测生命体征。术后除了观察患者基本生命体征是否平稳，还应注意有无再次出血的情况，注意凝血功能检查。凝血功能正常后才能拔出硬膜外导管。另外注意纠正电解质及酸碱平衡紊乱。生命体征平稳后，自主呼吸恢复良好，意识清醒，则可拔除气管导管。之后继续观察治疗，病情进一步平稳之后可转回普通病房治疗。注意术后镇痛的实施，良好的术后镇痛有利于减少炎症因子的释放，有利于患者早日自主活动，预防围手术期血栓形成。

三、思考与讨论 ▶▶▶

羊水栓塞为极其严重的分娩并发症，也是造成孕产妇死亡的重要原因之一。发生在足月妊娠分娩者死亡率高达 70%～80%。70% 的羊水栓塞出现在分娩过程中，19% 在剖宫产过程中，11% 出现在阴道分娩后即刻，也可发在产后 48 h 内，人工流产和羊膜穿刺等操作也可能引发羊水栓塞。虽然症状可能不同，但共同的临床特征包括呼吸困难、循环衰竭、精神症状、DIC，以及死亡。

低氧血症是羊水栓塞的早期表现，这是由通气血流比例失调所引起，约 15% 的患者会出现支气管痉挛。循环衰竭则主要表现为左心室的功能障碍、心律失常、无脉性心电活动、心室颤动，甚至心脏停搏。发生羊水栓塞的高危因素为高龄初产、经产妇、宫颈裂伤、子宫破裂、羊水过多、多胎妊娠、子宫收缩过强、急产、胎膜早破、前置胎盘、剖宫产和刮宫术等。典型的羊水栓塞发病急剧而凶险，主要表现为突然发生的心肺功能衰竭、脑缺氧及凝血功能障碍。肺动脉高压和心肺功能衰竭可发生于分娩前后短时间内，典型临床表现：产妇突然发生寒战、呛咳、气急、烦躁不安，继之出现咳嗽、呼吸困难、发绀、抽搐、昏迷、心率快、脉弱、血压下降，迅速至休克状态，发病急促者可在数分钟内死亡。DIC 常表现为产后大出血、血不凝、伤口和针眼出血。在患者出现心肺功能衰竭时即可出现少尿、无尿。如果度过心肺功能衰竭期和 DIC 期，少尿、无尿仍然存在，提示患者已进入急性肾功能衰竭期。也有的前驱症状不太明显，仅仅有一过性低氧血症，却出现了不能解释的出血量增多，并且发生 DIC，也可以怀疑羊水栓塞。目前羊水栓塞尚无诊断"金标准"。诊断羊水栓塞，应排除导致心力衰竭、呼吸衰竭、循环衰竭的疾病，包括肺栓塞、空气栓塞、心肌梗死、心律失常、围产期心肌病、主动脉夹层、脑血管意外、药物引发的过敏性反应、输血反应、麻醉并发症（全身麻醉或高位硬膜外麻醉）、子宫破裂、胎盘早剥、子痫等；特别要注意与产后出血量未准确评估的凝血功能障碍相鉴别。一旦怀疑羊水栓塞，应立即按羊水栓塞急救流程实施抢救，分秒必争，各种手段尽快并同时进行。羊水栓塞的处理原则是维持生命体征和保护器官功能。主要为支持治疗和对症治疗，纠正呼吸循环衰竭，纠正酸中毒，抗过敏，抗休克，防 DIC，防肾功能衰竭。正确使用缩宫素，防止宫缩过强，人工破膜在宫缩间歇期进行,产程中避免产伤、子宫破裂、子宫颈裂伤等有助于预防羊水栓塞。

四、练习题 »»»

　　1. 羊水栓塞有哪些临床表现?
　　2. 羊水栓塞的治疗措施有哪些?
　　3. 简述羊水栓塞患者的麻醉方案。

五、推荐阅读 »»»

[1]中华医学会妇产科学分会产科学组. 羊水栓塞临床诊断与处理专家共识[J]. 中华妇产科杂志, 2018,53(12):831-835.

[2]谢幸,孔北华,段涛. 妇产科学[M]. 9版. 北京:人民卫生出版社,2018.

[3]吴新民,李韵平. 产科麻醉原理与临床[M]. 北京:人民卫生出版社,2012.

（姜丽华　符　强）

第四章　泌尿外科麻醉

案例 9 **嗜铬细胞瘤患者的麻醉**

一、术前访视

(一)病史

> **患者病史**
>
> 　　患者男性,51 岁,以"头晕、心悸、胸闷 4 月余,发现右侧肾上腺占位 10 d"为主诉入院。患者 4 个月前无明显诱因出现头晕,伴心悸、胸闷。行 CT:右侧肾上腺软组织肿物代谢较活跃,考虑肾上腺原发肿瘤,嗜铬细胞瘤不排除。患者既往体健,无高血压、糖尿病、冠心病等病史。对阿莫西林过敏,表现为皮疹。个人史、婚育史、家族史均无特殊。

　　思维引导:嗜铬细胞瘤患者临床症状及体征与儿茶酚胺分泌过量有关,高血压为本症的主要和特征性表现,可呈间歇性或持续性发作。本例患者首发症状为头晕、心悸、胸闷,考虑与儿茶酚胺分泌过量有关。虽然诉既往无高血压病史,但考虑到患者平时未行血压监测,不排除高血压间歇性发作的可能。患者既往病史不限于高血压。大量儿茶酚胺可致儿茶酚胺性心脏病,基础代谢率增高可致发热、消瘦,肝糖原分解加速及胰岛素分泌受抑制、肝糖原异生增加可使糖耐量减退、血糖升高。此外,过多的儿茶酚胺使肠蠕动减弱,可致便秘、肠扩张甚至肠坏死、出血或穿孔;胆囊收缩减弱可致胆汁潴留、胆结石。如果患者临床症状不典型,需要详细询问病史,了解是否存在儿茶酚胺相关的其他器官系统的损害,必要时进一步相关科室会诊及完善相关检查,全面评估患者的全身情况,为接下来的麻醉管理做好准备。

(二)辅助检查

> **辅助检查结果**
>
> 　　(1)立位:肾素活性 1.79 ng/(mL·h),血管紧张素Ⅱ 85.50 pg/mL,醛固酮 102.00 pg/mL。卧位:肾素活性 0.63 ng/(mL·h),血管紧张素Ⅱ 77.20 pg/mL,醛固酮 97.80 pg/mL。促肾上腺皮质激素 11.48 pg/mL,皮质醇 102.30 μg/L。去甲肾上腺素 19.16 nmol/L,肾上腺素 17.47 nmol/L。3-甲氧基去肾上腺素 5.03 nmol/L,3-甲氧基肾上腺素 5.29 nmol/L。多巴

胺 0.52 nmol/L,高香草酸 71.01 nmol/L。5-羟色胺 453.80 nmol/L,5-羟吲哚乙酸 45.53 nmol/L。香草扁桃酸 136.62 nmol/L,尿香草苦杏仁酸 72.00 μmol/24 h。余实验室检查未见明显异常。

(2)外院(CT):右侧肾上腺区占位,考虑肾上腺来源;直肠壁局限性增厚,请结合肠镜。外院(PET/CT):右侧肾上腺软组织肿物代谢较活跃,考虑肾上腺原发肿瘤(3.6 cm×4.0 cm),嗜铬细胞瘤的可能。请结合临床进一步检查。

(3)24 h 动态心电图(Holter):①基础心律为窦性心律,心率动态变化在正常范围。全程心搏总数、平均心率及最慢心率均在正常范围。②窦性游走心律。③偶发房性期前收缩。④短阵房性心动过速,共检出 1 阵。⑤偶发室性期前收缩,偶成对出现。⑥频发交界性逸搏及逸搏心律。⑦ST-T:未见明显异常的动态变化。⑧心率变异性:在正常范围。

(4)ABP:各时段动态血压诊断意见如下。①夜间血压平均值高于正常范围。②夜间血压均值下降率显著减小。③全天血压动态变化呈反勺型曲线。

思维引导:嗜铬细胞瘤的诊断是建立在血、尿儿茶酚胺及其代谢物测定基础上的。本患者主要症状为头晕、心悸、胸闷,许多疾病都有类似表现,如原发性高血压、焦虑发作,尤其是伴有过度通气、甲状腺功能亢进、冠心病心绞痛发作、急性心肌梗死,但尿儿茶酚胺是正常的,可通过尿儿茶酚胺的测定相鉴别。该例患者检验结果显示出典型的儿茶酚胺、单胺类递质及代谢物分泌增加,尤其是去甲肾上腺素 19.16 nmol/L(参考值 0~5.17 nmol/L)、肾上腺素 17.47 nmol/L(参考值 0~0.34 nmol/L),以及香草扁桃酸 136.62 nmol/L(参考值 0~62.00 nmol/L)。检验结果儿茶酚胺升高的种类、数值有助于判断肿瘤分泌激素的类型和活性,有助于预判围手术期血流动力学的变化及针对性选择血管活性药物。利用各种影像学检查可协助对嗜铬细胞瘤进行定位,评估肿瘤大小、是否浸润,及其与周围结构的关系,有助于预判手术复杂程度、术中出血量多少及相应的麻醉管理难度。

(三)体格检查

体格检查结果

T 36.5 ℃,R 18 次/min,身高 168 cm,体重 65.0 kg

发育正常,营养良好,体型匀称,神志清,无义齿,张口度、颈部活动度正常,马氏分级Ⅱ级。心肺听诊无异常,余一般体格检查无特殊。双肾区无隆起,无压痛、叩击痛,双侧输尿管走行区无压痛、叩击痛,耻骨上膀胱区无膨隆、压痛。

坐位血压为 118/76 mmHg,立位血压为 102/68 mmHg,坐位心率为 65 次/min,立位心率为 75 次/min,握手时肢端皮肤温暖。

思维引导:除了常规评估患者气道情况、运动耐量、器官功能等,还要重点评估血流动力学情况,嗜铬细胞瘤患者需术前每日行血压和心率监测,重点关注患者心血管系统,勿忽视其他不常见体征,如直立性低血压、视神经盘水肿等。儿茶酚胺心肌病患者可出现心律失常、肺部啰音等心力衰竭体征。该患者既往体健,已行动态血压和动态心电图检测,体格检查时听诊心肺未见明显异常,坐位血压为 118/76 mmHg,立位血压为 102/68 mmHg,坐位心率为 65 次/min,立位心率为 75 次/min,测量坐位及立位血压、心率处于理想范围,握手时肢端皮肤温暖,提示血容量恢复,微循环改善。

(四)术前准备

术前准备

术前用药:酚苄明用药 2 周,初始 3 d 剂量为 10 mg/次,2 次/d(bid),后剂量为 20 mg/次(bid),无直立性低血压、疲劳感等副作用。

容量治疗:患者在使用 α 肾上腺素能受体阻滞剂的第 3 天开始高钠饮食,术前 1 d 输注生理盐水 1 000 mL,扩充血容量,血细胞比容降低,体重增加,肢端皮肤温暖,出汗减少,微循环改善。

目前情况:坐位血压低于 120/80 mmHg,立位收缩压高于 90 mmHg;坐位心率为 60 ~ 70 次/min,立位心率为 70 ~ 80 次/min;心电图无 ST-T 段改变。

思维引导:除少数明确仅分泌多巴胺的嗜铬细胞瘤患者,其余患者均推荐完善术前药物准备,以控制高血压、恢复血容量。术前药物准备尚无公认的标准方案,但联合应用 α 及 β 肾上腺素受体阻滞剂是最常用的方法。首选药物为酚苄明,其他可选药物包括哌唑嗪、特拉唑嗪、多沙唑嗪及乌拉地尔。在患者的血压得到控制之后,推荐 β 肾上腺素受体阻滞剂用于伴有心动过速、控制稳定的儿茶酚胺心肌病或有心肌缺血病史的患者,推荐使用 α 肾上腺素受体阻滞剂至少 3 ~ 4 d 后再开始使用 β 肾上腺素受体阻滞剂。推荐在使用 α 肾上腺素受体阻滞剂的第 2 ~ 3 天开始高钠饮食恢复血管内容量,术前一晚持续性输注 1 ~ 2 L 生理盐水也是一种选择,但目前缺乏高级别证据。术前准备充分的标准:①血压和心率达标,一般认为,坐位血压应低于 120/80 mmHg,立位收缩压高于 90 mmHg;坐位心率为 60 ~ 70 次/min,立位心率为 70 ~ 80 次/min。可根据患者的年龄及合并的基础疾病做出适当调整。②术前 1 周心电图无 ST-T 段改变,室性期前收缩<1 次/5 min。③血管扩张,血容量恢复,血细胞比容降低,体重增加,肢端皮肤温暖,出汗减少,有鼻塞症状,微循环改善。④高代谢症候群及糖代谢异常得到改善。该例患者经过 2 周积极的术前准备,目前血压、心率、心电图、血容量等各项指标均符合术前准备充分的标准,可以按计划行手术治疗。

(五)术前小结

简要病情:患者以"头晕、心悸、胸闷 4 月余,发现右侧肾上腺占位 10 d"为主诉入院。CT 示右侧肾上腺原发肿瘤,考虑嗜铬细胞瘤。入院后完善相关检查,结合辅助检查结果,"嗜铬细胞瘤"诊断明确。术前酚苄明用药 2 周,血压控制后高钠饮食恢复血管内容量,术前 1 d 扩充血容量。目前生命体征平稳,血压、心率、心电图均符合术前准备充分的标准。

术前诊断:右侧肾上腺嗜铬细胞瘤。

拟施手术名称和方式:腹腔镜下右侧肾上腺嗜铬细胞瘤切除术。

二、麻醉管理 ▶▶▶

(一)麻醉准备及诱导

麻醉诱导过程

患者清醒入室,面罩吸氧,常规心电监护,BP 130/80 mmHg,HR 65 次/min,氧饱和度 100%。镇静局麻下行桡动脉穿刺置管测压,使用 FloTrac 行血流动力学监测。麻醉诱导用药:阿芬太尼 4 mg、依托咪酯 16 mg、罗库溴铵 50 mg。麻醉诱导及气管插管过程顺利。气管插管后行右侧颈内静脉置管测压,抽血行血气分析。麻醉成功后,改左侧卧位,常规消毒铺巾,手术开始。

思维引导:目前嗜铬细胞瘤切除术大多在全身麻醉下进行。丙泊酚或依托咪酯是目前嗜铬细胞瘤手术麻醉诱导最常用的静脉镇静药物。阿片类药物中,可选择瑞芬太尼、芬太尼、舒芬太尼、二氢吗啡酮。肌肉松弛药中,维库溴铵、罗库溴铵、顺式阿曲库铵在嗜铬细胞瘤手术麻醉中应用较多,它们对于自主神经的影响较小,导致组胺释放的概率低于其他肌肉松弛药;琥珀酰胆碱会导致肌肉束颤,以及自主神经节刺激,阿曲库铵可导致组胺释放,泮库溴铵会抑制迷走神经,这些在嗜铬细胞瘤手术麻醉中应避免应用。该例患者按照典型的嗜铬细胞瘤手术来进行麻醉准备,常规行动静脉穿刺和血流动力学监测。有创动脉血压监测可实时监测患者血压变化,以指导术中血管活性药物的及时应用,同时也便于术中抽血,测量血气等指标。中心静脉置管可以在术中进行快速补液,还可以用来在结扎瘤体静脉后泵注血管活性药物、补充去甲肾上腺素。麻醉诱导时,为了防止直视喉镜下引起的血流动力学波动,必须保证足够的麻醉深度,该例患者麻醉用药为依托咪酯 16 mg。气管插管操作前肌肉松弛药充分起效极为重要,该例患者使用罗库溴铵 50 mg,起效快。使用阿片类药物抑制插管反射是麻醉诱导中很重要的一方面,该例患者使用阿芬太尼 4 mg,作用确切。在有足够麻醉深度的前提下,此类患者仍可能由于正压通气挤压肿瘤导致儿茶酚胺释放等原因在诱导期间发生血流动力学波动,可选择短效的血管活性药物控制血压和心率,如艾司洛尔。

(二)麻醉维持

麻醉维持及术中病情变化、处理

麻醉维持:七氟醚、环泊酚、瑞芬太尼。患者手术开始,建立气腹时血流动力学平稳,动脉血压 120/70 mmHg,心指数(CI) 4.4 L/(min·m²),每搏量变异度(SVV) 7.0%,外周血管阻力指数(SVRI) 2 100 dyn·s/(cm⁵·m²);置入腹腔观察镜,可见右肾上腺区有一肿物。分离切除肿物时可见患者血流动力学波动明显,动脉血压最高达 200/100 mmHg,心率最快达 95 次/min。药物控制:分次间断予以酚妥拉明 1 mg、艾司洛尔 30 mg。阻断肿瘤血供时,加快补液。切除肿瘤后,动脉血压降低至 90/60 mmHg,分次间断予以去甲肾上腺素 8 μg。患者药物反应良好,血流动力学平稳。总体手术顺利,麻醉满意,术中出血<100 mL,液体实入量 1 600 mL,尿量 300 mL。

思维引导:吸入麻醉药物中,七氟烷导致心律失常的风险更低,且对心血管抑制更轻,应优先考虑应用。地氟烷可能导致高血压、心动过速、刺激气道等反应,建议避免应用。麻醉医师须密切关注手术进程,尽可能保证患者足够的循环血容量,并及时应用和调整血管活性药物。在多个手术关键点要特别注意:①体位改变时可挤压肿瘤,导致儿茶酚胺释放,引起血流动力学波动,该患者改左侧卧位时血压、心率无明显改变。如有血压升高、心率增快等情况,可选择短效的血管活性药物控制血压和心率。②切皮和建立气腹的过程,腹压增高可压迫肿瘤引起儿茶酚胺释放,此时需确保患者具备足够的麻醉深度;该患者建立气腹时血流动力学平稳,血压 120/70 mmHg,如发生血流动力学改变,需给予血管活性药物纠正。③分离切除肿物时,机械刺激会导致血浆中去甲肾上腺素和肾上腺素的急剧升高,引起血流动力学的极度不稳定,如高血压、严重心动过速或心动过缓、快速性心律失常、心排出量的急剧下降、左心室收缩和舒张功能失代偿等,如进行术中 TEE 监测,还可发现心肌缺血导致的室壁运动异常。该患者可见血流动力学波动明显,动脉血压最高达 200/100 mmHg,心率最快达 95 次/min,予以酚妥拉明及艾司洛尔间断用药进行控制,效果明显。④肿瘤静脉结扎后,血浆中的儿茶酚胺释放突然终止,术前血容量欠缺、手术出血,以及麻醉药引起的血管扩张均会引起持续的低血压状态。该患者切除肿瘤后,动脉血压降低至 90/60 mmHg,分次间断予以去甲肾上腺素,反应良好。如果持续低血压,可以持续泵注血管活性药。总之,该患者手术过程中经过药物处理,血流动力学整体较为平稳。

(三)术后管理

术后治疗及恢复

患者麻醉顺利,清醒拔管后安返病房。查体:T 36.5 ℃,P 76 次/min,R 18 次/min,BP 135/72 mmHg,神志清。术后给予抗感染、补液、镇痛、止吐、抑酸等处理;关注患者一般情况及尿色、体温、引流情况。

患者术后第 1 天,神志清,精神可,四肢活动度良好,引流量 150 mL。术后第 2 天病情稳定,流质饮食,诉排气,尿量 1 800 mL,引流量较前减少,切口疼痛能忍,复查生化检验未见明显异常。术后第 3 天拔除尿管,复查 CT 后拔除引流管。术后第 6 天病理结果回示:右侧肾上腺嗜铬细胞瘤。患者恢复可,未诉特殊不适,准予出院。

思维引导:大部分嗜铬细胞瘤患者在手术结束后,可正常苏醒并拔除气管导管,也可转移至 PACU 进一步监测。该患者术后生命体征平稳,在麻醉恢复室顺利拔除气管插管,故直接返回病房。若患者术中发生大出血,或严重血流动力学波动,或术后需泵注血管活性药物来维持血压,则应转送至 ICU 进一步监测并治疗。术后血儿茶酚胺水平迅速降低,可导致严重的低血压,甚至休克,常需持续泵注去甲肾上腺素或血管升压素维持血压,且此类药物不可突然停用,以防血压再次下降。另外,还要警惕反射性低血糖、肾上腺功能减退等并发症。术后镇痛该患者使用阿片类药物氢吗啡酮静脉自控镇痛,效果确切,疼痛度轻,早期就可以下床活动。嗜铬细胞瘤手术对胃肠功能无明显影响,应鼓励患者尽早进食以促进肠功能恢复,该患者术后第 2 天诉排气,可以流质饮食,复查生化检验未见明显异常,术后病理结果明确后顺利出院。

三、思考与讨论

嗜铬细胞瘤是一种少见的神经内分泌肿瘤,释放的儿茶酚胺会对血流动力学产生影响,造成的临床表现十分多样。该患者是以头晕、心悸、胸闷为首发症状。充分的术前准备是嗜铬细胞瘤手术围手术期管理的关键,主要目标是控制血压和扩容。该患者术前经过药物控制达 2 周,血压降低且稳定,同时通过高钠饮食、补液扩容,容量基本恢复正常。术前访视时测量坐位及立位血压、心率处于理想范围,与患者握手时双手温暖湿润,认为微循环改善,容量恢复得较好。术中管理首要目标是在切除肿瘤的同时,维持患者血流动力学的稳定。术中血流动力学的波动与肿瘤大小、手术方式、术前儿茶酚胺水平等密切相关。该患者在切除肿瘤前后血流动力学发生波动,但对药物反应良好,整体较为平稳。在手术过程中,外科医师与麻醉医师应注意沟通,当碰触肿瘤和阻断肿瘤血流时,应及时提醒麻醉医师注意血压的变化,血压急剧升高在嗜铬细胞瘤患者的手术过程中非常常见,这需要采取及时有效的措施迅速降压。该患者在分离肿瘤时血压升高、心率增快,予以酚妥拉明及艾司洛尔应用后恢复正常。阻断肿瘤血供后,部分患者的血压可出现迅速的降低,应立刻停止所有血管扩张剂,快速补液。该患者在阻断肿瘤血供后,快速补液并间断予以去甲肾上腺素,效果良好,总液体实入量为 1 600 mL。该患者手术时间短、出血少、生命体征平稳,术后不需要升压药物支持,顺利拔除气管导管并返回病房。

四、练习题

1.嗜铬细胞瘤患者有哪些典型症状?

2.简述嗜铬细胞瘤术前准备充分的标准。

3.嗜铬细胞瘤切除手术中,血流动力学的变化特点及处理有哪些?

五、推荐阅读

[1]中华医学会内分泌学分会肾上腺学组.嗜铬细胞瘤和副神经节瘤诊断治疗的专家共识[J].中华内分泌代谢杂志,2016,32(3):181-187.

[2]WEINGARTEN T N,WELCH T L,MOORE T L,et al.Preoperative levels of catecholamines and meta-nephrines and intraoperative hemodynamics of patients undergoing pheochromocytoma and paraganglioma resection[J].Urology,2017,100(1):131-138.

[3]张羽冠,汪一,徐宵寒,等.嗜铬细胞瘤切除术全身麻醉围术期血流动力学管理[J].临床麻醉学杂志,2019,35(8):818-820.

(赵燕玲　卫　新)

案例 10　后腹腔镜肾癌根治术患者的麻醉

一、术前访视

(一)病史

患者病史

患者男性,54岁,以"发现左肾占位1月余"为主诉入院。患者1月余前在医院行超声检查示:左肾占位。后行CT示:左肾下极占位,考虑恶性肿瘤(透明细胞癌可能大),大小约60 mm×58 mm。无腰腹部疼痛,无肉眼血尿,无尿频、尿急、尿痛、排尿困难等症状。脑梗死1月余,规律用"阿司匹林、阿托伐他汀";糖尿病半年,平时口服"二甲双胍、格列美脲"治疗,血糖控制不详。个人史、婚育史、家族史均无特殊。

思维引导:肾细胞癌(renal cell carcinoma,RCC)简称肾癌,发病原因尚不明确,可能与吸烟、肥胖、饮食、职业接触、遗传有关,肾癌多单发,外有假包膜,透明细胞癌为主要构成,占70%~80%。透明细胞内含大量糖原、胆固醇酯和磷脂类物质,肿瘤组织坏死,细胞内的物质释放、吸收,可引起发热、高血糖、高血脂;瘤体内形成动静脉瘘或者肿瘤压迫肾内动脉,使入球小动脉牵张感受器感受的牵拉程度减小,肾素释放增加,引起高血压;瘤体穿透假包膜,侵犯肾静脉、下腔静脉,形成癌栓后可随血液和淋巴转移到肺、肝、骨、脑等。该患者无明显的肾癌临床症状,在做超声检查时发现左肾占位,CT提示左肾下极占位,考虑恶性肿瘤(MT)。CT是目前诊断肾癌最可靠的影像学方法,可明确肿瘤的部位、大小、有无累及邻近器官。该患者糖尿病史半年,其发病机制与肾癌引起的高血糖、高血脂持续刺激胰岛素分泌增加,导致胰岛B细胞分泌衰竭有关,不排除环境因素。该患者脑梗死

1月余,结合病史追溯病因有二:①脑血栓形成:动脉粥样硬化是最常见的原因,糖尿病和高脂血症可加速动脉粥样硬化的进程,导致管腔狭窄、血栓形成;还有一些其他临床少见原因,如红细胞增多症,肾癌患者可引起促红细胞生成素(EPO)非代偿性增加,红细胞生成绝对增多,这一少见原因在肾癌疾病中不能忽视。②脑栓塞,心源性或非心源性栓子随血流入脑,致使血管腔急性闭塞,引起相应供血区脑组织缺血坏死和功能障碍;该患者无心脏方面疾病和手术史,可排除心源性因素;患者CT考虑MT,不排除癌细胞破坏血管壁,入血形成癌栓可能。为详细了解脑梗死病灶,完善脑部MRI检查和其他相关检查,为行后腹腔镜下肾癌根治手术治疗做好准备。

(二)辅助检查

辅助检查结果

(1)尿常规:潜血(−),葡萄糖(++++),酮体(−)。

(2)血常规:RBC $5.17×10^{12}/L$,Hb 133 g/L,HCT 45%,PLT $184×10^9/L$。

(3)血生化:尿素氮5.14 mmol/L,肌酐75.99 μmol/L,尿酸468.90 μmol/L,电解质、肝功能及凝血功能均正常。

(4)肿瘤标志物:甲胎蛋白(AFP)4.11 ng/mL,前列腺特异性抗原(PSA)0.29 ng/mL,游离前列腺特异性抗原(f-PSA)0.160 ng/mL,f-PSA/PSA 55.17%。

(5)增强CT:左肾下极占位,考虑MT(透明细胞癌可能大),大小约60 mm×58 mm。

(6)肾动态显像+肾小球滤过率:左肾下极放射性分布减低,考虑占位性改变;左肾血流灌注、功能正常,排泄延缓;右肾血流灌注、功能正常,排泄延缓。

(7)颅脑MRI:左侧侧脑室旁、顶叶异常信号,考虑亚急性脑梗死可能,建议增强检查;左侧额、顶叶慢性期脑梗死;脑干、胼胝体体部、双侧基底节区、侧脑室旁陈旧性腔隙性脑梗死;双侧侧脑室旁缺血灶;轻度脑萎缩;脑动脉硬化。

(8)胸部CT、心电图:均无明显异常。

思维引导:该患者尿糖阳性,结合患者血糖监测结果排除血糖正常性糖尿,询问病史患者无进食大量碳水化合物或注射大量葡萄糖,排除生理性糖尿,无急性疾病排除应激性糖尿,可以确定该患者为血糖增高性糖尿,该项指标阳性说明患者血糖控制不佳。肾不仅是人体最重要的排泄器官,也是一个分泌器官,可分泌释放肾素,参与血压的调节,肾素-血管紧张素-醛固酮系统在维持机体水电解质平衡中发挥重要作用;肾合成释放EPO,调节骨髓红细胞生成;还参与调节钙的吸收和血钙水平。肾肿瘤患者应关注患者血压、红细胞、电解质情况及有无肾性贫血,本例患者入院后测得血压偏高(162/91 mmHg),给予苯磺酸氨氯地平片5 mg立即口服,其他相关指标均正常。该患者尿素氮和肌酐正常,尿酸升高。尿素氮主要经肾小球滤过,随尿液排出,当肾实质受损,GFR降低,血尿素氮浓度增加,所以,尿素氮是观察肾小球滤过功能的一项指标。血肌酐主要由肾小球滤过排出体外,其血液中的浓度取决于肾小球滤过能力,血肌酐是反映GFR受损的指标,且其灵敏度高于血尿素氮。尿酸自由透过肾小球,进入原尿中90%的尿酸在肾小管重吸收入血,所以,血尿酸浓度受肾小球滤过功能和肾小管重吸收功能的影响;血尿酸浓度升高提示肾小球滤过功能受损,在反映早期肾小球滤过功能损伤上,血尿酸较血肌酐和血尿素氮灵敏。原发性痛风,血液病及恶性肿瘤因大量细胞被破坏所致继发性痛风可引起尿酸异常增多,要注意鉴别;肾小管重吸收功能受损可致血尿酸浓度降低。肾脏GFR显示双肾功能正常,无肺脑转移,可积极进行术前准备。

（三）体格检查

体格检查结果

T 36.3 ℃，P 82 次/min，R 18 次/min，BP 162/91 mmHg，身高 171 cm，体重 76 kg

发育正常，营养良好，体型匀称，神志清，查体合作。无活动性义齿，牙齿无畸形，张口度、颈部活动度正常，马氏分级Ⅱ级。心肺听诊无异常。双肾区无膨隆，未触及包块，无压痛、叩击痛，双侧输尿管走行区无压痛、叩击痛，下腹部耻骨上区无膨隆、无压痛，无包块；阴囊阴茎发育正常；尿道外口无红肿，无异常分泌物；双侧睾丸及附睾大小正常，无压痛、无结节；无精索静脉曲张，余一般体格检查无特殊。

思维引导：针对本例患者，首先，要评估其气道情况，对患者的第一眼信息可以判断患者面部是否肥大，有无明显小下颌，有无牙齿畸形，颈部是否短粗，有无喉结高；进而询问牙齿有无松动、义齿，有无声嘶、口腔溃疡或占位、打鼾；再测量患者张口度、甲颏距，观察颈部活动度和马氏分级。其次，结合患者主诉疾病、有神经系统疾病（脑梗死）和内分泌系统疾病（糖尿病）、日常活动轻度受限，该患者属于 ASA 分级Ⅲ级。最后，本次手术除肾本身的病理生理学改变，还有腹腔镜手术对患者呼吸、循环的影响，人工气腹的建立必然会对心肺功能产生影响，造成膈肌上抬，肺顺应性下降，有效通气减少，下肢血液瘀滞，下腔静脉受压，心排血量下降。对于 ASA 分级Ⅰ～Ⅱ级的患者可较好耐受人工气腹引起的循环变化，对于心功能受损、贫血、低血容量的患者则不能耐受，可静脉使用硝酸甘油、尼卡地平、多巴酚丁胺维持循环稳定，血容量不足的患者应提前扩容。

（四）术前准备

术前准备

术前用药：术前暂停阿司匹林，改用低分子量肝素钙注射液皮下注射；继续服用阿托伐他汀至手术当日；降糖药物用至术前 1 d。

饮食治疗：低盐、低脂糖尿病饮食。

目前情况：阿司匹林术前停药 7 d；监测三餐前、三餐后 2 h 血糖，空腹血糖<7.8 mmol/L，餐后 2 h 血糖<10 mmol/L；血压（135～156）/（85～93） mmHg。

思维引导：该患者的术前准备重点在抗凝药的使用和糖尿病的控制上。患者术前使用抗凝药是临床麻醉工作中经常遇到的问题，需权衡患者使用抗凝药的出血风险和停药所致血栓栓塞的风险。一般来说，凝血功能异常的患者宜选择全身麻醉，区域阻滞麻醉发生出血的风险增加，若因患者原因不得不使用区域阻滞麻醉，应由经验丰富的麻醉医师操作。该患者服用抗血小板药物阿司匹林，骤然停药可能增加其卒中复发风险，术前遵医嘱改用抗凝药低分子量肝素钙皮下注射暂时替代治疗，预防术中失血过多。关于术前抗凝药对麻醉的影响，在《临床麻醉学》(第 4 版)中有明确说明：对于血栓栓塞中危或高危风险的患者，除心脏手术外，其他手术可继续服用阿司匹林；阿司匹林与氯吡格雷同时服用的患者，接受非心脏手术出血发生率增加，实施心脏手术也增加失血及二次手术发生率，术前可单独使用阿司匹林。目前，关于术前服用小剂量阿司匹林能否实施椎管内麻醉尚有争议，抗血小板药或口服抗凝药物与低分子量肝素联合应用显著增加椎管内血肿风险；应用纤溶或溶栓药物的患者，禁止施行椎管内麻醉；术前接受治疗剂量低分子量肝素的患者，停药 24 h 后并确保凝血功能正常方可行椎管内麻醉；对于使用华法林的患者，术前需停药 5 d，且 INR 恢复至正常范围,考虑行椎管内麻醉,对于此类手术宜备用新鲜冰冻血浆或凝血酶原复合物,也可同时使用维生素 K。合并糖尿病患者择期手术前血糖应控制在:空腹血糖<7.8 mmol/L,餐后血糖<10 mmol/L;大、中型手术患者术前改用胰岛素;术中、术后严密监测血糖,围手术期血糖控制在8.0～10.0 mmol/L为宜;该患者术前血糖控制良好,可择期手术治疗。

腹腔镜手术大多需要在全麻下完成,其麻醉前准备与普通外科手术要求大致相同。麻醉前严格禁食、禁饮,入室前留置导尿管,合理使用麻醉前用药,达到干燥气道、消除患者紧张焦虑情绪、减轻误吸危害的目的。麻醉前开放静脉通路时,应选用上肢静脉血管,术中腹压增高可影响下腔静脉回流。

(五)术前小结

简要病情:患者以"发现左肾占位1月余"为主诉入院,后行增强 CT 示:左肾下极占位,考虑 MT(透明细胞癌可能大),大小约 60 mm×58 mm。入院后行肺部 CT、颅脑 MRI 排除肺脑转移,明确脑梗死病灶部位;综合各项检查结果,"左肾肿瘤;2 型糖尿病;脑梗死恢复期"诊断明确。术前检查肾动态显像+GFR:左、右肾血流灌注功能正常,排泄延缓;降糖药物配合低盐低脂糖尿病饮食,血糖控制良好;术前调整抗凝药物,准备充分。

术前诊断:①左肾肿瘤($T_{1b}N_0M_0$);②2 型糖尿病;③脑梗死恢复期。

拟施手术名称和方式:后腹腔镜下左肾癌根治术。

二、麻醉管理 ▶▶▶

(一)麻醉准备及诱导

麻醉诱导过程

麻醉机准备:常规检查麻醉机及呼吸管路有无漏气,更换新鲜钠石灰。患者清醒入室,面罩吸氧,常规心电监护,BP 151/89 mmHg,P 87 次/min,SpO_2 100%。局麻下行右桡动脉穿刺置管测压。麻醉诱导用药:舒芬太尼 30 μg、依托咪酯 20 mg、罗库溴铵 50 mg。麻醉诱导及气管插管过程顺利,监测 $P_{ET}CO_2$。气管插管后行右侧颈内静脉置管,持续监测中心静脉压。麻醉成功后,改右侧卧位,常规消毒铺巾,手术开始。

思维引导:气管内插管全身麻醉是腹腔镜手术最安全的麻醉方法。肾癌高发年龄 50～70 岁,这一年龄段也是心脑血管疾病高发阶段,患者肾功能可能受肿瘤影响,加之腹腔镜手术对呼吸、循环的影响,在全麻药物的选择上,尽量选择不直接抑制心肌、代谢不受肾功能影响、苏醒迅速、术后不良反应较少的麻醉药,如七氟醚、丙泊酚、依托咪酯、顺式阿曲库铵、罗库溴铵、维库溴铵等。该患者处于脑梗死恢复期,诱导期镇静药物首选具有血流动力学稳定特点的依托咪酯。

(二)麻醉维持

麻醉维持及术中病情变化、处理

麻醉维持:七氟醚、丙泊酚、瑞芬太尼。患者手术开始,预设气腹压力 12 mmHg,建立气腹,血压和心率稳定,中心静脉压升高(由 8 cmH_2O 升至 13 cmH_2O),气道压力升高(由16 cmH_2O 升至24 cmH_2O)。术中游离肾上极,保留肾上腺;游离肾腹侧面,于下极腹侧见到肿物,周围明显粘连,游离肾下极和肿物及输尿管。游离过程中 $P_{ET}CO_2$ 逐渐升高至 45 mmHg,术中调节呼吸频率和增大潮气量(不超过体重×8 mL/kg),增加通气量,注意观察气道压力不高于 30 cmH_2O;术中动脉血气监测 pH 值、$PaCO_2$、HCO_3^-、剩余碱(BE)、乳酸、血糖及电解质;手术结束停止气腹后,继续通气至 $P_{ET}CO_2$ 恢复正常。手术顺利,麻醉满意,术中出血 <100 mL,液体实入量 1 800 mL,尿量 400 mL。

思维引导:人工气腹引起的循环和呼吸系统的病理生理改变,使腹腔镜手术麻醉有其特点。向腹腔内充入 CO_2 造成人工气腹,便于手术操作,也使 IAP 升高引起膈肌上移,气道阻力增加、功能残气量(FRC)下降、引起高 CO_2 血症和酸中毒。腹腔镜手术对患者循环系统的影响因素包括 IAP、麻醉、体位、高 $PaCO_2$、血容量和患者自身心肺状况。IAP 超过 10~12 mmHg 就会引起心排血量(CO)下降、外周血管阻力(PVR)增加及肺动脉高压;IAP 达到 15 mmHg 时心肌耗氧量增加,有发生心肌缺血、心肌梗死或充血性心力衰竭的潜在风险;最高气腹压力不应超过 20 mmHg。为避免气腹充气压力造成的心血管反应,应将 IAP 控制在 12 mmHg 以下;对于术中 PVR 增高,可使用扩血管药物(如硝酸甘油、硝普钠、尼卡地平等)和 α_2 受体兴奋剂(可乐定、右美托咪定)缓解。该患者心肺相关检查正常,合并 2 型糖尿病、脑梗死恢复期,ASA 分级Ⅲ级,IAP 控制在 12 mmHg 左右为佳,满足手术需要的同时,尽量降低对循环的影响,维持术中血压稳定。在建立气腹快速充气阶段,腹膜受到牵张可导致心率减慢,术中应抽好阿托品备用。

腹腔镜手术中 CO_2 吸收入血,腹腔压力越高、手术时间越长、气腹腔血供越丰富,CO_2 吸收入血越多,术中越易形成高 CO_2 血症和酸中毒。腹腔镜手术术中应持续监测 $P_{ET}CO_2$,了解术中 $PaCO_2$ 情况。$P_{ET}CO_2$ 还能及时发现 CO_2 栓塞,对于术中突然出现 $P_{ET}CO_2$ 双相变化(栓塞前由于 CO_2 吸收 $P_{ET}CO_2$ 升高,栓塞后由于心排血量下降和生理无效腔增加 $P_{ET}CO_2$ 降低)、严重的低血压、发绀和苍白,提示 CO_2 栓塞,一旦发生,立即停止手术,停止充气,解除气腹,并通过中心静脉抽出气体。血气分析不但能准确地获得 $PaCO_2$ 数值,还能及时发现低血红蛋白血症、高血糖或低血糖、酸碱失衡和电解质紊乱,中心静脉压监测不但能指导术中液体治疗,还能评估 IAP 对血流动力学的影响。虽然腹腔镜手术不需要很深的肌肉松弛效果,但良好的肌肉松弛,不增加 IAP 的同时能提供更大操作空间。

该患者处于脑梗死恢复期,适当的高 CO_2 血症可促使脑血流增加,术中维持 $PaCO_2$ 在 40~45 mmHg,同时将血压保持在平静状态血压基线水平至+20% 范围,确保适当动脉血氧饱和度和血红蛋白浓度,防止氧含量过低,积极保温,维持体温在 36 ℃ 以上,能降低术中脑梗死再发或加重的风险。

麻醉医师要密切关注手术步骤,术中出现非麻醉因素的血压骤升、心率增快,要积极与手术医师沟通,是否刺激肾上腺引起,必要时使用降压药、β 受体阻滞剂控制;无 $P_{ET}CO_2$ 双相变化的低氧血症要警惕胸膜损伤引起的气胸、血气胸;围手术期加强心电图监护,警惕癌栓脱落造成肺栓塞、心脏停搏。

(三)术后管理

术后治疗及恢复

患者麻醉顺利,清醒拔管后安返病房。查体:T 36.4 ℃,P 75 次/min,R 18 次/min,BP 130/75 mmHg,神志清。术后给予抗感染、镇痛、补液、护胃等对症支持治疗;关注患者一般情况及尿色、尿量、体温、引流情况。

　　患者术后第 1 天,神志清,精神稍差,体温正常,引流量 70 mL,共引出淡黄色尿液 2 900 mL。鼓励患者适当床上活动,给予双下肢气压治疗,预防血栓形成。术后第 2 天病情稳定,淡黄色尿液 2 860 mL,继续给予双下肢气压治疗及抗凝药皮下注射,预防血栓形成。术后第 3~5 天继续观察记录尿量,控制血糖。术后第 6 天病理结果回报:(左肾)常规染色结合免疫组化标记,符合透明细胞肾细胞癌,福尔曼(Fuhrman)评分Ⅰ级,未见明确脉管及神经侵犯,紧邻肾被膜,肾盂未查见癌累及,输尿管断端未见癌残留。患者术后恢复良好,已达临床治愈,准予出院。

　　思维引导:该患者术后生命体征平稳,无明显皮下气肿,拔管前测得血气结果基本正常,在PACU 顺利拔除气管插管,直接返回病房。腹腔镜手术尤其是手术时间长的患者,术后不能急于拔管,在气腹压下降后,会有一段 CO_2 高吸收期,待 $PaCO_2$ 平稳且正常后再行拔管。若患者术中发生大出血致循环不稳或术中癌栓脱落造成肺栓塞,则应转送至 ICU 进一步监测并治疗。该患者返回病房后给予双下肢气压治疗,术后第 2 天恢复低分子量肝素钙皮下注射,预防血栓形成,腹腔镜手术中IAP 增高可导致下肢血流淤积,增加了血栓形成风险,该患者处于脑梗死恢复期,平素口服阿司匹林、阿托伐他汀,属于卒中二级预防,术后应积极预防血栓形成,包括双下肢气压治疗、鼓励早期床上活动、尽早恢复抗凝药使用等。术后镇痛该患者使用阿片类药物氢吗啡酮与阿片受体部分激动剂布托啡诺及非甾体抗炎药(NSAID)酮咯酸氨丁三醇联合多模式静脉自控镇痛,减少阿片类药物用量,降低恶心、呕吐、呼吸抑制等不良反应发生率,提高总体镇痛效果。

三、思考与讨论

　　肾癌是一种泌尿系统常见恶行肿瘤,可能全无症状在健康体检时偶然发现,也可能表现多种多样,如发热、高血压、糖尿病、贫血等。高发年龄在 50~70 岁,该年龄段患者好发心脑血管疾病,病情复杂,充分的术前准备是顺利开展手术,降低术后并发症的关键。该患者 2 型糖尿病控制不佳;脑梗死恢复期,口服抗血小板药物阿司匹林和降脂药物阿托伐他汀预防卒中复发,经过术前 1 周的阿司匹林停药恢复血小板功能和积极的血糖控制,患者的病情到达适合的手术时机。腹腔镜手术术中管理的关键是在处理患者合并的心脑血管及内分泌系统疾病的同时,还需对人工气腹及特殊体位引起的心血管及呼吸系统的病理生理改变进行综合管理。腹腔镜手术对呼吸功能的影响表现在:人工气腹引起 IAP 增高和膈肌上移,导致肺胸顺应性下降,出现肺不张、高 CO_2 血症、酸中毒、低氧血症,且增加反流误吸风险。腹腔镜手术对循环系统的影响表现在:高 IAP 引起下肢静脉血液瘀滞、下腔静脉回流受阻、胸膜腔内压升高致回心血量减少,CO 下降;患者体位改变(头低位、头高位、截石位等)也可引起 CO 改变;IAP 增高使腹腔大、小动脉受压,腹膜牵张引起神经体液介质(儿茶酚胺、前列腺素、肾素-血管紧张素-加压素等)释放,外周血管阻力增加,心脏后负荷升高;高 CO_2 血症可刺激交感活性,引起心动过速、血压升高,另一方面,CO_2 可抑制心肌收缩力,诱发心律失常甚至心脏停搏。腹腔镜手术的麻醉重点是在处理这些病理生理改变上,术中和术后必须有相应的监测手段,及时发现各种紊乱,并积极纠正。这不仅要求麻醉医师与手术医师良好的信任与理解,对麻醉医师知识深度和广度的掌握及精准的临床处置能力也提出了更高要求。

四、练习题

　　1. 腹腔镜手术对循环系统有什么影响?
　　2. 腹腔镜手术的并发症及处理是什么?
　　3. 后腹腔镜肾癌根治术中发生高 CO_2 血症的原因及处理是什么?

五、推荐阅读

[1]郭曲练,姚尚龙.临床麻醉学[M].4版.北京:人民卫生出版社,2016.
[2]吴新民.麻醉学高级教程[M].北京:人民军医出版社,2011.
[3]喻田,王国林.麻醉药理学[M].4版.北京:人民卫生出版社,2016.
[4]陈孝平,汪建平.外科学[M].8版.北京:人民卫生出版社,2013.

(许远征)

案例 11　经尿道前列腺切除术患者的麻醉

一、术前访视

(一)病史

> **患者病史**
>
> 　　患者男性,65岁,以"排尿困难2年余,发现排尿困难加重,伴血尿10 d"为主诉入院。患者10 d前出现排尿困难、尿不净,伴血尿,尿常规示:血尿(++++),白细胞(+++)。彩超示:前列腺66 mm×77 mm×75 mm。患者既往脑梗死7年,无明显后遗症,自服阿司匹林,现已自行停药10 d,糖尿病5年,自服二甲双胍,自诉血糖控制尚可,否认高血压、冠心病等病史。磺胺过敏,表现为皮疹。个人史、婚育史、家族史均无特殊。

　　思维引导:良性前列腺增生(BPH)是引起中老年男性排尿障碍最为常见的一种良性疾病。主要表现为组织学上的前列腺间质和腺体成分的增生、解剖学上的前列腺增大、尿动力学上的膀胱出口梗阻和以下尿路症状(LUTS)为主的临床症状。目前,经尿道前列腺切除术(TURP)是BPH手术治疗的首选术式。前列腺增生的患者多为高龄,其中相当一部分患者术前伴有不同程度的高血压、心脑血管疾病、慢性阻塞性肺疾病、糖尿病及慢性肾功能不全等并存疾病。术前需充分了解患者病情、并存疾病、用药史等,充分准备,尽量避免术中术后并发症的出现,降低围手术期风险。术前必须对患者的一般情况,心脑血管、呼吸、内分泌及神经系统情况进行全方位的检查评估,以判断患者对麻醉及手术的耐受性,预测可能出现的并发症及术后康复情况。患者长期和特殊用药应根据患者具体情况、麻醉和手术需求提前进行调整、停药或桥接。本患者既往脑梗死,合并糖尿病,需要关注既往脑梗死的症状、转归、有无后遗症及相关的头颅MRI、MRA检查结果,评估脑血管的情况及围手术期卒中的风险;需要关注患者血糖的控制情况、有无糖尿病并发症,综合评估麻醉风险。

(二)辅助检查

> **辅助检查结果**
>
> 　　(1)实验室检查结果:血糖8.73 mmol/L(空腹)。前列腺酸性磷酸酶(ACP)5.81 ng/mL,f-PSA 1.99 ng/mL,PSA 14.00 ng/mL。余实验室检查均未见明显异常。

（2）影像学检查结果：①彩超示前列腺增生。②X射线示左肺陈旧性病变。腰椎骨质增生。③MRI示前列腺增生。盆腔少量积液。腰5/骶1椎间盘突出。

（3）心血管系统检查结果：①心电图示窦性心律，早期复极。②心脏彩超示左心室舒张功能减低，EF 60%，左心室短轴缩短率（FS）:32%。

（4）尿动力检查结果：①最大尿流率5.0 mL/s，低平排尿曲线。②残余尿210 mL。

（5）前列腺穿刺活检：前列腺增生。

思维引导：术前相关检查帮助术者明确诊断和手术指征，也有助于麻醉医生了解患者的全身性疾病状况，排除相关禁忌证，做出准确的术前评估和麻醉计划。对于严重高血压、急性心肌梗死、未能控制的心力衰竭、严重心律失常、近期发生的脑血管意外者，严重支气管哮喘、肺气肿合并肺部感染、肺功能显著减退者，严重肝肾功能异常者，全身出血性疾病者，严重糖尿病血糖未能有效控制者，精神障碍、不能配合治疗者，应首先处理并存疾病，情况稳定后再行择期手术。此外，严重的局部性病变如急性泌尿生殖系统感染；合并体积较大、多发或呈浸润性生长的膀胱肿瘤者；髋关节强直，不能采取截石位或巨大不可复性疝，影响手术操作者等，也应视为该手术的相对禁忌。本患者残余尿>150 mL，最大尿流率<10 mL/s，诊断和手术指征明确，辅助检查示没有需要延迟手术的特殊并存疾病，血小板、凝血功能均正常，无椎管内麻醉禁忌证。

（三）体格检查

体格检查结果

T 36.7 ℃，P 100 次/min，R 20 次/min，BP 157/100 mmHg，身高175 cm，体重80 kg

发育正常，营养中等，神志清，精神尚可。无义齿，张口度、颈部活动度正常，马氏分级Ⅱ级。心肺听诊无异常。双肾区无压痛、叩击痛，双侧输尿管走行区无压痛、叩击痛，耻骨上膀胱区无膨隆、压痛，尿道外口无红肿及分泌物。脊柱生理弯曲存在，无病理畸形，活动度正常。四肢无畸形，活动自如，双下肢无明显水肿，余一般体格检查无特殊。

思维引导：在对患者身体状况进行全面评估排除禁忌后，麻醉方式通常选择椎管内麻醉。由于前列腺、膀胱颈和阴茎的感觉神经由骶神经支配，硬膜外麻醉偶尔会出现骶神经阻滞不全，因此椎管内麻醉多以蛛网膜下腔阻滞作为首选。全身麻醉则适用于有椎管内麻醉禁忌、椎管内穿刺困难、患者拒绝以及术中需要进行呼吸和循环支持的患者。本患者体格检查脊柱无畸形，拟穿刺部位局部皮肤无感染，可以选择椎管内麻醉，但有穿刺困难、术中出现特殊情况改为全麻的可能性，麻醉医生在进行椎管内麻醉相关评估的同时，还应常规对患者进行气道评估。

（四）术前准备

术前准备

控制饮食，继续口服二甲双胍至术前1 d。三餐前、餐后2 h、晚10点监测血糖。餐前血糖控制<8.3 mmol/L。手术当日停用二甲双胍。

手术前1 d备皮、前晚灌肠。

术前配血400 mL。

思维引导:该患者糖尿病病史5年,术前应了解患者有无糖尿病并发症,以及器官受累情况。该患者平时规律服药,入院空腹血糖8.73 mmol/L。为避免低血糖和严重的高血糖,围手术期血糖应控制在7.8～10.0 mmol/L,血糖>10.0 mmol/L时应开始胰岛素治疗。绝大多数口服降糖药和非胰岛素注射剂于手术当日停用。已有肾功能不全或者需使用静脉造影剂患者服用二甲双胍时,可能引发乳酸酸中毒,术前需停药24～48 h。该患者术前无肾功能不全,血糖控制可,因此建议继续服药和控制饮食,监测空腹、餐后2 h和睡前血糖,二甲双胍于手术当日停用即可。关于围手术期抗血小板药物的使用,目前的研究认为单独应用非甾体抗炎药(包括阿司匹林),不会显著增加椎管内血肿的发生风险,但是需综合考虑患者的病情,以及此类药物对手术的影响。任何术式的前列腺切除术都会有出血风险,尤其切除体积较大的前列腺时,出血量较多。术前需了解患者的血红蛋白水平,并备血200～400 mL。

(五)术前小结

简要病情:患者以"排尿困难2年余,发现排尿困难加重,伴血尿10 d"为主诉入院。彩超示:前列腺66 mm×77 mm×75 mm,考虑前列腺增生。入院后完善相关检查,结合辅助检查结果,"前列腺增生"诊断明确。目前生命体征平稳,排除手术禁忌。

术前诊断:前列腺增生。

拟施手术名称和方式:经尿道前列腺切除术。

拟施麻醉方式:椎管内麻醉(腰硬联合)。

二、麻醉管理

(一)麻醉准备及实施

> **麻醉过程**
>
> 　　患者清醒入室,面罩吸氧5 L/min,常规心电监护,BP 150/80 mmHg,HR 78次/min,氧饱和度99%。左侧卧位下行腰硬联合麻醉,穿刺间隙:$L_3 \sim L_4$,蛛网膜下腔注射0.5%罗哌卡因2.5 mL,硬膜外腔留置导管6 cm。阻滞平面在T_{10}水平。麻醉成功后,改截石位,常规消毒铺巾,手术开始。

思维引导:有研究表明全身麻醉和椎管内麻醉在TURP术后出血量、术后记忆或行为异常、术后严重并发症及死亡率方面无明显差异。但椎管内麻醉患者术中意识清醒,更有利于麻醉医生捕捉到TURP并发症的早期体征和症状(如恶心、呕吐、躁动、意识改变、肩背疼痛等),及时干预处理避免出现严重的后果。此外,椎管内麻醉可降低肺水肿的风险和深静脉血栓的发生率;更有效地阻断应激反应,维持神经内分泌系统和免疫系统稳态;减少出血量等。因此,本患者优先采用了椎管内麻醉。术中应根据患者自身情况选择合适的无创或有创监测手段,以及时获取术中生命体征,同时应注意监测患者的体温。对术前血压控制不佳、合并心脑血管疾病、围手术期易出现血流动力学波动的高风险患者,建议麻醉前行连续有创动脉血压(IBP)监测。TURP术中体位通常为截石位伴稍倾斜的头低脚高位,需注意此种体位会降低功能残气量,增加肺不张和低氧血症的发生率,增加心脏前负荷。手术结束时快速放低双腿有可能导致静脉回流突然减少和严重低血压。此外,截石位可能会引发腓总神经、坐骨神经和股神经损伤。椎管内麻醉阻滞平面达到T_{10}即可消除膀胱膨胀的不适感,满足手术需求。平面过高可能会导致血压下降明显,以及掩盖膀胱或前列腺包膜意外穿孔的症状。本患者选择$L_3 \sim L_4$为穿刺间隙,蛛网膜下腔推注局麻药时选择合适的剂量和速度,理想地达到了阻滞平面在T_{10}左右的目标。

（二）术中处理

手术经过及术中处理

　　手术过程：消毒铺巾后，经尿道置入F26气化电切镜，使用生理盐水作为灌洗液，置于高于膀胱70 cm处，间断高压冲洗保持术野。采用等离子双极电切系统切除前列腺增生组织深达外科包膜，远端达精阜，确切止血，冲净膀胱腔前列腺组织碎块，留置F22三腔尿管，接生理盐水膀胱持续冲洗，术毕。

　　麻醉特殊处理：手术100 min时，患者诉胸闷，轻度呼吸困难，烦躁，心率降低至43 次/min，血压145/90 mmHg、血氧饱和度99%，遂暂停手术，停止冲洗，适当抬高患者头部，面罩吸氧氧流量增至8 L/min。

　　桡动脉穿刺血气分析回示：Na^+ 142 mmol/L，K^+ 2.9 mmol/L，Ca^{2+} 1.02 mmol/L，HCT 28%，Hb 100 g/L。

　　静脉注射呋塞米20 mg，10 min后患者症状缓解，降低冲洗液高度至高于膀胱30 cm处，嘱术者尽快完成手术。

　　总体手术顺利，麻醉满意，术中生命体征平稳，手术用时130 min。

　　液体入量：平衡液1 000 mL。使用灌洗液45 L。

　　思维引导：患者因术前禁食、肠道准备，和椎管内麻醉的作用易造成低血容量，术中可输入1 000~1 500 mL平衡液补充血容量，预防稀释性低钠血症的发生，必要时可补充适量血浆代用品。TURP手术需要用到大量灌洗液以保持术野清晰，但这也会导致术中失血量估计困难，持续性出血可导致凝血功能障碍，同时灌洗液吸收造成的高血容量易掩盖失血造成的血流动力学改变，对于手术时间过长，出血较多的患者，可以通过临床体征、血气分析、血细胞比容变化来评估失血量和输血的必要性。经尿道电切综合征（TURS）是TURP最主要的高危并发症，是由大量灌洗液通过前列腺静脉丛或腹膜后及膀胱周围间隙进入循环系统所引起的，以血液稀释和低钠血症为主要特征的并发症。麻醉术中管理的主要内容包括对TURP并发症的预防、早期发现及处理。本例患者手术时间>90 min，冲洗压力较高，应高度警惕TURS的发生。通常TURS症状出现于手术接近完毕到术后数小时内，典型表现为烦躁不安、神志不清、恶心呕吐、呼吸困难等，严重可发展为心搏骤停。目前普遍认为由低渗血症引发的脑水肿是引发TURS中枢神经系统症状的主要原因。本患者于手术100 min时突发异常，出现胸闷、呼吸困难、烦躁，根据症状，应高度怀疑TURS。此时应立即停止灌洗和手术操作，并排空膀胱；调整体位，对症支持治疗防止低氧和低灌注；同时查看眼结膜、肺部听诊，迅速检测电解质及相关实验室指标协助诊断，并询问术者操作情况，可根据床旁腹部超声，以及膀胱排空后症状是否缓解排除被膜穿孔。本例患者的异常体征，以及血气分析结果符合灌洗液过多吸收、容量过负荷造成的TURS。此时应限制入液量，并使用袢利尿剂呋塞米（推荐剂量20~40 mg），降低冲洗压力，及时调整手术策略，尽量缩短手术时间，严密监测患者生命体征。若使用不含电解质的灌洗液造成严重低钠血症（Na^+<120 mmol/L）则需补充3%氯化钠进行纠正，前24 h内不宜超过12 mmol/L，应注意纠正速率过快易引发"脑桥中央髓鞘溶解"。TURS的早期发现和及时治疗可降低患者的术后死亡率。

（三）术后管理

术后治疗及恢复

患者手术顺利，入复苏室。查体：T 36.1 ℃，P 78 次/min，R 18 次/min，BP 155/85 mmHg，神志清。复苏室保温，观察无异常后安返病房。

术后处理措施：膀胱持续冲洗，抗感染对症治疗。加强监护，关注患者一般生命体征，冲洗液状态、体温情况，记录出入量。

患者术后第 1 天，神志清，精神可，体温不高，脉搏平稳，已排气，膀胱冲洗颜色清。术后第 4 天拔除尿管。术后第 5 天尿常规示：红细胞数目 196 个/μL，白细胞数目 5 个/μL。患者自诉排尿可，未诉特殊不适，经同意准予出院。

思维引导：老年患者体温调节功能下降，术中长时间使用室温灌洗液易导致低体温。因此，麻醉医生应在使用体表及输液加温装置的同时，建议术者使用加温灌洗液，并随时关注患者术中体温情况。术后同样要加强监护，关注出入量，警惕 TURS、术后出血、穿孔、脓毒症、低体温等并发症。

三、思考与讨论

经尿道前列腺切除术目前已成为良性前列腺增生手术治疗的金标准，随着外科技术的发展和电切设备的改进，TURP 并发症和死亡率明显下降。此类手术麻醉的主要关注点包括老年患者的麻醉管理和 TURS 的防治两个方面。患者的术前评估要全面细致，应最大程度地调整术前状态以降低并发症的发生率。根据手术特点应尽量选择椎管内麻醉，及时发现术中并发症并早期处理。目前，国内 TURP 手术大多采用等离子双极电切或钬激光气化消融的方式，极大减少甚至避免了闭孔神经反射的发生。若出现，可通过闭孔神经阻滞或全身麻醉下肌肉松弛药的使用消除闭孔神经反射。近些年随着床旁超声技术的发展，床旁肺部超声和下腔静脉形态的评估，胸腹部的扫查，为术中快速评估容量状态、心脏功能，识别肺水肿、被膜穿孔、胸腔积液、腹水提供了更快捷有效的手段。

四、练习题

1. TURP 综合征（TURS）有哪些典型症状？
2. TURS 的预防措施有哪些？
3. 简述 TURS 的治疗。

五、推荐阅读

[1]迈克尔·格鲁博.米勒麻醉学[M].邓小明,黄宇光,李文志,译.9 版.北京:北京大学医学出版社,2022.

[2]亚瑟·阿查把希安,鲁奇尔·古普塔.临床麻醉实用指南[M].王国林,译.天津:天津出版传媒集团,2019.

[3]李文志,姚尚龙.麻醉学[M].4 版.北京:人民卫生出版社,2018.

[4]刘进,李文志.麻醉学临床病案分析[M].北京:人民卫生出版社,2014.

[5]金杰.前列腺外科学[M].北京:人民卫生出版社,2013.

[6]梅骅,陈凌武,高新.泌尿外科手术学[M].3 版.北京:人民卫生出版社,2010.

[7]黄健.中国泌尿外科和男科疾病诊断治疗指南:2019年版[M].北京:科学出版社,2020.

（史家杰）

案例 12　肾衰竭患者肾移植术患者的麻醉

一、术前访视

（一）病史

患者病史

患者男性,39岁。以"发现血肌酐高1年余,规律血液透析1年"为主诉入院。患者1年余前无明显诱因出现头晕、恶心、呕吐,无头痛等症状,到当地医院就诊,测血压偏高,为190/100 mmHg。查肾功能:血肌酐:1200 μmol/L,尿蛋白(+++),诊断为"尿毒症"。1年前行"右颈部临时透析置管术",术后1周行"左前臂动静脉造瘘术",给予规律血液透析,纠正贫血,对症治疗至今。今患者为求进一步诊治,遂来医院,门诊以"慢性肾脏病5期,血液透析状态"收住肾移植科。患者发现高血压1年,服用降压药硝苯地平控释片1片3次/d(tid),血压控制不佳,约151/89 mmHg。患者既往体健,无糖尿病、冠心病等病史。无食物、药物过敏史。无家族遗传史。

思维引导:患者以"发现血肌酐高1年余,规律血液透析1年"为主诉入院,诊断为"慢性肾脏病5期,血液透析状态"。慢性肾脏病(chronic kidney disease,CKD)的定义为:①肾损伤(病理、血、尿、影像学异常)≥3个月。②肾小球滤过率<60 mL/(min·1.73 m^2),持续时间≥3个月。具有以上2条的任何1条者,就可以诊断为慢性肾脏病。

慢性肾脏病分为5期。1期:GFR>90 mL/(min·1.73 m^2)。2期:GFR 60~89 mL/(min·1.73 m^2)。3期:GFR 30~59 mL/(min·1.73 m^2)。4期:GFR 15~29 mL/(min·1.73 m^2)。5期:GFR<15 mL/(min·1.73 m^2)(或已经透析者)。5期也就是慢性肾脏病的终末期,此期的防治目标和措施是适时肾替代治疗。

终末期肾病患者的主要病理生理改变:肾是人体调节机体液体容量、电解质、酸碱平衡和血红蛋白水平的主要脏器,同时也是清除血循环中药物和毒素的过滤器。长期慢性肾衰竭将引起全身脏器功能的改变。术前需要完善相关检查,对终末期肾病患者进行全面评估。

（二）辅助检查

辅助检查结果

（1）实验室检查结果:红细胞计数3.82×10^{12}/L,血红蛋白114 g/L,血小板计数93×10^9/L。钾5.79 mmol/L,血肌酐963 μmol/L,尿素18.38 mmol/L,丙氨酸转氨酶58 μmol/L。NT-proBNP 3 654.72 pg/mL。超敏肌钙蛋白T 0.236 ng/mL,肌酸激酶同工酶7.96 ng/mL,肌红蛋白159 ng/mL。余检验结果均未见明显异常。

（2）影像学检查结果如下。

1）ECG：大致正常心电图。

2）超声：双肾体积小并弥漫性回声改变伴血流减少，双肾囊肿。

3）心脏彩超：室间隔增厚，二尖瓣少量反流，左心室舒张功能下降。

思维引导：终末期肾病患者由于高容量负荷、高压力负荷和高浓度的肾素-血管紧张素，患者最终出现高血压和心肌病，它是肾衰竭患者的重要死亡原因，约占50%。该患者NT-proBNP 3 654.72 pg/mL，超敏肌钙蛋白T 0.236 ng/mL，肌酸激酶同工酶7.96 ng/mL，肌红蛋白159 ng/mL，心脏彩超示室间隔增厚，二尖瓣少量反流，左心室舒张功能下降，均提示患者出现心肌的损伤，心功能受到影响。

在血液系统方面，由于促红细胞生成素合成和释放减少，血液透析致血细胞反复丢失，尿毒症引起骨髓造血功能抑制，以及铁、叶酸、维生素B_6和维生素B_{12}缺乏等，肾衰竭患者都会出现肾性贫血，通常Hb 50～80 g/L，HCT 15%～25%。该患者血常规示红细胞计数3.82×10^{12}/L，血红蛋白114 g/L，提示为轻度肾性贫血。该患者血小板计数93×10^9/L低于正常血小板计数，血小板黏附功能下降，出血时间延长，但PT和APTT正常。

由于肾排出水、电解质和游离酸的能力下降，患者会出现代谢性酸中毒、低钠血症、高氯血症和高钾血症。该患者钾5.79 mmol/L，术前需要注意高钾血症易引起心肌损伤、心律失常。肝肾功能检查示血肌酐963 μmol/L，尿素18.38 mmol/L，丙氨酸转氨酶58 μmol/L，需要术前积极准备透析，纠正内环境紊乱，降低围手术期风险。

（三）体格检查

体格检查结果

T 36.5 ℃，P 80 次/min，R 17 次/min，BP 155/76 mmHg，身高170 cm，体重65.0 kg

发育正常，营养良好，体型匀称，神志清，无义齿，张口度、颈部活动度正常，马氏分级Ⅱ级，无声音嘶哑。心脏听诊无明显异常，肺部听诊双肺呼吸音稍粗，未闻及明显干、湿啰音，余一般体格检查无特殊。

专科检查：慢性肾病面容，贫血貌，睑结膜苍白，双肾区及输尿管走行区无压痛及叩击痛，膀胱耻骨联合上未触及，会阴区及外生殖器未查，双下肢无水肿。

思维引导：患者体格检查肺部听诊双肺呼吸音稍粗，未闻及明显干、湿啰音。需要注意终末期肾病患者高容量负荷可能会使患者出现肺充血，引起低氧血症。

肾病病容的主要特点就是面色苍白和眼睑、颜面的水肿，以及舌质淡、边缘有齿痕。面色苍白主要是肾功能衰竭、促红细胞生成素减少、肾性贫血引起的；眼睑和颜面的水肿主要是肾小球滤过率下降、肾的水液代谢紊乱引起的；同时由于是慢性疾病，舌质会比较淡且边缘有齿痕。

（四）术前准备

术前准备

病情评估：通过患者症状、体征及各种辅助检查结果进行术前全面评估。评估患者心肺状况、术前透析情况、手术的难度及相关的并发症。

> 术前饮食：手术前48 h保持清淡流质饮食，禁食24 h，禁水6 h。
> 术前透析：术前24 h，血液透析1次。
> 术前用药：手术当天继续口服降压药。
> 术前备血：悬浮红细胞4 U。
> 目前情况：生命体征平稳。

思维引导：充分的术前准备对保障术中患者安全显得非常重要，需了解患者的心、肺、肝、肾功能及电解质、凝血功能的情况并尽可能纠正。长期透析的慢性肾衰竭患者，其患有心血管疾病的风险是正常人的10～30倍，超过50%的透析患者死于心血管疾病，因此，术前对心功能的评估非常重要。该患者辅助检查结果提示存在心肌损伤、心功能受到影响，可通过饮食、药物控制改善心功能。高血压的严重程度与肾移植的成活率成负相关，因此高血压患者术前应给予降压药物使血压控制在140/90 mmHg水平以下，术前嘱该患者继续口服降压药物，将血压控制在合适范围。

该患者术前电解质及肝肾功能检查结果异常，需术前24 h进行血液透析，使血钾降到正常范围（3.5～5.5 mmol/L），血尿素降到21.4 mmol/L以下，血肌酐降到10 mg/dL（1 mg/dL＝88.4 μmol/L）以下，若血钾浓度>6 mmol/L应推迟手术。

该患者存在肾性贫血，术前给予促红细胞生成素以纠正贫血，并充分备血。终末期肾病患者免疫功能低下，常合并有不同程度感染，需注意控制和预防感染。除非紧急情况，需在充分准备后才考虑手术和麻醉。

（五）术前小结

简要病情：患者男性，39岁。以"发现血肌酐高1年余，规律血液透析1年"为主诉就诊。门诊以"慢性肾脏病5期，血液透析状态"收住肾移植科。完善相关检查，术前给予规律透析，控制血压，调整患者内环境，纠正患者肝肾功能，目前生命体征平稳，术前准备充分。

术前诊断：慢性肾脏病5期。

拟施手术名称和方式：全麻下亲属活体肾移植术。

二、麻醉管理

（一）麻醉准备及诱导

> **麻醉诱导过程**
>
> 患者入室后开通静脉通路，连接心电监护，BP 145/85 mmHg，HR 86次/min，氧饱和度100%。经超声引导下行腹横平面神经阻滞（TAP），后行超声引导下桡动脉穿刺测压。行血气分析，监测电解质尤其是钾离子浓度3.8 mmol/L。在BIS脑电监测下行静脉全身麻醉诱导，静脉注射依托咪酯14 mg、舒芬太尼40 μg、顺式阿曲库铵14 mg，麻醉起效后，气管插管。

思维引导：麻醉药物的选择原则上应有利于移植肾的功能恢复且无肾毒性。此外，肾衰竭还可通过对肝血流、肝代谢酶活性，以及药物与蛋白结合等的影响而改变药物的分布与代谢。因此，在使用通过肝代谢的药物时也应慎重。

1. 镇静药　丙泊酚和依托咪酯均是常用的诱导药物。40%～60%肾移植患者丙泊酚的镇静诱导剂量（BIS 50）明显高于正常患者，部分在于贫血所致的高动力循环、高血容量抵消了低蛋白结合率的作用。依托咪酯具有血流动力学稳定的特点，其肾上腺的抑制作用与肾移植患者接受氢化可的松类药物或免疫抑制剂之间无明显相关作用。

2. 吸入麻醉药 地氟醚不被生物降解,对肾衰竭患者肾功能没有影响,可以作为首选的吸入麻醉药。七氟烷和安氟烷经生物降解为无机氟化物,当血浆氟化物峰浓度>50 mmol/L 时可致肾毒性,但可以通过加大新鲜气流量的方法来降低血浆中的氟化物浓度。当新鲜气流量>4 L/min 时,未发现七氟烷对轻度肾功能损害患者肾功能指标的影响。异氟醚和氟烷降解产生的氟化物浓度较低,其产生肾毒性的可能小,相对安全。

3. 阿片类镇痛药 首选短效阿片镇痛药瑞芬太尼,其清除不依赖于肝肾功能,主要经血和组织中的酯酶所代谢。但患者在苏醒期间的躁动发生率较高,在关腹前静脉注射小剂量的布托啡诺(0.3~0.4 mg)可降低躁动的发生率。舒芬太尼的清除半衰期在肾功能不全的患者中没有显著不同,可安全使用。芬太尼主要经肝代谢,有7%原形通过肾排出,长时间使用可能有蓄积。

4. 肌肉松弛药 首选顺式阿曲库铵,其依靠霍夫曼消除和血浆胆碱酯酶消除,不依赖肝、肾代谢,其作用时间也不受肝肾功能的影响。罗库溴铵和维库溴铵主要经肝代谢、肾排泄,在肾衰竭患者其作用时间均延长,重复注射可致药物蓄积。

该患者麻醉诱导选用了血流动力学稳定的依托咪酯、清除半衰期在肾功能不全患者中没有显著不同的舒芬太尼、不依赖肝肾代谢的顺式阿曲库铵,诱导期生命体征平稳。同时术前行腹横平面神经阻滞,可减少围手术期阿片类药物用量,增强术后镇痛效应。

(二)麻醉维持

麻醉维持及术中病情变化、处理

麻醉维持:术中2%地氟醚,丙泊酚5 mg/(kg·h),瑞芬太尼0.2 μg/(kg·min)麻醉维持,根据需要间断推注肌肉松弛药。关注生命体征的变化,重点关注血压的变化,维持血压不要过低。肾动脉开放前,持续泵注多巴胺2~3 μg/(kg·min),维持血压稳定,保障移植肾的灌注。整个手术过程,血流动力学平稳,术后镇痛,给予帕洛诺司琼0.25 mg预防术后恶心、呕吐。总体手术顺利,麻醉满意,术中出血<10 mL,液体实入量1 000 mL,尿量300 mL。

思维引导:肾移植术中麻醉管理关键在于维持循环系统的稳定,防止各种原因造成的血压波动,确保移植肾的有效血流灌注。

肾移植术中低血压发生率高达49.6%,而且会严重影响移植肾功能。因此,一定要积极有效地防治术中低血压。一般认为,在肾血流开放前,最理想的血压是维持收缩压至术前基础血压或略高,以保证移植肾足够的滤过压。低血压发生的原因主要有:①术前血液透析的患者,血容量不足,如伴有严重贫血者更常见;②椎管麻醉时,阻滞平面过广;③全身麻醉时,尤其是麻醉诱导后麻醉药物对心血管功能产生的抑制作用;④移植肾血管开放后,血液的重新分布,酸性代谢产物进入循环导致血管扩张;⑤开放吻合血管时使用了利尿剂等。因此,应在易于发生低血压的各个阶段采取相应的防治措施,如椎管内麻醉给药时,应避开移植肾血流开放前后30 min;肾动脉开放后,注意及时纠正代谢性酸中毒;尿多及时补液等措施。此外,尽量避免使用有α受体激动的血管收缩药。因为使用α受体激动剂可引起移植肾血管收缩,减少肾灌注,影响移植肾功能。多巴胺作为肾移植围手术期常规辅助用药,小剂量0.5~2.0 μg/(kg·min)静脉输注多巴胺,可兴奋位于近曲小管段血管的多巴胺受体1,扩张肾动脉,促进排钠利尿;同时与交感神经节前神经末梢及肾上腺的多巴胺受体2结合,抑制去甲肾上腺素和醛固酮的分泌,间接促进尿量增加。中等剂量2~10 μg/(kg·min)的多巴胺兴奋心肌的β$_1$受体,增加心输出量,也可促进神经末梢释放去甲肾上腺素,兴奋心肌,提高动脉压,相应增加肾灌注压,促进利尿。但是中等剂量的多巴胺兴奋β$_1$受体,心肌氧耗增加,有心律失常的不良反应,术中需密切监测生命体征。

肾移植患者术中的容量管理非常重要,容量不足会引起低血压,导致重要脏器缺血、移植肾功能障碍,严重者可发生心脏停搏,容量过多会发生左心衰竭。因此,对容量的管理应把握一个度,如果输注的液体选择不恰当,也会引起酸中毒、高血钾等并发症。因此,术中正确的液体选择和容量管理对患者围手术期的安全及移植肾的功能恢复都至关重要。常用的晶体溶液可选择生理盐水,生理盐水不含钾离子,在肾移植患者中常规使用。但由于其含有较高浓度的氯离子,因此大量使用后易引起代谢性酸中毒和高钾血症。胶体溶液只用于患者出现了严重的血管内容量不足而需要大量容量恢复时才考虑使用。白蛋白是最为理想的胶体溶液。明胶注射液和葡聚糖已被证明具有肾毒性,因此要慎用。通常情况下患者术中补液应控制输液量 40~60 mL/kg,同时根据患者的 CVP、BP 及心功能情况来进行调整,维持 CVP 在 10~15 mmHg 范围。在麻醉开始与肾动脉开放前期间,不仅要考虑血液透析所致脱水,而且还应考虑麻醉后血管扩张所致低血容量,适当快速输液,以免造成血流动力学紊乱和心力衰竭。在此阶段应以晶体溶液和胶体溶液为主,扩充血容量。维持足够的灌注压是启动移植肾功能的关键所在。因此,肾动脉开放时除了维持 CVP 在 10~15 mmHg 范围外,同时还应维持血容量>70 mL/kg、血浆容量>45 mL/kg、肺动脉压>20 mmHg。如果原有肾性高血压,血压下降一般不应超过 25%。当患者术中出血较多时,可以输注洗涤红细胞,并可给予白蛋白提高胶体渗透压,辅以适量平衡液。

该患者术中出血不多,肾动脉开放前,适度补液,持续泵注多巴胺 2~3 μg/(kg·min),维持收缩压至术前基础血压,保证移植肾足够的灌注压;肾动脉开放后,及时纠正代谢性酸中毒和电解质紊乱,术中生命体征平稳。

(三)术后管理

术后治疗及恢复

患者麻醉顺利,清醒拔管后,无明显疼痛、恶心呕吐,安返病房。查体:T 36.3 ℃,P 85 次/min,R 20 次/min,BP 136/85 mmHg,神志清,精神可。

术后予以抗感染、抗真菌、抗病毒、化痰雾化、营养支持治疗,根据检查结果调整免疫药物应用。术后复查腹部超声检查,肾动脉充盈好,无肾周积液,患者血常规及电解质无明显异常。患者恢复可,未诉特殊不适,准予出院。

思维引导:术后可于手术室内或麻醉恢复室进行麻醉恢复,可应用新斯的明拮抗肌肉松弛药残余作用,勿用舒更葡糖钠拮抗罗库溴铵,因为舒更葡糖钠是罗库溴铵特异性拮抗剂,其与罗库溴铵的结合产物全部经过肾排出,肾移植术后肾功能还有待逐渐恢复,舒更葡糖钠不应用于终末期肾病患者。术后苏醒拔管尽量保持稳定,防止呛咳引起腹内压增高导致移植物移位或血管吻合口损伤。

早期密切关注尿量十分重要,尿量急性减少时应立即查找原因,给予相应处理。术后并发症包括血管内血栓形成(1%~2%)、切口血肿(1%~2%)和感染(25.7%~75.1%)。术后镇痛选用无活性代谢物的合成阿片类,TAP 阻滞效果佳。该患者术前给予腹横肌平面神经阻滞,术后给予帕洛诺司琼止吐,静脉镇痛泵配方为舒芬太尼及地佐辛。术后患者镇痛效果满意,未诉特殊不适。术后复查腹部超声检查,肾动脉充盈好,无肾周积液,血常规及电解质无明显异常。患者恢复可,未诉特殊不适,准予出院。

三、思考与讨论

该患者术前以"发现血肌酐高 1 年余,规律血液透析 1 年"为主诉入院,诊断为"慢性肾脏病

5 期,血液透析状态。终末期肾病患者常伴有其他系统功能的损害,在肾移植围手术期麻醉管理过程中,应该充分考虑相关病理生理变化,并进行妥善处理。终末期肾病患者由于高容量负荷、高压力负荷和高浓度的肾素–血管紧张素,患者最终出现高血压和心肌病。术前给予该患者详细术前检查,根据检查结果给予对症处理及积极会诊治疗。患者术前给予规律透析、控制血压、调整内环境、纠正肝肾功能等充分术前准备后,方行全麻下亲属活体肾移植术。

相比于其他实体器官移植,肾移植手术时间短,术中出血较少,良好的麻醉管理,有利于促进移植肾功能恢复,减少术后并发症的发生,提高肾移植远期疗效和受者预后。术中该患者麻醉诱导和维持,在麻醉深度监测下,选用有利于移植肾的功能恢复且无肾毒性的麻醉药,如地氟醚、瑞芬太尼、顺阿曲库铵等,术中维持充足的麻醉深度,保持血流动力学稳定。术中注意该患者的容量管理和血压管理,术中晶体溶液选择生理盐水,胶体溶液选择白蛋白补充液体扩容治疗。开放肾动脉后,防止血压过低,给予低剂量多巴胺泵注,维持血压在基础血压水平或稍高于基础血压,保障移植肾的灌注,及肾功能的恢复。该患者移植肾血流开放后,尿量恢复良好。

术后患者苏醒后,平稳状态下安全拔出气管导管,患者术前给予超声引导下腹横平面神经阻滞,术后给予静脉镇痛泵自控镇痛,未诉不适。术后复查腹部超声检查,肾动脉充盈好,无肾周积液,血常规及电解质无明显异常。患者恢复可,安全出院。

四、练习题

1. 肾移植患者术前评估有哪些注意事项?
2. 肾移植患者术中麻醉选择麻醉药物有何要求?
3. 肾移植患者手术中,血流动力学的变化特点及处理是什么?

五、推荐阅读

[1]王强,谯瞧.中国肾移植麻醉技术操作规范(2019 版)[J].中华移植杂志,2020,14(1):17–20.

[2]李继,柯希建,陈堃,等.术前腹横肌平面阻滞用于肾移植术后镇痛的效果[J].中华麻醉学杂志,2017,37(11):1353–1355.

[3]李洪.肾移植麻醉的围手术期管理[J].中华临床医师杂志,2012,6(4):817–821.

[4]吴建永,雷文华.中国肾移植围手术期加速康复管理专家共识(2018 版)[J].中华移植杂志,2018,12(4):151–156.

[5]SABATINO A,REGOLISTI G,KARUPAIAH T,et al. Protein–energy wasting and nutritional supplementation in patients with end–stage renal disease on hemodialysis[J].Clin Nutr,2017,36(3):663–671.

[6]CALIXTO FERNANDES M H,SCHRICKER T,MAGDER S,et al. Perioperative fluid management in kidney transplantation:a black box [J]. Crit Care,2018,22(1):14.

（薛金虎）

第五章　普外科麻醉

案例 13　胸骨后巨大甲状腺肿患者的麻醉

一、术前访视

(一)病史

患者病史

患者男性,74 岁,以"呼吸困难半月余,加重 2 d"为主诉入院。患者半月余前无明显诱因出现呼吸困难,伴吞咽困难,无头痛、头晕、咽痛、声嘶,未就医。2 d 前上述症状加重,遂至当地医院行彩超检查提示:甲状腺双侧叶多发囊实性及囊性结节,甲状腺左侧叶体积显著增大,内可及囊实性占位。CT 示:甲状腺左叶病变,气管受压变窄;肺气肿;右肺下叶炎症伴钙化。建议甲状腺病变行手术治疗。患者及家属要求转上级医院进一步诊治,以"胸骨后甲状腺肿"收入院。患者既往高血压病史 30 余年,血压最高达 180/110 mmHg,平素口服硝苯地平缓释片及美托洛尔,血压控制可;陈旧性脑梗死 20 余年,无明显后遗症;无糖尿病、冠心病、结核等病史。无药物、食物过敏史。个人史、婚育史及家族史均无特殊。

思维引导:胸骨后甲状腺肿是指肿大的甲状腺大部分或完全位于胸骨入口水平以下,是前上纵隔常见的肿瘤,病理上可为结节性甲状腺肿、甲状腺腺瘤,偶可为甲状腺癌或甲状腺炎。胸骨后甲状腺肿通常生长缓慢,病史较长。临床表现可见颈部隆起,并由于肿大的甲状腺压迫周围器官,可引起声嘶,吞咽不适,以及上腔静脉综合征等症状,严重者可出现呼吸困难甚至窒息。成人气管平均长度 10~13 cm,直径 2.0~2.5 cm,由 16~20 个 C 形软骨环组成,气管软骨和黏膜均含有丰富的弹性纤维组织,气管形态取决于应力状态,在生理负荷范围内能适应外力作用。但通常受外来压力达 50~70 cmH_2O 即可引起气管萎陷,如颈部肿瘤、血肿压迫致气管狭窄。所以一旦确诊胸骨后甲状腺肿,应积极行手术治疗,否则随着病情的进展,甲状腺肿体积增大会给手术操作带来困难,也可因头部体位的改变或蜕变的囊腔内出血而引起突然窒息的极端情况。

(二)辅助检查

辅助检查结果

(1)白细胞计数 $12.96 \times 10^9/L$,中性粒细胞百分比 94.7%。

（2）纤维蛋白原测定5.37 g/L，红细胞沉降率（简称血沉）27 mm/h。

（3）游离甲状腺素22.2 pmol/L，促甲状腺激素0.29 μIU/mL。

（4）超声：甲状腺左叶体积显著增大，内可及数个囊实性及囊形结节，较大者为囊实性，大小约84 mm×78 mm×51 mm（上下径×左右径×前后径），边缘光整，内以囊性为主，囊内部分透声差，可见弱回声堆积，并及点状强回声。甲状腺右叶体积正常，内可探及数个囊实性结节。双侧颈部未见明显异常肿大淋巴结回声。超声提示：甲状腺左侧叶囊实性占位（TI-RADS分级3级，结节出血囊性变），余甲状腺双侧叶多发囊实性及囊性结节（TI-RADS分级3级）。

（5）颈部CT：甲状腺左侧叶区见不规则软组织团块影，大小约83 mm×75 mm×61 mm，增强呈轻度均匀强化，与邻近血管分界清晰，气管受压变窄（图5-1）。甲状腺右侧叶见小片状低密度影，增强后可见明显强化。双侧鼻咽、口咽、喉咽部软组织对称，咽鼓管咽口及咽隐窝清晰，会厌、声带、室带光整，双侧颈部各区未见肿大淋巴结。CT提示：甲状腺左侧叶占位，气管受压变窄，甲状腺右叶结节。

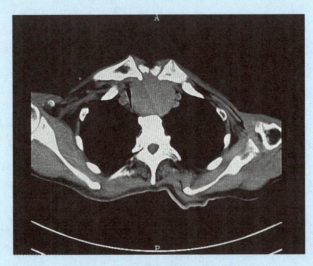

图5-1　气管最狭窄部位CT图像

（6）心电图：多数导联T波平坦，性质待定。

（7）心脏彩超：主动脉瓣退行性变，左心室舒张功能下降。

　　思维引导：胸骨后甲状腺肿的诊断可以依靠询问病史、体格检查、超声、CT和MRI确诊。CT检查是最有效的术前检查手段，颈部和胸部的CT扫描可以显示颈部甲状腺肿与纵隔肿块的连续性，并识别胸腔内甲状腺肿的组织平面，更好地显示出肿块的位置、大小及与其他结构的关系和组织学特性。螺旋CT图像后处理技术可用于术前的气道评估，包括三维重建法、容积再现法、仿真支气管镜法等，可以显示气管狭窄的长度、部位，严重程度、狭窄段上下界与声门和隆突的距离等，同时显示支气管狭窄所造成的相关并发症，如局限性肺不张、组织水肿、肺部感染等。该患者经仔细阅片，患者甲状腺左叶占位大部分位于胸骨后，气管受压右移变窄，测量患者声门至隆突总长度为11 cm，狭窄段长3 cm，狭窄段上界距声门5 cm，下界距隆突3 cm，根据图5-1测量气道最狭窄处为5.5 mm。结合超声与CT甲状腺左叶为囊实性占位且以囊性为主，考虑囊内出血可能性较大。胸骨后甲状腺肿通常生长缓慢，患者近半个月突然出现呼吸困难，并于近2 d加重，快速出现并加重的呼吸困难症状也与甲状腺肿囊内出血诊断相符。

(三)体格检查

体格检查结果

T 36.5 ℃,P 67 次/min,R 18 次/min,BP 144/87 mmHg,身高 175 cm,体重 65.0 kg

发育正常,营养中等,体形消瘦,神志清,四颗上切牙为义齿,活动可取下,张口度、颈部活动度正常,无下颌退缩,马氏分级Ⅱ级。无声嘶、颈静脉无怒张,颈部甲状腺肿大不明显,吞咽时可见肿块自左锁骨下移至左锁骨上窝,触之质软无疼痛,气管向右偏移。呼吸运动增强,双肺呼吸音粗,未闻及明显干、湿啰音,余体格检查无特殊。患者夜间睡眠时无特殊体位要求,但自觉左侧卧位更舒适,偶有憋醒;吞咽固体食物时感下咽困难,近日饮食以流食为主。

思维引导:该患者因"呼吸困难半月余,加重 2 d"为主诉入院,除常规评估心肺功能、运动耐力、器官功能外,还要重点评估气道情况。对于该类患者术前气道评估、麻醉诱导、气管插管和术后拔管是麻醉的重点和难点。术前的气道评估要明确气道狭窄的长度、部位、严重程度、狭窄段的上下界距离声门和隆突的距离。该患者张口度、头颈活动度正常,马氏分级Ⅱ级,甲颏间距>6.5 cm,无下颌退缩和门牙前突,判断患者喉镜引导下声门暴露困难的可能性较小。该患者的呼吸困难,源于胸骨后甲状腺肿压迫导致的声门下大气道狭窄,在麻醉的气道管理上属于可预料的困难气道,麻醉前应按照困难气道的处理流程,制订详尽合理的麻醉计划。

(四)术前准备

术前准备

术前用药:二羟丙茶碱注射液 0.25 g 输液泵泵入,qd。患者术前白细胞计数及中性粒细胞百分比高,血沉快,术前胸部 CT 提示右肺下叶炎症伴钙化,给予头孢哌酮舒巴坦针 3 g ivgtt q8h,抗感染治疗;激素雾化吸入平喘治疗。艾司奥美拉唑 40 mg ivgtt qd,抑制胃酸分泌保护胃黏膜。继续口服降压药物,控制血压,血压波动于(130～145)/(80～97) mmHg。

目前情况:患者仍存在吞咽困难,呼吸困难较前好转。鼻导管吸氧 2 L/min,行血气分析:pH 值 7.422,$PaCO_2$ 41.3 mmHg,PaO_2 142 mmHg。

思维引导:胸骨后甲状腺肿是明确的手术指征。患者术前合并呼吸困难,白细胞增高,肺部感染等不良因素,术前应优化患者的气道情况,以减少术后气道并发症的发生。该患者术前给予茶碱类应用及激素类雾化吸入,平喘疏通气道;头孢类抗生素抗感染治疗减轻肺部炎症;奥美拉唑抑制胃酸分泌,保护胃黏膜以降低术后应激性溃疡的发生。通过术前呼吸系统的治疗,患者的呼吸困难较前稍有好转。在低流量吸氧的状态下血气分析不存在低氧血症和二氧化碳蓄积。患者精神、饮食状态好转,血压平稳,术前准备充分。

(五)术前小结

简要病情:患者以"呼吸困难半月余,加重 2 d"为主诉入院。超声提示甲状腺左叶囊实性占位。入院后完善相关检查,结合辅助检查结果,"①胸骨后甲状腺肿;②大气道狭窄;③高血压;④肺气肿"诊断明确。术前给予抗感染、平喘、雾化、保胃、降压等治疗。目前生命体征平稳,有手术适应证,术前准备充分。

术前诊断:①胸骨后甲状腺肿;②大气道狭窄;③高血压;④肺气肿。

拟施手术名称:胸骨后甲状腺病损切除术,筋膜组织瓣成形术。

二、麻醉管理

(一)麻醉准备及诱导

麻醉诱导过程

患者清醒入室,面罩吸氧,常规心电监护,BP 148/82 mmHg,HR 70 次/min,氧饱和度98%。局部麻醉下行桡动脉穿刺置管测压。拟纤维支气管镜引导下行清醒气管插管,盐酸戊乙奎醚注射液0.5 mg静脉注射(iv)以减少呼吸道分泌物。以2%利多卡因经舌面、口咽、喉咽、声门依次喷洒表面麻醉,超声引导下行环甲膜穿刺,2%利多卡因4 mL气管内注射。麻醉过程中持续高流量吸氧,取使患者更加舒适的左倾体位并抬高上半身,观察患者生命体征平稳,无明显呛咳、呼吸困难发生。表面麻醉效果完善后,纤维支气管镜经口引导下气管插管顺利。纤维支气管镜下观察气管导管尖端越过气管狭窄段,通气良好,给予麻醉诱导:阿芬太尼2.5 mg、依托咪酯12 mg、罗库溴铵50 mg,诱导期间生命体征平稳。常规消毒铺巾,手术开始。

思维引导:针对麻醉期间的困难气道的管理,如何安全有效地建立人工气道,使其平稳地度过麻醉诱导过程是麻醉管理的重中之重。困难气道有多项临床实践指南或专家共识,其目的在于指导麻醉医师有效应对困难气道,制订安全有效的麻醉预案,提高气管插管一次尝试的成功率,保障气道操作期间患者的安全,避免或降低因困难气道和气道操作所造成的不良事件。

作为预期的困难气道,应当根据手术要求和患者的情况制订气道管理策略。清醒气管插管期间患者的自主呼吸和气道张力均能够保持,因此进行气管插管具有很高的安全系数,也是公认的处理预期的困难气道的金标准。当患者存在以下1种或多种情况时,麻醉医师应当优先考虑进行清醒气管插管。①通气困难,包括面罩和声门上通气困难。②误吸风险高。③患者无法耐受短暂的呼吸暂停。④紧急建立有创气道难度大。清醒气管插管在选择建立无创气道时,应预先确定无创设备的尝试顺序。单独使用某种设备遇到困难时可采用多种工具联合,如直接喉镜或可视喉镜联合可弯曲支气管镜等。应当注意反复尝试可增加气道创伤的风险,麻醉医师应当限制插管或放置声门上气道的操作次数,并在气管插管过程中积极寻求给氧机会,尝试间歇期间尽可能地为患者实施通气。如选择建立有创气道,同样应预先确定首选方案,如环甲膜切开术、气管造口术、经皮气管切开术、经导丝逆行引导插管术等。有创气道的建立,应当由受过有创气道技术培训的人员进行操作。如首选的有创气道建立方法失败或不可行时,应立即尝试通过其他方法建立有创气道,必要时可使用体外膜肺氧合(extracorporeal membrane oxygenation,ECMO)。2022 年 ECMO 首次出现在困难气道管理指南中,对于一些严重困难的气道如气道畸形、插管后气道狭窄、异物或肿物压迫所导致的困难气道等,ECMO 可能为有效的治疗措施。

针对该患者,依据《2022 年美国麻醉医师协会困难气道管理实践指南》的成人患者困难气道处理流程(图5-2),拟为患者行清醒气管插管。依据如下:该患者通过面部特征评估和体表解剖标志测量,考虑出现声门上困难气道的可能性较小,但患者由于胸骨后巨大甲状腺肿的压迫导致大气道狭窄,术前有吞咽困难及呼吸困难,夜间睡眠时虽无明显强迫体位,但左侧卧位减轻肿物对气道的压迫时患者自觉更为舒适,这些均是行常规诱导后可能出现大气道塌陷而导致面罩通气困难或插管困难的因素。此时的插管困难并不是指喉镜暴露困难或导管置入声门困难,而是因为该患者诱导后组织松弛,肿物压迫气管可能导致气道完全闭塞,使气管导管难以越过气管狭窄段而导致通气困难和氧饱和度下降。患者清醒保留自主呼吸,是气管插管操作过程中保证患者安全的有效措施。

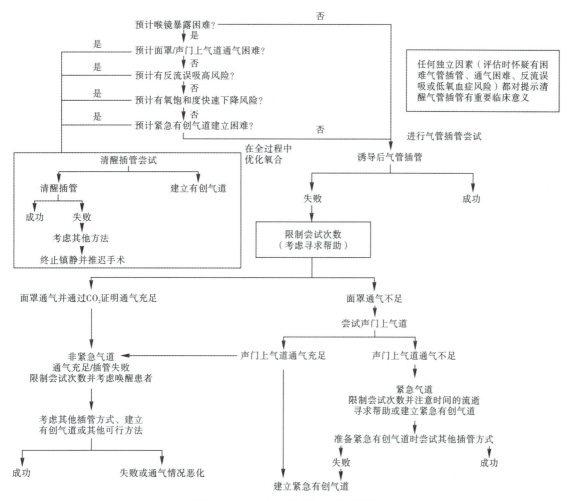

图 5-2 成人患者困难气道处理流程

颈部肿物压迫气管可导致气管软骨变形造成气道狭窄,甚至气管软化。这种狭窄在外力的作用下,仍可以得到一定程度的扩张。因此,可选择比狭窄区域最窄内径大的气管导管型号,满足患者通气换气需求。加强型气管导管柔软、弯曲灵活,可顺着气管的弯曲度插入;同时导管壁有钢丝支撑,可以对抗肿物的压力将气管撑开,且不易被肿物压瘪。因此,加强型气管导管更适于此类病人。使用纤维支气管镜引导直视下插管,能根据气管受压的不同方向调整置入气管导管的角度,降低气道损伤的风险,提高插管成功率。

选择合适的导管型号也非常重要,导管过细不利于通气,过粗又可能发生置入困难。为防止意外,气管插管前需准备好各种型号的气管导管。成人门齿到声门的距离一般为 13～15 cm,该患者声门距离隆突为 11 cm,狭窄段长 3 cm,狭窄段下界位于隆突上 3 cm,这就要求我们的气管导管一定要能够越过狭窄段,导管尖端要到达到隆突上 3 cm 以内,该患者经口气管插管应能达到 23 cm。最终选择 ID 6.0 号加强型气管导管(OD 8.2 mm,长度 27 cm),ID 5.5、5.0 号加强型气管导管备用。患者最狭窄处气道直径为 5.5 mm,气管导管外径比最狭窄处气道直径大 2.7 mm,结合彩超患者甲状腺为囊实性肿物且以囊性为主,肿物有弹性空间,估计在气管导管通过时能够撑开的概率较大。

气管内肿物导致气管管腔阻塞与气管外巨大肿块压迫导致气管管腔狭窄的麻醉管理重点是不一样的。气管内肿物容易在插管过程中出现脱落、出血,引起呼吸道梗阻。因此一般要选择比气管最狭窄处内径值更小的导管型号。而气管外巨大肿块压迫致气管管腔狭窄的患者气道管理的重点在于如何保证合适大小的气管导管前端顺利通过狭窄区域。气管狭窄的原因很多,如先天性气管狭窄、气管切开愈合后瘢痕增生、气管导管套囊压力过高或带管时间较长造成的插管后狭窄、食管癌放疗后气管狭窄等,这类患者多伴有气管僵硬,弹性及可扩张性差,需要选择小号的气管导管,临床上需要引起重视。

(二)麻醉维持

麻醉维持及术中病情变化、处理

麻醉维持:七氟醚、环泊酚、瑞芬太尼。患者术中血流动力学平稳,探查见左侧甲状腺腺体下级一大小约 8 cm×8 cm 囊实性结节,大部分位于胸骨后,活动度可,与周围组织轻度粘连,术中诊断为胸骨后甲状腺肿,游离囊肿边界提起肿物,予以完整切除。术中快速病理结果显示左侧甲状腺结节性甲状腺肿伴囊性变,局部见少量分化良好的鳞状上皮成分,考虑鳞化。总体手术顺利,麻醉满意,手术历时 58 min,术中出血 10 mL,液体实入量 1 300 mL,尿量 100 mL。

思维引导:该患者术中证实胸骨后甲状腺肿,甲状腺左叶囊实性结节,大小约 8 cm×8 cm,以囊性为主,予以完整切除。整体手术顺利,术中出血少,生命体征平稳。患者为 74 岁高龄,术前合并高血压及陈旧性脑梗死,术中维持血压波动于基础血压的±20%以内,以预防心脑血管意外的发生。

(三)术后管理

术后治疗及恢复

手术结束后,考虑患者虽然术前存在吞咽及呼吸困难,气道受压明显,术中探查气管软骨环未见明显气管软化的病理改变,且手术已解除肿大的甲状腺对气管的压迫,决定于术毕拔出气管导管。术后待患者意识肌力恢复正常,可配合指令性动作,且无明显呛咳反应,在纤维支气管镜的引导下将气管导管退至声门下,未见气道有明显塌陷,患者通气良好,遂拔除气管导管。拔管后未出现呼吸困难,观察生命体征平稳,安返病房。术后给予抗感染、补液、镇痛、止吐、抑酸等处理。

术后第 5 天,患者恢复可,未诉特殊不适,颈部敷料干燥、无渗出,准予出院。

思维引导:拔管是全身麻醉苏醒期的关键步骤。在拔管过程中,患者的呼吸和气道将从控制状态转为非控制状态,尤其对于术前存在呼吸困难的患者而言,拔管期间呼吸系统相关并发症十分常见。作为气管插管策略的延伸,《2022 年美国麻醉医师协会困难气道管理实践指南》推荐拔管前预先制定拔管策略。包括评估患者拔管的准备情况、选择合适的时机及患者体位、选择清醒拔管或恢复意识前拔管、判断是否短期使用气管交换导管或声门上气道以备再次插管,以及评估是否需要气管切开。尤其需注意评估拔管后可能对通气产生不利影响的临床因素,如肥胖、阻塞性睡眠呼吸暂停综合征、关节活动障碍等。指南推荐熟悉患者气道的人员在场协助拔管,并在整个拔管过程中为患者积极寻求给氧机会。该患者并不存在声门上通气困难,作为因甲状腺肿大压迫导致的大气道狭窄患者,术后因气管软化导致大气道塌陷,是引起术后通气功能障碍的主要因素。气管软化多由于肿大的甲状腺长期压迫气管,导致局部血液不足,纤维气管失去弹性,软骨退化萎缩引起。对于巨大甲状腺肿压迫导致大气道狭窄的患者,无论术中探查气管软骨有无明显软化,拔管前都应实验性退管,评估患者的气道通畅情况,防止因拔管后气道塌陷致缺氧窒息和二次插管的情况。本例患者在纤维支气管镜的引导下将气管导管退至声门下即原狭窄段的近端,观察气道无明显塌陷且患者通气良好再拔除气管导管,是相对安全的。如术中发现患者气管软化明显,可将气管外壁外层悬吊于带状肌上,术后可考虑延迟拔管,维持气管插管 24～48 h,以加强周围组织对软化气管的支撑性,拔管时也要采取防止窒息的相应措施。该患者术后恢复良好,于术后第 5 天顺利出院。

三、思考与讨论

《2022 年美国麻醉医师协会困难气道管理实践指南》最大的亮点是将困难气道管理策略分为预期的困难气道管理和非预期/紧急的困难气道管理两个方面,并进行了流程梳理。但无论是预期的困难气道还是非预期的困难气道,对于有条件的医疗机构均推荐将 ECMO 作为最后的希望。对严重气道狭窄患者,ECMO 可以代替机械通气,提供必要的组织氧合,其次能够保证患者血流动力学的稳定,为进一步治疗提供可靠而有效的呼吸与循环支持。Onozawa 等人于 1999 年报道了 ECMO 首次成功应用于治疗成人甲状腺癌引起的气道阻塞,从那时起该技术被应用于包括呼吸道在内的一系列外科手术中,如气管支架植入术、气管切开术和插管期间提供气体交换和血流动力学的支持。《2022 年美国麻醉医师协会困难气道管理实践指南》指出,处理预期的困难气道的首要任务是要保证足够的通气和氧合,而不是简单的气管插管。ECMO 也有其弊端,需要专门的设备和专业的团队,医疗费用高,若使用不当或需要长时间支持时,可能出现出血、血栓形成、感染、插管侧肢体缺血坏死等并发症。ECMO 是一种可行且安全的辅助危重气道手术顺利完成的办法,在麻醉诱导前决定是否使用至关重要。

在临床过程中,如果遇到非预期/紧急的困难气道,应当始终坚持以患者的生命安全为底线,严格遵循以下 6 项原则:①第一时间寻求帮助。②全力以赴优化氧合,患者会死于通气或氧合失败,而不会死于气管插管失败。在确认遇到非预期/紧急的困难气道时,应在保证患者氧合的基础上,尽快通过无创或有创的手段,建立人工气道或唤醒患者恢复自主呼吸,保证氧合是最为重要的。③参照流程积极处理,《2022 年美国麻醉医师协会困难气道管理实践指南》建议紧急情况下麻醉医师可参照困难气道手册或流程等资料进行思路梳理,避免出现混乱或错误。④无创气道管理,首选麻醉医师个人最擅长的工具,积极联合不同的工具,严格控制尝试的时间和次数。⑤有创气道管理,一旦明确指征,则应由经验丰富的人员尽快实施,越快越好。⑥必要时积极启动 ECMO。保障患者气道通畅、满足患者正常的通气和换气需求是颈部巨大肿块压迫致气管狭窄手术患者围手术期麻醉管理的关键。这类患者应当从气道的评估、准备、插管、拔管、随访等多个方面入手,麻醉医师应在不断更新指南知识的基础上,熟练掌握更多气道管理新技术,在气道管理前充分评估,细心准备,遇到紧急情况时冷静思考,保持思路清晰结合实际情况进行分析,作出判断和决策,才能为患者带来更安全、更舒适的麻醉体验。

四、练习题

1. 胸骨后甲状腺肿患者有哪些典型症状?
2. 甲状腺癌侵犯主气道的患者该如何实施麻醉?
3. 哪些种类的困难气道可以考虑在 ECMO 的支持下施术?

五、推荐阅读

[1]吴觉伦,申乐.全面评估、充分准备、合理决策、重视氧合——《2022 年美国麻醉医师协会困难气道管理实践指南》解读[J].协和医学杂志,2022,13(3):421-426.

[2]刘雨睿,王勇,李静静,等.2022 年美国麻醉医师协会《困难气道管理实践指南》解读[J].临床麻醉学杂志,2022,38(6):643-647.

[3]庄旭辉,马武华.体外膜肺氧合用于困难气道的研究进展[J].临床麻醉学杂志,2021,37(9):987-990.

[4]LAW J A,BROEMLING N,COOPER R M,et al. The difficult airway with recommendations for man-agement—part 1—difficult trache-al intubation encountered in an unconscious/induced patient[J]. Can J Anesth,2013,60(11):1089-1118.

[5]张奕文,李集源,杨少民,等.颈部巨大肿块致气管狭窄患者的气管导管型号探讨[J].中国医学创新,2017,14(21):74-77.

[6]文笛,陈昌林,万勇,等.清醒气管插管的局部麻醉方法应用进展[J].中国医药科学,2021,11(24):62-65,76.

（张亚南）

案例 14 乳腺外科手术患者麻醉诱导后过敏反应

一、术前访视

（一）病史

> **患者病史**
>
> 患者女性,28 岁,以"发现右乳肿块 1 年"为主诉入院。患者 1 年前体检发现右乳肿块,未触及,无局部红肿、发热、疼痛等特殊不适。乳腺彩超（本院）提示:双侧乳腺增生;右侧乳腺低回声结节（BI-RADS 分类为 3 类）。今为求诊治来医院,门诊以"右乳肿块"收入科。自发病来患者神志清,精神可,食欲正常,睡眠正常,大小便正常,体重无减轻。
>
> 患者既往体健,无吸烟、酗酒史,无手术、外伤输血史,无食物、药物过敏史。个人史、婚育史、家族史均无特殊。

思维引导:术前访视的目的是了解患者病史,评估麻醉风险;优化患者术前治疗方案,制订合适的麻醉方案;缓解患者术前紧张情绪,签署麻醉同意书。麻醉前病史采集需要了解患者吸烟史、饮酒史、麻醉手术史等,重点关注食物、药物过敏史,以及与麻醉不良事件密切相关的家族史。若患者合并慢性阻塞性肺疾病或哮喘等呼吸系统疾病,术前应了解患者平时是否有呼吸困难、喘息或慢性咳嗽、咳痰等症状,近期有无急性加重等情况,必要时可采用 6 min 步行试验或心肺运动试验评估患者活动耐量。

本例患者为 28 岁女性,诊断为右侧乳房肿块,疾病不影响患者的精神、食欲、睡眠和大小便。患者既往体健,无吸烟、酗酒史,无手术、外伤输血史,无食物、药物过敏史。因此,该患者麻醉风险较低,根据美国麻醉医师协会分级标准可评为 ASA I 级。

（二）辅助检查

> **辅助检查结果**
>
> (1)血常规、血生化指标,以及凝血功能:均无异常。
>
> (2)彩超（本院）:双侧乳腺增生;右侧乳腺低回声结节（BI-RADS 分类为 3 类）。
>
> (3)心电图:正常范围心电图。

思维引导:乳腺作为浅表器官,彩超可以提供较清楚的影像学资料,有利于辅助诊断。本例患者术前彩超显示右侧乳腺低回声结节,可为乳腺肿物的诊断提供依据。术前一些常规的检查主要包括血常规、尿常规、凝血四项、肝肾功能、电解质、心电图,以及胸片等,这些结果有助于对患者的整体状况进行判断,从而评估围麻醉期的风险。本例患者术前血常规、血生化指标,以及凝血功能均无异常,心电图显示正常。因此,患者无手术或麻醉禁忌证,初步评估能够耐受手术麻醉。

(三)体格检查

体格检查结果

T 36.6 ℃,P 82 次/min,R 18 次/min,BP 104/71 mmHg,体重 52 kg

发育正常,营养良好,体型匀称,神志清,无义齿,张口度、颈部活动度正常,马氏分级Ⅱ级。心肺听诊无异常。双乳基本对称,双乳头居同一水平线,无内陷及湿疹样变。双乳皮肤无橘皮征、酒窝征。双乳未及明显肿块。双腋下及双锁骨上下未触及肿大淋巴结,余一般体格检查无特殊。

思维引导:麻醉前访视时需要进行体格检查,除了内科要求的体格检查内容,麻醉前的体格检查主要关注患者的心肺功能评估和气道的评估,有既往病史者可结合病史重点进行体格检查。心肺储备功能可通过屏气试验、6 min 步行试验和代谢当量等方法来评估。气道的体格检查主要通过牙齿情况、张口度、颈部活动度和甲颏距离等来评估患者是否为困难气道。

本例患者发育正常,营养良好,体型匀称,神志清楚,无义齿,张口度、颈部活动度正常,马氏分级Ⅱ级。心肺听诊无异常,余一般体格检查和专科检查无特殊。故该患者查体结果显示心肺功能良好,不是困难气道,能够耐受手术和麻醉。

(四)术前准备

术前准备

完善术前准备,与患者及授权委托人沟通治疗方案,签署知情同意书。进行术前宣教,告知患者禁食、水时间,安抚患者紧张焦虑的情绪。拟全麻下择期行右乳肿块微创旋切术。

目前情况:患者生命体征平稳,一般情况可。

T 36.8 ℃,P 82 次/min,R 18 次/min,BP 104/71 mmHg。

思维引导:外科医生术前应与患者及授权委托人沟通治疗方案,确定手术治疗者需告知相关风险并签署知情同意书。麻醉医生术前需与外科医生和患者沟通,明确手术麻醉方式,评估患者围麻醉期风险,告知患者麻醉风险并签署知情同意书。同时全麻患者还需进行术前宣教,告知患者禁食水时间,安抚其紧张焦虑的情绪。乳腺肿物微创旋切术可根据肿物位置大小、手术需要以及患者意愿选择在局部麻醉或全身麻醉下实施,但局部麻醉术中需要患者的配合。本例患者术前较紧张,结合患者病情,多方沟通后本例拟在全身麻醉下择期行右乳肿块微创旋切术。术前告知患者注意事项,签署知情同意书,并安抚患者情绪。目前患者生命体征平稳,一般状况可。

(五)术前小结

简要病情:患者以"发现右乳肿块 1 年"为主诉入院。彩超示双侧乳腺增生;右侧乳腺低回声结节(BI-RADS 分类为 3 类)。入院完善相关检查,未发现明显手术禁忌证,辅助检查证实乳房肿物存在,患者肝肾功能正常,一般状况好,可耐受手术。

术前诊断:右侧乳房肿块。

拟施手术名称和方式:右乳肿块微创旋切术。

二、麻醉管理

(一)麻醉准备及诱导

麻醉诱导过程

8:25 患者清醒入室,开放外周静脉,连接心电监护,BP 121/70 mmHg,HR 93 次/min,面罩吸氧,脉搏氧饱和度 100%。8:26 静脉滴注右美托咪定 30 μg,缓解患者紧张情绪。8:35 开始麻醉诱导,依次静脉注射依托咪酯 16 mg、舒芬太尼 20 μg 和顺阿曲库铵 8 mg。8:40 血压骤降至 60/45 mmHg,心率上升至 100 次/min,同时发现患者上臂和前胸部出现大面积皮疹,呈棘皮样变。考虑过敏反应,立即静脉推注肾上腺素 20 μg。超声引导下行桡动脉穿刺置管,并开放第 2 条静脉通路,快速输注 0.9% 氯化钠注射液扩容。8:42 再次静脉注射肾上腺素 30 μg,8:43 静脉注射去甲肾上腺素 20 μg,血压回升至 82/68 mmHg,心率为 80 次/min。8:45 静脉注射肾上腺素 100 μg,8:47 静脉注射去甲肾上腺素 100 μg,血压升至 120/70 mmHg,心率为 95 次/min。8:48 静脉持续泵注肾上腺素 0.02 μg/(kg·min),同时快速静脉滴注甲强龙 80 mg。8:50 静脉给予 10% 葡萄糖酸钙 10 mL。整个过程中患者气道压无明显变化,诱导前已备好喉罩,置入喉罩控制通气。8:50 消毒铺巾,开始手术。

思维引导:过敏反应是指抗原性物质触发的危及生命体征平稳的全身性高敏反应,临床多表现为危及生命的呼吸和循环危机,并常伴有皮肤和黏膜改变。围手术期引起过敏反应的主要物质包括肌肉松弛药、乳胶、抗生素、明胶、脂类局麻药、血液制品和鱼精蛋白等。

根据过敏反应的临床表现,其严重程度可分为 4 级:Ⅰ级表现为皮肤潮红、出现斑丘疹和荨麻疹,可伴或不伴有血管性水肿;Ⅱ级除表现皮肤、黏膜症状外,并伴有低血压、心动过速、呼吸困难和胃肠道症状等症状;Ⅲ级表现为危及生命的低血压、心动过速或心动过缓和心律紊乱;严重的支气管痉挛、皮肤和黏膜症状,以及胃肠功能紊乱;Ⅳ级表现为心脏停搏、呼吸停止。

麻醉中接触某种药物或物质后出现上述典型症状,抽血测定类胰蛋白酶和组胺水平升高,测定到特异性抗体,并对所接受的药物或物质皮肤试验为阳性,即可确定为过敏反应。但实际上,麻醉过程中的过敏反应多为突发,而且多数麻醉科并没有立即检测类胰蛋白酶和组胺的设备,因此临床上围麻醉期出现的过敏反应主要根据其症状进行临床诊断。

当满足以下 3 个标准中的任何 1 个时,极有可能发生过敏反应。

(1)皮肤和/或黏膜组织受累且急性发作(几分钟到几小时)(如全身性荨麻疹、瘙痒或潮红,皮肤、唇、舌或悬雍垂肿胀)和以下至少一项。

1)呼吸功能受损(如声嘶、咳嗽、胸闷、呼吸困难、支气管痉挛、喘鸣、发绀、呼气峰值流量降低、低氧血症)。

2)血压降低或终末器官功能障碍的相关症状(张力减退、晕厥、失禁)。

(2)暴露于可能的变应原后迅速(几分钟至几小时)出现以下两种或多种情况:①皮肤黏膜组织受累(如全身性荨麻疹、瘙痒或潮红,嘴唇、舌头或悬雍垂肿胀);②呼吸功能受损(如声嘶、咳嗽、胸闷、呼吸困难、支气管痉挛、喘鸣、呼气峰值流量降低、低氧血症);③血压降低或出现相关症状(如张力减退、晕厥、尿失禁);④持续的胃肠道症状(如腹部绞痛、呕吐)。

（3）暴露于已知变应原（几分钟到几小时内）后血压降低：①婴儿和儿童，收缩压低（相较于特定年龄）或收缩压降低>30%。儿童低收缩压按年龄定义如下：1 个月至 1 岁，收缩压<70 mmHg；1 ~ 10 岁，收缩压<[70 mmHg+2×年龄（岁）]；11 ~ 17 岁，收缩压<90 mmHg。②成人收缩压 <90 mmHg 或从基线测量值降低 >30%。

本例患者麻醉诱导后 5 min 血压骤降至 60/45 mmHg，心率上升至 100 次/min，同时发现患者上臂和前胸部出现大面积皮疹，呈棘皮样变，临床诊断为过敏反应。患者血压骤降大于基础值的30%，心率上升至 100 次/min，根据过敏反应的严重程度分级，可评估为过敏反应Ⅲ级，需要立即处理。

过敏反应的治疗主要从以下几方面进行：① 立即停止接触可疑物质。② 稳定循环。对于只有相关皮肤、黏膜症状的 Ⅰ 级患者不推荐使用肾上腺素治疗；对于 Ⅱ 级患者可静脉注射肾上腺素20 μg，倘若首次剂量无反应，可在 2 min 后再次静脉注射 50 μg，对于尚未建立静脉通路的患者，可予以肌内注射肾上腺素 300 μg；对于Ⅲ级患者可静注 50 ~ 100 μg，倘若首次剂量无反应，可在 2 min钟后再次静脉注射 200 μg，必要时可持续静脉输注 1 ~ 10 μg/min，循环受严重抑制时还可以合用去氧肾上腺素、去甲肾上腺素、血管升压素和胰高血糖素；对于Ⅳ级患者应立即启动心肺复苏治疗。同时快速输注电解质溶液，补充因毛细血管渗漏的液体丢失，维持有效循环容量。③ 缓解支气管痉挛，方法包括：吸入一定浓度的氧气，必要时气管内插管机械通气；吸入支气管扩张剂沙丁胺醇或异丙托溴铵；加深麻醉；也可静脉注射氨茶碱 5 ~ 6 mg/kg。④ 合用肾上腺皮质激素。首选氢化可的松如琥珀酸氢化可的松 1 ~ 2 mg/kg，6 h 后可重复给予，24 h 不超过 300 mg。也可静脉注射甲强龙1 mg/kg，最大剂量不超过 1 g。⑤ 抗组胺药物的联合应用。目前还没有药物能够完全预防过敏反应的发生，建议在足够的肾上腺使用和液体治疗后，可考虑抗组胺药物治疗。

本例患者临床诊断为过敏反应后立即静脉注射肾上腺素 20 μg，但对于Ⅲ级的过敏反应，该首剂量偏低，故后续又追加注射肾上腺素。经过多次应用肾上腺素、辅助应用去甲肾上腺素和快速的扩容，患者生命体征趋于平稳，血压回升至120/70 mmHg，心率95 次/min。为维持循环系统的稳定，本例静脉持续泵注肾上腺素 0.02 μg/(kg·min)，并静脉滴注甲强龙 80 mg。此外，本例还给予了葡萄糖酸钙注射液，葡萄糖酸钙能够降低毛细血管通透性，增加毛细血管的致密性，减少渗出，临床上可作为辅助用药。过敏反应还可出现气道受累的情况，如支气管痉挛、呼气峰值流量降低等，但本例患者未出现累及气道的症状，气道压无明显变化，因麻醉诱导前已备好喉罩，且患者无气道受累情况，故诱导后置入喉罩控制通气。若出现累及气道的症状，可根据上述方案用药并建立更稳定的气道通气条件，如气管插管。

（二）麻醉维持

麻醉维持及术中病情变化、处理

麻醉维持：采用 1% ~ 2% 的七氟醚吸入麻醉维持，持续静脉泵注瑞芬太尼镇痛。术中静脉泵注肾上腺素 0.02 μg/(kg·min)。手术过程顺利，术中麻醉满意，患者生命体征平稳。液体总入量约 2 000 mL，总出量约 100 mL。

思维引导：本例患者麻醉诱导后 5 min 出现过敏症状，考虑可能对某种麻醉诱导药物过敏。过敏反应出现后应立即停止所有可疑药物的使用，故在麻醉维持阶段应尽量避免使用诱导期所用药物，本例采用七氟醚吸入维持麻醉。

对于Ⅱ至Ⅳ级的过敏反应，肾上腺素是推荐的一线药物。肾上腺素的 β_2 受体激动作用可以缓解支气管平滑肌痉挛，α 受体激动作用可以使皮肤、黏膜、内脏血管收缩，并能兴奋心肌、增加心输出量,并升高血压;同时能抑制炎症介质释放。肾上腺素是过敏性休克的首选抢救药物。在危及生命的过敏反应的紧急治疗中,肾上腺素没有绝对禁忌证,但有心血管病史的患者和老年患者应警惕一些不良反应的发生。肾上腺素常见不良反应有心悸、苍白、出汗、恶心、呕吐、头晕、头痛等。严重不良反应包括室性心律失常、急性高血压、脑出血、肺水肿等。肾上腺素使用时应注意剂量、浓度和给药速度。当发生局部肾上腺素不良反应时,可使用$0.5 \sim 1.5$ mg酚妥拉明(稀释在1 mL氯化钠注射液中)局部浸润肾上腺素注射部位。

液体复苏也很重要。液体复苏可补充因毛细血管渗漏造成的液体丢失,维持有效循环容量。对于Ⅱ级和Ⅲ级患者,其液体复苏的初始剂量分别是晶体溶液0.5 L和1 L。如果效果不佳可以根据临床需要继续补充晶体溶液。对于严重的病例,如果条件允许,应尽快进行高级血流动力学评估以明确患者容量状态。Ⅳ级患者的液体复苏应遵循高级生命支持流程。本例患者出现过敏症状后快速开放第2条静脉通路,积极液体复苏。目前研究认为液体复苏时,晶体溶液优于胶体溶液,钠溶液优于糖溶液。

H_1受体拮抗剂用于缓解过敏反应中的皮肤和黏膜症状。有部分研究认为H_1受体拮抗剂可能会降低双相过敏反应的风险,其早期给药可能会减轻过敏反应的严重程度。

过敏反应发生后是否继续手术需根据手术紧急程度、症状严重程度和发生过敏反应时手术进度等情况综合考量。若患者接受了充分治疗后生命体征状态稳定,那么再次发生严重过敏反应的风险低于5%。有研究表明,Ⅰ～Ⅲ级患者继续手术并不影响预后,但术后至少严密监测$4 \sim 6$ h;Ⅲ～Ⅳ级患者建议术后返回重症监护室持续监测,并随时调整治疗方案。本例患者过敏反应诊断迅速,处理及时,患者生命体征维持平稳,顺利完成手术。

(三)术后管理

术后治疗及恢复

患者手术结束后停止麻醉用药,肾上腺素逐渐减量并最终停用,期间生命体征平稳。待患者清醒,自主呼吸完全恢复后拔出喉罩,转运至麻醉恢复室。恢复室观察40 min,患者意识清楚,生命体征平稳,转运至病房。患者在病房继续行心电监护,一级护理24 h。

术后第1天,患者神志清,精神可,未诉特殊不适。停用心电监护,改为二级护理。继续对症处理,密切观察病情。麻醉医生随访,告知过敏反应相关注意事项,嘱术后$4 \sim 6$周行皮肤试验确认变应原。

术后第2天,患者神志清,精神可,未诉特殊不适。外科医生查房后示患者术后恢复良好,可给予办理出院,嘱院外注意事项,不适随诊。

思维引导:麻醉过程中当患者接触某种药物或物质后出现典型症状时可行过敏反应的临床诊断,但确诊过敏反应需要特异性的抗原试验。过敏反应的特异性诊断试验主要有下述几种。①组胺浓度检测:过敏反应时血清组胺浓度显著增高(> 9 nM),其阳性诊断率为75%。但其半衰期仅为$30 \sim 60$ min,临床上难以常规检测。②类胰蛋白酶检测——应在出现临床症状1 h内、2 h和24 h抽血测定类胰蛋白酶水平,如果其血中浓度超过24 μg/mL或基础值的3倍即为阳性,其阳性诊断率为92%。③特异性IgE抗体检测:能检测到某种药物或物质的特异性IgE抗体,即可明确诊断对该药物或物质的过敏反应。④嗜碱性粒细胞活化试验:由于IgE介导和非免疫介导的严重过敏反应均可发生嗜碱性粒细胞的脱颗粒,表达于嗜碱性粒细胞上的标记分子CD63明显增加,用流式细胞技术可检测其标记分子CD63表达的增加。⑤皮肤试验:过敏反应消耗大量的肥大细胞和嗜碱性粒细胞,应在过敏反应发生后4~6周,机体恢复正常后完成可疑药物或物质的皮肤点刺或皮内注射试验,以确定变应原(表5-1)。

表5-1　皮试时麻醉中常用药应该被稀释的浓度

药物	原液/(mg/mL)	点刺试验/(mg/mL)	皮内注射/(μg/mL)
肌肉松弛药			
琥珀胆碱	50	10	100
阿曲库铵	10	1	10
顺阿曲库铵	2	2	20
米库氯铵	2	0.2	2
泮库溴铵	2	2	200
罗库溴铵	10	10	100
维库溴铵	4	4	400
镇静催眠药			
依托咪酯	2	2	200
咪达唑仑	5	5	500
丙泊酚	10	10	1 000
硫喷妥钠	25	25	2 500
麻醉性镇痛药			
阿芬太尼	0.5	0.5	50
芬太尼	0.05	0.05	5
吗啡	10	1	10
瑞芬太尼	0.05	0.05	5
舒芬太尼	0.005	0.005	0.5
局麻药			
布比卡因	2.5	2.5	250
利多卡因	10	10	1 000
罗哌卡因	2	2	200

　　本例患者在麻醉诱导后5 min出现过敏反应相关症状,结合围手术期常见的致敏物质,推测患者可能对肌肉松弛药顺阿曲库铵过敏。但特异性致敏物质的确定需要在术后4~6周行皮肤试验。很遗憾本例患者术后未再来医院行皮肤试验,这也提示我们对患者有关过敏反应的宣教尚有不足,未引起患者足够重视。

　　过敏反应可在数秒或数分钟出现急性期症状,需及时发现,果断处理;晚期症状通常持续4~6 h,也有延续达24 h,需要在重症监护室监测,随时调整治疗方案,维持生命体征稳定。患者痊愈后4~6周应该完成皮肤试验,确定变应原,并将结果告知患者和家属,同时填写过敏反应警示卡记录在案。本例患者术后行心电监护,一级护理,密切观察24 h,患者生命名体征平稳,撤除监护,改为二级护理。麻醉医生术后随访告知患者和家属过敏反应相关注意事项。手术恢复后患者顺利出院。

三、思考与讨论

目前还没有药物能够完全预防过敏反应的发生。既往有围手术期严重过敏反应或原因不明的围手术期事件是后续手术中发生严重过敏反应的唯一危险因素,对于此类患者术前可行变应原筛查。

麻醉前访视需详细了解患者或家族成员有无食物药物等过敏史。但需注意即使没有任何过敏史的患者也可能出现严重的过敏反应,正如本文所示的病例,故不论何种大小的手术,麻醉医生都需要谨慎用药,密切观察。

术前哮喘患者应尽可能控制好呼吸系统症状后再进行麻醉。β 受体阻滞剂可加重过敏反应,并且降低对肾上腺素的反应性;血管紧张素转化酶抑制剂可能干扰机体针对严重过敏反应的代偿性生理反应,并且加重缓激肽引起的血管变化,因此,对于围手术期过敏反应高风险的患者,尤其是不能最终确定致敏药物时,应结合患者的基础病情来决定是否在麻醉前停用这两类药物。抗生素要尽量与其他药物分开应用且缓慢输注。

目前尚无证据表明 H_1 受体拮抗剂、H_2 受体拮抗剂或糖皮质激素可预防或减轻 IgE 介导的过敏反应的严重程度。但对于可疑阿片类药物、肌肉松弛药、万古霉素过敏的患者,可预先给予 H_1 受体拮抗剂或糖皮质激素,同时缓慢输注药物,可能减轻非特异性组胺释放所引起的 I 级反应。

围麻醉期过敏反应常因麻醉药物的应用、无菌单的遮挡和手术刺激等原因不易发现,故麻醉医生应密切监护,时刻关注患者病情变化。过敏反应往往以突发形式出现,严重程度不一,需要及时的处理。因此,麻醉医生应熟悉过敏反应的症状,掌握过敏反应的诊断和鉴别诊断,并会根据其严重程度进行处理。此外,相关内容的宣教和变应原检测试验有助于后续避免严重过敏反应的出现。

四、练习题

1. 过敏反应有哪些典型症状?

2. 过敏反应的临床诊断标准和特异性诊断试验有哪些?

3. 过敏反应的严重程度如何分级以及如何进行处理?

五、推荐阅读

[1] 吴新民,薛张纲,王俊科,等. 围术期过敏反应诊治的专家专识[J]. 中国继续医学教育,2011,(10):129-130.

[2] LI X,MA Q,YIN J,et al. A clinical practice guideline for the emergency management of anaphylaxis (2020)[J]. Front Pharmacol,2022,13:845689.

[3] GARVEY L H,DEWACHTER P,HEPNER D L,et al. Management of suspected immediate perioperative allergic reactions:an international overview and consensus recommendations[J]. Br J Anaesth,2019,123 (1):e50-e64.

[4] 胡利国,柴小青,梅斌,等. 围麻醉期严重过敏反应的多中心回顾性分析[J]. 临床麻醉学杂志,2017,33(1):74-76.

(毛元元)

知识拓展

案例 15 腹腔镜肝癌切除术患者的麻醉

一、术前访视

(一)病史

患者病史

患者男性,67 岁,以"上腹部隐痛不适 1 月余,发现肝占位 2 d"为主诉入院。患者 1 个月前无明显诱因出现上腹部隐痛不适,疼痛不向肩背部放射,1 周前疼痛加重,伴腹胀、食欲减退,无呕吐、发热、皮肤黏膜黄染、呕血、黑便等。2 d 前到外院腹部 CT 示:肝占位。考虑肝癌,门诊以"肝占位,肝癌?"收入病房。发病以来,患者睡眠状况一般,既往有 20 余年的乙型肝炎病史,未规律治疗,高血压 10 余年,服用硝苯地平缓释片控制可,否认糖尿病、冠心病、肾病、脑血管等病史。否认外伤手术史、否认输血及献血史,否认药物及食物过敏史,否认烟酒嗜好史,个人史、婚育史、家族史均无特殊。

思维引导:肝癌是世界第二大致死性癌症,其在全世界范围内的发病率也一直呈上升趋势,全球每年约 75 万新发患者。我国肝癌的发病率与死亡率分别居恶性肿瘤第四位和第二位,肝癌患者年龄中位数为 40～50 岁,男性发病率显著高于女性。肝癌早期可无症状、体征,一旦出现典型的临床表现时,已属于中晚期肝癌。肝癌的常见症状有:肝区疼痛、食欲减退、消瘦、乏力,以及不明原因的发热、腹胀、腹泻、黄疸等。肝癌伴腹水、黄疸、远处转移等情况时,称为晚期肝癌。本例患者以"上腹部隐痛不适 1 月余,发现肝占位 2 d"为主诉入院。麻醉前需详细了解病史,特别是麻醉相关病史,必要时进一步完善相关检查,全面评估患者的心、肺、肝、肾、脑等重要脏器功能情况,明确手术的适应证及排除手术禁忌证。

(二)辅助检查

辅助检查结果

(1)血常规:WBC $3.40×10^9$/L,RBC $3.64×10^{12}$/L,Hb 103 g/L,PLT $80×10^9$/L。

(2)血清总蛋白 62.3 g/L,白蛋白 35.7 g/L,前白蛋白 235 mg/L,白球比 1.55,丙氨酸转氨酶 30.5 U/L,天冬氨酸转氨酶 29.5 U/L,AFP≥1 000 ng/mL,血清总胆红素 13.7 μmol/L,直接胆红素 4.1 μmol/L,间接胆红素 9.6 μmol/L。

(3)尿素 4.9 mmol/L,肌酐 45 μmol/L。

(4)PT 9.90 s,APTT 31.10 s,TT 17.10 s,FIB 2.99 g/L。

(5)血钠 140 mmol/L,血钾 4.20 mmol/L,血钙 2.39 mmol/L,血氯 102 mmol/L。

(6)乙肝指标:乙型肝炎表面抗原(+),乙型肝炎 e 抗原(+),乙型肝炎 e 抗体(+),乙型肝炎核心抗体(+)。

(7)腹部 CT(外院):肝左叶见一大小约 84 mm×73 mm 低密度占位,其内密度不均匀,边界欠佳,肝内外胆管未见明显扩张,胆囊不大,胆囊壁粗糙。腹腔及腹膜后未见明显肿大淋巴结。诊断为:肝左叶不规则占位,考虑肿瘤性病变。

（8）ECG：窦性心律,心率 72 次/min,大致正常心电图。

（9）心脏超声：三尖瓣中少量反流,左心室舒张功能降低,EF 58%。

（10）胸片：未见明显异常。

思维引导：麻醉前访视除常规评估患者血常规、肝肾功能、电解质、凝血功能及心肺功能状态外,尤其要重点关注肝功能不全患者全身各系统主要病理生理改变及体液变化特点。肝功能障碍患者的病理生理变化是全身性和多方面的,涉及中枢神经系统、心血管系统、呼吸系统及泌尿系统等。总体而言,肝功能障碍患者体液分布异常主要表现为循环高动力、高血容量,且带来脑、肺、肾脏及凝血系统功能的进一步紊乱。术前肝功能的评估是重中之重,肝功能损害越重,死亡率也越高,这是手术与麻醉的关键问题。目前临床上检查肝功能的试验很多,但是每一种试验只能检测肝某一方面的功能,有的检查项目特异性不高,还必须结合临床来判断肝功能分级,见表 5-2。肝有巨大的储备能力,即使肝细胞已有显著损害,某些肝功能检查的结果仍可正常或接近正常。从麻醉学的角度,比较关注肝的蛋白质合成、胆红素代谢、凝血机制和药物的生物转化等方面情况。临床上可根据血清内酶活力的增高或减少来了解肝病变的性质和程度,辅助诊断肝胆疾病,但严重的终末期肝疾患常常表现为血清主要酶学指标丙氨酸转氨酶、天冬氨酸转氨酶不高甚至正常,但血清胆红素水平很高或持续升高,即"胆酶分离"现象,此类患者常常提示预后不良。各种指标中血浆蛋白,特别是白蛋白含量是比较敏感的数据,白蛋白降低越多,肝损伤越严重。胆红素的代谢在肝损伤时影响也很明显。PT 延长揭示肝合成各种凝血因子的能力降低。血清 AFP 是当前诊断肝癌和疗效监测常用且重要的指标。本例患者术前进行常规肝功能检查,血清酶学指标、总蛋白、白蛋白及胆红素水平结果均在正常范围,结合患者营养状况及出凝血功能等做出综合判断,目前患者肝功能Ⅰ级,无明显手术禁忌证。另外通过影像学检查,了解病变的大小、范围和位置及其与周围结构关系,明确能否行腹腔镜肝癌切除术,以及需要切除的肝范围,有助于预判手术复杂程度、术中出血量多少及相应的麻醉管理难度。

表 5-2　Child 肝功能分级

项目	肝功能分级		
	Ⅰ级	Ⅱ级	Ⅲ级
血清白蛋白/(g/L)	≥35	26～34	≤25
凝血酶原时间/min	1～4	4～6	>6
丙氨酸转氨酶　金氏法(U)	<100	100～200	>200
丙氨酸转氨酶　赖氏法(U)	<40	40～80	>80
腹水	无	少量,易控制	大量,不易控制
肝性脑病	无	无	有

（三）体格检查

体格检查结果

T 36.3 ℃,P 65 次/min,R 18 次/min,BP 130/80 mmHg,身高 170 cm,体重 67.0 kg

发育正常,营养中等,体型匀称,神志清,查体合作,全身皮肤及巩膜无黄染,未见出血点、蜘蛛痣、肝掌。全身各浅表淋巴结未触及肿大,眼睑无水肿,结膜无苍白、充血,张口度大于3指,马氏分级Ⅱ级,颈部活动度正常,甲颏间距6 cm,无义齿、缺齿,气管居中,甲状腺不大,心肺听诊无异常,剑突下稍隆起,可触及一质硬肿物,有压痛,未见肠型及蠕动波,未见腹壁静脉曲张,无移动性浊音,双肾区无隆起,无压痛、叩击痛,双侧输尿管走行区无压痛、叩击痛,耻骨上膀胱区无膨隆、压痛。

思维引导:麻醉前访视需常规评估患者气道情况,该患者体型正常,BMI=23.2 kg/m²,属正常体重,张口度大于3指,马氏分级Ⅱ级,颈部活动度正常,甲颏间距6 cm,无义齿、缺齿,初步判断无困难气道。本例患者有高血压10余年,服用硝苯地平缓释片控制可,目前尚无心、脑、肾等重要靶器官受累病史,术前抗高血压治疗效果满意,硝苯地平需要一直应用到手术当日早晨,以防止停用抗高血压药物后出现的血压骤升,发生心脑血管意外或对机体内环境的不良影响。体检时发现剑突下稍隆起,可触及一质硬肿物,有压痛,无皮肤黏膜黄染,无移动性浊音,心肺听诊无异常,患者目前心功能Ⅰ级,心脏危险因素Ⅰ级,屏气时间35 s,可以耐受手术,有手术指征,无明显手术禁忌证。

(四)术前准备

术前准备

本例患者术前1 d应用抗生素,预防术后感染。

手术前1 d晚上口服清肠液,进行肠道准备。

术前备好红细胞和血浆,并签署输血知情同意书。

麻醉前用药:苯巴比妥钠0.1 g、阿托品0.5 mg术前30 min肌内注射。

思维引导:肝病及其本身的继发病,如门静脉高压症等需手术治疗时,特别是广泛肝切除术合并肝硬化患者,手术较复杂,创伤大,出血也多,术前必须做好良好的准备,改善患者的全身情况和肝功能。①对肝功能有损害者,术前应给予高糖、高热量、低脂肪,以及多种维生素营养,以增加肝糖原合成,改善肝功能。②伴有血浆白蛋白明显下降者应补充白蛋白,使血清总蛋白60 g/L、白蛋白30 g/L以上。③贫血患者,必要时可多次少量输血,争取血红蛋白不低于100 g/L。④存在凝血功能障碍者应予术前1~2周补充维生素K,必要时可在术前输注新鲜冰冻血浆补充凝血因子。⑤对有腹水的患者,应采用中西医结合治疗,待腹水消退后稳定2周再进行手术治疗。必要时于术前24~48 h行腹腔穿刺,放出适量的腹水,以改善呼吸功能,但量不宜过多,要根据具体情况,一般一次量不超过3 000 mL为原则。⑥肝癌患者常伴有复杂的心理状态,如焦虑、恐惧、绝望或由于对治疗方案及手术愈后有顾虑,麻醉前访视时,要加强对患者的心理支持,多安慰体贴。该例患者经过积极的术前准备,可以按计划行手术治疗。

(五)术前小结

简要病情:患者以"上腹部隐痛不适1月余,发现肝占位2 d"为主诉入院。腹部CT示:肝占位,考虑肝癌,入院后完善相关检查,结合辅助检查结果,"肝占位"诊断明确,手术指征明确,治疗首选手术切除。高血压10余年,服用硝苯地平缓释片控制可,目前患者全身情况可,无明显心、肺、肾等重要脏器器质性病变,肝功能正常或接近正常,凝血功能正常,无黄疸、腹水等明显手术禁忌证。

术前诊断:①肝占位病变;②乙型病毒性肝炎;③高血压1级中危。

拟施手术名称和方式:腹腔镜下肝癌切除术。

二、麻醉管理

（一）麻醉选择与诱导

麻醉诱导过程

患者清醒入室，躺在预先铺设加温毯（设置循环水温度为 37 ℃）的手术床上，用暖风机（设定为 38 ℃）送暖风，面罩吸氧，常规心电监护，BP 130/80 mmHg，HR 65 次/min，氧饱和度 100%。镇静局麻下行桡动脉穿刺置管测压，使用 Flotrac 行血流动力学监测。麻醉诱导用药：咪达唑仑 2 mg、舒芬太尼 30 μg、依托咪酯 16 mg、顺阿曲库胺 10 mg。麻醉诱导及气管插管过程顺利。气管插管后行右侧颈内静脉穿刺置入双腔中心静脉导管，分别补液和监测中心静脉压。麻醉成功后，患者取仰卧位，常规消毒铺巾，建立人工气腹，压力维持在 14 ~ 15 mmHg，手术开始。

思维引导：不同的麻醉方法各有其优缺点，选用时应根据手术的类型，结合患者肝功能不全等具体情况作全面考虑。20 世纪 80 年代前连续硬膜外麻醉曾广泛用于各种肝胆手术麻醉中，具有操作简单，监护和复苏要求低等优点，但也存在对循环、呼吸影响较大的缺点，严重的是部分肝功能不全患者出凝血功能障碍，属于硬膜外阻滞的相对禁忌证，目前认为，单纯硬膜外阻滞并非肝手术的理想麻醉方法。行右半肝、右后叶及肝广泛切除术，因需要充分暴露肝门，控制出血，此类手术应选用全身麻醉，出凝血功能异常的患者也宜选用全身麻醉。此外，肥胖者、小儿、老年人、呼吸功能障碍等患者也宜选择全麻。绝大多数肝病患者其心血管功能良好，基本无肺动脉高压，故全身麻醉诱导用药范围显著较宽，原则上麻醉诱导以静脉麻醉为主，如咪达唑仑、丙泊酚、依托咪酯等，以及阿片类药物与各种短中效非去极化肌肉松弛药均可用于全麻诱导。该例患者常规行动静脉穿刺，监测有创动脉血压变化，以便更迅速地依据血压变化指导术中血管活性药物的应用，同时使用 Flotrac 行血流动力学监测，基于每搏量变异度（stroke volume variation，SVV）指导的目标导向液体治疗，有利于肝癌术中液体管理，同时也便于术中抽血，检测血气、血糖等指标。中心静脉置管可以在术中监测中心静脉压并进行快速补液，麻醉诱导时，为了防止直视喉镜下引起的血流动力学波动，必须保证足够的麻醉深度下气管插管，避免在诱导期间发生血流动力学波动，可在麻醉诱导前做好 BIS 监测。

（二）麻醉维持与管理

麻醉维持及术中对症处理

麻醉维持：气管插管后行机械通气，维持 $P_{ET}CO_2$ 35 ~ 45 mmHg，七氟醚吸入，丙泊酚、瑞芬太尼、顺阿曲库铵持续泵注，BIS 值维持在 40 ~ 60。手术开始，建立气腹时血流动力学平稳，动脉血压 110/72 mmHg，CI 4.1 L/(min·m²)，SVV 7.0%，以碳酸林格液 6 mL/(kg·h)为背景输注，根据 SVV>12% 和 CVP<4 cmH₂O 为目标导向调整补液。当 SVV >12% 时，于 10 min 内静脉输注 6% 羟乙基淀粉溶液 3 mL/kg，如此反复直至 SVV <12%。切除肝占位前予以控制性降压及控制性低 CVP 技术，给予硝酸甘油 0.3 ~ 1.0 μg/(kg·min)，术中维持 MAP≥60 mmHg，SBP ≥90 mmHg，发生低血压（降低幅度>基础值20%）时，静脉注射麻黄碱 3 ~ 9 mg，肝门阻断下行肝占位切除，总体手术顺利，历时 180 min，术中出血 350 mL，术毕共输注液体 2 200 mL，血压恢复正常 108/70 mmHg，CVP 为 7 cmH₂O，尿量 300 mL。

思维引导:肝功能不良患者全麻维持一般以吸入性全麻药为主,静脉全麻药为辅,而除氟烷外其他现今所用的吸入性全麻药都可用于肝疾病手术患者,尤其七氟烷优于其他氟类吸入麻醉剂,七氟烷增加浓度虽可使心输出量有所减少和动脉压下降,但对肝血流几乎无影响,适量持续吸入更适宜于肝手术患者的麻醉维持;肝疾病患者对阿片类药物的耐受性良好;丙泊酚用在肝功能障碍患者时,其消除半衰期和作用的时间将延长,丙泊酚应谨慎使用,因为在注射初会导致血压下降;苯二氮䓬类药物如咪达唑仑应用于肝功能障碍患者其清除率下降,因为其进一步刺激中枢 γ 氨基丁酸(GABA)受体,会加重肝性脑病;肌肉松弛药阿曲库铵和顺式阿曲库铵不依赖肝肾代谢,很少受肝功能障碍的影响,因此二者成为肝衰竭患者的不错选择,而顺阿曲库铵因无组胺释放作用更受青睐。

另外,肝手术中的麻醉管理应重视以下几点。①术中监测要点:由于肝癌切除术中血流动力学及液体平衡往往波动显著,所以对这些患者应有较充分的术前准备和良好的术中监测。动脉穿刺置管可用来监测动脉压和采集动脉血样,中心静脉压、肺动脉压、心输出量、尿量监测对血容量和心功能评估均是有益的,同时监测麻醉深度、体温、$P_{ET}CO_2$ 和神经肌肉阻滞程度等。术中监测动脉血气,需要时监测凝血功能,心前区多普勒可监测有无空气栓塞。②术中液体和输血管理:术中液体管理包括输注晶体溶液、胶体溶液(白蛋白、羟乙基淀粉及明胶注射液等)。另外,应准备充足的血制品包括新鲜冰冻血浆、血小板和冷沉淀物等,本例患者采用目标导向的液体治疗策略。③低中心静脉压(LCVP)技术:有文献报道,采取控制性或人为降低中心静脉压技术用于肝切除术可明显减少术中出血,即麻醉术中控制液体输入量与应用适量扩血管药物,以便将 CVP 调控低于5 cmH_2O以下,从而使肝窦内和肝静脉的压力降低,同时也缩小该静脉血管半径,以达到术中肝实质横断时减少出血,甚至选择硬脊膜外神经阻滞复合全身麻醉以辅助降低 CVP。但需要说明的是,应用该技术若术中突发大出血,由于此时机体处于明显低血容量,一旦需要紧急输血与补液,则显得颇为被动和棘手,甚至造成机体重要器官严重低灌注而威胁生命。④防止低体温及内环境紊乱:腹腔镜肝癌切除手术创面大、手术时间长、出血量较大等因素均能导致体温下降,低温能使药物代谢降低,凝血功能更加异常,心脑血管恶性并发症发生率增大。目前常用加温毯、输血加温仪、暖风机等措施来升高体温。并常规监测血气分析,根据结果适当调整好机械呼吸模式、潮气量、呼吸频率、气道压等问题,用呼吸模式的改变调控代谢性酸中毒,改善组织氧合状态,降低过度酸中毒或严重高钾血症引发恶性心律失常的风险。⑤调控凝血功能障碍:与肝疾病相关的凝血功能障碍会显著增加围手术期出血风险。肝是产生主要凝血因子的场所,还产生许多凝血抑制剂、纤溶蛋白及其抑制剂等。凝血和纤溶过程中多种活化因子的障碍都与肝功能异常相关。另外,肝疾病患者因肝硬化和脾功能亢进引起的血小板异常和血小板减少也很常见,术中必要时应监测凝血功能,比较有价值的是凝血和血小板功能分析(Sonoclot)和血栓弹力图(thromboelastography,TEG)的监测。⑥自体输血问题:尽管我们尽最大努力来减少失血,在肝切除术期间仍然经常需要输血。不论是术前预存式自体输血还是术中使用血细胞回输仪的方式,自体输血都是补充失血量的一种安全有效的方法,并且在非恶性疾病患者中得到广泛使用。由于恶性疾病患者不论使用哪种自体输血方式都存在恶变细胞污染血制品的风险,虽然有证据表明,使用血细胞回输仪对肝细胞癌患者进行自体输血与术后肿瘤复发无关,但医生一般不愿对肿瘤患者使用自体输血,也有医院采用肿瘤所在区域血供被阻断后再开始用血细胞回输仪采集自体血的方法。

(三)术后管理

术后治疗及恢复

患者麻醉顺利,清醒拔管后给予多模式镇痛,安返病房。查体:T 36.5 ℃,P 76 次/min,R 18 次/min,BP 135/72 mmHg,神志清。术后给予心电监护、吸氧、抗感染、补液、镇痛、止吐、保肝等处理,关注患者一般情况及尿量、体温、引流情况等。

　　患者术后第1天,神志清,精神稍差,无明显恶心、呕吐,切口疼痛能忍,可在床上活动四肢,做伸腿运动,引流量150 mL。术后第2天病情稳定,开始慢慢左右翻身或协助其坐起,注意防止腹部引流管道脱出,尿量1 800 mL,引流量较前减少。术后第3天拔除尿管,可在协助下缓慢下床,术后第5天复查CT后拔除引流管,可适当下床活动。术后第7天病理结果回示:肝细胞肝癌。患者恢复可,未诉特殊不适,术后第9天准予出院。

　　出院医嘱:出院后每2个月复查B超、肝功能及AFP;严禁饮酒,注意营养,少食多餐,忌辛辣刺激性生冷硬食物;注意休息,避免过度劳累,保持愉悦的心情,不适随诊。

　　思维引导:大部分肝癌切除术患者在手术结束后,可正常苏醒并拔除气管导管,该患者术后生命体征平稳,在麻醉恢复室顺利拔除气管插管后,超声引导下0.375%的罗哌卡因20 mL行T_8椎旁神经阻滞,联合患者自控静脉镇痛(patient controlled intravenous analgesia,PCIA),镇痛效果确切,观察20 min后直接返回病房。若患者术中发生大出血或严重血流动力学波动或术后需泵注血管活性药物来维持血压,则应转送至ICU进一步监测并治疗。腹腔镜肝癌切除术患者术后疼痛为重度疼痛,VAS评分在9~10分,创伤大、出血量大、肝实质切开或切除、高风险胆汁漏等情况均会大大增加术后疼痛。所以术后采用多模式镇痛,能促进患者快速康复。

三、思考与讨论

　　肝病患者麻醉前除要充分了解其不同的病理损害阶段并进行恰如其分的术前肝储备功能和液体分布特点的评估,且需针对病情进行必要的术前准备,尽一切可能纠正机体内环境紊乱;此外,作为麻醉医生需要加强术中循环功能监测,熟练掌握控制性降压、低中心静脉压技术、出凝血功能监测、空气栓塞防治及自体输血一系列液体管理和血液保护措施;选用对血流代谢等影响最小的麻醉药,术中减少一切不必要的用药,以减轻肝的解毒负担;术中力求血流动力学平稳,减轻肝的缺血再灌注损伤;科学合理的围手术期麻醉管理策略有利于保障肝功能障碍患者机体体液分布和内环境的稳定,保护患者重要脏器功能,减轻术后各个系统和脏器的并发症,增加手术成功率。由于肝手术术中低CVP可以降低肝血管充盈度,有利于手术操作,同时可以明显降低术中出血量及术中输血量,一直被很多外科医生推荐使用,为了降低CVP,各国麻醉医生虽然没有固定的模式,但通常会采用肝下下腔静脉阻断、术中低通气策略、反头低足高(Trendelenburg)体位、血管活性药物使用、限制性液体输注策略等,后3种方法被大多数麻醉医生使用,而限制性补液虽然能达到预期的降低CVP,却无法保证各重要脏器的灌注,因此通过监测SVV,实时了解组织灌注状态,同时又能控制液体的入量,可能相对于单纯监测CVP及有创脉压安全性更高,未来肝手术中联合监测SVV及CVP将更有前景。综上所述,基于SVV指导的目标导向液体治疗,将有利于术中控制液体输入量,有利于肝癌术中液体管理,未来可能对降低CVP及减少术中出血量有益,且为术者提供更满意的手术条件。

四、练习题

　　1.肝手术患者术前准备的注意事项有哪些?

　　2.简述肝手术患者麻醉前评估的要点。

　　3.如何进行患者肝功能损害评估?

　　4.肝手术患者麻醉选择和麻醉用药的注意事项有哪些?

　　5.简述肝手术患者术中麻醉管理的要点。

五、推荐阅读

[1]齐中,刘峥嵘,李有国,等.肝恶性肿瘤围术期管理要点[J].中国临床医生杂志,2022,50(5):

526-528.

[2]宗静静,卿鑫,樊哲,等.原发性肝癌治疗进展[J].东南大学学报(医学版),2021,40(4):542-547.

[3]刘超,邹亮,郑晖,等.不同每搏变异度指导下的目标导向液体治疗对肝癌手术患者术后肝肾功能的影响[J].肝癌电子杂志,2020,7(3):12-16.

[4]韩侨宇,梁汉生.联合肝脏离断和门静脉结扎的分期肝切除术的麻醉管理[J].重庆医学,2018,47(1):125-127.

[5]曾子洋,高静,陈林,等.每搏量变异度联合控制性低中心静脉压指导肝癌切除术患者容量治疗的效果[J].中华麻醉学杂志,2017,37(8):968-971.

[6]檀俊涛,徐红萌,王勇,等.应用 FloTrac/Vigileo 监测系统行目标指导液体治疗对肝癌切除术患者围术期容量治疗效应[J].中国肿瘤临床,2012,39(23):1968-1971.

[7]MALUCCIO M,COVEY A. Recent progress in understanding, diagnosing, and treating hepatocellular carcinoma [J]. Ca Cancer J Clin,2012,62(6):394-399.

[8]王英伟,李天佐.临床麻醉学病例解析[M].北京:人民卫生出版社,2018.

[9]郭曲练,姚尚龙.临床麻醉学[M].4 版.北京:人民卫生出版社,2019.

(李前辉)

案例 16　高龄脑梗死结肠癌患者的麻醉

一、术前访视

(一)病史

患者病史

患者男性,81 岁,以"乏力半年余,加重 9 d"为主诉入院。半年多之前无明显诱因出现乏力,伴黑色糊状便,有血丝,就诊于当地医院,诊断为"消化道出血",当时查血红蛋白 117 g/L,给予住院治疗(具体不详),症状稍减轻后出院,院外未口服药物;9 d 前上述不适症状逐渐加重,至当地医院门诊查血常规示 Hb 83 g/L,大便常规提示粪便隐血试验(+++)。既往史患者自诉确诊"双下肢静脉血栓"4 年余,定期复查彩超,长期口服"阿司匹林肠溶片 100 mg,qd,阿托伐他汀钙片 10 mg,每晚 1 次(qn)",半年余前因"消化道出血"停用"阿司匹林肠溶片"改为"氯吡格雷片 75 mg,qd",其间规律口服,因大便发黑,停药 9 d。吸烟 50 余年,已戒烟 4 年。婚育史、家族史均无特殊。

思维引导:乏力是一种非特异性的症状,可能由过度劳累引起,也可以是其他一些疾病的预警信号,如肿瘤、脑卒中、贫血、低钾血症、糖尿病、慢性肾炎、甲状腺功能减退症、重症肌无力等。该患者为老年男性患者,其便血合并贫血,高度怀疑消化道肿瘤。对于消化道出血的患者可选择胃镜(食管镜)、十二指肠镜、小肠镜、胶囊内镜、结肠镜以明确病因及出血部位,从而进行针对性治疗。患者既往双下肢静脉血栓病史,需要详细询问病史及治疗过程,应复查双下肢静脉超声,了解下肢静脉血栓情况。患者既往吸烟史,已戒烟 4 年,偶感咳嗽、咳痰,不伴胸闷,应完善肺功能、动脉血气等检查,全面评估患者的全身情况,为接下来的麻醉管理做好准备。

（二）辅助检查

辅助检查结果

（1）血常规：白细胞计数 7.99×10^9/L，红细胞计数 3.62×10^{12}/L，血红蛋白 78 g/L。

（2）贫血检查：叶酸 5.44 ng/mL，铁蛋白 10.70 ng/mL。铁四项测定：血清铁 2.4 μmol/L，不饱和铁结合力 57.0 μmol/L，铁蛋白 12 ng/mL，铁饱和度 4.04 %。维生素 D 测定 11.8 ng/mL。

（3）大便常规：隐血试验阳性。

（4）肿瘤七项：癌胚抗原 7.28 ng/mL，糖类抗原 125 48.05 U/nL，游离前列腺特异性抗原 1.57 ng/mL。

（5）糖化血红蛋白、凝血六项、电解质检查、肝功能、肾功能、心肌酶、血脂、甲功三项、术前快检四项、B 型钠尿肽前体测定、心肌标志物测定：均未见明显异常。

（6）影像学检查结果：具体内容如下。

1）胸部、腹部平扫：①肺气肿并肺大疱；右肺条索灶。②主动脉瓣、冠状动脉钙化灶；提示贫血，少量心包积液。③升结肠恶性肿瘤可能，周围小淋巴结。④两侧肾上腺增粗，性质待定。⑤前列腺增生。

2）头颅 MRI：①左侧顶叶急性脑梗死。②多发陈旧性腔隙性脑梗死。③多发脑缺血灶；脑白质脱髓鞘，脑萎缩。④轻度脑动脉粥样硬化。⑤鼻窦炎；筛窦囊肿。

（7）肺功能：以重度阻塞为主的混合型肺通气功能障碍。

（8）心血管系统检查结果：具体内容如下。

1）心电图：正常心电图，心率 93 次/min。

2）心脏、双侧颈动脉、双下肢静脉超声：EF 61%，FS 32%，每搏输出量（SV）53 mL，心室舒张末期容积（EDV）87 mL，主动脉瓣钙化。三尖瓣关闭不全（轻度）。左心室舒张功能异常。升主动脉增宽。双侧颈总动脉斑块并左侧内中膜增厚，左侧颈内动脉、右侧颈外动脉斑块。左侧锁骨上窝淋巴结稍大。双侧腘、胫后静脉血流缓慢；余血流通畅。

（9）胃肠镜检查结果：具体内容如下。

1）无痛结肠镜：升结肠肿物，乙状结肠糜烂，大肠多发息肉切除术。

2）无痛胃镜：①食管炎；②红斑渗出性胃炎；③十二指肠溃疡（S1 期）。

3）病理检查报告：（升结肠活检）腺癌，（乙状结肠活检）管状腺瘤、低级别，（直肠活检）管状腺瘤、低级别，蒂部（－）。

（10）肺功能：以重度阻塞为主的混合型通气功能障碍。

思维引导：结肠肿瘤是胃肠道中常见的恶性肿瘤，发病率仅次于胃和食管癌，好发于老年人，其治疗方式主要是手术治疗。近期合并急性脑梗死的老年患者行择期手术时，应尽可能推迟至脑卒中发生 3 个月以后。急诊或限期手术，如肠道恶性肿瘤等，该类手术属于合并脆弱脑功能的外科手术，围手术期管理的重点在于预防外科、麻醉，以及术后疼痛等诸多因素对脑功能的进一步损害。应进行行术前充分的脑功能，以及相关疾病状态评估，综合考虑老年患者手术的利与弊，尤其是关注患者的血压动态变化。该患者肺功能显示以重度阻塞为主的混合型肺通气功能障碍，术前戒烟 4～8 周以上，教育患者进行呼吸训练，比如咳嗽方式、自主深呼吸、诱发性呼吸训练等。该患者便血，应纠正贫血，维持血红蛋白 100 g/L 以上，尽可能提高患者对麻醉手术的耐受力，降低围手术期并发症和死亡风险。

(三)体格检查

> **体格检查结果**
>
> T 37 ℃,P 83 次/min,R 22 次/min,BP 126/78 mmHg,身高 170 cm,体重 53 kg
>
> 一般情况稍差,发育正常,营养不良,体形消瘦,贫血貌,神志清,皮肤及黏膜苍白,言语等高级智能活动正常,双侧瞳孔等大等圆,直径 3 mm,对光反射灵敏,双眼球各向运动自如,双侧额纹及鼻唇沟对称,无饮水呛咳及吞咽困难,伸舌居中,有义齿,张口度、颈部活动度正常,马氏分级 Ⅱ 级。双肺呼吸音粗,可闻及痰鸣音,心脏听诊无异常。腹软,中上腹部轻压痛,右腹部可触及一大小约 4 cm×6 cm 包块,位置固定,表面光滑,无触痛,无反跳痛。右肋下及剑突下均未触及肝。脾肋下未触及。肝浊音界正常。肝区无叩痛,双侧肾区无叩痛。四肢肌力、肌张力正常,四肢腱反射正常对称,左侧病理征阳性,右侧阴性。余一般体格检查无特殊。

思维引导:患者高龄,贫血,脑梗死急性期,重度阻塞为主的混合型肺通气功能障碍,下肢静脉血栓病史,ASA 分级 Ⅳ 级,心功能 NYHA 分级 Ⅱ 级。对于高龄消化道肿瘤患者,应关注患者的营养状态,术前营养不良可导致伤口裂开、吻合口瘘、感染、谵妄、死亡率和住院时间增加。该患者身高 170 cm,体重 53 kg,体形消瘦,营养不良,应加强营养,必要时请营养师指导实施围手术期营养补充计划。老年患者消化功能减退,术前应注意是否存在反流误吸因素,并避免围手术期应激性溃疡发生。

(四)术前准备

> **术前准备**
>
> 术前用药:输注去白细胞悬浮红细胞 2 U、吡拉西坦营养神经、丙氨酰-谷氨酰胺促进肠黏膜修复,输注蔗糖铁,口服叶酸补充造血原料、泮托拉唑抑酸护胃,补充氨基酸、维生素 C,补液等对症治疗。
>
> 目前情况:经积极治疗后,患者神志清,精神可,乏力头晕较入院时明显减轻,血红蛋白 102 g/L,血压(130~150)/(70~80) mmHg,心率 70~90 次/min。

思维引导:术前应尽可能改善老年患者的功能和营养状态,纠正导致围手术期认知功能下降的危险因素,提高老年患者对手术应激的耐受性,降低围手术期不良事件的发生率。急性脑梗死患者需术前每日行血压和心率监测,了解患者平静状态下血压、心率的基线值,为术中麻醉管理确定血压、心率的目标值提供依据。术前访视追问病史发现 1 年前患者出现活动后气喘,近半年加重,根据心脏彩超、心肺听诊建议完善冠状动脉 CTA 检查。冠状动脉 CTA 结果回示:①冠状动脉粥样硬化性心脏病;②前降支心肌桥(浅表型);③两肺条索灶。对于合并冠心病、脑梗死的患者术中心率应维持在术前平静状态心率±20%;维持患者血压在基线值至基线值120%水平。

患者诊断结肠恶性肿瘤明确,存在结肠恶性肿瘤切除术适应证,患者病情复杂,请院内多学科会诊,协助评估手术可能性及麻醉风险,多学科会诊后评估患者麻醉风险大,建议纠正贫血,营养神经、抗感染、雾化祛痰、加强营养等治疗。患者神志清,精神可,诉乏力头晕较前减轻,无咳嗽、咳痰、胸闷等不适,术前血红蛋白 102 g/L,血压(130~150)/(70~80) mmHg,心率 70~90 次/min。术前准备充分,可以按计划行手术治疗。

(五)术前小结

简要病情:患者以"乏力半年余,加重9 d"为主诉入院。入院后完善相关检查,结合辅助检查结果,肠镜病理结果示结肠恶性肿瘤。给予纠正贫血、改善循环、营养神经、祛痰、加强营养等对症治疗。目前患者神志清,精神可,生命体征平稳,拟行手术治疗。

术前诊断:①结肠癌;②消化道出血;③中重度贫血;④左侧顶叶急性脑梗死;⑤多发陈旧性腔隙性脑梗死;⑥多发脑缺血灶;⑦脑白质脱髓鞘,脑萎缩;⑧轻度脑动脉粥样硬化;⑨冠状动脉粥样硬化性心脏病;⑩前降支心肌桥(浅表型);⑪肺气肿,肺大疱;⑫食管炎;⑬红斑渗出性胃炎;⑭十二指肠溃疡(S1期);⑮心脏瓣膜病;⑯前列腺增生;⑰颈动脉斑块;⑱重度阻塞性通气功能障碍。

拟施手术名称和方式:右半结肠癌根治术。

二、麻醉管理

(一)麻醉准备及诱导

> **麻醉诱导过程**
>
> 　　患者清醒入室,面罩吸氧,常规心电监护,BP 160/80 mmHg,HR 100 次/min,氧饱和度100%。镇静局麻下行桡动脉穿刺置管测压,使用压力感受器行血流动力学监测,行动脉血气。超声引导下行颈内静脉穿刺并置双尾管,补充晶体溶液 250 mL,行 $T_9 \sim T_{10}$ 硬膜外间隙穿刺并置管,给予试验量2%利多卡因 3 mL,5 min 后患者未诉不适,给予 0.5% 罗哌卡因 5 mL,给予甲氧明 5 mg/h 泵注,麻醉平面出现后再给予 0.5% 罗哌卡因 10 mL,手术开始前泵注右美托咪定0.5 μg/kg。麻醉成功后,常规消毒铺巾,手术开始。

思维引导:老年患者一般反应迟钝,应激能力较差,对中枢神经抑制药如镇静药、催眠药、阿片类镇痛药均很敏感,所以麻醉剂量均较年轻人减少。该患者合并有左侧顶叶急性脑梗死、多发陈旧性腔隙性脑梗死、多发脑缺血灶、脑白质脱髓鞘、脑萎缩、轻度脑动脉粥样硬化;冠状动脉粥样硬化性心脏病、前降支心肌桥(浅表型);肺气肿、肺大疱;心脏瓣膜病、颈动脉斑块;重度阻塞性通气功能障碍等基础疾病。麻醉方法的选择尽量使用生理干扰少、停止麻醉后能迅速恢复生理功能的麻醉方法,尽量少用或不用阿片类镇痛药。

合并有心、脑、肺基础疾病的老年人行下肢及下腹部手术可以采用椎管内麻醉,应注意其对循环功能及呼吸功能的影响,必须在严密观察下分次、小量、低浓度给药。该类患者实施硬膜外麻醉的优点如下:①硬膜外阻滞可以阻止感觉和运动神经,还可以阻止交感神经的兴奋,避免伤害性刺激的传入,可以降低整个机体的应激水平。②对呼吸系统的影响比较小,对膈肌功能、肺功能的损害也比较轻,可以改善整体肺功能的愈后,硬膜外麻醉还可以减少静脉血栓的形成。③它可促进胃肠的收缩蠕动,患者同全麻患者相比,在硬膜外麻醉当中,它的肠功能恢复也会更早。④硬膜外阻滞通过阻滞交感神经的活性,可降低心肌做功,减少心肌耗氧,扩张冠状动脉,改善心肌血流分布,抑制应激反应,减少应激激素的释放。

老年患者不论采用何种麻醉方式均应重视术中监测,除了密切观察血压、脉搏、呼吸、体温外,心电图及脉搏氧饱和度可以及早提示心律失常及严重缺氧风险,对出血量较多的手术应监测中心静脉压及尿量。应选择对循环呼吸功能影响小的药物,用药剂量酌减,避免使用抗胆碱药物,诱导期注意维持血流动力学稳定,可预防给予缩血管药物,避免低血压。

（二）麻醉维持

麻醉维持及术中病情变化、处理

麻醉维持：瑞马唑仑，右美托咪啶，甲氧明。患者手术开始，术中血压（130～160）/（70～80）mmHg，心率 60～90 次/min。患者药物反应良好，血流动力学平稳。总体手术顺利，手术时间约 2 h，麻醉满意，术中出血约 200 mL，液体实入量 1 600 mL，其中去白细胞悬浮红细胞 4 U，血浆 200 mL，尿量 400 mL。

思维引导：术中常规监测应该包括心电图（ECG）、心率、无创血压、脉搏血氧饱和度（SpO_2）、体温、呼吸频率、尿量等。还应监测有创动脉压、呼气末二氧化碳分压（$P_{ET}CO_2$）、中心静脉压等。对于急性脑梗死的患者，应维持患者血压在基线值至基线值 120% 水平。对该类患者应采用目标导向液体管理联合预防性缩血管药物策略进行液体管理，必要时监测中心静脉压指导液体治疗。应尽量缩短手术时间、使用区域神经阻滞、限制性液体输注等加强呼吸功能，减少术后肺部并发症。对于围手术期高危患者应维持血红蛋白超过 100 g/L，个体化地制订输血策略，改善患者的组织氧供。术中应重视体温保护，建议监测体温，将体温维持在 36 ℃以上，使用保温毯、热风机、液体加温仪等设备对患者进行保温。术中可使用脑电监测、脑氧饱和度监测减少麻醉药物用量，缩短麻醉复苏时间。总之，该患者手术过程中经过药物处理，血流动力学整体较为平稳。

（三）术后管理

术后治疗及恢复

患者麻醉顺利，术毕送入 PACU，清醒后安返病房。查体：T 36.5 ℃，P 66 次/min，R 15 次/min，BP 145/72 mmHg。术后给予抗生素预防感染、肠外营养支持、补液、镇痛、止吐、祛痰、抑酸等处理；关注患者一般情况及尿色、体温、引流情况。

患者术后第 1 天，神志清，精神可，四肢活动度尚可，引流量 80 mL。术后第 2 天病情稳定，流质饮食，诉排气，引流量 50 mL，尿量 1 700 mL，引流量较前减少，切口疼痛能忍，复查生化检验未见明显异常。术后第 3 天拔除尿管及胃管，复查 CT 后拔除引流管。术后第 6 天病理结果回示：右半结肠腺癌，中-低分化，溃疡型，大小 5.0 cm×3.2 cm×2.0 cm，累及回盲瓣，侵及浆膜下层，紧邻浆膜，可见神经侵犯及脉管内癌栓，小肠断端、结肠断端、系膜切缘及环周切缘均（-）；淋巴结癌转移：自检小肠周淋巴结 0/1，自检结肠周淋巴结 8/15。患者恢复可，无特殊不适，准予出院。

思维引导：该患者术毕呼之可应，生命体征平稳，神志清，精神可，在麻醉恢复室观察 2 h 后直接返回病房。若患者术中发生大出血，或严重血流动力学波动，或术后需泵注血管活性药物来维持血压，则应转送至 ICU 进一步监测并治疗。术后镇痛该患者使用阿片类药物氢吗啡酮+布托啡诺+右美托咪定，静脉自控镇痛，效果确切，疼痛度轻，早期就可以下床活动。应鼓励患者尽早下床活动，避免形成下肢静脉血栓，复查生化检验未见明显异常，术后病理结果明确后顺利出院。

三、思考与讨论

由于老年人的生理特点及各脏器功能退行性变，相比较年轻患者，其麻醉风险更高，具体表现为：①老年人各器官功能退行性变，对麻醉药敏感，麻醉及手术过程中，容易引起血流动力学变化，导致低血压,心率减慢,心肌缺血,易出现心律失常。②麻醉药代谢缓慢,长时间麻醉容易导致麻醉药蓄积,导致术后苏醒延迟。③老年人往往合并其他疾病,如高血压、糖尿病、肺气肿,以及慢性阻塞性肺疾病,麻醉过程中,可能诱发或加重已有的合并症导致脑出血、脑梗死;术中及术后可引起肺不张、肺炎等并发症,导致患者术后持续低氧血症,引起呼吸功能障碍。针对以上风险,术前要全面评估患者,对于术前合并疾病尽量改善,制订合理的麻醉方案,尽最大可能地把麻醉风险降至最低。

老年人风险增大的原因主要在于年龄相关性疾病,其次才是增龄引起的功能衰退。并存疾病愈严重,并存疾病的种类愈多,围手术期风险也就愈大。围手术期脑灌注不足与老年术后谵妄、认知功能障碍、脑卒中等相关,严重影响老年患者的预后。围手术期需尽可能缩短老年患者低血压的持续时间,低血压易致脏器低灌注性损害,术中低血压持续时间每增加 1 min,患者术中死亡率增加 3.6%,低血压持续时间越长,术后心肌损伤和急性肾损伤的风险越高。建议在有创动脉血压监测下实施目标导向液体治疗联合预防性缩血管药物,以确保脑血流灌注;条件具备时可联合使用麻醉镇静深度监测、脑氧饱和度监测实施个体化脑功能保护策略,维持患者脑部氧供需平衡;术中确保适当动脉血氧饱和度和 Hb 浓度,防止氧含量过低。

该患者术前大量吸烟史,存在慢性咳嗽、咳痰,肺功能显示重度阻塞性通气功能障碍,应戒烟,控制肺部感染,以及适当呼吸功能锻炼。该患者体形偏瘦,应注意患者的营养状态,针对老年贫血患者应给予输血,使血红蛋白达 100 g/L 以上,血浆蛋白低者补给血浆或白蛋白。消化道出血患者常因禁食以致脱水及电解质紊乱,应合理补充血容量,纠正电解质紊乱。

该患者既往双下肢静脉血栓,其长期使用抗凝治疗,抗凝治疗可能增加围手术期出血的发生率,中断抗凝治疗可能会增加血栓形成的机会,对于此类限期手术如肿瘤外科患者,在术前停用抗血小板药物期间,可以改用短效抗血小板药物(如替罗非班、坎格雷洛)。如果有条件,术中采用 TEG 进行血小板功能监测,指导出凝血管理。对于术前长期使用华法林抗凝的患者,行出血风险高的手术需停用华法林 5~7 d,其间使用肝素桥接抗凝。

对于脆弱脑、肺功能差,以及高龄患者(>75 岁),非机械通气患者需要确切的神经阻滞麻醉效果,以满足外科需要,不推荐给予任何辅助镇静药物;如果需要,推荐给予 α_2 受体激动剂,如右美托咪啶,但需进行严密监测,防止心动过缓、低血压和呼吸抑制的发生,从小剂量开始可降低不良反应的发生率。

四、练习题 ▶▶▶

1. 老年患者麻醉前评估的内容有哪些?
2. 老年患者的麻醉处理原则有哪些?
3. 对于急性脑梗死患者,应如何控制血压?
4. 合并冠心病及高血压患者的麻醉前准备有哪些?
5. 老年麻醉呼吸系统并发症的原因是什么?
6. 简述老年麻醉的药理特点。

五、推荐阅读 ▶▶▶

[1] 中华医学会麻醉学分会老年人麻醉学组,国家老年疾病临床医学研究中心,中华医学会精神病学分会,等. 中国老年患者围术期脑健康多学科专家共识(一)[J]. 中华医学杂志,2019,99(27):2084-2110.

[2] 王天龙,王东信,李金宝,等. 中国老年患者围手术期麻醉管理指导意见(2020 版)(一)[J]. 中华医学杂志,2020,100(31):2404-2415.

[3] 郑立山,顾尔伟,彭晓慧,等. 目标导向血流动力学管理策略对老年合并脆弱心脏功能腹部手术

患者转归的影响[J].中华医学杂志,2016,96(43):3464-3469.

[4]张继如,王志强,季永,等.不同危险分层老年高血压患者围手术期心血管事件风险分析[J].中华医学杂志,2015,95(28):2258-2263.

[5]RADINOVIC K,MARKOVIC DENIC L,MILAN Z,et al. Impact of intraoperative blood pressure,blood pressure fluctuation,and pulse pressure on postoperative delirium in elderly patients with hip fracture:a prospective cohort study[J]. Injury,2019,50(9):1558-1564.

[6]SHIN CH,LONG DR,MCLEAN D,et al. Effects of intraoperative fluid management on postoperative outcomes:a hospital registry study[J]. Ann Surg,2018,267(6):1084-1092.

[7]FENG S,YANG S,XIAO W,et al. Effects of perioperative goal-directed fluid therapy combined with the application of alpha-1 adrenergic agonists on postoperative outcomes:a systematic review and meta-analysis[J]. Bmc Anesthesiol,2018,18(1):113.

（岳修勤）

案例17　肠穿孔感染性休克患者的麻醉

一、术前访视

（一）病史

患者病史

患者男性,59岁,以"腹痛、腹胀1周,加重1d"为主诉入院。患者1周前无明显诱因出现腹痛、腹胀,呈持续性胀痛,伴停止排气排便、恶心、呕吐,进食后呕吐加重,持续不缓解,无发热、呕血、胸闷、胸痛症状。给予"留置胃管、胃肠减压、灌肠"等对症处理治疗,仍未排气、排便。行CT结果示:①腹部、盆腔术后改变,双侧肾盂及输尿管内积气;②小肠改变,考虑肠梗阻;③盆腔少量积液;④肺气肿、肺大疱,左肺少许炎症;后持续给予灌肠处理。1d前上述症状明显加重,持续性腹痛、腹胀不缓解,伴尿潴留。急诊以"①肠梗阻;②膀胱癌术后"为诊断收入院。患者既往10个月前行"机器人辅助腹腔镜根治性膀胱全切+原位新膀胱术",术后恢复可,糖尿病病史5年余,高血压病史6年余,口服药物控制可。吸烟30年,饮酒30年,余个人史、婚育史、家族史均无特殊。

思维引导:脓毒症是感染所致的全身性炎症反应,已成为严重烧伤、创伤、外科大手术围手术期常见并发症。重症脓毒症和感染性休克患者病死率高达50%~80%。2020年《柳叶刀》期刊最新报道全球每年新发脓毒症病例超过4890万,死亡人数约1100万。因此,脓毒症及其后续重症脓毒症和感染性休克已是当前医疗卫生领域中的一个重大挑战。

控制感染是脓毒症患者治疗的首要措施。其中,手术清除感染灶和坏死组织、引流脓肿是控制感染的重要手段。脓毒症患者术前感染灶未能有效控制、存在空腔脏器穿孔等情况,易引发体内促炎与抑炎反应严重失衡,累及心和肺等脏器,导致循环、呼吸功能不全和/或其他脏器受损,病情进展迅速、恶化快,加上外科手术和各种侵入性操作的打击,致使其围手术期的病理生理变得更为复杂,因此,这类患者麻醉风险极大。

此患者出现症状后 1 周突然加重,CT 检查能够提示有肠梗阻及肠穿孔,高度怀疑感染性休克。诊断脓毒血症,目前采用的是 Sepsis 3.0 诊断标准,这是 2016 年在 1.0、2.0 标准上提出的新版脓毒症定义和诊断标准。新版脓毒症定义不再以全身炎症反应为核心,而是以器官损伤为核心,将脓毒症定义为感染引发的机体反应异常导致的器官功能损伤。器官损伤采用脓毒症相关性器官功能衰竭评价(sepsis-related organ failure assessment,SOFA)方法进行评估(表 5-3),当 SOFA≥2 即被定义为存在器官损伤。同时,Sepsis 3.0 提出了 qSOFA(动脉收缩压≤100 mmHg,呼吸频率≥22 次/min,精神状态改变),用于临床快速筛查脓毒症患者。因此,脓毒症和脓毒症休克的诊断推荐参考"国际脓毒症定义会议"专家共识提出的定义和诊断标准。

表 5-3　脓毒症相关性器官功能衰竭评价(SOFA)

器官系统	评分				
	0	1	2	3	4
呼吸系统 PaO_2/FiO_2(mmHg)	≥400	<400	<300	<200 并需呼吸支持	<100 并需呼吸支持
凝血系统 PLT($\times 10^3$/UL)	≥150	<150	<100	<50	<20
肝脏 胆红素(mg/dL)	<1.2	1.2~1.9	2.0~5.9	6.0~11.9	>12
循环系统	MAP≥70 mmHg	MAP<70 mmHg	多巴胺<5.0 μg/(kg·min)≥1 h 或任何剂量的多巴酚丁胺	多巴胺 5.1~15.0 μg/(kg·min)≥1 h 或肾上腺素≤0.1 μg/(kg·min)≥1 h 或去甲肾上腺素≤0.1 μg/(kg·min)≥1 h	多巴胺>15.0 μg/(kg·min)≥1 h 或肾上腺素>0.1 μg/(kg·min)≥1 h 或去甲肾上腺素>0.1 μg/(kg·min)≥1 h
中枢神经系统 GCS 评分	15	13~14	10~12	6~9	<6
肾脏 肌酐(mg/dL) 尿量(mL/d)	<1.2	1.2~1.9	2.0~3.4	3.5~4.9 <500	>5 <200

(二)辅助检查

辅助检查结果

(1)血常规:白细胞计数 21.94×10^9/L,红细胞计数 3.79×10^{12}/L,血红蛋白 106 g/L。

(2)血气分析:二氧化碳分压 29.60 mmHg,氧分压 75.7 mmHg,血钾 3.13 mmol/L,离子钙 1.05 mmol/L,乳酸 1.8 mmol/L。

(3)尿素 14.32 mmol/L,肌酐 141 mmol/L,白蛋白 22 g/L,NT-proBNP 2 958 pg/mL;PCT 31 ng/mL,CRP 195.63 mg/L。

（4）影像学检查结果：具体内容如下。

CT（外院）：①腹部、盆腔术后改变，双侧肾盂及输尿管内积气；②小肠改变，考虑肠梗阻；③盆腔少量积液；④肺气肿、肺大疱，左肺少许炎症。

CT（本院）：①腹腔游离气体，消化道穿孔？②肠梗阻；③膀胱术后改变；④双肺上叶肺气肿，肺大疱；⑤右肺中叶及双肺下叶炎症；⑥双侧少量胸腔积液，少量心包积液。

（5）心血管系统检查结果：具体内容如下。

1）ECG：①窦性心动过速；②部分导联 T 波低平。

2）心脏彩超：①二、三尖瓣少量反流；②左心室舒张功能下降。

3）Holter（外院）：①基础心律为窦性心律；②偶发房性期前收缩；③偶发室性期前收缩。

因患者急诊入院，未能进行更加详尽的影像检查。

思维引导：脓毒症、严重脓毒症和脓毒性休克患者的预后随着器官系统衰竭数量的增加而恶化。因此，麻醉医师应该意识到在整个围手术期中可能发生的器官衰竭的细微和明显的变化。

1. 中枢神经系统　脓毒症引起的神经功能不全的严重程度与脓毒症患者预后关系密切。脓毒症患者通常意识水平发生改变，从轻度意识模糊到谵妄和昏迷。精神状态水平的改变可能是脓毒症恶化的最早信号之一，也是预后不良的信号。

2. 循环系统　脓毒症常累及循环系统，患者易发生循环功能不全，严重者可进展为感染性休克。脓毒症患者一旦出现循环功能不全，其相应的麻醉风险将大大增加。因此，术前应对脓毒症患者循环系统进行快速准确的评估，尽早发现潜在的感染性休克并及时处理。

循环系统评估重点关注患者的容量状况、心脏功能、组织灌注和血管张力，评估患者是否存在休克和心脏功能不全。休克的早期往往出现皮肤湿冷、颜色苍白、尿量减少、心率加快、血压正常或者升高等临床表现，术前应密切关注，从而判断是否存在早期休克。术前已存在休克的患者，应常规建立至少 2 条输液通道，准备多组输液微泵及血管活性药物，并早期开展液体复苏；行有创动脉血压监测、血乳酸水平测定等，评估患者容量状况和液体复苏效果。

对于术前诊断为脓毒症或脓毒症休克患者，应尽快启动液体复苏，可以采用 30 mL/kg 的晶体溶液，纠正低血压和高乳酸水平，联合应用血管活性药物维持 MAP≥65 mmHg。尽早液体复苏可显著降低脓毒症休克患者病死率。血乳酸水平是反应组织灌注以及液体治疗效果的良好指标，乳酸清除率与患者病死率有关。

3. 呼吸系统　急性呼吸窘迫综合征（ARDS）是脓毒症患者最易并发的一种急性呼吸功能损伤。是否并发 ARDS 是决定术中机械通气策略，以及术后继续治疗方案的关键。因此，在评估患者肺功能方面，要做到以下几点：①密切监测患者呼吸特征和频率、SpO_2，初步评估患者呼吸功能状况；②检测动脉血气，根据 PaO_2/FiO_2 评估氧合状况；③采用影像学检查，如床旁胸片、胸部 CT，条件允许可采用肺部超声评估患者肺损伤程度；④参考 ARDS 诊断标准评估患者是否存在 ARDS，以及 ARDS 严重程度；⑤依据患者呼吸功能状况、肺损伤程度，予以选择普通或储氧面罩给氧、无创正压通气，必要时急诊气管插管进行机械通气。

4. 肾功能　脓毒症引起的炎症反应、血管内皮损伤、微循环障碍等因素共同作用可诱发急性肾损伤（AKI）。AKI 是脓毒症患者死亡的独立危险因素。因此，术前应该做到以下几点：①术前常规监测尿量，检测血肌酐、尿素氮等，评估肾功能；②术前合并高血钾时（血钾>5.5 mmol/L），酌情予以纠正，可采用葡萄糖联合胰岛素、钙剂、碳酸氢钠、呋塞米等治疗；③对于肾功能严重受损、肾衰竭的患者可考虑术前行连续性肾脏替代治疗（CRRT），同时密切监测凝血功能，评估出血风险。建议一般肝素化 24 h 内不宜行有创操作治疗，必须手术时建议查 ACT，必要时给予鱼精蛋白拮抗肝素。

5.肝功能　术前需关注患者的肝功能。根据胆红素、碱性磷酸酶、转氨酶（ALT、AST）、γ-谷氨酰转移酶、血清蛋白水平和凝血功能综合评估患者肝功能。

6.血液系统　脓毒症可引起贫血、凝血-纤溶系统功能紊乱，甚至 DIC，危及患者生命，显著增加病死率。术前应常规检测血常规和凝血功能，必要时采用血栓弹力图等手段动态监测凝血功能变化，并酌情对症处理。

7.其他评估和准备　脓毒症诱发的全身炎症反应和应激状态可影响患者内分泌系统，引起糖代谢异常。因此，脓毒症患者往往存在血糖异常升高，术前应当予以血糖监测，合理使用胰岛素治疗。

腹内高压已经越来越受到关注。腹内高压处理不当，可进一步发展为腹腔间室综合征（abdominal compartment syndrome，ACS）。持续病理性腹腔压力升高>12 mmHg 可诊断为腹内高压，当发生与器官功能不全相关的腹腔压力升高>20 mmHg 时可诊断为 ACS。腹壁顺应性降低、腹内空腔脏器内容物增加、腹腔内容物增加、毛细血管渗漏，以及液体过度复苏等因素都可能导致腹内高压和 ACS 的发生。因此，术前应对患者是否存在腹内高压和 ACS 进行评估，必要时行腹腔压力监测。

因此，麻醉医生需要关注心脏彩超、动脉血气、胸片、肺部 CT、血肌酐、尿素氮、胆红素、碱性磷酸酶、转氨酶（ALT、AST）、γ-谷氨酰转移酶、血清蛋白水平、血常规和凝血功能、血栓弹力图、血糖等检查检验结果，了解患者心脏功能、呼吸功能、肺损伤类型及程度、肾功能、肝功能、血液系统及内分泌系统情况，了解患者病情进展严重程度。

此患者检查结果可见白细胞增高，白蛋白降低，NT-proBNP 升高，炎症指标升高，提示患者有感染因素。同时 CT 结果提示肠穿孔及肠梗阻，验证了化验结果。患者尿素、肌酐升高，CT 示肺部炎症和胸腔积液，提示脓毒症可能累及肾、肺，术中需注意尿量和肺保护。对于其他器官系统，可能入院时检查并没有明显异常，但感染性休克是个进行性的过程，很可能在后续的演变中累及其他器官，因此在麻醉时要注意全身状况的改变。

（三）体格检查

> **体格检查结果**
>
> T 36.9 ℃，R 21 次/min，P 119 次/min，BP 128/70 mmHg，身高 170 cm，体重 45.0 kg
> 发育正常，营养欠佳，体形偏瘦，神志清，自主体位，痛苦面容，查体合作。无义齿，张口度、颈部活动度正常，马氏分级Ⅱ级。腹部呈板状，无腹壁静脉曲张，无胃肠型，无蠕动波，全腹部有压痛、反跳痛。腹部腹肌紧张、无包块。移动性浊音阴性，无液波震颤，肠鸣音消失，无气过水声，无血管杂音。心肺听诊无异常，余一般体格检查无特殊。

思维引导：脓毒症患者常合并相关慢性疾病（肿瘤、冠心病、糖尿病、慢性阻塞性肺疾病等）。这些患者体能、免疫状况较差，在遭受脓毒症打击后，更易发生严重的并发症，发展为脓毒症休克和多器官功能衰竭，增加患者的死亡率。因此，术前应进行详细的评估包括既往病史、体能状况、是否存在器官功能不全和脓毒症病情严重程度等，必要时请相关科室会诊，并制订应急处理和后续治疗方案，确保围手术期的安全，促进患者术后康复。

体格检查时需要关注患者有无意识水平改变如意识模糊、谵妄、昏迷等脓毒症相关性脑病的体征，有无皮肤湿冷、颜色苍白、心率加快等休克早期体征，有无呼吸窘迫、呼吸频率增快、发绀等 ARDS 体征。

本病例患者腹部呈板状，全腹部有压痛、反跳痛，腹部腹肌紧张，是肠穿孔腹部感染的典型体征。虽然暂时未出现神经系统体征，但并不表示神经系统未受累及。目前血压尚可、心率增快说明循环系统处于代偿状态,如不抓紧时间处理原发病,循环系统可能进行性恶化。本病例患者 10 个月前行"机器人辅助腹腔镜根治性膀胱全切+原位新膀胱术",糖尿病病史 5 年余,高血压病史 6 年余,吸烟 30 年,饮酒 30 年,这些情况都可能使患者发生严重的并发症,甚至是器官功能衰竭,风险极大,加之急诊手术术前准备时间有限,给麻醉带来了很大的挑战。

(四)术前准备

> **术前准备**
>
> 患者拟行急诊剖腹探查术,术前准备时间有限。
> 术前备血。
> 容量治疗:入院即刻给予患者晶体溶液扩容,麻醉前快速补液 500 mL。
> 目前情况:患者入手术室时心率 110 次/min,无创血压 82/50 mmHg,心电图 ST-T 段改变。
> 给予输液扩容,去甲肾上腺素泵注,心率可维持在 100 次/min 左右,无创血压 102/55 mmHg,
> R 20 次/min。

思维引导:术前准备是为手术麻醉提供安全的准备,对于感染性休克来说,手术是去除感染原的方式,但对于患者整体的生命体征,要在有限的时间内做好充足的准备。

1. **感染灶筛查和处理**　控制感染原是脓毒症治疗的关键。麻醉科医生术前需要与外科医生沟通,共同对患者进行详细的术前评估和检查,明确感染原和病原菌,早期、合理使用抗生素治疗。早期开始使用适当的抗菌药物和控制感染源的干预措施是管理脓毒症和脓毒性休克患者的基本原则。这些措施可减少微生物负荷及其毒性负荷,从而减少炎症反应、细胞功能障碍和损伤。

2. **血流动力学复苏**　脓毒性休克患者的复苏基于通过早期静脉输液、血管加压药,以及正性肌力药物来优化心排量。

及早给予适当的液体对于避免组织灌注不足和由此导致的器官功能障碍非常重要。SSC 指南建议在最初 3 h 内通过静脉注射至少 30 mL/kg 的晶体溶液。虽然静脉输液可改善器官灌注,但过多的液体与心肌细胞的过度伸展,以及肺间质水肿恶化有关,这些都会导致死亡率增加。

对于感染性休克患者,有时候尽管进行了充分的容量复苏,但对于持续性低血压(平均动脉压为<65 mmHg)的患者仍需要尽早开始使用血管活性药物,以更好地控制休克并降低肺水肿和心律失常的发生率。可用的选择是儿茶酚胺去甲肾上腺素(NE)、α_1 激动剂去氧肾上腺素、血管升压素和血管紧张素Ⅱ(AT Ⅱ)。

其中 NE 刺激 α 和 β_1 肾上腺素能受体,引起大部分血管收缩,并具有一些正性肌力作用。根据SSC 指南,NE 是感染性休克的首选用药,必须尽早开始,以达到平均动脉压大于 65 mmHg 的目标。

正性肌力药物可选择性地用于发生低心排血量的脓毒性休克患者。对于此类患者,多巴酚丁胺是首选的一线药物。

此患者术前诊断明确后,即开始抗休克治疗,进行了液体复苏,液体量不足 30 mL/kg,主要是因为术前准备时间有限。在有限的时间里,进行了补液、备血、去甲肾上腺素泵注等处理。同时备用了正性肌力药物。液体复苏从术前准备开始,持续整个围手术期。

(五)术前小结

简要病情:患者以"腹痛、腹胀 1 周,加重 1 d"为主诉入院。患者 1 周前无明显诱因出现腹痛、腹胀,呈持续性胀痛,伴停止排气排便、恶心、呕吐,进食后呕吐加重,CT 结果示:①腹部、盆腔术后改变,双侧肾盂及输尿管内积气;②小肠改变,考虑肠梗阻;③盆腔少量积液;④肺气肿、肺大疱,左肺少许炎症。1 d 前上述症状明显加重，持续性腹痛、腹胀不缓解，伴尿潴留。急腹症患者，拟急诊剖腹探查。入院 2 h 即送入手术室准备手术，在扩容、给予血管活性药后，目前患者生命体征尚平稳。

术前诊断：①消化道穿孔；②肠梗阻；③膀胱恶性肿瘤术后。

拟施手术名称和方式：剖腹探查术。

二、麻醉管理

（一）麻醉准备及诱导

> **麻醉诱导过程**
>
> 患者清醒入室，面罩吸氧，常规心电监护，BP 82/50 mmHg，HR 110 次/min，氧饱和度 98%。开放外周静脉后快速给予晶体溶液 500 mL。局麻下行桡动脉穿刺置管测压，有创血压 88/49 mmHg，麻醉诱导用药：阿芬太尼 1.5 mg、依托咪酯 9 mg、顺式阿曲库铵 8 mg。根据血压给予去甲肾上腺素 8 μg。麻醉诱导及气管插管过程顺利。气管插管后行右侧颈内静脉穿刺置管，测中心静脉压及泵注血管活性药，抽血行血气分析。麻醉成功后，常规消毒铺巾，手术开始。

思维引导：需要外科手术治疗的脓毒症多为急诊手术，患者病情重、变化快，常存在多器官损伤，同时，脓毒症患者常合并相关慢性疾病，以及服用免疫抑制剂等。因此，应在充分评估患者病情后选择适宜的麻醉方式和药物，制订适宜的麻醉方案。手术过程中应密切监测患者病情变化，并根据病情及时调整麻醉和治疗方案。

1. **麻醉方法及药物**　脓毒症患者基础状况、原发疾病病理生理情况特殊，目前多采取气管插管全身麻醉。镇静药和阿片类镇痛药都有不同程度的心脏抑制、扩张血管作用，因此诱导阶段应采用滴定法给药，尽量减少对血流动力学的影响；咪达唑仑是苯二氮䓬类药物，具有镇静催眠和顺行性遗忘作用，小剂量应用可预防术中知晓。依托咪酯或氯胺酮对循环功能的抑制作用较轻，较适用于脓毒症患者麻醉诱导。疑似有肾上腺功能不全的患者慎用依托咪酯。虽然丙泊酚具有心肌和循环抑制作用，但其对炎症反应具有调节作用，因此在临床应用时应从小剂量开始，采用滴定法给药，减少对循环功能的影响；右美托咪定具有良好的镇静和抗感染作用，可降低危重症患者谵妄的发生。阿片类镇痛药物可选用芬太尼、舒芬太尼、瑞芬太尼等。脓毒症患者应避免使用吗啡，吗啡可能通过促进持续的高炎症来加重脓毒症。肌肉松弛药可选用顺式阿曲库铵、罗库溴铵等；在许多情况下，脓毒症患者往往处于饱胃状态，诱导时可能需要快速序列诱导，此时可选用罗库溴铵进行插管。

2. **麻醉监测**　脓毒症患者麻醉过程中除进行常规监测外，还应增加相关脏器功能、组织灌注和麻醉深度等监测。①应常规监测 ECG、无创血压、SpO_2、$P_{ET}CO_2$、气道压力、呼吸波形、体温和尿量等；②对血流动力学不稳定患者，建议术中行连续有创动脉血压监测和 CVP 监测；③若条件允许，术中可采用心排量及压力监测传感器（FloTrac）、脉搏指示连续心输出量监测（PiCCO）、Swan-Ganz 导管和心脏超声等监测，必要时以 SVV、脉搏压变异度（PPV）、CI、校正血流时间（FTc）等指标指导液体治疗；④术中动态监测血糖、动脉血气、血乳酸、血常规、血电解质、凝血功能、BNP、肌钙蛋白等；⑤术中进行麻醉深度和肌松监测。

此患者在液体复苏的同时准备进行手术，对于此类感染性休克的患者来说，首要问题是去除感染原，在去除感染原的同时维持生命体征的平稳。患者入室后即快速补液 500 mL，动脉穿刺测压，麻醉诱导选用的是对循环影响小的药物，同时在诱导时即泵注去甲肾上腺素。插管后中心静脉穿刺，既能监测中心静脉压，也可以泵注血管活性药，还可以快速补液。根据血气分析的结果进行内环境的纠正，此患者乳酸偏高，酸中毒，考虑是容量不足导致，继续容量治疗，同时开始手术。

(二)麻醉维持

> **麻醉维持及术中病情变化、处理**
>
> 麻醉维持:七氟醚、环泊酚、瑞芬太尼、顺式阿曲库铵。泵注去甲肾上腺素 0.03 ~ 0.20 μg/(kg·min),血流动力学维持平稳,动脉血压 105/56 mmHg,心率 103 次/min。开腹后发现部分肠管粘连严重,腹腔内大量脓苔、大量小肠内容物,吸净腹水后继续探查发现距屈式韧带 230 cm 可见 3 处穿孔,穿孔最远段肠管粘连于原腹壁切口下方,穿孔处以上肠管扩张严重。探查腹腔肠管时患者血压有增高,加深麻醉后正常。快速补液,根据血气结果输血,根据血压调整去甲肾上腺素剂量,血流动力学平稳。总体手术顺利,麻醉满意,术中出血 200 mL,液体实入量 2 800 mL,尿量 400 mL。

思维引导:脓毒症患者术中应重点关注循环管理及呼吸管理,同时注意控制患者炎症反应。

1. **循环管理**　脓毒症患者术中循环管理应兼顾患者的容量状况和心脏功能,实行早期目标导向治疗(EGDT)策略,进行合理的输血输液和使用血管活性药物,维持血流动力学稳定。

(1)液体治疗目标 1:MAP≥65 mmHg,CVP 8 ~ 12 mmHg,尿量≥0.5 mL/(kg·h),动脉血乳酸<4.0 mmol/L。

(2)液体治疗目标 2:ScvO_2≥70% 或 SvO_2≥65%。

(3)术中液体治疗首选晶体溶液。慎用人工胶体溶液,对重症脓毒症患者暂不推荐使用羟乙基淀粉,需要使用胶体溶液时,建议优先选用白蛋白。

(4)血管活性药物推荐去甲肾上腺素作为首选升压药物,根据情况使用肾上腺素、血管加压素、多巴胺、多巴酚丁胺、去氧肾上腺素等。

(5)不推荐将新鲜冰冻血浆作为单纯补液、扩容的胶体使用。

(6)血小板计数应尽可能维持 $50×10^9$/L 以上。

(7)血红蛋白水平应尽可能维持 70 g/L 以上。

(8)若经充分液体治疗和血管活性药物应用后,血流动力学仍不稳定,可考虑使用糖皮质激素(如氢化可的松 200 mg/d 持续静脉输注)。

2. **呼吸管理**　肺是脓毒症最易累及的器官。对于脓毒症合并 ARDS 患者,建议采用肺保护通气策略(小潮气量、PEEP 和肺复张策略等)。临床研究已经表明小潮气量(6 mL/kg)、限制气道平台压上限≤30 cmH_2O(1 cmH_2O=0.098 kPa)的肺保护性通气策略能够显著降低脓毒症 ARDS 患者的病死率。

3. **输血与凝血**　目前临床建议在没有心肌缺血、低氧血症或急性出血的情况下,血红蛋白<70 g/L时建议输注红细胞。

脓毒症可能导致明显的凝血功能障碍,并最终导致弥散性血管内凝血。凝血功能障碍的矫正最好以实验室数据或床旁测试为指导,如血栓弹力图检测。根据结果进行相应的纠正,如输注血浆、凝血酶原复合物、纤维蛋白原、氨甲环酸等。

4. **免疫调理**　免疫调节功能异常和炎性反应失衡是脓毒症的主要病理生理机制。临床表明,可以适当使用免疫调节药物,如静脉注射乌司他丁;皮下注射胸腺肽、静脉输注血必净等。

此患者在手术过程中持续液体复苏及去甲肾上腺素的泵注,维持生命体征相对平稳,平均动脉压在 65 mmHg 以上。术前血红蛋白轻度降低,但存在血液浓缩的可能,经过补液后血红蛋白降低,给予输注红细胞处理。术中发现肠穿孔 3 处,修补后冲洗腹腔,尽可能处理感染源。患者腹内压不高,采取小潮气量通气,二氧化碳及氧分压在正常范围内,气道压 15 cmH_2O。手术时间 1.5 h,尿量

400 mL。由于考虑患者处于脓毒血症状态,虽然血流动力学相对稳定,但各个组织器官存在一定的损伤,随着脓毒血症的进展,患者各个器官可能会出现功能不全,因此术后将患者带气管导管送入重症监护室继续监护治疗。

(三)术后管理

术后治疗及恢复

患者麻醉顺利,术中在血管活性药的使用下血流动力学维持平稳,术毕血压 107/50 mmHg,心率 92 次/min,去甲肾上腺素 0.1 μg/(kg·min),血气分析 pH 值 7.294,剩余碱 −7.5 mmol/L。患者带气管导管转入重症监护室继续监护治疗。术后给予抗感染、补液、止痛、止吐、抑酸等处理;关注患者一般情况及尿色、体温、引流情况。

患者术后第 1 天,患者镇静状态,经口气管插管,呼吸机模式:同步间歇指令通气(SIMV)[吸入氧浓度(FiO2 30%,PEEP 6,频率 12 次/min,VT 450 mL],T 36.8 ℃,HR 98 次/min,R 16 次/min,BP 105/47 mmHg。入量 2 402 mL,出量 1 570 mL(其中尿量 880 mL,腹腔引流液 640 mL,胃液 50 mL)。检验结果示炎症指标、白细胞升高。

患者术后第 2 天,患者镇静状态,经口气管插管,呼吸机模式:SIMV(FiO2 35%,PEEP 7,频率 20 次/min,VT 450 mL),T 38.0 ℃,HR 91 次/min,R 20 次/min,BP 96/44 mmHg。入量 6 379 mL,出量 620 mL(其中尿量 180 mL,腹腔引流液 420 mL,胃液 20 mL)。检验结果示肌酐、尿素氮升高,低蛋白血症。

患者术后第 3 天,患者嗜睡,经口气管插管,呼吸机模式:持续气道正压通气(CPAP)(FiO2 30%,PEEP 8,abovePEEP 8),T 36.5 ℃,HR 87 次/min,R 18 次/min,BP 131/69 mmHg。入量 4 893 mL,出量 6 240 mL(其中尿量 5 900 mL,各引流液 90 mL,胃液 50 mL)。检验结果示感染指标下降,贫血,低蛋白血症。

患者术后第 4 天,患者昏迷,经口气管插管,呼吸机模式:CPAP(FiO2 30%,PEEP 8,abovePEEP 8),T 37 ℃,HR 46 次/min,R 10 次/min,BP 135/58 mmHg。入量 4 795 mL,出量 8 570 mL(其中尿量 8 400 mL,腹腔引流液 60 mL,胃液 40 mL)。患者意识恢复差,不能配合,考虑感染相关,不排除脓毒症脑病可能。

患者术后第 5 天,患者神志清,自主呼吸,面罩吸氧,T 36.7 ℃,心率 69 次/min,R 20 次/min,血压 142/62 mmHg。入量 3 140 mL,出量 4 550 mL(其中尿量 3 100 mL,其他引流液 800 mL,胃液 50 mL,腹腔引流液 350 mL,胸腔引流液 250 mL)。患者病情较前好转,继续抗感染、保肝护胃、稳定循环等治疗,转回普通病房。

转回普通病房后生命体征平稳,患者恢复可,未诉特殊不适,6 d 后出院。

思维引导:脓毒症患者往往伴随着生命体征的不稳定,需要在术后转入重症监护室继续监护治疗。

在转运患者的途中应进行充分的监测、气道管理和药物治疗。同样,手术室与 ICU 交接对于确保识别脓毒症并立即开始治疗至关重要。交接时的重点为术中呼吸机设置、目前的输液或液体治疗情况、手术引流管的说明、患者特定信息(年龄、体重、过敏、既往内科/手术史、相关的近期实验室检查/生命体征)等。

本例患者术后转入重症监护室继续治疗,交接后 ICU 即开始抗休克等支持治疗,由于患者术前感染重,全身状况差,出现了脓毒症脑病的症状,经过 ICU 支持治疗,于术后 5 d 左右清醒拔管,1 周左右出院。

三、思考与讨论 ▶▶▶

脓毒症是导致患者入住重症监护病房的主要病因之一。虽脓毒症及脓毒性休克的诊疗已取得了一定的进展,但其病死率仍居高不下。脓毒症及其后续重症脓毒症和感染性休克已是当前医疗卫生领域中的一个重大挑战。对于脓毒症来说,控制感染是治疗的首要措施,而病灶的清除对于控制感染来说至关重要,因此,一旦确定为脓毒症,往往需要急诊手术来清除病灶。急诊手术患者术前准备不全面,检查不完善,生命体征不平稳,都给围手术期麻醉带来巨大的风险和挑战。

感染性休克患者经常并存着循环系统的不稳定,需要容量治疗以及血管活性药物的应用。在循环系统的监测方面,除了心电图、无创血压等监测设备外,往往需要有创动脉压、中心静脉压等监测,甚至是漂浮导管、FloTrac、PiCCO 等血流动力学监测手段,可以监测患者的每搏量、脉搏变异度指数、肺动脉压力等指标。在容量复苏上,SCC 指南建议在最初 3 h 内通过静脉注射至少 30 mL/kg 的晶体溶液,以达到治疗的效果。而对于感染性休克患者,有时候尽管进行了充分的容量复苏,但血压依旧偏低,此时应尽早开始血管活性药物的应用。去甲肾上腺素是治疗感染性休克的首选用药,除此之外,血管升压素、血管紧张素Ⅱ等药物也可选择。对于低心排量的感染性休克来说,多巴酚丁胺可以作为首选药物。对使用升压药的成人脓毒性休克患者,推荐将初始平均动脉压(MAP)复苏目标设为 65 mmHg。

感染性休克患者往往导致数个器官功能障碍,对脓毒症所致 ARDS 的成人患者,推荐采取小潮气量通气策略(6 mL/kg),而非大潮气量通气策略(>10 mL/kg)。推荐使用较高的 PEEP,并建议将 PEEP 的上限目标设为 30 cmH$_2$O(1 cmH$_2$O ≈ 0.098 kPa)。如果 ARDS 较重,建议条件允许的情况下,每天俯卧位通气时间大于 12 h。

在其他支持治疗方面,如果感染性休克患者需要持续使用升压药,可静脉应用糖皮质激素。还可以使用一些免疫调节药物,如乌司他丁等。

术后感染性休克患者根据需要可转入重症监护室,因为感染性休克的治疗需要时间,手术治疗只是其中一步,术后的抗感染、营养支持、呼吸支持等措施对患者的预后有着关键的影响。本例患者在重症监护室经历了昏迷、呼吸机支持、低蛋白血症、脓毒症脑病等阶段,随着治疗的进行,于第 5 天清醒拔管,生命体征平稳。这说明感染性休克不是一台手术所能解决的问题,更需要综合的处理,但处理的时间是从确诊脓毒症的那一刻就开始的,手术时患者往往没有经过充分地抗休克治疗,生命体征不稳定加上手术的创伤,对麻醉是一个挑战,需要麻醉医生在手术中综合考虑各个方面的问题,完善各项监测,及时处理问题,并从长远的预后考虑来给予适当的处理与生命支持。

四、练习题 ▶▶▶

1.感染性休克患者液体复苏首选哪种液体?

2.感染性休克患者首选的升压药有哪些?

3.感染性休克患者呼吸管理应注意哪些方面?

五、推荐阅读 ▶▶▶

[1]CHEN J P,FANG X M,JIN X J,et al. Expert consensus on the perioperative management of patients with sepsis[J]. World J Emerg Med,2015,6(4):245-260.

[2]BUGHRARA N,CHA S,SAFA R,et al. Perioperative management of patients with sepsis and septic shock,part I:systematic approach[J]. Anesthesiol Clin,2020,38(1):107-122.

［3］CECCONI M，EVANS L，LEVY M，et al. Sepsis and septic shock［J］. Lancet，2018，392（10141）：75-87.

［4］EVANS L，RHODES A，ALHAZZANI W，et al. Surviving sepsis campaign：international guidelines for management of sepsis and septic shock 2021［J］. Intensive Care Med，2021，47（11）：1181-1247.

［5］WOŹNICA E A，INGLOT M，WOŹNICA R K，et al. Liver dysfunction in sepsis［J］. Adv Clin Exp Med，2018，27（4）：547-551.

［6］CORL K A，PRODROMOU M，MERCHANT R C，et al. The restrictive IV fluid trial in severe sepsis and septic shock（RIFTS）：a randomized pilot study［J］. Crit Care Med，2019，47（7）：951-959.

［7］NORSE A B，GUIRGIS F，BLACK L P，et al. Updates and controversies in the early management of sepsis and septic shock［J］. Emerg Med Pract，2021，23（Suppl 4-2）：1-24.

（徐鞢鞢）

第六章　骨科麻醉

案例 18　血友病患者人工膝关节置换术的麻醉

知识拓展

一、术前访视

（一）病史

患者病史

患者男性,30岁,27年前因皮肤瘀斑就诊后发现血友病A型;10余年前出现膝关节肿胀、疼痛,考虑关节腔出血,间断应用Ⅷ因子至今;1个月前右膝关节疼痛伴屈曲活动受限,行走困难。双膝关节正侧位平片示:右膝关节内侧关节间隙变窄伴关节面下骨质密度稍增高;右侧胫骨上段及股骨下段近关节面骨质密度稍减低。患者既往体健,无高血压、糖尿病、冠心病等病史。个人史、婚育史无特殊,家中存在类似疾病。

思维引导:血友病(hemophilia)是X染色体基因突变从而导致相关凝血因子缺乏的一种隐性遗传性出血性疾病,临床以自发性出血或轻微损伤后出血不止为特征,根据血浆缺乏的凝血因子的不同,可分为血友病A(factorⅧ,FⅧ)、血友病B(factorⅨ,FⅨ)和血友病C(factorⅪ,FⅪ)型3种。关节和肌肉是血友病最常见的出血部位。持续或反复的关节腔出血后,红细胞中的铁沉积于关节滑膜中,造成滑膜炎、滑膜内毛细血管增生,以及不可逆的关节损害,从而导致关节疼痛、功能障碍或变形,称为血友病性关节炎(hemophilic arthritis,HA)。我国血友病发病率约为2.73/10万,其中HA患者比例为70%~80%,该病临床表现与骨关节炎相似,通常以反复性关节肿痛为主要症状,伴有关节腔积血、活动受限和功能障碍等表现。本例患者幼儿时期因皮肤瘀斑发现A型血友病,青壮年时期出现膝关节肿胀,考虑血友病引起的关节腔内自发性出血,遂间断应用FⅧ控制;近来膝关节疼痛伴屈曲活动受限,行走困难后入院。该患者临床症状典型,存在阳性家族史,结合相关检查后诊断明确。鉴于A型血友病自发性出血的特性,应当全面了解是否存在其他组织、器官、系统的出血性损害,必要时进一步相关科室会诊及完善相关检查,全面评估患者的全身情况,为接下来的麻醉与围手术期管理做好充足的准备。

（二）辅助检查

辅助检查结果

（1）凝血功能：凝血酶原时间 13.30 s，国际标准化比值 1.11，凝血酶原活动度 85.10%，活化部分凝血酶原时间 37.50 s，凝血酶原时间 14.60 s，纤维蛋白原 4.30 g/L。

（2）凝血因子Ⅷ活性测定：53%（参考范围 70%～150%）。

（3）血常规：红细胞 $3.34×10^{12}/L$，血红蛋白 92 g/L，血小板 $131×10^9/L$，血小板分布宽度 15.8%，平均血小板体积 10.2%，血小板压积 0.34%。

（4）肝功能、肾功能、尿常规、大便常规等实验室检查：均未见明显异常。

（5）影像学检查结果：具体内容如下。

1）X 射线片 DR（膝关节 胫腓骨）：右侧膝关节内侧关节间隙变窄伴关节面下骨质密度稍增高，膝关节周围软组织内水肿改变，右侧胫骨上段及股骨下段近关节面骨质密度稍降低，请结合其他检查。右踝关节关节密度增高，关节腔狭窄，请结合 CT 检查。

2）CT（胸部正位）：心肺隔均未见明显异常。

（6）心血管系统检查结果：心电图示大致正常心电图。

思维引导：血友病性关节炎是基于血浆凝血因子活性测定的基础上诊断的。本患者主要症状为膝关节疼痛及肿胀，临床上有许多疾病会有类似的表现，如髌骨半脱位、胫骨结节骨骺炎、股骨头骨骺滑脱、剥脱性骨软骨炎、半月板损伤等，但血浆凝血因子数量、功能及活性是正常的，可以通过凝血因子相关检查以排除其他疾病。该例患者检查结果凝血因子数量及功能降低，活化部分凝血酶原时间延长，尤其是凝血因子Ⅷ活性测定 53%（参考范围 70%～150%）。检验结果凝血因子功能、活性测定的数值有助于判断血友病的类型，进而判断血友病性关节炎，这有助于判断围手术期出血的风险及血流动力学的改变，及时选择血管活性药物及输血的类型。利用各种影像学检查可协助判断关节病变的部位及狭窄的程度，评估其与周围结构的关系，有助于判断手术复杂程度及相应的麻醉管理难度。

（三）体格检查

体格检查结果

T 36.5 ℃，P 86 次/min，R 18 次/min，BP 124/75 mmHg，体重 82 kg

发育正常，营养中等，神志清，自主体位，查体合作。无皮下出血，全身浅表淋巴结未见明显肿大。口腔黏膜未见出血，无义齿，张口度、颈部活动度正常，马氏分级Ⅰ级。心肺听诊无异常。

膝关节活动度：右屈曲 35°，伸 15°；左屈曲 110°，过伸 5°。右膝关节局部压痛（++），触痛（+），周围皮肤温度无明显升高，无红肿、破溃。四肢深、浅感觉均正常，主动被动运动正常，各肌群肌力 5 级，肌张力正常。双侧膝、跟腱、踝反射正常，余一般体格检查无特殊。

思维引导：对于采用全身麻醉的一般患者，术前需常规评估患者气道情况、运动耐量、张口度有无受限等排除影响麻醉操作的疾病，必要时行颈椎影像学、心肺功能和神经病学检查；而对血友病患者，除上述常规评估外，应同时着重评估术前凝血及出血情况，例如嘴唇、牙龈、口腔有无出血、血肿,尤其注重术前血小板凝血因子活力测定,血友病性关节炎患者术前需每日测量凝血指标,以及血压和心率的变化,重点关注血液系统,其他不常见的体征,如全身无力、腹痛、呼吸困难及痰中带血等体征也不应忽视。该患者自幼发现血友病 A 型,已行心电图检查,体格检查心肺未有明显异常,血压 124/75 mmHg,位于理想范围内。

（四）术前准备

> **术前准备**
>
> 患者准备:局麻超声引导下建立中心静脉通路;复查血浆凝血因子活性测定、血浆因子Ⅷ抑制物定量测定;术区皮肤准备;常规术前禁食 8 h,禁水 2 h。
>
> 外科准备:完善相关检查,明确手术指征,排除禁忌后拟行"右侧人工膝关节置换术",备血浆 400 mL、红细胞 4 U。
>
> 麻醉准备:纠正凝血障碍;术前 1 周停用任何含阿司匹林的制剂及非甾体抗炎药;拟采用全身麻醉,不推荐神经阻滞与椎管内麻醉。
>
> 目前情况:一般情况良好,凝血、血制品储备完善,满足手术要求。

思维引导:通常对血友病患者的麻醉选择多选用全身麻醉,应禁用神经阻滞及椎管阻滞(除非凝血因子活性保持在 100%,但也要权衡围手术期的利害),避免肌内注射,以免引起血肿。血友病患者骨科手术的成功依赖于多学科的通力合作。本例患者经麻醉与围手术期医学科、血液科、药学部、营养科等多学科会诊,实施围手术期管理后,拟于全身麻醉下实施"右侧人工膝关节置换术"。对于 A 型血友病患者而言,术前准备的关键在于补充凝血因子使其达到一定水平,以纠正凝血障碍,防止过度出血。一般认为,术前凝血因子活性控制在 40% ~50% 可以使患者拥有最基础的凝血功能以保证手术安全性。Ⅷ因子(FⅧ)的半衰期为 10 ~12 h,故应每 12 h 输注 1 次。目前,相关指南尚未明确指出各类手术围手术期 FⅧ 的输注标准,但多数文献建议:①拔牙、脓肿切开等小型手术,应将 FⅧ活性提升至 30%;②较大手术应提高至 60% 以上,且术后维持至少 30% 以上持续 10 ~14 d,直至创口愈合;③大型骨科手术,例如膝关节、髋关节置换,替代治疗应持续 4 ~6 周。外科医生在术前 1 d 应对患者进行 FⅧ的输注和效果确认。此外,血友病患者的气道管理由于存在舌部和颈部出血的风险,可能会完全阻塞上呼吸道,因此在给予足够凝血因子替代治疗前不应进行气管插管操作。该患者经过积极的术前凝血因子活性储备,目前血压、心率、心电图、凝血功能等各项指标均符合术前准备充分的标准,可以按原计划行手术治疗。

（五）术前小结

简要病情:患者,男,30 岁,发现血友病 A 型 27 年;膝关节肿胀、疼痛 10 余年,间断应用Ⅷ因子至今;1 个月前右膝关节疼痛伴屈曲活动受限,行走困难。入院后完善相关检查,结合辅助检查结果,明确"右膝关节血友病性关节炎"的诊断及手术指征。术前建立中心静脉通路,复查血浆凝血因子活性测定、血浆因子Ⅷ抑制物定量测定,备血浆 400 mL、红细胞 4 U。目前生命体征平稳,血压、心率、凝血指标等均符合术前准备充分的标准。

术前诊断:右膝血友病性关节炎。

拟施手术名称和方式:人工膝关节置换术。

二、麻醉管理

（一）麻醉准备及诱导

麻醉诱导过程

患者清醒入室，开放中心静脉通路并行中心静脉压监测，常规面罩吸氧，行心电监护，BP 109/71 mmHg，HR 62 次/min，氧饱和度99%。镇静局麻下行桡动脉穿刺置管测压，抽血行血气分析后实时监测血流动力学变化。麻醉诱导用药：咪达唑仑 3 mg、舒芬太尼 20 μg、丙泊酚 150 mg、罗库溴铵 50 mg。麻醉诱导及可视喉镜辅助下气管插管过程顺利。麻醉完成后，患者取仰卧位，于右侧大腿上段安放止血带，常规消毒铺巾，手术开始。

思维引导：血友病患者全身麻醉诱导时，应当注意以下几点：①扣面罩，以及插管时手法应保持轻柔，避免暴力、反复操作引起的嘴唇、舌及口咽部黏膜损伤，尤其口咽部血肿严重时可压迫堵塞气道；需在术前凝血因子完全纠正和完全的肌肉松弛状态下进行，应使用小于常规一号的经润滑的气管插管，避免经鼻气管内插管，以防止鼻咽部黏膜出血。②采用有创动脉监测，既能及时观察血压变化，利于术中维持血流动力学平稳，又能避免无创测压时袖带反复充气对上肢血管的损伤。③颅内出血是血友病患者死亡的主要原因，围手术期血流动力学应保持平稳，注意手术体位引起的肢体受压损伤。如遇手术时间较长，出血较多，术中需要监测 APTT 和 FⅧ，必要时补充 FⅧ，对于术中已经补充 FⅧ但仍有出血倾向者，应监测纤维蛋白原及血小板计数，及时补充，止血困难时考虑使用重组人活化因子Ⅶ。④血友病患者常伴有肝疾病，因此应谨慎使用经肝代谢的药物，优先使用平衡静脉而不是吸入麻醉，后者可能会降低肝血流。

（二）麻醉维持

麻醉维持及术中病情变化、处理

麻醉维持：七氟醚、丙泊酚、瑞芬太尼、罗库溴铵。患者手术开始，加深麻醉，止血带充气止血，血流动力学轻度波动：动脉血压 157/84 mmHg，中心静脉压 13 cmH$_2$O，后恢复平稳；术中行髌骨成形术、膝关节脱位截骨后，选择合适假体，插入垫片，涂抹骨水泥，待骨水泥凝固后，止血带放气，动脉血压降低至 98/57 mmHg，心率 87 次/min，予以甲氧明 1 mg 后，加速补液扩充血容量。患者药物反应良好，血流动力学平稳。总体手术顺利，麻醉满意，术中出血 400 mL。术中未输血。术中输液量：晶体溶液 2 000 mL、胶体溶液 500 mL，共计液体实入量 2 500 mL。尿量 500 mL。

思维引导：人工膝关节置换术是目前临床常用的严重膝关节损伤及病变的治疗手段。关节置换术中麻醉关注要点主要包含以下几个方面。

（1）止血带反应：全麻患者使用止血带一段时间后如果出现血压升高、心率增快，以及出汗等情况，应警惕止血带反应的发生。预防止血带反应的措施如下。①压力控制：上肢压力 = 收缩压 + （70～100）mmHg，下肢压力 = 收缩压 + （100～150）mmHg。②充气时间：一般认为上肢不超过 60 min，下肢不超过 90 min，总的时间不宜超过 3 h。③多次上止血带时，每次应间隔 10～20 min 的松止血带时间。其间应严密监测血压及心率：①止血带充气引起心脏前、后负荷增加导致中心静脉压和动脉压升高,可通过加深麻醉或应用血管扩张剂及时调整。②止血带放气时机体有效循环血量骤减,导致中心静脉压、动脉压下降和心率增快。因此,松止血带之前可适当加快输液升高血压;抬高肢体并缓慢松开止血带,测量血压无异常后再缓慢放下肢体;此外,松止血带后局部组织缺血、缺氧产生的代谢产物可能对动脉血二氧化碳分压、血清乳酸、血钾等产生影响,甚至引起心律失常;关注呼气末二氧化碳分压变化,调节呼吸参数应对高碳酸血症;注意氧饱和度及血压心率变化,以防肺栓塞。

（2）骨水泥植入综合征:骨水泥植入综合征是一种较常见且严重的并发症。常见临床表现:①低氧血症。②一过性的低血压:植入后 3～5 min 血压下降最明显,以舒张压降低为主,多数可在 10 min 内恢复。③支气管痉挛:过敏反应。④心律失常:以期前收缩为主,有 ST-T 的变化。⑤凝血功能障碍。⑥意识障碍等。处理措施如下。①关注血流动力学:扩容、抗休克、纠正酸中毒、调整血管紧张度、预防心力衰竭。②解除肺动脉高压:供氧只能解决肺泡氧压,无法解决肺血流低灌注,须尽早解除肺动脉高压。③提高氧流量,充分供氧,机械通气结合 PEEP。④凝血功能的监测:必要时可以给予肝素。

（3）急性肺栓塞:患者出现不明原因的呼吸困难、胸痛、晕厥、休克、不能解释的低氧血症和颈静脉怒张等症状时,应考虑肺血栓栓塞症(PTE)。如突然发生严重的心动过速(>120 次/min);难以纠正的低血压;吸入纯氧情况下氧饱和度、氧分压、氧合指数明显下降;呼气末二氧化碳分压骤降;心电图特征性改变;中心静脉压假性升高(肺血管痉挛导致)等。另外,对于术中突发疑似大面积肺栓塞的高危患者,建议行经食管超声心动图(TEE)监测并进行治疗评价。

综上所述,严格掌握血友病患者膝关节置换术中可能出现的并发症,提前预防、及时发现并处理是每一位临床麻醉工作者必须具备的基本技能。

该患者在止血带充气时血压升高、心率增快,加深麻醉后恢复正常;止血带放气后,出现血压降低、心率增快,加速补液补充血容量,并应用血管活性药物,反应良好。整体血流动力学较平稳,未发生严重并发症。

（三）术后管理

术后治疗及恢复

患者麻醉顺利,于麻醉恢复室清醒拔管后安返病房。查体:T 36.4 ℃,P 82 次/min,R 21 次/min,BP 132/78 mmHg,神志清。术后给予抗感染、补液、抗凝、镇痛、护胃、加强营养等对症支持治疗;密切关注患者生命体征变化,右下肢肢体感觉、运动情况,伤口引流情况。

患者术后第 1 天,神志清,精神可,诉疼痛,切口未见红肿,敷料清洁干燥,引流管通畅,共引流出淡红色血性液体约 100 mL。术后第 2 天病情稳定,流质饮食,诉排气,引流量约 60 mL,切口疼痛能忍,复查生化检验未见明显异常。术后第 3 天引流量明显减少,给予拔除 1 根引流管。术后第 7 天复查右膝关节平片示:右膝关节置换术后改变。术后第 10 天,患者伤口愈合良好,缝线未拆,生命体征平稳,未诉特殊不适,准予出院。

思维引导:通常拔除气管导管前,使用吸痰管清除可能被误吸的分泌物非常重要,但对血友病患者口咽部吸引可能会损伤黏膜而形成口内血肿,因此应在直视下轻柔地吸去分泌物。此外,对麻醉医生而言,如何管理血友病患者术后疼痛是需要重点关注的问题。术后早期疼痛多由于手术创伤、血肿、组织反应引起,术中止血带的长时间压迫也会加重术后疼痛的发生,这可能与无髓鞘的 C 神经纤维有关:一是局部组织与神经的受压,导致的损伤而产生疼痛;二是因止血带阻断了静脉的回流,造成远端静脉淤血,组织缺氧水肿,大量的代谢产物堆积在肌肉组织,表现为疼痛;三是在放止血带的情况下,大量血液迅速充盈驱血后的组织,反应性过度血液灌注导致肢体肿胀,进一步的增加疼痛。

使用物理疗法或镇痛泵和其他止痛药物治疗可有效改善术后疼痛。剧烈疼痛者可静脉注射吗啡,口服阿片类药物,如曲马多、可待因、二氢可待因酮等。慎用神经阻滞及肌内注射类镇痛剂。膝关节置换患者可术中局部注射抗感染、镇痛药物,术后伤口冰敷亦可减轻术后疼痛。特别注意的是:避免术后镇痛方式造成出血非常重要,包含阿司匹林的非甾体类抗炎药应明确避免使用。抗组胺和镇咳药可能会抑制血小板聚集而延长出血时间。麻醉性镇痛药或以乙酰氨基酚为主要成分的药物应用可根据药效适当调整剂量。本例患者术后使用阿片类药物舒芬太尼静脉自控镇痛,效果确切,随访疼痛度轻。此外,为防止应激性胃黏膜损伤出血,应给予护胃药物处理,行流质饮食,复查血常规、凝血功能、肝功能、肾功能未见明显异常,术后伤口愈合良好、凝血功能稳定后顺利出院。

三、思考与讨论

血友病性关节炎是血友病最常见的并发症之一,临床表现为关节疼痛、肿胀、股四头肌萎缩和骨骺端不规则膨大,导致关节变形和活动受限,严重者可出现膝关节内外翻畸形、旋转畸形、半脱位、僵直和强直等,导致关节功能丧失。当前,在合理的凝血因子替代治疗下,越来越多的终末期HA 患者可以相对安全地接受关节置换手术。本例患者幼儿时期因皮肤瘀斑发现 A 型血友病,后因血友病引起膝关节肿胀,间断应用 FⅧ控制;近来膝关节疼痛伴屈曲活动受限,行走困难后入院。临床症状典型,存在阳性家族史,结合相关检查后诊断明确。充分的术前准备是血友病患者膝关节置换手术围手术期管理的关键,尤其注重术前血小板凝血因子活力测定,血友病性关节炎患者术前需每日测量凝血指标,以及血压和心率的变化,重点关注血液系统,其他不常见的体征,如全身无力、腹痛、呼吸困难及痰中带血等体征也不应忽视。该患者术前经过积极的术前凝血因子活性储备,目前血压、心率、心电图、凝血功能等各项指标均符合术前准备充分的标准,可以按原计划行手术治疗。术前访视时除常规评估外,应同时着重评估术前凝血及出血情况,例如,嘴唇、牙龈、口腔有无出血、血肿等;诱导插管时动作要轻柔,选择小常规一号的气管导管,避免鼻插管;术中血流动力学的波动与手术操作、止血带的使用、骨水泥及假体植入等密切相关。术中管理目标在于防治出血、止血带反应、骨水泥反应以及肺栓塞等并发症,在止血带充气、放气,以及骨水泥填充的同时,维持患者血流动力学的稳定。该患者在止血带充气、放气前后血流动力学发生波动,但对药物反应良好,整体较为平稳。在手术过程中,外科医师与麻醉医师应注意及时沟通,当止血带充气、放气时,应及时提醒麻醉医师注意血压、心率的变化,以便于及时调整,使手术过程血流动力学保持平稳。该患者在止血带充气时血压升高、心率增快,加深麻醉后恢复正常。止血带放气后,患者出现血压降低、心率增快,给予 1 mg 甲氧明,同时加速补液,以补充血容量,效果良好,总体手术顺利,麻醉满意,术中出血400 mL;术中输液量:晶体溶液 2 000 mL、胶体溶液 500 mL,共计液体实入量 2 500 mL。术后镇痛管理时应注意避免诱发出血的风险。该患者术前准备充分、术中生命体征平稳,术后不需要血管活性类药物支持,于麻醉恢复室顺利拔除气管导管并返回病房。

四、练习题

1. 血友病患者围手术期管理,以及术前评估要点有哪些?
2. 简述人工膝关节置换手术中可能存在的风险及处理。
3. 血友病患者人工膝关节置换术后疼痛管理应有哪些特殊措施?

五、推荐阅读

[1]童培建,翁习生,杨仁池,等.中国血友病性骨关节病髋膝关节置换围手术期管理指南[J].中华

骨与关节外科杂志,2022,15(7):481-490.

[2]刘进,李文志.麻醉学临床病例分析[M].北京:人民卫生出版社,2014.

[3]RONALD D MILLER.米勒麻醉学[M].邓小明,曾因明,黄宇光,译.8版.北京:北京大学医学出版社,2016.

[4]邓小明,姚尚龙,于布为,等.现代麻醉学[M].4版.北京:人民卫生出版社,2014.

（李长生）

案例 19　颈椎后路手术患者麻醉诱导期血压心率异常增高

一、术前访视

（一）病史

患者病史

患者女性,52岁,以"枕颈部疼痛2个月,加重5 d"为主诉入院。患者约2个月前下楼时摔倒后出现枕颈部疼痛症状。至当地县人民医院行CT检查显示:寰枕融合,寰枢关节脱位,齿状突后移。给予头颈胸支具固定,药物对症治疗。疼痛症状渐缓解。入院5 d前,轻微活动后又出现枕颈部疼痛,伴右手手指麻木、疼痛、僵硬感,为进一步诊治入院。既往体健,无高血压、糖尿病、冠心病等病史。个人史、婚育史、家族史均无特殊。

思维引导:颈部骨骼疾病的患者临床症状及体征与病患的位置密切相关,表现为局部疼痛和对称或者不对称的上、下肢疼痛或功能障碍。本例患者首发症状为摔倒后出现枕颈部疼痛症状,不排除是外伤后出现寰枢关节脱位的可能导致脊髓受压,评估时要了解受伤当时的情况,是摔倒后受伤,还是先出现头部不适再摔倒。当时患者虽然及时就诊并给予头颈胸支具固定与药物治疗,疼痛有所缓解。但是在轻微活动后又出现枕颈部疼痛,且出现伴发症状,说明病情在进展,当时的治疗方法已经不能解决存在的问题。出现的伴随症状是右侧(单侧),考虑脱位的方向可能左右移位,并同时出现齿状突后移。这提醒在麻醉评估过程中要重点评估头颈部的情况,从而预估气管插管的难易程度,根据评估的情况充分准备气道管理工具。患者术前已经出现单侧肢体疼痛,术前评估的时候要详细了解疼痛的性质,是否跟体位有关,哪类镇痛药有治疗效果,为患者术后镇痛做好准备。

（二）辅助检查

辅助检查结果

（1）肝功能:谷丙转氨酶44.8 U/L。凝血功能:国际标准化比值0.76,活化部分凝血活酶时间20.4 s。

（2）血常规、红细胞沉降率、电解质、肾功能等实验室检查：均未见明显异常。

（3）影像学检查结果：具体内容如下。

1）颈椎CT平扫（外院）：寰枕融合，寰枢关节脱位，齿状突后移，延髓受压。

2）胸片：①主动脉迂曲，心影增大；②寰枕融合，颅底凹陷；③颈椎退变；颈椎过屈位受限。

3）磁共振平扫：①寰枕畸形，寰枕融合，颅底凹陷，寰枢椎半脱位；②枕大孔狭窄，脊髓受压变形；③$C_{3/4}$、$C_{5/6}$、$C_{6/7}$椎间盘突出。

4）CT血管成像：①颈部CTA未见异常；②寰枢关节脱位、寰枕融合畸形、小脑扁桃体下疝畸形。

（4）心血管系统检查结果：具体内容如下。

1）ECG：窦性心动过缓，逆钟向转位。

2）心脏彩超：①左心室松弛功能减退；②脂肪肝。

思维引导：寰枢椎脱位的诊断是建立在症状、体征及影像学检查结果上的。本患者主要症状为枕颈部疼痛症状及伴发的右侧肢体疼痛麻木症状；胸片、磁共振成像、CT血管成像的结果都支持寰枕畸形、寰枢椎半脱位及脊髓压迫的情况。在看影像学检查结果的时候，要看影像学图像，根据图像进一步了解颈椎的曲度是否有变化，从而初步判断颈椎的活动度及气管插管的困难性。患者的胸片显示主动脉迂曲，心影增大，在问病史的时候要进一步了解患者的既往心血管疾病史。

（三）体格检查

体格检查结果

T 36.5 ℃，P 62 次/min，R 18 次/min，BP 125/65 mmHg，身高150 cm，体重70.0 kg

发育正常，营养良好，体型匀称，神志清，无义齿，张口度正常，颈部活动受限，枕颈部深压痛。右手手指麻木，浅感觉减退，四肢肌张力正常，肌力无明显减弱。双侧膝腱反射亢进，双侧肱二头肌腱反射、桡骨膜反射、跟腱反射无明显亢进。双侧霍夫曼征阴性，双侧巴宾斯基征阴性。心肺听诊无异常。双肾区无隆起，无压痛、叩击痛，双侧输尿管走行区无压痛、叩击痛，耻骨上膀胱区无膨隆、压痛，余一般体格检查无特殊。

思维引导：除了常规评估，要重点评估患者气道、肢体活动度等。患者颈部活动受限，颈枕部有深压痛，在评估时要让患者缓慢做仰头和转头动作，了解颈椎的活动度、体位与疼痛的关系，判断出患者最大的头后仰程度。了解患者在颈部深压痛和后仰受限情况下的张口度及气道分级。了解患者深、浅感觉及肌力、肌张力、腱反射的情况。若患者存在截瘫症状，要慎重选择肌肉松弛药（截瘫患者不能选用去极化类肌松药）。

（四）术前准备

术前准备

普食卧床休息，行踝泵锻炼预防下肢深静脉血栓形成，静养休息，加强踝泵锻炼，必要时给予阶梯压力裤等方法对症治疗，避免血栓形成。

思维引导：患者除了骨科阳性体征外，其他阳性体征不多，术前准备的重点在防治血栓形成上。这也是术后管理中的重点内容。在此阶段，要考虑骨科患者术后卧床时间问题，若需要卧床时间长一定要考虑到血栓形成问题,在术前麻醉谈话的时候与患者或者家属谈到血栓形成及预防措施问题。

(五)术前小结

简要病情:患者女性,52 岁,以"枕颈部疼痛 2 个月,加重 5 d"为主诉入院。患者约 2 个月前下楼时摔倒后出现枕颈部疼痛症状。至当地县人民医院行 CT 检查显示:寰枕融合,寰枢关节脱位,齿状突后移。给予头颈胸支具固定,药物对症治疗。疼痛症状渐缓解。入院 5 d 前,轻微活动后又出现枕颈部疼痛,伴右手手指麻木、疼痛、僵硬感,为进一步诊治入院。入院后完善相关检查,结合辅助检查结果,"寰枢椎脱位,寰枕融合"诊断明确。患者症状典型,与影像检查符合,非手术治疗效果差,有明确手术指征,无明显手术禁忌。

术前诊断:①寰枢椎脱位;②寰枕融合。

拟施手术名称和方式:颈椎后路寰枢椎复位植骨融合内固定术+取髂骨+颅骨牵引术。

二、麻醉管理 >>>

(一)麻醉准备及诱导

麻醉诱导过程及病情变化、处理

患者清醒入室,面罩吸氧,常规心电监护,BP 158/90 mmHg,HR 65 次/min,氧饱和度99%。入室 10 min 后血压稳定在(135~140)/(80~90)mmHg。镇静局麻超声引导下行右侧桡动脉穿刺置管测压,右侧中心静脉穿刺置管,均顺利。术前用药:盐酸戊乙奎醚 0.5 mg。麻醉诱导用药及顺序:咪达唑仑 5 mg,舒芬太尼 30 μg,依托咪酯 10 mg,罗库溴铵 70 mg。给药比较缓慢,患者生命体征波动不大。当最后给予地塞米松 5 mg 后,瞬间发现患者血压和心率直线上升,血压最高达 220/120 mmHg,心率 160 次/min。嘱助手保持扣面罩的状态,暂时不插管。立即看药盘中药物标签,贴的是地塞米松,但看到药盘中还有一只未抽的地塞米松,立刻看空安瓿,发现有一支去甲肾上腺素的空安瓿。几秒内瞬间抽取一支艾司洛尔,立即中心静脉给予 140 mg。血压和心率开始下降,不再上升,待血压稳定不再下降但仍高于术前和入室水平时,再次给予艾司洛尔 60 mg,生命体征平稳后在可视光棒引导下顺利完成气管插管。在血压、心率上升期间,ST 段有一过性抬高,之后慢慢恢复至术前水平。在血压稳定后查看双侧瞳孔,等大等圆,2~3 mm。摆放俯卧位后,常规消毒铺巾,手术开始。

思维引导:患者拟行颈椎后路手术,为了保证术中安全,常规行动静脉穿刺和血流动力学监测,有创动脉血压监测可即时监测患者血压变化,以便迅速地依据血压变化指导术中血管活性药物的应用,同时也便于术中抽血,测量血气、血糖等指标。中心静脉置管可以在术中进行快速补液、泵注血管活性药物。为了减少在动静脉穿刺过程中患者的局部损伤,采用超声引导下进行动、静脉穿刺。

术前评估中患者有颈部深压痛,活动受限,虽然张口度和气道分级没有问题,还是要做好困难气道的准备。此类患者至少要准备 2 种以上的困难插管设备,要备好口咽通气道。插管设备要提前查看电源是否充分,若不足要及时充电。在术前访视的时候充分了解患者的颈椎活动度,插管时注意头后仰的度,不能超过患者的最大承受度。若使用可视管芯引导下插管,最好在助手辅助下向前托起下颌,能更快地完成气道暴露和插管操作过程。对不熟悉的困难气道产品不能在发生紧急气道的时候尝试,这样可能会浪费时间,错过最佳急救插管的时间。要在有经验的上级医生指导下,平时注重基本操作技术的练习。

麻醉诱导时,要密切关重患者的意识和生命体征的变化。及时给予氧气和辅助呼吸,不能在患者出现氧饱和度下降后才辅助呼吸。静脉给药的过程要缓慢,特别是给阿片类药物的时候,缓慢给药以免引起胸壁强直或者呛咳发生。本患者在给予"地塞米松"后出现血压和心率的快速上升,监护仪的声音会提示,首先要立即做出反应。马上看注射器上的标签,看放药物空安瓿的盒子,向护士确认抽的药物是否为地塞米松,当发现一支完好的地塞米松在药盘里面,一个空的去甲肾上腺素安瓿在放药物空安瓿的盒子里面,立刻确定推注了去甲肾上腺素,迅速抽取艾司洛尔中心静脉给予140 mg。在1 min内发现问题,确定原因并给予紧急处理。这样的错误是不应该发生的,好在发现及时、处理及时未造成严重的后果。若在短时间内不能找到明显的原因,就要从麻醉角度、患者角度、外科角度逐一分析可能存在的原因。麻醉的角度,包括麻醉机故障、监护仪、药物等方面;患者的原因要结合术前访视发现的问题进行分析;外科角度分析要结合患者疾病的部位、治疗过程等,与外科医生进行有效沟通。通过多方位的分析快速找出原因并进行解决。

在处理紧急情况的时候,要快速分析,果断处理,要寻求有效的帮助,可以让巡回护士帮忙向其他房间的主麻求助,或者向二线求助,但是本人不能离开手术间去拿取所需物品。此例患者稳定后,与住院医生进行了沟通。学生在准备药品的时候担心术中血压发生变化,提前准备好血管活性药物,与麻醉药物一起都拿到抽药桌上。并没有准备一起抽,可能在拿地塞米松的时候拿错了药物。

如何规避这样的风险呢? 麻醉工作的特殊性,开医嘱、抽药是一个人完成的,就要严格执行给药的原则。麻醉药品要有专用药柜,专人负责定期检查药品质量;分类放置,先领先用,贵重药、麻醉药、剧毒药应有明显标记,加锁保管,专人负责,使用专本登记,并实行严格交班制度。摆放要标签清晰,每次增加药物要反复核对,不能出现药品放错地方的情况,在第一关就将错误的发生减为零。要执行准确的药物、准确的剂量、准确的途径、准确的时间、给予准确的患者,即给药的5个"准确"。还要做好"三查七对"。三查是指操作前、操作中、操作后查。在抽取麻醉药的时候,标明药物名称、浓度或剂量。抽取前看药名,抽取中间看药名,抽取结束后要再看一次药名。之后将空安瓿放在此患者的药品空安瓿盒子里面。这个患者发生情况后能快速诊断,也跟护士在准备药品时将空安瓿放在指定空盒里面有很大的关系,若抽完药后将空安瓿扔到利器盒,就不可能快速发现问题。"七对"就是对床号、姓名、药名、浓度、剂量、用法和时间。在给药时,拿起药物后要再次核对药物的名称和剂量,把好给药的最后一关。给药后要密切观察用药反应,并做好记录。在紧急情况下,若有中心静脉通路就首选中心静脉通路给药。

发生此类突发的事件,要正确面对,要有找出问题的勇气,要有承认错误的勇气。思考如何规避这样错误的再次发生,认识到工作的认真和细致的重要性。

(二)麻醉维持

麻醉维持

麻醉维持:七氟醚0.5%～2.0%,丙泊酚10～15 mL/h,瑞芬太尼(2 mg/50 mL)10～20 mL/h。顺式阿曲库铵0.1 mg/(kg·h)。整个手术过程血流动力学平稳,无心律失常发生。总体手术顺利,麻醉满意,手术持续时间4.5 h,术中出血150 mL,术中输注胶体溶液500 mL,晶体溶液2 000 mL,尿量300 mL。

思维引导:摆放俯卧位时要注意气管导管的位置,不能出现导管打折的情况。与手术床贴合皮肤下面不能有导联线,长时间的压迫会在皮肤表明出现压痕,甚至红肿。注意眼部的保护,粘好眼贴,避免眼部受压。妥善固定双上肢,固定过程中要确保动静脉管路的连接牢固、通畅、无打折情况。此类手术的维持采用全凭静脉、全凭吸入、静吸复合麻醉的方式都是可以的。俯卧位的手术,肌肉松弛药持续泵入比较合适,可以维持稳定的血药浓度。吸入麻醉药物亦有肌肉松弛作用,可以减少术中肌肉松弛药的使用量。手术中要密切关注手术的进程,了解手术的过程,关注术中的出血量。在刺激到迷走神经的时候,会引起心率和血压的下降。若出现,进行对症处理即可。计算患者术中液体需要量,为防止出现大出血血压骤降,可以先预充部分液体进行扩容,补充适量的胶体溶液和晶体溶液,根据手术时间、出血量、患者尿量,可以在手术结束后使用利尿剂排除多余液体。手术室的温度在20～23 ℃,患者体表温度会降低,术中要采取多种措施予以保暖。床上可以铺上加温毯,裸露的皮肤要使用单巾覆盖,减少温度的丧失。同时可使用其他的加温设备保持患者的体温。若术中需要冲洗,建议使用温盐水,且冲洗时不能快速用水刺激颈部的神经。颈部手术的操作与颈部大血管、脊髓比较近,关注术中出血情况。若发生短时间内快速出血,立刻加快输液速度,可考虑使用加压袋快速输液。术中间断查动脉血气,根据情况进行对症处理,比如补充血液制品、电解质,调整酸碱平衡等。术中要关注麻醉机气道压的变化、气管导管的通畅度,若发现气道压升高要马上检查是否有分泌物或痰液,及时吸出;判断是否与局部手术操作有关,进行对症处理。

(三)术后管理

术后治疗及恢复

患者麻醉顺利,术后做了头颈部CT,局部复位良好,头部无出血情况。查看瞳孔,双侧等大等圆。送入苏醒室,清醒拔管后安返病房。查体:T 36.4 ℃,P 78 次/min,R 18 次/min,BP 135/72 mmHg,神志清。术后给予抗感染、止痛、活血消肿、激素、补液、镇痛、止吐等处理;关注患者一般情况及尿色、体温、引流情况。

患者术后第1天,神志清,精神可,四肢活动度良好,切口敷料干燥、无渗出,引流管通畅,量少。术后第2天病情稳定,切口敷料干燥、无渗出,引流管通畅。切口疼痛能忍,复查生化检验未见明显异常。术后第4天,患者恢复可,未诉特殊不适,准予出院。

思维引导:鉴于在诱导期出现的特殊情况,手术结束改为平卧位时,立刻查看瞳孔。在做头颈部CT后未发现特殊情况,暂时可以确定患者无相关并发症发生,但是还要继续观察。在苏醒室期间要持续观察生命体征的平稳性,待患者自然清醒后拔出气管导管。要判断患者四肢肌力与术前比是否有不同,从而确定是否有新的情况发生。拔管时尽量不要让患者出现呛咳情况,免得增大的气道压会引起伤口裂开甚至出血。在苏醒室观察的时候也要观察瞳孔的变化,若出现双侧瞳孔不等大等圆的情况,要及时复查头颅CT检查,尽快排出颅内出血的情况。患者回到病房后,第2天和第3天要进行随访,重点了解是否出现与麻醉相关的并发症。此患者术后恢复良好,如期出院。这样的患者最好能在出院半个月和1个月的时候再次进行随访,了解患者恢复情况。做好充分的术后镇痛,合理用药。

三、思考与讨论 >>>

寰枢椎后路手术是骨科常见的术式之一,在麻醉前访视的时候要充分了解手术方式。除了常规评估的内容,要重点评估患者的气道情况、颈部活动度、四肢肌力;要了解患者是否出现晕倒的情况,从而判断脊髓压迫的严重程度。麻醉前的准备要细心,麻醉机的自检必须做,麻醉药品及辅助药品的抽取要严格"三查""七对"。麻醉药品与辅助药品要分开抽取,免得拿错药,贴错标签的情况。麻醉药品的标签要清晰明了,要包括药品的名称、剂量或者浓度,不能只贴名字。虽然临床用药有一定常规,但不能把常规当成是唯一的方法,部分药物会稀释,所以一定要标注上述信息。麻醉药品的管理要正规,尽量做到一个患者一个药箱,或者做到一个患者的药品安瓿要放在一个盒子里,抽药前后方便核对。在患者未出手术室之前,不能丢弃空安瓿。万一出现紧急的情况,可以快速地核对药品。在每个手术间都要备有急救药品,重要的药品也贴特殊的标签,以示警醒。手术间备有急救药物,可以在紧急情况下快速抽取并给予患者,缩短等待的时间,从而减少患者的并发症。不管工作有多忙,在做麻醉准备的时候一定要细心,不能忽略任何一个细节。麻醉知情同意书中在给患者术前情况进行评估后,对患者情况进行分级,对术中可能出现的情况也有预判,在勾画相应选项的时候有所思考。比如术中高血压、低血压,脑海中要随时反映出高血压和低血压的常见和不常见的原因,遇到特殊情况就可以快速反应出来,可以缩短患者处在危险境界的时间。找到原因后要根据原因进行快速的对症处理,这也是平时多练习积累的经验。遇到紧急情况,要记得呼叫上级医师,呼叫同事帮忙,不能怕丢脸面而不考虑患者的安全性。若因为个人原因导致患者出现不良事件或者并发症,要勇于承认错误,吸取经验和教训,而不能持无所谓的态度。麻醉工作要时刻保持警醒的状态,及时发现问题并最快解决问题。

四、练习题

1. 颈椎手术麻醉前访视的重点内容包括哪些方面?
2. 血管活性药物的使用方法是什么?
3. 麻醉中血压升高和心率升高的原因和处理方法是什么?

五、推荐阅读

[1] 李小寒,尚少梅. 基础护理学[M]. 6版. 北京:人民卫生出版社,2017.

[2] 张大庆,王一方,许锋,等. 医学人文[M]. 北京:人民卫生出版社,2016.

[3] 李文志,姚尚龙,郭曲练,等. 麻醉学[M]. 4版. 北京:人民卫生出版社,2018.

（刘　贺）

第七章　神经外科麻醉

案例20　颅脑创伤患者的麻醉

知识拓展

一、术前访视

(一)病史

> **患者病史**
>
> 　　患者男性,17岁,以"昏迷5 h"为代主诉。患者5 h前被发现在路边意识朦胧,120送至急诊,行头颅CT示:右额顶硬脑膜外血肿、右额线样骨折。急诊入院后复查头颅CT诊断:右额顶硬脑膜外血肿、右额线样骨折、蛛网膜下腔出血(SAH)、脑疝征象。患者既往体健,无高血压、糖尿病、冠心病等病史。过敏史、个人史、婚育史、家族史均无特殊。

　　思维引导:颅脑创伤的预后决定于伤后的救治时机,目前开颅手术进行血肿清除和颅内减压仍是颅脑创伤的主要治疗手段。颅脑创伤可分为原发性和继发性颅脑创伤,前者是在创伤即刻发生,由原发性打击即颅骨和脑组织机械撞击和加速减速挤压,造成的颅骨骨折和颅内损伤,如脑震荡、弥漫性轴索损伤、脑挫裂伤和原发脑干损伤。原发损伤如不及时处置,数小时或数天后可出现脑缺血、缺氧、水肿和血肿等继发损伤,而此时的治疗效果一般较差。意识水平的改变为该例患者的首发症状,诊断的确立主要依赖于受伤史、专科查体和头颅影像学检查,该患者的意识水平在转运途中出现恶化,提示颅内出现在原发性损伤的基础上继发损伤的进行性加重,较急诊CT相比入院CT的征象增多与症状恶化相互佐证。颅脑创伤后典型的病理生理改变如颅内血肿形成、脑血管自主调节功能障碍、颅内压增高和脑血流降低。缺血、缺氧的脑细胞发生毒性水肿改变,血脑屏障的破坏共同导致并发的血管源性脑水肿。颅腔的封闭性引起颅内压的升高,抑制颅内压进一步升高的代偿机制的启动降低了全脑血流,进一步加重缺血、缺氧,最终引发脑疝。

(二)辅助检查

> **辅助检查结果**
>
> 　　(1)静脉血糖:6.83 mmol/L;WBC 13.21×10⁹/L;动脉血气:PaCO₂ 53 mmHg。余实验室检查均未见明显异常。

（2）影像学检查结果：具体内容如下。

头颅 CT（急诊）：右额顶硬脑膜外血肿、右额线样骨折（图 7-1）。

头颅 CT（入院）：右额顶硬脑膜外血肿、右额线样骨折、SAH、脑疝征象（图 7-2）。

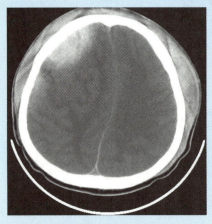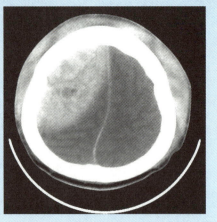

图 7-1　急诊头颅 CT　　　　图 7-2　入院后复查的头颅 CT

（3）心血管系统检查结果：ECG 为正常心电图。

（4）胸部 DR：肺纹理增粗。

思维引导：头颅 CT 在颅脑创伤分类诊断中具有重要价值，继发颅脑创伤按照血肿的来源和部位通常分为 3 种。①硬脑膜外血肿：CT 表现为颅骨下硬膜外的梭形高密度影。②硬脑膜下血肿：CT 表现为硬膜下层沿硬膜走行的新月形高密度影。③脑内血肿：侧脑室内高密度影可伴脑室扩大。硬脑膜外血肿通常由头颅受到直接打击造成，如车祸、坠落等，原发创伤撕裂脑膜中动、静脉或硬脑膜窦，直接导致昏迷，当受损血管发生痉挛和血栓时出血停止，患者可有暂时的意识恢复期，但再次出血可导致病情恶化，应立即开始积极治疗，紧急清除血肿。硬脑膜下血肿的临床表现差异较大，亚急性、慢性硬脑膜下血肿（3 d 以上）多见于 50 岁以上患者，可能无外伤史，而急性硬脑膜下血肿（72 h 内出现症状）可由创伤导致，亦见于凝血功能障碍、动脉瘤和肿瘤等，症状严重者可出现昏迷、偏瘫、去皮质状态和瞳孔放大，亦可有中间清醒期，多伴有颅内压增高，因此该类患者在积极清除血肿前后需要纠正高颅内压和减轻脑水肿。脑内血肿患者轻者无明显症状，可对症保守治疗，大的孤立性血肿亦应及时清除，脑内血肿需要积极控制颅内高压和脑水肿，预防脑疝。本例患者头颅 CT 主要提示额顶硬脑膜外血肿、脑疝征象（中线移位），实验室检查存在应激性高血糖和全身炎症反应，属于该类患者常见的应激改变，胸部 DR 不排除肺部感染，但全身状态无手术禁忌证，CT 辅助下明确的硬脑膜外血肿诊断迫切需要急诊开颅予以血肿清除。

（三）体格检查

体格检查结果

T 37.8 ℃，P 51 次/min，R 14 次/min，BP 145/101 mmHg，身高 171 cm，体重 63.0 kg

发育正常，营养良好，体型匀称，无义齿。心肺听诊呼吸音粗，节律不规则，鼾声明显，神志深昏迷，双瞳左∶右=2∶4 mm，对光反射消失，颈无抵抗，深浅反射均减弱、左巴宾斯基征（+）、格拉斯哥昏迷评分（GCS）3（1/1/1），余体格检查无特殊。

思维引导:颅脑创伤患者的预后与入院时 GCS 昏迷评分、脑 CT 表现、年龄、循环呼吸状态、继发创伤的救治时机息息相关,本例患者不睁眼 1 分,无言语发声 1 分,无运动反应 1 分,GCS 总评分 3 分≤8 分,归属于重度脑创伤(表 7-1),如不及时救治病死率高达 33%,研究表明轻度(GCS 13 ~ 15 分)和中度(GCS 9 ~ 12 分)脑创伤患者有 50% 可能致残或认知功能障碍。右侧瞳孔扩大和左侧巴宾斯基征阳性与影像学检查相一致,损伤侧位于颅内右侧。深昏迷状态下患者鼾声明显提示存在上气道软组织塌陷和舌后坠,容易进展为吸气相梗阻,同时合并呼吸节律改变,考虑颅内压增高呼吸中枢受压,必要时可予以紧急气管插管建立气道。保护性反射的降低容易引起反流误吸,心肺呼吸音粗和胸片改变不排除已经存在的误吸可能。其余查体无特殊改变。

表 7-1　格拉斯哥昏迷评分

项目	总分	得分
睁眼	不睁眼	1
	刺激睁眼	2
	呼唤睁眼	3
	自主睁眼	4
言语反应	无发声	1
	只能发声	2
	只能说出(不适当的)单词	3
	言语错乱	4
	正常交谈	5
运动反应	无反应	1
	异常伸展(去脑状态)	2
	异常屈曲(去皮质状态)	3
	对疼痛刺激屈曲反应	4
	对疼痛刺激定位反应	5
	按照吩咐动作	6

(四)术前准备

术前评估

气道评估:呼吸节律异常、呼吸中枢受压可导致呼吸衰竭和通气不足,舌后坠、血液、分泌物阻塞、反流误吸可引发支气管痉挛和肺不张等。动脉血气提示呼吸性酸中毒,Ⅱ型呼吸衰竭。

循环评估:BP 145/101 mmHg、HR 51 次/min,颅内压增高、脑血流减少导致全身加压反应即 Cushing 反应,体循环血压增高以舒张压增高为主,脉压差可减小,从而增加颅内血管的跨壁压,代偿性增加脑灌注和脑血流。

神经专科评估:CT 辅助下诊断急性硬膜外血肿,巴宾斯基征阳性和反射的减弱提示神经损伤的存在,GCS 总评分 3 分属于重度脑创伤,意识障碍、不规则呼吸和 CT 中线移位脑部受挤压提示存在颅内压增高。伤后 1 d 内处于脑血流动力学变化的第Ⅰ期即低灌注期。

目前情况:重度颅脑创伤呼吸衰竭,建议紧急建立人工气道辅助通气,改善通气和内环境。最后进食水距离目前已有12 h,既往无基础疾病,颅内压增高进行性恶化,已有脑疝征象,急诊手术清除颅内血肿迫在眉睫。

思维引导:对颅脑创伤患者的评估需要争分夺秒,应在最短时间内对患者的脑创伤程度、呼吸和循环状态进行快速评估,包括既往史、受伤过程和时间、最后进食水时间、意识障碍程度和时间、颅内压情况,以及是否并发颈椎、颌面部和肋骨骨折,以及是否存在内脏器官出血等。通过已有的辅助检查如头颅 CT、MRI、胸片、血常规、出凝血时间、血生化和血气分析等迅速了解患者的一般状态并制订麻醉方案。尽管本例患者禁食、水时间已超过 8 h,但颅脑创伤患者均应按照潜在的饱胃进行处理。大多数轻、中度颅脑创伤患者的呼吸功能仍可维持稳定,不需要紧急气管插管,但应尽早面罩吸氧,可待麻醉诱导后进行气管插管。重度颅脑创伤患者应立即行气管插管以保护气道、防止误吸、确保足够的通气、避免缺氧和高碳酸血症,不必等麻醉诱导后才进行。气管插管会引起颅内压进一步升高,但此时控制呼吸道和改善通气更为重要,不可因顾虑颅内压而延误。

Martin 将颅脑创伤后脑血流动力学变化分成 3 期:①Ⅰ期,伤后 1 d 内为低灌注期;②Ⅱ期,伤后 1~3 d;③Ⅲ期,伤后 4~15 d。颅脑创伤后插管通气指征包括 GCS 评分≤8 分、保护性喉反射消失、血气分析判断通气不足(低氧血症,$PaO_2<90$ mmHg 和/或自主过度通气导致 $PaCO_2<26$ mmHg)、异常呼吸形式、癫痫发作无法控制、意识水平恶化、双侧下颌骨骨折、口腔或气道出血。专科评估重点关注升高的颅内压,颅内压增高的症状和体征包括头痛、恶心、呕吐、视神经盘水肿、单侧瞳孔扩大、眼球运动或外展麻痹、意识障碍、呼吸不规律、中线移位(>0.5 cm)或脑部受挤压(CT、MRI)。本例患者严重的颅内压增高同时伴有高血压和心动过缓,称为库欣三联征,是机体提高脑灌注的重要保护性反射,为全身加压反应,加之该类患者术前甘露醇脱水降颅内压的预处理,可导致有效血管床容量不足,警惕诱导后血管舒张后的难逆性低血压发生。

(五)术前小结

简要病情:患者以"昏迷 5 h"为代主诉入院。头颅 CT 示右额顶硬脑膜外血肿、右额线样骨折、SAH、脑疝征象。入院后完善相关检查,结合辅助检查结果,诊断为"①颅脑外伤;②硬脑膜外血肿;③脑疝",手术指证明确,创伤严重,病情急危,术前检查基本完善,建议紧急气管插管建立气道后急诊行"开颅硬脑膜外血肿清除术"。

术前诊断:①颅脑外伤;②硬脑膜外血肿;③脑疝。

拟施手术名称和方式:开颅硬脑膜外血肿清除术。

二、麻醉管理

(一)麻醉准备及诱导

麻醉诱导过程

患者带口插管昏迷入室,自主呼吸,咪达唑仑 6 mg/h 静脉泵注镇静,经气管插管行低流量吸氧,更换麻醉机回路自主呼吸吸氧通气(氧浓度50%)。常规心电监护,BP 144/98 mmHg,HR 61 次/min,SpO_2 100%。麻醉诱导用药:咪达唑仑 3 mg,阿芬太尼 1.5 mg,环泊酚 20 mg,罗库溴铵 30 mg。诱导顺利,呼吸机机械通气。足背动脉穿刺置管测压,有创压 167/69 mmHg,留取动脉血行血气分析显示血钾 3.1 mmol/L、血钠 130 mmol/L。行右侧锁骨下静脉穿刺置管。麻醉成功后,改仰卧头转向左侧,常规消毒铺巾,手术开始。

思维引导：本例患者为重度颅脑创伤，存在诱导前紧急气管插管指证，首诊医师经口建立气道，适度镇静有利于患者耐受气管插管。需要警惕的是，在怀疑颅底骨折、严重面部骨折时要避免经鼻插管。因此，颅脑创伤患者目前仍以经口气管插管为主流的人工气道方式。为减少气道反应，可在插管前即刻予以利多卡因 1.0~1.5 mg/kg 静脉注射，短效阿片药物阿芬太尼的应用亦有助于减轻插管反应。在确保血流动力学稳定的前提下，诱导用药可以适当加深深度，降低应激反应有助于降低脑氧代谢，进而减轻脑内兴奋性递质水平，有利于脑保护。

神经外科患者紧急插管时的肌肉松弛药优先选择甾类非去极化类肌松药，因对脑血流和颅内压无直接影响，适用于颅脑创伤患者，但泮库溴铵的解迷走作用可使血压和心率升高，在脑血流自动调节机制已损害的患者可明显增加脑血流和颅内压，应慎用。维库溴铵和罗库溴铵几乎不引起组胺释放，对血流动力学、脑血流、脑氧代谢率和颅内压均无直接影响，尤其是后者起效快速，静脉推射 1.0 mg/kg 约 60 s 即可达到满意的插管条件。

本例患者动脉血气结果表明，通过及时的气道建立纠正了初诊时的呼吸性酸中毒，但脱水降颅内压的治疗措施引起轻度的低钾和低钠，但仍在机体代偿范围内，可不予处理。为了防止不能配合的昏迷患者意外躁动，有创动静脉穿刺建议诱导后进行。预计术中大量快速输液的患者考虑深静脉穿刺置管，置管位置优选股静脉，优点如穿刺成功率高和不影响手术医生头部操作，缺点在于无法进行准确的中心静脉压监测以及感染发生率较高，在这方面颈内静脉和锁骨下静脉优于股静脉，但会影响手术医生头部操作（影响颅内静脉回流和搬动头部弯折导管），在实际工作中应根据具体情况综合考虑。此外，部分头位的固定需要借助头钉和头架的辅助，钉子扎入头部皮肤的疼痛刺激强度和切皮相当，因此在诱导后到切皮之间的这段时间减浅的麻醉深度可能不利于头钉的放置，头钉放置前建议加深镇痛，可追加强效中短效的阿芬太尼应对头钉刺激。

（二）麻醉维持

麻醉维持及术中病情变化、处理

麻醉维持：七氟醚 0.3，环泊酚，瑞芬太尼。呼吸参数：VT 450 mL、呼吸频率（F）14 次/min、平台压（Pplat）14 cmH$_2$O、PEEP 0 cmH$_2$O、呼气末 CO$_2$ 分压 32~35 mmHg。切皮至颅骨打开前循环稳定，颅骨完全钻开掀开骨瓣前，BP 143/68 mmHg 突降至 98/41 mmHg 上下，HR 52 次/min 升至 95 次/min，BP 仍有继续下降趋势，间断给予间羟胺每次 0.5 mg iv，同时加快输注碳酸氢钠林格液后 BP 回升至 122/60 mmHg，HR 恢复至 71 次/min，剪开硬脑膜后显微镜辅助下清除血肿，积血总量约 15 mL。血肿清除后检查出血点时再次间断给予间羟胺 0.5 mg iv 升高平均有创压至 100 mmHg 上下，并给予加快呼吸频率过度通气使呼气末二氧化碳分压短时间处于 26~30 mmHg 减轻脑肿胀，缝合硬膜后闭合颅骨和皮肤，手术结束。手术全程血流动力学基本平稳，术中除去血肿积血出血约 50 mL，总入量 1 250 mL 为晶体溶液，尿量 200 mL。

思维引导：静脉麻醉药除氯胺酮外都可收缩脑血管，而所有的吸入性麻醉药都可引起不同程度脑血管扩张和颅内压升高，因此当颅内压明显升高和脑松弛不良时，宜采用静脉为主的麻醉方法，若使用吸入药应<1 MAC。颅脑创伤患者的呼吸支持策略通常不推荐使用呼气末正压，而合并肺损伤、误吸或神经源性肺水肿的患者可施加适当的呼气末正压，但应避免过高，否则胸膜腔内压上升会影响脑静脉回流和增加颅内压。过度通气可通过收缩脑血管、减少脑血容量达到降低颅内压的目的。临床研究表明，脑创伤后 24 h 内为脑血管痉挛期，需要维持正常灌注压、氧分压和循环血量，过度通气进一步减少脑血流和加重脑缺血，因此美国颅脑创伤基金会指出在颅脑创伤后的最初

24 h,避免预防性的过度通气($PaCO_2 \leq 35$ mmHg)。在难治性高颅内压时应用过度通气控制颅内压时,$PaCO_2$应维持在 30～35 mmHg,以降低脑缺血相关风险。此外,过度通气的缩血管效应较短,仅能维持 6～18 h,不应长期应用,不要使 $PaCO_2$ 降低至 25 mmHg,当患者颅内压回落或已有脑缺血表现时,应逐步回升 $PaCO_2$。

由于高颅压引发的全身加压反应,诱导后不可盲目地将血压降至正常水平。打开颅骨和硬膜前,高颅内压下颅内灌注依赖于较高的全身动脉压,创伤后脑组织对低血压和缺氧十分敏感,轻度低压状态就会明显影响患者转归,因此颅脑创伤大部分时间段都应予积极的血压支持。本例患者为保证脑灌注压在 60 mmHg 以上,在骨瓣打开前应将平均动脉压至少维持在 80～90 mmHg 以上,血压过高增加心肌负担和开颅出血风险,可小量分次降压治疗。手术减压后(开骨瓣或剪开硬脑膜)颅内压突降为零,此时脑灌注压等于平均动脉压,同时脑干压迫缓解,Cushing 反应消失,该患者表现为血压骤降和心率骤升,此时应维持平均动脉压高于 60～70 mmHg,可使用收缩体循环血管无 β 升心率效应的升压药和加快输液提升血压,由于骨瓣打开后血压降低程度很难预料,所以不提倡预防性和持续输注性地给予升压药。在关颅前止血期间需要将平均动脉压维持在 70～80 mmHg 以上。

常规开颅手术提倡适当限制输液以减少脑水含量。由于禁食水和利尿药的应用,颅脑创伤患者多伴有不同程度的低血容量,但往往被代偿性的高血压所掩盖,因此目标导向性液体治疗的评价标准应选取尿量和中心静脉压的变化为主。在液体的选择方面,出血量不大者无需胶体溶液,胶体溶液可选择白蛋白、明胶和羟乙基淀粉等。脱水治疗首选甘露醇,起效时间 15 min,达峰 30～60 min,维持 3～8 h,使用后可有效降低颅内压提供脑松弛,但当血浆渗透压已超过320 mOsm/L时不推荐继续应用。葡萄糖在缺氧状态下会引起乳酸性酸中毒,加速脑细胞坏死,所以必须积极防治创伤性脑损伤(traumatic brain injury,TBI)患者的高血糖状态,一般认为宜维持 5.6～10.0 mmol/L,高于 11.0 mmol/L 时应积极处理,但也要避免血糖过低。糖皮质激素可减轻瘤周水肿,曾大量应用于颅脑创伤患者以期减轻脑水肿,现已证实并不推荐常规使用。

(三)术后管理

术后治疗及恢复

患者麻醉顺利,术毕自主呼吸恢复,吸空气 3 min,SpO_2维持在95%以上,拔气管插管置鼻咽通气道,安返病房监护室。查体:T 36.2 ℃,P 70 次/min,R 14 次/min,BP 125/70 mmHg,双瞳左:右=2:3 mm。术后给予补液、抗感染、抗癫痫(丙戊酸钠)、止血(凝血酶)、抗水肿(激素)、扩血管(尼莫地平)等处理。术毕次日瞳孔等大,神志朦胧。术毕第 3 天神志清醒,无明显神经功能缺陷。术毕 2 周出院,复查头颅 CT 示:右额颞顶硬脑膜外血肿清除术后,薄层硬膜下积液积血(图 7-3)。

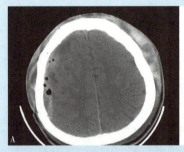 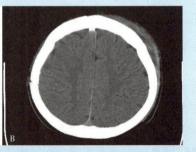

A. 右侧额顶叶硬膜下见高低混杂密度影及气体影,呈术后改变,同侧脑沟变浅,双侧额顶部头皮下血肿;B. 左侧额部皮下软组织肿胀并少量血肿形成。

图 7-3 术毕 2 周出院后复查的头颅 CT

思维引导:术前意识清楚、手术顺利者,考虑早期拔管,拔管期避免剧烈的呛咳和循环波动。术前意识障碍的患者,宜保留导管,小剂量的镇静药和阿片类药物有助于抑制呛咳反射。创伤程度重,创伤累及脑干等呼吸循环中枢者预计需要长时间呼吸支持应及时行气管切开术。术中一旦累及呼吸循环中枢或术中发生麻醉深度和镇痛强度无法解释的骤然升高的循环指标,应警惕术后神经源性肺水肿的发生。神经源性肺水肿主要表现为肺循环充血、肺泡内出血和蛋白水肿液,现认为发病机制与创伤后高颅内压引起的交感神经强烈兴奋所致,传统的心源性肺水肿的治疗方法常对此无效。一旦发现神经源性肺水肿,提倡早期气管插管或气管切开,予以呼吸机辅助呼吸,纠正低氧血症及液体控制。尤其是神经系统病情较重的昏迷患者,可以及时清理气道、减少误吸,同时予以辅助呼吸,缓解低氧血症。对于延髓病变手术患者,或者合并后组脑神经损伤的患者,因咳嗽及吞咽功能在短期内均难以恢复,则更应早期气管切开。循环液体控制,是神经源性肺水肿治疗的关键一环,包括应用血管活性药物、脱水、利尿剂及限制补液等。

围手术期头部亚低温的应用在于通过降低脑氧代谢、减少兴奋性氨基酸和自由基释放等发挥脑保护作用,动物实验表明,亚低温(32～34 ℃)即可明显减轻脑和脊髓缺血后的神经功能损害,临床研究表明,颅脑损伤患者24～48 h低温治疗可改善预后。术毕早期是惊厥高发时期,一旦出现惊厥必须及时处理,不然增加的脑氧代谢容易加重脑缺氧。钙离子通道阻滞剂和巴比妥类药物的脑保护作用目前认为十分有限。该患者受伤后5 h即送入院接受手术治疗,诊治时机及时,处理到位,无论从症状和影像学检查均证实了良好的早期预后。

颅脑创伤术后罕见腺垂体功能不全,尿崩症可能引起的延迟性腺垂体激素障碍需要替代治疗。颅面部创伤和颅底骨折后都可出现尿崩症,临床表现为多尿、烦渴、高钠血症、高渗透压和尿液稀释,尿崩症通常是暂时的,治疗基于液体治疗,可以补充外源性血管升压素。

术后颅内压的监测可指导预后和治疗,监测方法包括腰椎穿刺、脑室钻孔测压、蛛网膜下腔螺栓法、硬膜外腔探头和纤维光束脑实质内监测法。脑血流和脑氧饱和度的改变可通过脑电图体现,大多数麻醉药物剂量依赖性的抑制脑电活动,此外低温也使脑电频率减慢。经颅多普勒超声由于实时无创等优势,用于评估脑血流可测量大脑动脉环大血管的血流速度。此外脑氧和监测包括全脑的颈静脉球氧饱和度测量和局部的脑组织微型电极氧合监测。

三、思考与讨论 ▶▶▶

颅脑创伤患者的围手术期管理涉及循环管理、气道管理、液体复苏,以及血糖、体温等各方面,共同目标在于实现脑保护。颅脑创伤后创伤核心区发生严重缺血,极短时间内即可出现脑细胞坏死,治疗时间窗极其有限,而核心区周围的半影区缺血程度较轻,半影区局部脑血流的及时恢复能够拯救濒死脑细胞,因此,及时恢复缺血半影区的脑血流是围手术期脑保护的关键,在此过程中,血压、氧供、血糖、体温和脑氧代谢率等对颅脑创伤患者的转归起着重要作用,救治及时是成功实施脑保护的关键前提。尽管上述措施在颅脑创伤中的作用有限,仍需要将救治的重点放在维持足够的脑灌注、合理使用过度通气、积极控制血糖、避免体温升高和积极抗惊厥等治疗措施上。

四、练习题 ▶▶▶

1. 颅脑创伤后脑血流、颅内压和脑灌注发生哪些变化？
2. 颅脑创伤患者实施过度通气的方案和作用有哪些？
3. 简要举出围手术期脑保护的措施。

五、推荐阅读 ▶▶▶

[1]ABDELHAKIM K,DANYAL ZAMAN K,ADEL H. Recent advanced in traumatic brain injury[J]. J

Neurol,2019,266(11):2878-2889.

[2]NINO STOCCHETTI,MARCO CARBONARA,DAVID K MENON. Severe traumatic brain injury:targeted management in intensive care unit[J]. Lancet Neurol,2017,16(6):452-464.

[3] DEBORAH M STEIN, CRISTINA B FEATHER, LENA MNAPOLITANO. Traumatic brain injury advances[J]. Crit Care Clin,2017,33(1):1-13.

[4] DEEPAK SHARMA, MONICA S VAVILALA. Perioperative management of adult brain injury[J]. Anesthesiol Clin,2012,30(2):333-346.

[5] MICHAEL GALGANO, GENTIAN TOSHKEZI, LI-RU ZHAO. Traumatic brain injury:cruuent treatment strategies and future endeavors[J]. Cell Transplant,2017,26(7):1118-1130.

[6]MARK J ASHLEY,DAVID A HOVDA. Traumatic brain injury:rehabilitation,treatment,and case management[M]. Fourth edition. U. S. CRC Press,2018.

[7]JACK W TSAO. Traumatic brain injury:a clinician's guide to diagnosis,management,and rehbiliation [M]. Second edition. U. S:Springer,2020.

[8]JAMES E COTTRELL,PIYUSH M Patel. Neuroanesthesia[M]. Sixth edition. U. S:Elservier,2018.

[9]ELIZABETH A M FROST. Clinical anesthesia in neurosurgery[M]. Second edition. U. S:Butterworth-Heinemann Publishing,1991.

[10]金海龙,韩如泉. 急性颅脑创伤手术患者的麻醉[J]. 中国现代神经疾病杂志,2010,10(4):416-419.

[11]孙甜甜,王洁,崔伟华. 颅脑创伤患者术中液体管理的研究进展[J]. 国际麻醉与复苏杂志,2021,42(7):738-742.

（齐　正）

案例 21　经鼻蝶垂体瘤切除术患者的麻醉

一、术前访视

（一）病史

患者病史

患者女性,60 岁,以"视物模糊 2 月余"为主诉入院。2 月余前患者无明显诱因出现视物模糊,伴头晕、头懵、头痛、恶心,无发热、四肢活动障碍等,遂至当地医院就诊,行头颅磁共振检查示:鞍区占位,考虑垂体腺瘤可能性大,未治疗。今为求进一步诊治,门诊以"鞍区占位"收入院。自发病以来,患者食欲正常,睡眠正常,大小便正常,精神正常,体重无减轻。

既往史:既往体健,无高血压、心脏疾病病史,无糖尿病、脑血管疾病病史,无手术、外伤、输血史,无食物、药物过敏史。个人史、婚姻史、家族史均无特殊。

思维引导:垂体位于颅中窝底蝶鞍内,通过垂体柄与下丘脑相连,毗邻颈内动脉、视神经等重要结构重约 0.6 g,是人体内最重要的内分泌腺体,分泌、储存多种激素,对代谢、生长、发育和生殖起重要作用。垂体分为垂体前叶(腺垂体)和垂体后叶(神经垂体)。垂体前叶占垂体的75%,主要由几类腺上皮细胞构成,分泌特殊的激素以维持机体的繁育、哺乳、生长代谢,以及甲状腺和肾上腺功能。其中,嗜碱性粒细胞分泌促甲状腺激素(TSH)、促肾上腺皮质激素(ACTH)、卵泡刺激素(FSH)、黄体生成素(LH);嗜酸性粒细胞分泌生长激素(GH)和催乳素(PRL)。垂体后叶没有内分泌功能,而是储存下丘脑合成的抗利尿激素(ADH)和催产素(OXT)。

垂体腺瘤是起源于腺垂体细胞的良性肿瘤。目前国际上将垂体腺瘤分为激素分泌性和无功能型2类。激素分泌性垂体腺瘤中主要类型有:①垂体催乳素腺瘤;②垂体生长激素腺瘤;③垂体促肾上腺皮质激素腺瘤;④垂体促甲状腺激素腺瘤;⑤垂体促性腺激素腺瘤。根据肿瘤的大小,将垂体腺瘤分为3类:微腺瘤≤1 cm,大腺瘤1~3 cm,巨大腺瘤≥3 cm。

大多数垂体腺瘤患者表现出激素高分泌对应的体征和症状。25%~35%垂体腺瘤是无功能腺瘤,表现为占位效应(包括视交叉受压导致视力障碍、垂体受压引起垂体功能减退),当瘤体较小时,可完全无症状,而因体检进行影像学检查时发现。本例患者首发症状为视物模糊,考虑与肿瘤压迫视交叉有关,且有头痛、头晕、恶心等颅内压增高的表现,无明显的垂体激素分泌异常的症状和体征,然而为明确是否存在激素分泌异常,以及瘤体大小、与周围组织的关系,需进一步完善相关检查,全面评估患者的全身情况。

(二)辅助检查

辅助检查结果

(1)性激素:催乳素、促卵泡生成素、黄体生成素均正常。

(2)甲状腺功能:游离三碘甲状腺原氨酸正常,游离甲状腺素7.61 pmol/L,促甲状腺激素正常。

(3)生长激素:<0.05 ng/mL。

(4)血ACTH:上午8时6.07 pg/mL;下午4时9.36 pg/mL。

(5)血皮质醇:上午8时8.15 μg/dL;下午4时3.94 μg/dL。

(6)血常规、尿常规、凝血功能、肝肾功能、血糖:均正常。

(7)CT:鞍区占位。

(8)MRI:影像表现:鞍窝扩大,鞍底明显下陷,鞍区及鞍上见团块状等T_1、混杂短长T_2信号,垂体柄及视交叉显示不清。双侧海绵窦明显被包绕。脑中线结构居中。静脉注入对比剂后增强扫描:鞍区及鞍上病变呈明显不均匀强化,病变大小约32 mm×19 mm×26 mm(上下径×前后径×左右径)。印象:鞍区及鞍上占位性病变,考虑垂体瘤。

(9)ECG:窦性心动过缓,部分导联ST段压低。

思维引导:垂体腺瘤主要依据不同类型腺瘤的临床表现、视功能障碍和脑损害,以及内分泌检查学和放射学检查做出诊断。垂体腺瘤早期常因肿瘤较小可无任何颅内占位症状,仅出现内分泌功能紊乱的症状,容易被忽视。随着瘤体增大,内分泌功能改变症状更加明显,主要表现为三大症候群。①垂体本身受压的症候群:垂体促激素分泌减少、相应周围靶腺体萎缩→生殖功能低下、继发性甲状腺功能减退、继发性肾上腺皮质功能减退。②垂体周围组织受压,如压迫视交叉、高颅内压→视力减退、视野缺损和眼底改变等;肿瘤生长到鞍外→压迫颈内动脉和大脑动脉环→血管神经性头痛。③垂体前叶功能亢进症候群:高催乳素血症、肢端肥大症和皮质醇增多症。无功能型的垂体腺瘤临床表现上无明显内分泌相关症状,常继发于肿瘤实质压迫邻近组织,表现为视力障碍、头

痛和垂体功能低下。由于早期症状常不明显,多数垂体无功能腺瘤被诊断时体积已经较大,常超出蝶鞍以外,按其生长方向不同,可分别压迫到垂体周围正常垂体组织、视交叉、视束、下丘脑、第三脑室,一些肿瘤还可以浸润性生长,侵犯颅内、筛窦、蝶窦和海绵窦,从而导致相应临床症状。视力、视野障碍最常见。垂体功能低下的相关症状也较常见,并可由内分泌检查证实。本例患者血 GH、ACTH、甲状腺激素水平均低于正常,为垂体本身正常组织受压而导致,影像学检查见鞍窝扩大,鞍底下陷,肿瘤范围超出鞍区达鞍上,且包绕双侧海绵窦,结合患者症状、肿瘤大小,符合垂体大腺瘤的诊断标准。内分泌激素水平的测定可帮助明确诊断同时为激素补充治疗提供依据,而影像学检查有助于优化麻醉方案。

(三)体格检查

体格检查结果

T 36.5 ℃,P 80 次/min,R 18 次/min,BP 130/80 mmHg,身高 158 cm,体重 61 kg

发育正常,营养良好,体型匀称,神志清,自主体位,正常面容,查体合作。无义齿,张口度、颈部活动度正常,改良马氏分级Ⅱ级。心肺听诊无异常,余一般体格检查无特殊。

神经系统检查:双眼视力粗测下降,右眼颞侧视野缺损。眼底正常。瞳孔直径 3.0 mm,等大等圆,直接对光反应灵敏。

思维引导:本例患者除了视力下降、视野缺损,其他神经系统检查无异常。垂体本身正常组织受压导致 GH、ACTH、甲状腺激素水平轻度降低,相应体征亦不明显。

对于激素分泌型垂体腺瘤患者,除了神经系统体格检查外,还应根据分泌激素的不同进行术前评估。

1. GH 型腺瘤(巨人症、肢端肥大症)　常有气道改变,下颌、上颌及舌体偏大,咽壁肿胀,声带增厚,会厌及周围组织肥大,约50%出现睡眠呼吸暂停。肢端肥大症患者可能出现面罩通气、插管困难,明显预测困难气道患者需术前应用生长抑素类似物或生长激素受体拮抗剂治疗,以减轻气道水肿。可能存在的心血管异常包括:高血压、左心室增大及心律失常。15%肢端肥大症患者出现糖耐量异常。

2. ACTH 型腺瘤(库欣病)　临床表现为向心性肥胖、睡眠呼吸暂停,血压、血脂和血糖异常,以及组织脆性增高。高皮质醇血症可致机体呈高凝状态(出现 Ⅷ 因子、vWF 因子和纤维蛋白原水平升高、纤溶活性下降而形成的凝血级联反应),而增加库欣病患者血栓栓塞风险,目前没有指南提出针对性的预防性抗凝方案,具体措施取决于医疗团队。

3. 其他类型　TSH 型腺瘤可能导致患者甲状腺功能亢进,应术前治疗甲状腺功能亢进症;PRL 型腺瘤患者(男性出现性腺功能减退;女性出现溢乳、闭经等)可能因为接受多巴胺受体激动剂治疗,出现直立性低血压;引起 ADH 分泌紊乱的垂体肿瘤可能出现围手术期电解质异常。

(四)术前准备

术前准备

术前用药:左甲状腺素片 50 μg,qd;氢化可的松片 20 mg,qd。

术前备血:悬浮红细胞 4 U,冰冻血浆 400 mL。

禁饮禁食:术前 8 h 禁食,2 h 禁水。

拟施手术:内镜经鼻蝶垂体肿瘤切除术。

术区备皮:修剪鼻毛。

思维引导:甲状腺功能减退时,心肌张力减低,心率减慢,心排血量减少,体内水钠潴留,患者可表现为畏寒、乏力、便秘、舌大、面部水肿、心动过缓、心电图 QRS 幅度降低,以及心包积液、胸腔积液或腹水、贫血、胃排空延迟、麻痹性肠梗阻等。黏液性水肿昏迷多见于老年人或长期未获治疗者,诱因多为严重躯体疾病、替代中断、受寒、感染、手术、麻醉等,临床表现为嗜睡、低温(<35 ℃)、呼吸减慢、心动过缓、血压下降、四肢肌肉松弛、反射减弱或消失,甚至昏迷、休克。此类患者对麻醉药物非常敏感,对麻醉及手术的耐受性较差,麻醉恢复期可能延长易出现循环不稳定,因此应减少术前药用量,及时补充血容量、纠正贫血及低血糖、补充皮质激素、保暖,避免不必要的用药,加强术中监测以及麻醉恢复期的管理。

肾上腺激素可分为肾上腺皮质激素和肾上腺髓质激素。肾上腺皮质分泌的是类固醇类激素,如皮质醇、醛固酮和雄性类固醇激素。肾上腺髓质为神经内分泌组织,主要分泌儿茶酚胺(肾上腺素、去甲肾上腺素和多巴胺)。外源性应用糖皮质激素、肾上腺病变、下丘脑垂体病变等因素可导致机体在应激情况下不能分泌足够的皮质醇,严重者可能引发急性肾上腺皮质危象,表现为顽固性低血压、低血容量和电解质紊乱。因此,对于下丘脑-垂体-肾上腺轴功能受抑制患者,均应在围手术期补充糖皮质激素进行替代。

手术治疗是无功能垂体腺瘤的首选治疗。手术目标包括降低占位效应,重获神经和视力功能,保留或重获垂体功能。

1. 显微外科手术 治疗垂体腺瘤的主要手段,主要为经鼻腔蝶窦入路手术。除了可以彻底切除肿瘤外,还具有损伤小、耗时短、不影响外貌,患者容易接受,以及并发症少、死亡率低等优点。

2. 经颅入路手术 常用的是经额下入路和经翼点入路。优点是肿瘤及周围结构显露清楚,缺点是完全切除肿瘤困难,而且手术并发症及死亡率相对较高,患者难以接受。对于那些质地坚硬、血运丰富或呈哑铃状生长的肿瘤,以及鞍外扩展明显的巨大肿瘤常需要经颅入路手术治疗。

本例患者口服左甲状腺素片、氢化可的松片,纠正甲状腺功能和肾上腺皮质功能减退,适量备血,术前准备充分。

(五)术前小结

简要病情:患者女,60 岁,以"视物模糊 2 月余"为主诉入院。查体:神志清,精神可,一般情况可,双侧瞳孔等大等圆,直径约 3 mm,对光反应灵敏,四肢肌力及肌张力正常,全身深、浅感觉未见明显异常,病理征阴性。入院后完善相关检查,"垂体肿瘤"诊断明确,肿瘤类别须待术中病理结果。术前积极补充激素。目前生命体征平稳,术前准备充分。

术前诊断:鞍区病变:垂体大腺瘤(无功能型?)。

拟施手术名称和方式:内镜经鼻蝶垂体肿瘤切除术。

二、麻醉管理 ▶▶▶

(一)麻醉准备及诱导

麻醉诱导过程

患者清醒入室,面罩吸氧,常规心电监护,BP 130/70 mmHg,HR 78 次/min,氧饱和度 100%。开放外周静脉,局麻下行左侧桡动脉穿刺置管,监测有创动脉压。麻醉诱导用药:阿芬太尼 2.5 mg,依托咪酯 18 mg,顺式阿曲库铵 14 mg。麻醉诱导及气管插管过程顺利。麻醉成功后,头抬高 15°,常规消毒铺巾,手术开始。

思维引导：该患者无困难气道体征，选择全身麻醉快速诱导经口气管插管，麻醉诱导期间力求平稳，尽量避免循环波动。因该患者有颅内压（intracranial pressure，ICP）升高表现，应在肌肉松弛满意后再进行气管插管，以避免呛咳。另外，麻醉诱导和气管插管过程中避免缺氧和二氧化碳蓄积。需要特别注意的是，对于肢端肥大症患者，麻醉前应充分做好处理困难气道的器具，例如可视喉镜、纤维支气管镜（简称纤支镜）、喉罩等。晚期肢端肥大症患者，清醒纤维支气管镜引导插管可能更为安全。气管导管应固定在术者对侧口角（常为左侧），以便经鼻手术，并在咽部填塞湿润的纱布，以保护呼吸道免受血液及分泌物影响，并防止血液进入胃而导致术后恶心呕吐、反流误吸。

静脉通路：确保手术开始前有较粗的外周静脉通路可用（16 G、18 G）。高皮质醇患者的组织脆性增高，可能难以建立外周静脉通路，必要时直接开放深静脉通路。

术中监护：除常规监护外，应依据患者术前合并症（如心脏、肺疾病史）、瘤体大小与累及部位决定是否进行有创动脉血压监测。

围手术期糖皮质激素的补充：麻醉诱导时给予地塞米松 4～10 mg 可减轻术野肿胀及应激反应，或可应用氢化可的松。围手术期糖皮质激素的补充方案应与内分泌科及外科医生进行术前讨论。美国内分泌学会推荐中小手术患者补充氢化可的松 25～75 mg，大手术补充 100 mg。库欣病患者不需要补充类固醇。

（二）麻醉维持

麻醉维持及术中病情变化、处理

麻醉维持：地氟醚、环泊酚、瑞芬太尼。术者在神经内镜下探查右中下鼻甲与鼻中隔之间的通道并暴露蝶窦开口，切除中鼻甲并用肾上腺素棉条扩充，弧形切开鼻中隔根部黏膜，磨除蝶窦前壁骨质及蝶窦中隔骨质，去除蝶窦黏膜，见鞍底显著隆起于蝶窦内，磨开鞍底形成一大小约1.5 cm的骨窗，穿刺硬膜无血后十字形切开鞍底硬膜，可见灰红色肿瘤组织涌出，质软，血供丰富，用刮匙刮除肿瘤后鞍膈下降满意，瘤腔明胶海绵及止血纱贴覆加强止血，可见少量脑脊液渗出，行人工硬脑膜重建鞍底，鼻中隔黏膜覆盖，纳吸棉填塞压迫，标本常规送检，术毕患者安返病房。手术持续 2.5 h，手术过程顺利，麻醉满意，术中生命体征平稳。术中出血 100 mL，液体实入量 1 800 mL，尿量 100 mL。

思维引导：麻醉维持，可应用七氟醚或丙泊酚靶控输注（TCI），持续泵注瑞芬太尼，目前没有充分的证据支持全凭静脉麻醉（TIVA）或是吸入麻醉维持方案更具优势。TIVA 维持可能更利于术野暴露。该患者选择静吸复合麻醉，术中按时追加肌肉松弛药，维持适当的麻醉深度和肌肉松弛状态，避免在肿瘤切除过程中发生体动而导致海绵窦或颈内动脉损伤。

维持内环境稳态：围手术期应按常规纠正水、电解质紊乱，动态监测血气，并注意监测血糖。与开颅手术不同，经鼻蝶垂体腺瘤切除术患者手术中不需要进行过度通气。术中可维持适当的高碳酸血症，这有助于完整肿瘤的暴露。过度通气可能将垂体及肿瘤移出手术区域，造成外科暴露困难。在刮除肿瘤后，外科医师可能会请麻醉医师使用瓦尔萨尔瓦动作来辅助检查脑脊液漏，这也有助于暴露肿瘤的残余部分。

血压管理：控制性降压可能增加脑缺血风险。一项经鼻窦手术研究显示，平均动脉压维持在40～59 mmHg 水平时，可获得最佳手术野，但同时出现大脑中动脉血流速下降50%以上。建议术前无高血压的患者维持血压正常；高血压患者，维持平均动脉压在基线±20%。需要注意的是，外科医师切开前常在鼻腔黏膜局部应用血管收缩药物，引起患者出现明显的高血压和心律失常，应按需对症处理（予以短效受体阻滞剂、超短效阿片类药物等应对）；术中大部分操作刺激不大，仅在蝶骨钻孔时可能需要加深麻醉、稳定心率。

术中输血策略：失血量普遍较少。因颈动脉损伤引起急性大出血或海绵窦持续渗出而亟须输血的可能性虽小，但一旦发生可造成灾难性后果。发生急性出血时，外科医生可能会放置球囊压迫止血。术前应当纠正贫血和凝血异常，术中注意体温保护，维持正常的血容量和脑灌注，术中是否输血应当依据患者心脏合并症、术中血流动力学状态、血红蛋白动态变化和失血速度而定，而不仅局限于维持血红蛋白 100 g/L。

（三）术后管理

术后治疗及恢复

术毕患者清醒拔管后安返病房，术后镇痛采用氢吗啡酮+氟比洛芬酯 PCIA。查体：T 36.5 ℃，P 76 次/min，R 18 次/min，BP 135/72 mmHg，神志清。术后给予抗感染、补液、止吐、抑酸、甘露醇降颅内压等处理；关注患者一般情况及尿量、体温、脑脊液鼻漏等情况。

患者术后第 1 天，神志清，精神可，四肢活动度良好，未诉明显不适。术后第 2 天病情稳定，流质饮食，诉排气，尿量 1 800 mL，切口疼痛能忍，拔除尿管，复查生化检验未见明显异常，甲状腺激素、肾上腺皮质激素均正常。术后第 3 天病理结果回示：垂体腺瘤，后续补充免疫组化 FSH（少+），LH（部分+）。术后第 6 天患者恢复可，未诉特殊不适，准予出院。

思维引导：大部分垂体腺瘤患者在手术结束后，可正常苏醒并拔除气管导管，也可转移至 PACU 进一步监测。该患者术后生命体征平稳，在手术室顺利拔除气管插管，故直接返回病房。若患者术中发生大出血或严重血流动力学波动或术后需泵注血管活性药物来维持血压，则应转送至 ICU 进一步监测并治疗。

苏醒期尽可能平稳拔管。因为咳嗽、躁动将增加静脉压引起出血、脑脊液漏，将鼻咽菌群带入切口。拔管前给予利多卡因（表面给药、静脉给药均可），或泵注瑞芬太尼使患者耐管，有助于减少拔管时的呛咳、躁动。使用右美托咪定也可减少呛咳，减弱苏醒和拔管的血流动力学反应。有困难气道危险因素的肢端肥大患者避免深麻醉下拔管。拔管前应彻底清理呼吸道及口咽内分泌物。苏醒期的常见并发症还包括术后恶心呕吐（PONV），7.5% 的垂体瘤术后患者可发生术后呕吐。给予5-HT$_3$ 受体拮抗剂（如昂丹司琼）可有效降低恶心的发生率，但不减少呕吐。

经鼻蝶垂体手术术后有轻中度疼痛，该患者在应用阿片类药物的基础上，辅用非甾体抗炎药，镇痛完善。

尿崩症是鞍区肿瘤切除术后的潜在并发症，术中损伤下丘脑和垂体柄可通过影响抗利尿激素的分泌而导致术中和术后尿崩的发生。通常尿崩发生于术后 4～12 h，术中尿崩偶有发生。诊断标准为：①尿量>250 mL/h，大于液体入量且连续 2 h 以上，或尿量>3 000 mL/d。②尿比重<1.005，或尿渗透压<300 mOsm/（kg·H$_2$O）。③血清钠浓度正常或升高，血浆渗透压≥300 mOsm/（kg·H$_2$O）。④精氨酸加压素或去氨加压素治疗有效。⑤伴有烦渴多饮、心悸、脉压减少等症状。⑥排除血糖增高、使用利尿剂等其他因素引起的多尿。治疗包括：调整补液的种类和速度，补液采用 0.45% 氯化钠溶液，每小时补液量为生理维持量+前 1 h 尿量的 2/3。如患者的尿量持续增多，可静脉给予去氨加压素 0.5～4.0 μg。该患者术后严密观察，未出现尿崩症和脑脊液鼻漏，恢复良好。

三、思考与讨论

垂体腺瘤是常见的颅内肿瘤，人群发生率（1～7）/10 万，尸检发现率可高达 26%，是颅内仅次于胶质细胞瘤和脑膜瘤的第三位常见肿瘤。经鼻蝶垂体手术是临床常见的神经外科手术之一。垂体腺瘤临床表现多种多样,主要由肿瘤细胞异常分泌激素、垂体本身受压,以及垂体周围组织受压而引起,因此,熟悉和掌握垂体生理功能和局部解剖结构是本病诊疗的基础。该患者是以视物模糊为首发症状,内分泌检验发现激素水平低,围手术期需激素补充治疗。垂体腺瘤患者麻醉前访视的重点在于困难气道的评估,尤其是生长激素型垂体腺瘤,合并肢端肥大症的患者,舌体肥厚、会厌宽垂、下颌骨过度增长,即使最大号的喉镜片也不能推开舌体,声门常常暴露困难,因此其困难气道发生率是其他类型垂体腺瘤患者的3倍。术中管理首要目标是在切除肿瘤的同时,维持患者合适的麻醉深度。麻醉用药量与肿瘤的分类、激素水平等密切相关。如催乳素型腺瘤、性激素型腺瘤、无功能型腺瘤等常对麻醉药敏感需减少麻醉药的用量,而生长激素型腺瘤、皮质激素型腺瘤、促甲状腺激素型腺瘤等术中应激反应强烈,需维持较深的麻醉。因此,对于垂体瘤患者,需要制订个体化的麻醉方案。该患者在术前积极补充激素治疗,麻醉诱导过程顺利,术中血流动力学平稳,未出现明显的血压下降、心率减慢,手术时间短、出血少,术后未出现苏醒延迟,顺利拔除气管导管并返回病房。

四、练习题

1. 垂体腺瘤的分类有哪些?

2. 不同类型的垂体腺瘤的临床表现有哪些?

3. 垂体腺瘤围手术期可能面临哪些问题以及如何处理?

五、推荐阅读

[1] NEMERGUT E C, ZUO Z. Airway management in patients with pituitary disease: a review of 746 patients [J]. J Neurosurg Anesthesiol, 2006, 18(1): 73-77.

[2] WAGNER J, LANGLOIS F, LIM D S T, et al. Hypercoagulability and risk of venous thromboembolic events in endogenous cushing's syndrome: a systematic meta-analysis [J]. Front Endocrinol, 2019, 9: 805.

[3] ESFAHANI K, DUNN L K. Anesthetic management during transsphenoidal pituitary surgery [J]. Curr Opin Anaesthesiol, 2021, 34(5): 575-581.

[4] GOLLAPUDY S, POETKER D M, SIDHU J, et al. Total intravenous versus inhaled anesthesia in transsphenoidal tumor surgery [J]. Am J Otolaryngol, 2018, 39(5): 567-569.

[5] CHAABAN M R, BAROODY F M, GOTTLIEB O, et al. Blood loss during endoscopic sinus surgery with propofol or sevoflurane: a randomized clinical trial [J]. JAMA Otolaryngol Head Neck Surg, 2013, 139(5): 510-514.

[6] LU V M, PHAN K, OH L J. Total intravenous versus inhalational anesthesia in endoscopic sinus surgery: a meta-analysis [J]. Laryngoscope, 2020, 130(3): 575-583.

[7] LYSON T, KISLUK J, ALIFIER M, et al. Transnasal endoscopic skull base surgery in the COVID-19 era: recommendations for increasing the safety of the method [J]. Adv Med Sci, 2021, 66(1): 221-230.

[8] HA T N, RENEN R, LUDBROOK G L, et al. The effect of blood pressure and cardiac output on the quality of the surgical field and middle cerebral artery blood flow during endoscopic sinus surgery [J]. Int Forum Alergy Rhinol, 2016, 6(7): 701-709.

[9] PASTERNAK J J, ATKINSON J L, KASPERBAUER J L, et al. Hemodynamic responses to epinephrine-containing local anesthetic injection and to emergence from general anesthesia in transsphenoidal hypophysectomy patients [J]. J Neurosurg Anesthesiol, 2004, 16(3): 189-195.

[10] BURKHARDT T, ROTERMUND R, SCHMIDT N O, et al. Dexamethasone PONV prophylaxis alters the hypothalamic-pituitary-adrenal axis after transsphenoidal pituitary surgery [J]. J Neurosurg Anesthesiol, 2014, 26(3): 216-219.

[11] BORNSTEIN S R, BRUNO A, WIEBKE A, et al. Diagnosis and treatment of primary adrenal insufficiency: an endocrine society clinical practice guideline [J]. J Clin Endocrinol Metab, 2016, 101(2): 364-389.

[12] FLYNN B C, NEMERGUT E C. Postoperative nausea and vomiting and pain after transsphenoidal surgery: a review of 877 patients [J]. Anesth Analg, 2006, 103(1): 162-167.

（马俊琦）

案例 22 桥小脑角肿瘤手术患者的麻醉

一、术前访视

（一）病史

患者病史

患者女性,56 岁,"以间断性头痛伴耳鸣 3 年余,发现右侧桥小脑角区占位 6 d"为主诉入院。患者 3 年余前无明显诱因间断性出现后枕部钝痛,伴右耳耳鸣,无头晕、恶心、步态不稳等不适,未治疗,期间自感右耳听力逐渐减退,6 d 前体检行头颅 CT:右侧桥小脑角区可见一半圆形占位性病变,大部呈稍高密度影。头颅 MRI:右侧桥小脑角区可见一半圆形等 T_1、等 T_2 信号影,边界清,增强后呈明显均匀强化,可见脑膜尾征。患者既往体健,无高血压、糖尿病、冠心病等病史。对青霉素、头孢类抗菌药物过敏,表现为全身多发皮疹伴瘙痒。个人史、婚育史、家族史均无特殊。

思维引导:桥小脑角(cerebellopontine angle, CPA)位于后颅窝外侧,是小脑、脑桥和延髓与颞骨岩部(内耳门)之间形成的锥形立体三角腔隙,毗邻生命中枢,伴随众多感觉运动传导通路及脑神经穿行其间,是中枢神经系统肿瘤的好发部位。本例患者首发症状为间断性头痛伴耳鸣,结合影像学表现,考虑桥小脑角肿瘤可能。该病临床表现及体征主要与肿瘤性质、侵袭结构、肿瘤大小等因素有关,后期增大的瘤体可压迫脑干或引起颅内压增高,导致呼吸、循环等生命体征紊乱或意识障碍,严重时危及生命。由于 CPA 位置及结构的复杂和重要性,外科手术多采用显微操作,时间长、难度大、并发症多、术中脑干刺激及电生理监测技术的应用,都对临床麻醉工作提出严峻挑战。因此,详细询问患者病史,结合体格检查、实验室检验、特殊检查,以及患者精神状态等,对患者病情与整体状况做出评估,完善术前准备并制订个体化麻醉管理方案,将有助于降低麻醉和手术的风险。

（二）辅助检查

辅助检查结果

（1）实验室检查：均未见明显异常。

（2）影像学检查结果：具体内容如下。

头颅 CT（外院）：右侧桥小脑角区可见一半圆形占位性病变，大部呈稍高密度影。

头颅 MRI（外院）：右侧桥小脑角区可见一半圆形等 T_1、等 T_2 信号影，边界清，增强后呈明显均匀强化，可见脑膜尾征。

头颅 MRI（本院）：①右侧桥小脑角区占位性病变（32 mm×18 mm），考虑脑膜瘤可能；②双侧额顶叶白质脱髓鞘改变。

胸部 CT（本院）：①双肺散在小结节，炎症改变可能，建议随诊；②双肺少许慢性炎症。

（3）心血管系统检查结果：具体内容如下。

ECG：正常心电图。

心脏彩超：①二尖瓣少量反流；②左心室舒张功能减退；③左心室射血分数为 68%。

思维引导：桥小脑角肿瘤种类繁多，大多起源于神经自身，以听神经瘤（70%~80%）最为多见，脑膜瘤（6%~8%）与表皮样囊肿（6%）次之，瘤体常常与脑干或邻近血管神经等重要组织直接相连。其诊断主要基于首发症状和影像学表现，因其临床表现复杂且互相重叠，鉴别诊断困难，利用影像学检查可协助对桥小脑角肿瘤进行定位，评估肿瘤性质、大小、是否浸润，及其与周围结构关系，有助于预判手术复杂程度、术中可能存在的风险及相应的麻醉管理难度。

此外，在手术过程中，瘤体邻近的脑桥下部、延髓上段，以及第五对脑神经的轴外部分受到操作刺激时，常导致严重的血流动力学紊乱，出现心动过缓和低血压、心动过速和高血压、心动过缓和高血压，以及室性心律失常等一系列心血管反应。这一血流动力学波动通常可以随着操作的停止而恢复稳定，但对于心血管疾病患者来说，将极大地增加手术和麻醉意外的风险，因此，充分掌握病情、重要器官功能等临床资料，结合具体情况优化麻醉方案，适当采取干预措施将患者风险降至最低，提高麻醉、手术的安全性。

（三）体格检查

体格检查结果

T 36.3 ℃，P 74 次/min，R 18 次/min，BP 126/77 mmHg，身高 155 cm，体重 55.0 kg

发育正常，营养良好，体型匀称，神志清，精神一般，自主体位，查体合作，头颅无畸形，颈软无抵抗，克尼格征阴性。双侧瞳孔等大等圆，直径 3 mm，对光反射灵敏，角膜反射正常。双侧鼻唇沟对称，伸舌不偏，无义齿，张口度、颈部活动度正常，马氏分级 Ⅱ 级。心肺听诊无异常。四肢及躯干触觉、痛温觉均正常，四肢肌力正常，肌张力正常，双侧肱二、三头肌腱反射正常，双侧膝、跟腱反射正常，病理反射巴宾斯基征、查多克征、霍夫曼征阴性。共济功能：双侧指鼻试验阴性，双侧跟-膝-胫试验阴性，闭目难立征阴性，余一般体格检查无特殊。

思维引导：准确、全面的术前评估和风险预测是做好术前准备、选择合适的麻醉管理方案、降低围手术期并发症、提高患者安全性的关键举措。除了常规评估患者气道情况、运动耐量、器官功能等,还应重点关注神经系统的专科检查结果。中枢神经系统疾病多涉及重要部位的功能状态,明确患者术前意识状态、肢体运动功能、瞳孔对光反射等情况,有助于必要时与麻醉或手术后进行对比,从而确定病情转归或及时诊断手术早期并发症的出现。

(四)术前准备

> **术前准备**
>
> **患者准备:**术前常规禁食、禁饮,限制液体量及脱水治疗,注意防止水电解质紊乱。
>
> **外科准备:**与主管医师沟通后,该手术拟于左侧卧位下行高倍显微镜下右侧桥小脑角区肿瘤切除术+颅骨修补术+脑脊液漏修补术,术中不考虑相关神经电生理监测技术。
>
> **麻醉准备:**尽量避免使用镇静、镇痛类药物,明显疼痛或躁动时可适当给予,但应密切观察各项生命体征。
>
> **目前情况:**一般状态良好。

思维引导:除了常规需要的术前评估外,神经外科手术还涉及众多与麻醉管理密切相关的问题。例如:①该患者是否存在颅内高压,为什么?②手术将会采取何种体位,如何选择合适的患者体位?③神经外科术中神经电生理监测主要包括哪些?这一技术对麻醉管理提出了哪些要求?

高颅内压是神经外科常见的一种临床症状,典型表现为头痛、喷射性呕吐和视神经盘水肿,即所谓的高颅内压"三联征"。本例患者桥小脑角区占位性病变提示脑膜瘤,且未见明显颅内压增高征象。这可能是占位性病变所引起的颅腔容积增加通过脑脊液回流,以及邻近脑内静脉收缩而代偿。值得注意的是,因代偿机制而使颅内压维持正常的颅内肿瘤患者,已降低了对颅内其他内容物体积增加的代偿储备。

关于体位,桥小脑角区特殊的解剖结构使得外科手术无法在常规的仰卧位下进行,临床实践中常采用坐位、俯卧位、侧卧位、半俯卧位等体位。本例患者一般情况及心肺功能尚可,麻醉评估ASA分级为Ⅱ级,采用左侧卧位不仅可以充分暴露手术视野,避免坐位可能带来的静脉空气栓塞(venous air embolism,VAE)的风险,还可以显著降低俯卧位对气道、心肺功能管理的难度。

由于桥小脑角肿瘤手术操作空间狭小,且周边涉及许多重要血管神经,为最大程度减少神经损伤,提高手术治疗效果,术中神经电生理监测已成为神经外科术中监测神经功能的重要手段。常用的术中电生理监测主要包括肌电图监测、躯体诱发电位监测和脑干诱发电位监测等。这一技术要求我们既要避免麻醉过深影响神经电生理监测敏感性,也要避免麻醉过浅引起的中枢神经系统觉醒;因此,熟练掌握术中电生理监测技术及麻醉药物对神经生理参数的影响对于神经外科麻醉医生至关重要。

(五)术前小结

简要病情:患者以"间断性头痛伴耳鸣3年余,发现右侧桥小脑角区占位6 d。"为主诉入院。头颅CT示:右侧桥小脑角区可见一半圆形占位性病变,大部呈稍高密度影。头颅MRI:右侧桥小脑角区可见一半圆形等T_1、等T_2信号影,边界清,增强后呈明显均匀强化,可见脑膜尾征。入院后完善相关检查,结合辅助检查结果,"右侧桥小脑角区肿瘤"诊断明确。术前评估ASA分级Ⅱ级,术前禁食禁饮。目前生命体征平稳,血压、心率、心电图均符合术前准备充分的标准。

术前诊断:右侧桥小脑角肿瘤。

拟施手术名称和方式:高倍显微镜下右侧桥小脑角区肿瘤切除术+颅骨修补术+脑脊液漏修补术。

二、麻醉管理

（一）麻醉准备及诱导

麻醉诱导过程

患者清醒入室，面罩吸氧，常规心电监护，BP 124/61 mmHg，HR 95 次/min，氧饱和度100%。给予咪达唑仑 2 mg 镇静后，局麻超声引导下行右颈内静脉及桡动脉穿刺置管测压，行血气分析，使用一次性压力传感器行血流动力学监测。麻醉诱导用药：依托咪酯 0.3 mg/kg，舒芬太尼 0.4 μg/kg，罗库溴铵 0.6 mg/kg。麻醉诱导后气管插管前给予利多卡因抑制咽喉反射，于可视喉镜辅助下插管顺利。麻醉成功后，改左侧卧位，安装头架固定头部前追加舒芬太尼0.2 μg/kg，取常规消毒铺巾，手术开始。

思维引导：麻醉诱导方案的选择主要以控制颅内压，维持血流动力学平稳为前提。临床上常采用快速序贯诱导法，通常建议采用阿片类药物为主的静脉诱导。一般认为，静脉麻醉药物、镇静药、镇痛药可降低脑血流量和脑代谢率，且对颅内压影响较小。给药前需充分给氧去氮，静脉注射 2 mg咪达唑仑一般不会影响颅内血流动力学变化，同时有利于在诱导前完成有创动脉压的置管监测。该例患者选择诱导前建立动、静脉通路，可实时监测并调整麻醉诱导前、中、后血流动力学波动，极大提高了桥小脑角肿瘤患者麻醉围手术期的安全性。麻醉诱导时，为避免可视喉镜辅助下气管插管前的呛咳、屏气、高血压等引起颅内压增高的因素，必须保证足够的麻醉深度，可抑制插管反射的阿片类药物，以及充分的肌肉松弛药。肌肉松弛药虽不能直接通过血脑屏障，但可作用于外周肌肉、神经节或组胺释放而间接改变 ICP。例如，筒箭毒碱和阿曲库铵等存在较弱的组胺释放作用，均可引起 ICP 的增高；而罗库溴铵对脑血流及 ICP 影响轻微，故适合长时间神经外科手术。该例患者选择依托咪酯 0.3 mg/kg，舒芬太尼 0.4 μg/kg，罗库溴铵 0.6 mg/kg 进行麻醉诱导，作用确切。此外，摆体位、固定头架等操作的疼痛刺激极强，充分镇痛、加深麻醉方可有效抑制血流动力学的剧烈波动，从而降低脑血管意外的风险。因此，应当提前追加镇痛，预防血流动力学的波动。

（二）麻醉维持

麻醉维持及术中病情变化、处理

麻醉维持：七氟醚、丙泊酚、瑞芬太尼。患者手术开始，术中给予过度通气、甘露醇脱水等常规降低颅内压处理。钻骨孔时血流动力学相对平稳，动脉血压 128/67 mmHg，未见明显波动。打开硬膜前输注 20% 的甘露醇 20～30 min，剂量为 0.5～1.0 g/kg 脱水治疗，显微镜下用脑压板缓慢牵开右侧小脑半球脑组织渐向深部显露，于桥小脑角区即见一灰红色类圆形肿瘤，与周围脑神经、脑干均粘连明显但分界清楚，血供丰富。分块切除肿瘤以及分离周围组织粘连时可见患者血流动力学波动明显，动脉血压最高达 160/90 mmHg，最低达 90/50 mmHg，心率较稳定，变动在 50～70 次/min。分次间断予以适量血管活性药物。患者药物反应良好，血流动力学平稳。总体手术顺利，麻醉满意，术中出血约 200 mL，液体实入量 1 800 mL，尿量400 mL。

思维引导：麻醉维持原则是保持正常的脑灌注压，防治脑缺氧水肿，保证足够的脑松弛，同时兼顾电生理监测的要求。常用的吸入麻醉药物均可引起脑血管扩张、脑血流增加，以及继发 ICP 增高，其对 ICP 升高的影响依次是:氟烷>恩氟烷>氧化亚氮>地氟烷>异氟烷>七氟烷。而多数静脉麻醉药能降低脑血流及 ICP,降低程度依次是丙泊酚>硫喷妥钠>依托咪酯>咪达唑仑。因此,综合考虑后本例患者术中维持方案采用七氟醚+丙泊酚+瑞芬太尼静吸复合麻醉应用,效果可。另外,如何有效预防和控制 ICP 升高是桥小脑角肿瘤麻醉中需要重点关注的问题。本例患者在打开硬膜前 20 ~ 30 min 使用甘露醇,从而使甘露醇的降压作用于打开硬膜时达到高峰,减轻脑水肿,缩小脑体积,改善脑供血供氧,降低颅内压,同时有利于手术视野的暴露,减少脑牵引的需要,增加颅内顺应性储备量。

此外,在手术过程中的关键点要特别注意:①在切皮、钻骨孔、缝皮出现血流动力学波动时,及时调整麻醉深度,必要时可采用短效的血管活性药物控制血压和心率。②脑干核团附近的手术操作可导致机体自主神经调节严重失衡,此时血流动力学极度不稳定,若患者术中心率突然降至 20 次/min 时,应当立即告知外科医生停止手术,通常可恢复。不建议使用血管活性药物。待血流动力学稳定后,可预防性使用减弱神经反射的药物,例如抗胆碱药、β 受体阻滞剂等;另一方面,突发心动过缓也提示可能出现了颅内压增高,导致了库欣反应,如此时伴有高血压,应立即告知外科医生行降颅压处理。③本例患者术中未进行神经电生理监测,但是我们应当掌握相关电生理监测下的麻醉管理要点。例如,使用肌电图监测通常要求患者处于无肌肉松弛或者不完全肌肉松弛状态;躯体诱发电位监测及脑干听觉诱发电位监测时,许多常用的麻醉药均能降低反应的幅度和延长反应的潜伏期,易造成神经缺血和神经损伤的假象。此时挥发性麻醉药浓度保持 0.5MAC 以下,辅以阿片类镇痛药,并联合输注低剂量丙泊酚可有效减少对诱发电位的影响。

(三)术后管理

> **术后治疗及恢复**
>
> 患者麻醉顺利,转至麻醉恢复室进一步监测,待意识清醒拔管后送返病房。查体:T 36.3 ℃,P 78 次/min,R 17 次/min,BP 124/69 mmHg,神志清。术后给予抗感染、补液、镇痛、止吐等处理;关注患者一般情况及引流情况。
>
> 患者术后第 1 天,神志清,精神欠佳,四肢肌力及肌张力正常,引流量 10 mL。术后第 2 天病情稳定,流质饮食,诉排气,尿量 1 800 mL,引流量较前减少,切口疼痛能忍,复查生化检验未见明显异常。术后第 3 天拔除尿管,术后第 4 天病理结果:(右侧桥小脑角肿物)符合脑膜瘤。术后 14 d 复查头颅 MRI:右侧桥小脑角区术区局限性积液。术后 21 d 患者恢复可,未诉特殊不适,准予出院。

思维引导:手术结束后搬动患者时应注意保护好气管导管、导尿管及动静脉通路,以防脱出。桥小脑角空间相对较小,其代偿空间有限,相对较轻的术后炎症、血肿、脑组织水肿即可导致意识、呼吸和心脏运动功能异常,如何顺利苏醒并拔管及术后管理是一大难题,气管拔管,以及术后管理必须要考虑到桥小脑角肿瘤患者术后炎症在密闭空间内局部加重,从而导致术后几小时神经症状因水肿和血肿而加重这种可能。术后患者如果出现“两慢一高”即心率、呼吸减慢,血压升高的症状时应当警惕脑疝的发生。

麻醉苏醒期应当力求平稳,避免咳嗽、屏气、高血压等引起 ICP 增高的因素。神经外科麻醉苏醒期始于头部包扎完毕,而非始于手术缝合的最后一针。这是由于头部包扎可能会引起气管导管移动,若此刻患者处于苏醒期,则可能出现严重的呛咳和屏气,造成难以挽回的后果。在减浅麻醉的过程中,减轻气道反应性以及防止呛咳和屏气的一项有效措施便是在刚刚开始包扎头部时静脉给予利多卡因。苏醒后应当即刻进行神经功能评估,包括颅底神经分析。麻醉苏醒的同时可能伴有血压、二氧化碳分压、脑血流量和自主神经功能改变,应当逐步减轻过度通气防止酸中毒;应用肾上腺素能受体阻滞剂降低苏醒期的交感神经反射;应谨慎拮抗肌肉松弛作用,避免出现自主运动不稳定,保证头部不动;积极止吐,防止恶心呕吐导致的ICP升高。此外,苏醒良好的患者其神经症状也可能在数小时后恶化,如果术后发生水肿的风险较高,则应预防性保留气管导管。患者术后疼痛度轻,未见术后躁动等情况。多次复查头颅CT及MRI后,待影像学结果术区积液基本消失后,结合患者一般情况,给予出院处理。

三、思考与讨论

桥小脑角肿瘤属于后颅窝肿瘤,具有相应的定位症状。本例患者以间断性头痛伴耳鸣为首发症状,结合影像学检查结果提示桥小脑角肿瘤(脑膜瘤可能)。桥小脑角肿瘤以其特殊的解剖位置,以及肿瘤常与邻近极其重要的神经血管粘连,使得外科医生面临着众多挑战。复杂的手术操作除了可引起神经损伤外,还可导致明显的血流动力学不稳,这对麻醉管理提出了严峻挑战。而为了降低脑神经和其他结构损伤的风险,这些手术常常要求术中行神经电生理监测,例如,肌电图、脑干听觉诱发电位或躯体诱发电位,这些均加大了麻醉管理难度。准确、全面的术前评估和风险预测是做好术前准备、选择合适的麻醉管理方案、降低围手术期并发症、提高患者安全性的关键举措。对于神经外科手术,麻醉的主要目标是直接或间接防止手术期间因机械或生理影响导致的大脑损伤。麻醉维持原则是保持正常的脑灌注压,防治脑缺氧水肿,保证足够的脑松弛,同时兼顾电生理监测的要求。该患者在打开硬膜前给予渗透性脱水药物甘露醇,使其降压作用于打开硬膜时达到高峰,显著减轻脑水肿,缩小脑体积,改善脑供血供氧,降低颅内压。切除肿瘤前后血流动力学发生波动,但整体较为平稳。在手术过程中,麻醉医师与外科医师应注意沟通配合,当因手术操作碰触到脑干附近核团时导致自主神经调节严重失衡时,或者突发颅内压增高时,麻醉医师应立即告知外科医生并暂停手术,待血流动力学稳定或危险因素去除后再继续开展手术。该患者在分离肿瘤、阻断肿瘤血供后血压降低明显,予以麻黄碱3 mg后,效果良好,总液体实入量为1 800 mL。该患者手术时间较长、出血200 mL、生命体征平稳,术后不需要升压药物支持,转至麻醉恢复室待患者苏醒后评估神经功能后,顺利拔除气管导管并返回病房。

四、练习题

1. 简述桥小脑角肿瘤术前准备充分的标准。
2. 桥小脑角肿瘤患者麻醉中应如何配合肌电监测且同时保证麻醉和手术的安全?
3. 桥小脑角肿瘤术后常见神经受损或水肿压迫的并发症有哪些?

五、推荐阅读

[1] 缪飞,展颖,沈天真,等.桥小脑角区肿瘤的MRI诊断和鉴别诊断[J].中国医学影像学杂志,2002,10(2):81-84.

[2] 中国医师协会神经外科分会神经电生理监测专家委员会.中国神经外科术中电生理监测规范(2017版)[J].中华医学杂志,2018,98(17):1283-1293.

[3] 王恩真.神经外科手术麻醉的进展[J].中华麻醉学杂志,2003,23(10):797-800.

[4] FUN-SUN F YAO. YAO & ARTUSIO麻醉学[M].王天龙,张利萍,Chris C Lee,等,译.6版.北京:北京大学医学出版社,2009.

[5] RONALD D MILLER.米勒麻醉学[M].邓小明,曾因明,黄宇光,译.8版.北京:北京大学医学出版社,2016.

[6]邓小明,姚尚龙,于布为,等.现代麻醉学[M].4版.北京:人民卫生出版社,2014.

（李长生）

案例 23 烟雾病手术患者的麻醉

一、术前访视

（一）病史

> **患者病史**
>
> 患者女性,49岁,以"间断双下肢无力26 h,伴言语不清9 h"为主诉入院。患者26 h前洗衣服时出现双下肢无力,需要扶住周围物体站立,自诉伴大脑呆滞、双下肢震颤,持续1~2 min无缓解,无其他不适,9 h前出现言语不清,表现为言语含糊,持续性,无肢体活动障碍,无头晕,头痛。患者既往患"高血压"15余年,血压最高达180/110 mmHg,平时服用"复方利血平片"降压治疗,血压控制可,既往患"2型糖尿病"5年余,现口服"消渴丸、二甲双胍肠溶片、格列本脲片"降糖治疗,空腹血糖控制在4~8 mmol/L,餐后血糖未测,曾因"妊娠"于医院剖宫产1次,无冠心病、脑血管疾病等病史。否认药物、食物过敏史,患者父母已逝,有2姐2哥,父亲曾患"高血压、脑梗死",2姐均患"脑血管病",二哥患"高血压、脑梗死",个人史、婚育史均无特殊。

思维引导:烟雾病又称自发性脑底动脉环闭塞症,是一组以双侧颈内动脉末端和/或大脑前动脉、大脑中动脉起始部缓慢进展性狭窄以致闭塞,脑底出现代偿性异常血管网为特点的脑血管病。因其异常血管网在脑血管造影时形似"烟雾",故称为"烟雾病"(图7-4)。烟雾病在东亚国家发病率较高,女性稍多于男性,以日本最多见,因此相关地区对其研究起步较早。

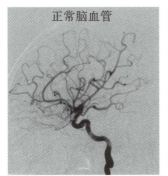
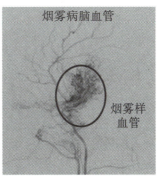

图7-4 正常脑血管与烟雾病患者脑血管造影对比

烟雾病的病因、发病机制及易感因素目前尚无定论,但其发病率与人种及地域分布具有高度相关性。因此,绝大多数学者认为其病因与遗传因素有关,目前报道,家族性烟雾病占所有烟雾病的10%左右。随着近年来MRA的广泛应用以及筛查工作的开展,家族性烟雾病比例有所增加,越来越多的烟雾病患者是在无症状期发现,或者是以头痛、头晕等非特异性症状为主,通过对家族性烟雾病患者遗传谱系进行分析,目前已在烟雾病遗传学上取得了一些进展。本例患者家族中有多人罹患高血压及脑血管病,表明遗传因素在本例患者病情进展中起到重要作用。

烟雾病的实质是脑底部动脉主干闭塞伴代偿性血管增生。从大体发病症状看,烟雾病以脑缺血及脑出血为主要首发症状,其中,脑缺血症状比例更高。烟雾病患者常见的脑缺血体征如下。①肢体无力,肢体麻木:多数为一侧发病,严重者可有双侧肢体麻木无力,但多为一侧较重。②运动性或混合性失语:多为一过性发作,以运动性失语为主。少数患者可表现出失写症和失认症。③认知障碍:表现为智力下降、记忆力减退、反应迟缓、学习力和注意力降低等,是大脑皮质长期广泛缺血的表现。此类症状由于缺乏局灶定位体征,也经常被归为非特异性症状。本例患者以间断双下肢无力及言语不清为主要首发症状,但因其合并多年高血压及糖尿病病史,因此也不排除继发性脑动脉粥样硬化导致的血管狭窄,引发脑缺血,进一步确诊需行脑部影像学检查。

(二)辅助检查

> **辅助检查结果**
>
> (1)血常规:血红蛋白 100 g/L,红细胞计数 $3.54×10^{12}$/L,淋巴细胞绝对数 $1.04×10^9$/L。
>
> (2)肝功能:总蛋白 49.2 g/L,白蛋白 31.8 g/L,球蛋白 17.4 g/L。
>
> (3)肾功能:肌酐 39.3 μmol/L,尿酸 141 μmol/L。
>
> (4)凝血六项:D-二聚体 1.1 μg/mL。
>
> (5)甲功三项:促甲状腺激素(TSH) 5.21 μIU/mL。
>
> (6)糖化血红蛋白:9.3%。
>
> (7)颈部血管及心脏超声(术前 21 d):双侧颈总动脉内中膜增厚,左侧颈内动脉、右侧锁骨下动脉斑块,轻度主动脉瓣及二尖瓣轻度关闭不全,左心室舒张功能异常。
>
> (8)心电图(术前 21 d):正常心电图。
>
> (9)头颅 CT(术前 21 d):右侧脑梗死,多发腔隙性脑梗死。
>
> (10)头颅 MRI+MRA 示(术前 19 d):双侧颞叶、半卵圆中心多发急性/亚急性期脑梗死;多发陈旧性脑梗死;右侧基底节区异常信号,考虑金属物沉积可能;散在缺血灶,轻度脑白质脱髓鞘;重度脑动脉粥样硬化,双侧大脑中动脉重度狭窄或不全闭塞可能(侧支循环形成),建议进一步检查;右侧眼球后凸,请结合临床;鼻窦炎。
>
> (11)脑部计算机体层灌注(术前 9 d):重度脑动脉粥样硬化,双侧大脑中动脉及左侧大脑前动脉次全闭塞或重度狭窄,烟雾病?双侧大脑中动脉,左侧大脑后动脉供血区缺血性改变;右侧脑梗死,请结合临床及相关检查,建议隔期复查脑计算机体层灌注(CTP)。
>
> (12)全脑血管造影(术前 7 d):右侧颈内及颈外动脉造影,可见右侧大脑中动脉起始部以远不显影,大脑前交通开放,双侧大脑前动脉显影良好,右侧颈外动脉未见明显向颅内代偿;右侧椎动脉造影,可见右侧大脑后动脉向前循环代偿,余未见异常。左侧颈内及颈外动脉造影,可见左侧大脑中动脉 M1 以远狭窄,周围可见烟雾血管形成,左侧脑膜中动脉向颅内代偿;左侧椎动脉造影可见左侧大脑后动脉向前循环代偿。
>
> (13)其余检验检查结果:无特殊异常。

思维引导:数字减影血管造影是烟雾病,以及其他颅内动脉闭塞性脑病诊断的金标准。诊断烟雾病须符合以下特点:①颈内动脉远端或大脑前动脉/大脑中动脉起始端狭窄或闭塞。②狭窄或闭塞血管位置周围于造影动脉期出现异常血管网。③双侧均出现①和②的表现。④儿童患者单侧出现①或②的表现即可诊断为烟雾病。

CT可显示脑出血、脑梗死和脑萎缩,随着CT技术的发展,64排以上CT扫描仪可显示烟雾血管。脑缺血造成的低密度区,常局限于皮质或皮质下,倾向多发和双侧,尤其多见烟雾病患儿的大脑后动脉供血区域。

随着国内外MRI的广泛应用,当MRI以及磁共振血管成像(MRA)符合以下条件,可替代DSA做出诊断:①MRA示颈内动脉远端或大脑前动脉/大脑中动脉起始端狭窄或闭塞;②MRA示基底节异常血管网(当MRI影像上基底节区出现2个以上血管流空影,则可认为出现异常血管影);③双侧均出现①和②的表现;④儿童患者单侧出现①或②的表现即可诊断为烟雾病。

本例患者全脑血管造影示双侧大脑中动脉起始端均狭窄,周围可见异常血管网,烟雾病诊断明确。利用各种影像学检查可协助对烟雾血管进行定位,及其与周围血管的关系,评估受影响脑组织的范围,有助于预判手术复杂程度、术中出血量及相应的麻醉管理难度。

(三)体格检查

体格检查结果

T 36.5 ℃,P 78 次/min,R 20 次/min,BP 164/98 mmHg,身高158 cm,体重64 kg

发育正常,营养良好,体型匀称,神志清,精神一般,言语稍含糊,粗测远近记忆力下降,左侧鼻唇沟浅,左侧口角低,双侧视力检查正常,视野检查不合作,右侧眼裂较小,无义齿,张口度、颈部活动度正常。心肺听诊无异常,四肢肌力、肌张力正常,无不自主运动,左侧肢体腱反射较对侧活跃,左侧查多克征可疑阳性,余一般体格检查无特殊。

思维引导:烟雾病患者术前可能存在因慢性脑缺血或出血导致的神经功能障碍。如患者术前短暂性脑缺血发作(TIA),表明已存在脑血流量(CBF)与脑氧代谢率(CMRO$_2$)失衡,术中、术后出现脑缺血损伤的风险增加;患者出现蛛网膜下腔出血(成人多见)、头痛和癫痫症状的情况较少见,而近期有颅内出血病史的患者,术后发生脑出血的风险也增加。该患者体格检查,除言语及面部体征外,四肢肌力及肌张力并无明显异常,记忆力下降考虑与长期慢性大脑皮质广泛缺血有关。以上体征虽无特异性,但可作为术后恢复的参考指标。

(四)术前准备

术前准备

术前用药:术前给予左氨氯地平片5 mg qd维持血压稳定,给予注射用头孢呋辛钠预防感染,给予胰岛素维持血糖稳定。

目前情况:血压、血糖稳定,心电图无异常。

思维引导:手术是目前最主要的烟雾病治疗方式,可分为直接血运重建术、间接血运重建术,以及联合(直接+间接)血运重建术。手术治疗的目的是使用来自颈外动脉系统的血液供应来增加颅内血流,从而改善脑血流量和脑血流储备能力。血运重建术治疗烟雾病的适应证主要包括:①出现过与疾病相关的脑缺血症状,包括TIA、可逆性缺血性神经功能缺损、脑梗死、认知功能下降、肢体不自主运动、头痛和癫痫发作等;②有证据提示存在脑血流储备能力下降,包括局部脑血流量、脑血流储备能力降低等;③存在与疾病相关的脑出血,并且排除其他原因;④排除其他手术禁忌证。

原则上此类患者建议诊断明确后尽早手术治疗。不过,在某些情况下应该推迟手术治疗的时间。如头颅磁共振弥散加权成像（DWI）表现为急性或亚急性脑梗死的患者，立即行手术治疗可能会增高围手术期卒中风险，因此建议先予保守治疗并观察数周，然后结合患者自身恢复状态考虑行血运重建术，时间间隔一般为 1~3 个月。另外，近期频发 TIA 的烟雾病患者也不建议立即手术，因为频发 TIA 提示血流动力学很不稳定，围手术期易发生脑梗死，所以推荐这类患者在经保守治疗病情平稳后再进行手术。在脑出血急性期，可根据颅内血肿大小及位置决定给予保守治疗还是手术清除血肿。血肿清除应该在迫不得已的情况下进行，并且术中应尽量保留颞浅动脉以备二次血运重建。建议待病情平稳且血肿彻底吸收后再考虑择期行血运重建术，时间间隔一般也是 1~3 个月。本病例拟手术日前 21 d 初次发病，头部 MRI 提示急性/亚急性脑梗死，至拟手术日已有 3 周时间，综合血压、血糖、其他各项指标稳定，以及入院期间未再发生脑缺血相关症状，与家属沟通麻醉及手术风险后，决定按原计划行颞浅动脉-大脑中动脉搭桥术。

（五）术前小结

简要病情：患者以"间断双下肢无力 26 h，伴言语不清 9 h"为主诉入院。CT 示右侧脑梗死，多发腔隙性脑梗死。入院后完善相关检查，结合辅助检查结果，"烟雾病"诊断明确。术前科室讨论，备血，完善特殊器械准备。目前生命体征平稳，血压、心率、心电图均符合术前准备充分的标准。

术前诊断：①脑梗死合并烟雾病；②高血压病 3 级，很高危；③2 型糖尿病；④多发陈旧性脑梗死；⑤重度脑动脉粥样硬化；⑥鼻窦炎。

拟施手术名称和方式：颞浅动脉-大脑中动脉搭桥（备颞浅动脉贴敷+硬膜翻转+颞肌贴敷术）。

二、麻醉管理 ▶▶▶

（一）麻醉准备及诱导

麻醉诱导过程

患者清醒入室，常规心电监护，BP 138/75 mmHg，HR 65 次/min，氧饱和度 97%。面罩吸氧，开放外周静脉后泵入右美托咪定 40 μg，局麻下行左侧桡动脉穿刺置管测压，抽血行血气分析。麻醉诱导用药：环泊酚 25 mg，阿芬太尼 3 mg，罗库溴铵 50 mg。麻醉诱导及气管插管过程顺利，气管插管后行右侧锁骨下静脉置管。麻醉成功后，常规消毒铺巾，手术开始。

思维引导：成人麻醉诱导选择静脉诱导。对于儿童患者，如术前已开放有静脉通路，建议在诱导室家长陪伴下给予镇静后再转入手术室，最大程度上避免因哭闹过度通气导致的低碳酸血症，CBF 降低。镇静药物可选用丙泊酚或依托咪酯。低血压发生时宜立即给予血管收缩药物，如甲氧明、去氧肾上腺素等将平均动脉压维持于诱导前水平，同时应保证充足的血容量。肌肉松弛药应选择组胺释放较少、循环干扰小的罗库溴铵、维库溴铵等。总之，诱导过程中宜保持平稳，避免颅内压和 $CMRO_2$ 增加，$PaCO_2$ 和脑灌注压（CPP）下降。

本患者在手术前常规行动静脉穿刺和血流动力学监测，有创动脉血压监测可即时监测患者血压变化，以更迅速地依据血压变化指导术中血管活性药物的应用，同时也便于术中采集动脉血，测量血气、血糖等指标。中心静脉置管对此类患者而言非必须操作，大多数情况下外周静脉通路可以满足麻醉手术中的容量补充需要，但考虑术中需持续应用血管活性药物，尤其去甲肾上腺素，外周静脉泵注有药物外渗致皮肤坏死风险，通过中心静脉泵注更为安全可靠。麻醉诱导时，为防止喉镜及插管刺激引起的血流动力学波动，必须保证足够的麻醉深度，本患者在麻醉诱导前泵入右美托咪定，镇静用药为环泊酚，相比丙泊酚，环泊酚在结构上加入了环丙基，镇静效能与丙泊酚相当，但对血管的刺激更小,因此静脉注射痛发生率更低,联合阿芬太尼及罗库溴铵,诱导过程更为平稳。

(二)麻醉维持

> **麻醉维持及术中病情变化、处理**
>
> 麻醉维持:七氟醚吸入,环泊酚、瑞芬太尼、右美托咪定、顺式阿曲库铵泵入。麻醉诱导后10 min,患者血压渐降至105/50 mmHg左右,立即静脉注射甲氧明0.5 mg,随即甲氧明6 mg/h泵入,血压回升至140/78 mmHg。手术切皮时血流动力学平稳,动脉血压138/72 mmHg,术中血压维持在(130~150)/(65~75) mmHg,$PaCO_2$ 36~42 mmHg,血糖5.7~6.5 mmol/L,HCT 32%~36%。总体手术顺利,麻醉满意,术中出血<100 mL,液体实入量2 800 mL,尿量2 000 mL。

思维引导:烟雾病患者手术的术中麻醉管理要点有以下几个方面。

1. 麻醉药物的选择　麻醉维持选择吸入麻醉或全凭静脉麻醉,TIVA可复合低剂量吸入麻醉药物。疾病的严重程度及手术因素是术后神经功能障碍主要决定因素,而术中麻醉药物选择为次要因素,其中包括 N_2O 的使用。目前已有的吸入性麻醉药均可安全用于烟雾病患者。对烟雾病患者研究发现,在丙泊酚麻醉时额叶皮质CBF显著高于七氟烷麻醉,ICP明显低于七氟烷麻醉,丙泊酚能够较好地维持缺血区域CBF。目前吸入麻醉和TIVA对烟雾病患者预后的影响存在不一致结论,有研究显示丙泊酚TIVA能够显著改善烟雾病患者的预后,而也有研究结论显示2种麻醉方法对术后并发症的影响并无显著差异。因此,2种麻醉方法孰优孰劣有待进一步探讨。

2. 循环管理　烟雾病围手术期血流动力学变化与脑缺血密切相关。围手术期宜将MAP保持在术前基础水平或轻度升高水平,以维持正常CPP,确保CBF稳定,降低脑缺血发生的风险。术前抗高血压药物的应用、出血型烟雾病患者的脱水治疗、术前禁食水造成的容量不足及麻醉药物的作用,均易导致低血压。术中和术后出现血压降低患者,TIA发生率显著高于未发生血压降低患者。围手术期出现低血压,应首先考虑血容量不足,首先进行补液处理,可选择甲氧明、去氧肾上腺素、去甲肾上腺素等维持MAP,本例患者在麻醉诱导后,血压出现一过性降低,经静脉给予甲氧明并持续泵注后稳定在术前水平。此外,烟雾病是全身血管病变的一种表现,围麻醉期也需注重心、肾的灌注及功能保护。液体治疗需要补充正常的生理需要量,以及麻醉和手术所导致的循环血容量和液体丢失。目标为维持正常血容量,血细胞比容为30%~36%。在缺血型烟雾病血管重建术中应用脑氧饱和度和每搏量变异率的多模式监测,可以指导围手术期氧合及液体管理,有利于维持脑氧平衡及有效脑灌注,提高患者术后恢复质量,降低术后并发症。甘露醇和呋塞米可致脱水、低血容量,引起低血压,因此,烟雾病患者围手术期采用甘露醇和利尿剂以松弛脑组织应随时观察患者生命体征,注意维持MAP稳定。心功能、肾功能正常的患者,尿量是反映容量状态的良好指标,少尿是烟雾病患者发生神经功能障碍的危险信号。术中失血是导致烟雾病患者脑缺血的潜在因素,必要时应进行成分输血,提高携氧能力,保证脑氧供需平衡。整个手术过程中应反复检测动脉血气、电解质、血糖,以及血细胞比容,并维持于正常值。本例患者术中血压维持在(130~150)/(65~75) mmHg,血糖5.7~6.5 mmol/L,HCT 32%~36%,尿量2 000 mL,血流动力学平稳,各重要脏器灌注良好。

3. $PaCO_2$ 的管理　烟雾血管对 CO_2 反应性降低。在高碳酸血症时,正常脑血管扩张,而烟雾血管扩张作用微弱,导致局部脑血流量(rCBF)降低。正常脑区的脑血管储备能力较缺血区域高,因此正常脑区的血管在高碳酸血症时扩张,此时产生脑内区域性充血,局部脑血流转移,导致盗血现象。

过度通气时,低碳酸血症导致烟雾血管供血区域脑组织缺血损伤风险增加,目前已观察到儿童患者因哭闹或运动导致的过度通气诱导 TIA 发作。因此,烟雾病患者应在围手术期各个时段,包括手术期间、神经功能检查期间、床旁治疗期间均维持正常 $PaCO_2$。本患者术中持续监测 $P_{ET}CO_2$,并间断采集动脉血行血气分析,通过调节潮气量及通气频率,维持 $PaCO_2$ 在 36～42 mmHg,以期稳定脑血流,降低围手术期发生脑缺血的风险。

4. 体温管理　低温能够降低 $CMRO_2$,提高脑对缺血、缺氧的耐受能力,起到脑保护作用。多个实验模型、多种动物实验的大量数据也证明亚低温能显著避免脑缺血损伤。但目前并无关于烟雾病患者术中亚低温技术的随机对照研究。对于烟雾病患者,亚低温技术可能引起脑血管痉挛;体温升高增加 $CMRO_2$,可能诱发脑缺血。因此,烟雾病患者围手术期宜维持正常体温。本患者虽然手术时间较长,但出血量不多,容量补充也以维持生理需要量为主要目标,热量损失较少,因此术中体温较麻醉前并无明显变化。

(三)术后管理

术后治疗及恢复

患者麻醉顺利,未清醒带气管插管安返神经外科重症监护室(NSICU)。查体:T 36.5 ℃,P 75 次/min,R 12 次/min,BP 152/92 mmHg,神志清。术后给予预防感染、预防癫痫、预防应激性溃疡、止血、化痰等处理;关注患者生命体征、瞳孔、神志、水电解质平衡。

患者术后第 1 天,神志清,精神差,拔除气管插管,引流出血性液体约 200 mL,流质饮食。复查 CT 提示无术后出血。术后第 2 天病情较前稳定,引流液不多,拔除引流管,继续给予头孢替安预防感染,术后第 4 天复查头颅平扫提示左侧颞浅动脉大脑中动脉搭桥术+颅骨整复术后。术后第 10 天患者生命体征平稳,神经症状明显改善,双下肢无力症状改善,言语可,准予出院。

思维引导:本例患者手术时间 5 h 30 min,术后未清醒,带气管导管辅助呼吸送入神经外科重症监护病房,50 min 后拔除气管导管,次日上午 9 点转入普通病房,恢复良好,术后第 10 天出院。烟雾病患者手术的术后管理要点有以下几个方面。

1. 血压管理　烟雾病患者行脑血管重建手术后的血压管理不容忽视,术后 24 h 宜严密监视血压变化。血压过高可能引起高灌注综合征及吻合口出血;血压降低可能引起吻合血管血栓形成,导致脑梗死。如病床头位升高,而有创动脉压转换器仍放置在心脏水平,则会出现医源性低灌注,因此 MAP 监测应将转换器放置于头位水平。术后 48～72 h,宜对患者进行扩容治疗,每日的静脉输液量为正常维持量的 1.5 倍左右,维持血压平稳,保证脑灌注,预防脑缺血。

2. 凝血功能与抗凝治疗　术后宜复查凝血功能,如果异常需进行纠正,并于术后第 1 天恢复抗凝治疗。

3. 脑过度灌注综合征　早期研究普遍认为低流量的颞浅动脉-大脑中动脉(STA-MCA)搭桥术脑过度灌注综合征(cerebral hyperperfusion syndrome,CHS)发生率较低,而在最新的回顾性研究中,成人烟雾病搭桥术后 CHS 的发生率高达 47%。在烟雾病中,颈内动脉远端闭塞,颅内血管萎缩变细,颅内外沟通形成代偿局部脑组织供血,病理性的代偿血管缺乏脑血管自身调节和血管反应性,在 STA-MCA 术后无法有效控制增高的 CBF,最终导致脑过度灌注。

目前尚未对烟雾病 STA-MCA 术后 CHS 标准明确定义,主要是根据临床表现,即在术后 1～2 周出现非缺血梗死或出血导致的神经功能障碍,同时结合影像学表现,进行诊断。烟雾病 STA-MCA 术后脑高灌注在 MRI 上表现为搭桥血运供应脑组织区域出现脑水肿,灌注 CT 表现为脑血流量增加,单光子发射计算机断层成像表现为该区域的高灌注。因此,临床表现与高灌注的区域相关,包括头痛、运动性失语、偏瘫、谵妄等。除了神经功能障碍,脑出血为 CHS 另一严重临床表现。CHS 与脑缺血的治疗相反,因此需要区分患者术后出现的神经功能障碍由于脑缺血还是脑高灌注引起。当出现 CHS 时,严格地将血压控制在正常水平甚至较低水平可以缓解 CHS 引起的症状。目前已有研究提出对于成人烟雾病 STA-MCA 术后,优势半球手术及术后白细胞数为 CHS 发生相关危险因素。术后白细胞升高,IL-1、金属蛋白酶等炎性因子增高,说明炎症反应可能与烟雾病形成的病理机制及脑高灌注损伤相关。雌激素水平、氧自由基水平等也被认为与 CHS 发生相关。

三、思考与讨论

由于烟雾病发病率较低,至今也无随机临床试验支持某特定麻醉或监护方法。但烟雾病患者围手术期管理的基本原则十分简单,即维持"供给需求"平衡。围手术期维持供给(脑血流)-需求(脑代谢率)比平衡适宜,早期发现非理想的供给需求状态并迅速做出补救措施是管理的关键。手术中应维持适宜的 MAP、$PaCO_2$、体温,MAP 维持在术前水平或稍高于术前水平,$PaCO_2$ 维持在正常范围,降低术后脑梗死;术后给予适量扩容和抗凝治疗,且 MAP 不宜过高,避免 CHS。烟雾病患者的 rCBF 受损,且烟雾血管功能异常。这些血管的自主调节能力严重下降,导致受损区域 rCBF 直接受血压影响。幸运的是,烟雾血管并不对肾上腺素和去氧肾上腺素的血管收缩作用产生反应,因此可以使用这些血管活性药物维持适宜的灌注压。高碳酸血症无法使烟雾血管扩张,但低碳酸血症可导致烟雾血管收缩。对于儿童烟雾病患者,过度通气可能导致 rCBF 降低至低限从而导致缺血性损伤,因而应尽量避免儿童术前哭闹。

烟雾病患者术前常合并脑萎缩,脑萎缩严重的患者在搭桥手术过程中脑脊液流失过度,且在关颅过程中因无法紧密缝合硬脑膜,脑脊液继续流失,可能造成术后硬脑膜下积血和硬脑膜下积液。为避免以上并发症要求术者开颅术过程中充分止血、暴露皮质吻合动脉时尽量缩小蛛网膜开窗范围、缩短吻合血管时间。本例患者的良好预后,离不开麻醉医生的精细管理和手术医生的精湛技艺。

四、练习题

1. 烟雾病患者有哪些典型症状?
2. 简述烟雾病患者的诊断标准。
3. 烟雾病患者脑血流重建手术中麻醉管理的要点有哪些?

五、推荐阅读

[1]韩如泉,王保国,王国林,等.神经外科麻醉学[M].3 版.北京:人民卫生出版社,2018.
[2]郭立哲,王锷.烟雾病患儿的麻醉管理[J].临床麻醉学杂志,2020,36(7):712-714.
[3]翟明玉,王勇,吴丽敏,等.多模式监测对缺血型烟雾病血管重建术患者术后恢复的影响[J].临床麻醉学杂志,2020,36(7):629-633.
[4]烟雾病治疗中国专家共识编写组.烟雾病治疗中国专家共识[J].国际脑血管病杂志,2019,27(9):645-651.

(刘 俊)

案例 24   脑疝合并急性心肌梗死患者手术的麻醉

一、术前访视

(一)病史

> **患者病史**
>
> 患者男性,37 岁。以"心前区不适 4 d,口角歪斜 1 d,意识不清 10 h"为代主诉收住入院。患者 4 d 前熬夜后出现心前区疼痛,伴胸闷,无放射性痛,未在意治疗,休息后缓解;3 d 前又出现心前区不适,遂就诊当地镇医院,查心电图示"心肌梗死(未见单)",转至当地县医院,按急性心肌梗死给予对症治疗,效果不佳,转至当地市人民医院完善检查后,诊断为"急性广泛前壁、下壁 ST 段抬高型心肌梗死"。给予抗凝、抗血小板对症治疗,症状稍微缓解;1 d 前发现口角歪斜,急诊头颅 CT 示"急性脑梗死",急行"脑血管造影+动脉取栓术",术后呼之可应;10 h 前发现意识不清,呼之不应,对刺激无反应,随后出现双侧瞳孔不等大,对光反射消失,给予对症处理,效果不佳,遂急诊来医院,急诊以"①脑梗死取栓术后脑疝形成;②急性心肌梗死"为诊断收入 ICU,自发病来,留有尿管,昏迷状态。患"2 型糖尿病"4 年,规律口服"二甲双胍,格列吡嗪",血糖未规律监测,体检发现脂肪肝 4 年,未给予特殊治疗。

思维引导:患者急性心肌梗死(AMI)继发急性脑梗死,在行动脉取栓术后,又继发脑疝形成,多种严重疾病合并在一起,情况危急并且严重。脑疝是指正常颅腔内某一分腔有占位性病变时,该分腔的压力比邻近分腔的压力高,脑组织从高压区向低压区移位,被挤到附近的生理孔道或非生理孔道,使部分脑组织、神经及血管受压,脑脊液循环发生障碍而产生相应的症状群。脑疝是由于急剧的颅内压增高造成的,脑内任何部位占位性病变发展到一定程度均可导致颅内各分腔因压力不均诱发脑疝。该患者引起脑疝的可能病因为脑梗死后脑水肿导致的颅内压增高。根据脑疝的发展规律,可将脑疝分为 3 期。①脑疝前驱期:脑疝初期脑疝形成前的阶段,为颅内压增高促使脑缺氧加重所致。②脑疝代偿期:脑疝中期脑疝已经形成,脑干受压迫,但机体尚能通过一系列的调节代偿作用,勉强维持生命的阶段。③脑疝衰竭期:脑疝晚期脑干持续受压,代偿功能耗尽,出现功能衰竭。

脑疝临床表现:①颅内压增高的症状,表现为剧烈头痛及频繁呕吐,其程度较在脑疝前更加剧,并有烦躁不安。②意识改变,表现为嗜睡、浅昏迷以至昏迷,对外界的刺激反应迟钝或消失。③瞳孔改变,两侧瞳孔不等大,初起时病侧瞳孔略缩小,光反应稍迟钝,以后病侧瞳孔逐渐散大,略不规则,直接及间接对光反射消失,但对侧瞳孔仍可正常,这是由于患侧动眼神经受到压迫牵拉之故。此外,患侧还可有眼睑下垂、眼球外斜等。如脑疝继续发展,则可出现双侧瞳孔散大,对光反射消失,这是脑干内动眼神经核受压致功能失常所引起。④运动障碍,大多发生于瞳孔散大侧的对侧,表现为肢体的自主活动减少或消失。脑疝的继续发展使症状波及双侧,引起四肢肌力减退或间歇性地出现头颈后仰,四肢挺直,躯背过伸,呈角弓反张状,称为去大脑强直,是脑干严重受损的特征性表现。⑤生命体征的紊乱,表现为血压、脉搏、呼吸、体温的改变。严重时血压忽高忽低,呼吸忽快忽慢,有时面色潮红、大汗淋漓,有时转为苍白、汗闭,体温可高达 41 ℃以上,也可低至 35 ℃以下而不升,最后呼吸停止、血压下降、心脏停搏而死亡。

该患者已经出现神志深昏迷,双侧瞳孔不等大,右侧直径约 4 cm,左侧约 2.5 cm,双侧对光反射消失,角膜反射消失,肌张力减弱,肌力不合作,需要紧急行手术降颅内压治疗。但是该患者同时合并急性心肌梗死,我们需要进一步相关科室会诊及完善相关检查,全面评估患者的全身情况,为接下来的麻醉管理做好准备。

(二)辅助检查

辅助检查结果

(1)影像学检查结果:具体内容如下。

1)头颅 CT:右侧额颞顶叶及基底节区脑梗死。

2)胸部 CT:双肺炎症。

(2)心血管系统检查结果:具体内容如下。

1)心电图:①窦性心动过速;②急性广泛前壁、下壁心肌损伤(ST 段弓背型抬高);③QRS 波群肢体导联低电压。

2)心脏彩超:①冠心病;②左心室广泛前壁节段性搏动异常(考虑心肌梗死);③左心功能低下(收缩+舒张)。

3)检验结果:①肌酸激酶(CK) 610 U/L;②肌酸激酶同工酶(CK-MB) 35.5 U/L;③乳酸脱氢酶 1 279 U/L;④肌钙蛋白(T) 2.48 ng/mL;⑤BNP 5 908 pg/mL。

思维引导:患者合并有 AMI,该患者 AMI 的风险分级应该根据基利普(Killip)分级进行评估。Killip 分级是用于 AMI 所致的心力衰竭的临床分级。Ⅰ级:无心力衰竭征象,但肺毛细血管楔压(PCWP)可升高,病死率为 0 ~ 5%。Ⅱ级:轻至中度心力衰竭,肺啰音出现范围小于两肺野的 50%,可出现第三心音奔马律、持续性窦性心动过速或其他心律失常,静脉压升高,有肺淤血的 X 线表现,病死率为 10% ~ 20%。Ⅲ级:重度心力衰竭,出现急性肺水肿,肺啰音出现范围大于两肺野的 50%,病死率为 35% ~ 40%。Ⅳ级:出现心源性休克,收缩压小于 90 mmHg,尿少于每小时 20 mL,皮肤湿冷,发绀,呼吸加速,脉率大于 100 次/min,病死率为 85% ~ 95%。该患者据目前的状况,已经有肺水肿和肺淤血的表现,可以评为Ⅱ级。

检验结果示心肌酶升高,BNP 5 908 pg/mL。ICON 研究(2006)一项荟萃分析,多家医院共 1 256 例因急性呼吸困难而急诊的患者,罗氏法测定 BNP,找寻诊断急性心衰(AHF)和估计预后的最佳水平切割点,发现其中 720 例(57.3%)患有 AHF,BNP 水平的中位数明显增高为 4 639 pg/mL,而无 AHF 患者则仅为 108 pg/mL($P = 0.001$),BNP 水平与 AHF 症状的严重程度明显相关($P = 0.008$)。

另外围手术期急性心肌缺血总体发生率 8% ~ 37%。术前近期有轻度心绞痛者围手术期发生急性心脏事件比例 3% ~ 10%,心源性死亡 1% ~ 5%。近期有重度、不稳定型心绞痛者发生围手术期急性心脏事件比例 10% ~ 15%,心源性死亡>5%。6 个月以上发生过心肌梗死者,围手术期再梗死的比例为 5%,3 ~ 6 个月有过心肌梗死者,围手术期再梗死的比例为 16%。3 个月内有过心肌梗死者,围手术期再梗死的比例达 64.1%。围手术期首次急性心肌梗死者死亡率 26.6%,而再次急性心肌梗死者死亡率 64.1%,检验和检查结果均提示麻醉风险极大。

对于有冠心病或冠心病危险因素并拟行手术的患者,首先评估手术的紧急性。如果情况紧急,需先明确有可能影响围手术期管理的临床危险因素,然后在合理的监测和治疗下进行手术,患者目前需要紧急行手术治疗,开颅减压。

(三)体格检查

> **体格检查结果**
>
> T 38.5 ℃,P 130 次/min,R 14 次/min,BP 145/85 mmHg,身高 175 cm,体重 90.0 kg
>
> 患者神志深昏迷,经气管插管机控呼吸,双侧瞳孔不等大,右侧直径约 4 mm,左侧约 2.5 mm。双侧瞳孔对光反射消失,角膜反射消失。双肺散在湿啰音,腹部平坦,肌张力减弱,肌力不合作。患者心率 130 次/min,律齐,心脉率一致,各瓣膜听诊区未及杂音,无心包摩擦音,颈静脉无怒张,心前区无隆起。

思维引导:患者体格检查颈静脉无怒张,无明显右心衰竭,主要可能因为患者心肌梗死部位在左心室广泛前壁心肌梗死,目前并没有发展为右心衰竭。患者左心室功能降低,出现双肺散在湿啰音,肺部出现水肿。患者目前心率代偿性增快,维持血压保持在相对较高水平,可能因为颅内压增高,交感神经兴奋,需维持较高脑灌注压以保障脑灌注,心脑处于代偿期。积极完善术前准备,拟行手术治疗。

(四)术前准备

> **术前准备**
>
> 术前患者及家属的沟通:准确评估患者的冠状动脉危险因素,详细与患者或家属沟通,在感染、手术、麻醉等诱发因素下急性心血管意外发病概率大大增加,告知并签字。
>
> 术前准备:动脉穿刺测压,监测血气,中心静脉置管方便补液和给予血管活性药物。
>
> 血管活性药物的准备:肾上腺素、去甲肾上腺素、去氧肾上腺素、硝酸甘油、尼卡地平、艾司洛尔等。

思维引导:术前跟患者及家属详细沟通,认真评估患者合并脑疝的风险,急性心肌梗死导致围手术期心搏骤停概率较大,需取得家属的同意和支持,告知并签字,继续开展手术治疗。术前准备需充分准备适当的监测设备,如动脉穿刺测压,术中连续监测动脉血压,保持患者血压稳定在基础血压的较窄范围波动,一般不超过±20%,甚至是±10%。同时可监测血气分析,调整内环境稳定,及时纠正如低钾血症、低钙血症及酸中毒等情况,防止血管活性药物不敏感。中心静脉置管,放置双腔或三腔中心静脉导管,术中行补液和输注血管活性药物治疗,维持循环稳定。常备的血管活性药物包括肾上腺素、去甲肾上腺素、去氧肾上腺素、硝酸甘油、尼卡地平、艾司洛尔等。

决定心肌氧供的主要因素:①冠状动脉的血流量是否足够;②动脉血中的氧含量是否正常,能否给心肌细胞充分供氧。影响心肌耗氧的因素有以下几种。①心室壁张力:它受心室收缩压及舒张末容量的影响。②心率。③心肌收缩力。

心肌耗氧量(RPP)的监测,RPP=心率×动脉收缩压。在运动负荷试验时,大部分冠心病患者在RPP>12 000 时发生心绞痛。在相同的 RPP 时心率的负荷较压力负荷更易引起心肌缺血,故麻醉时RPP 最好维持在 12 000 以下。

(五)术前小结

简要病情:患者男性,37 岁。以"心前区不适 4 d,口角歪斜 1 d,意识不清 10 h"为代主诉收住入院。患者右侧大面积脑梗死取栓术后,广泛心脏前壁心肌梗死,脑疝形成,深昏迷,呼吸机辅助呼吸,双侧瞳孔不等大,对光反射消失,角膜反射消失。头颅 CT 示:右侧额颞顶叶及基底节区脑梗死。心电图示:①窦性心动过速;②急性广泛前壁、下壁心肌损伤(ST 段弓背型抬高);③QRS 波群肢体导联低电压。心脏彩超:①冠心病;②左心室广泛前壁节段性搏动异常(考虑心肌梗死);③左心功能低下(收缩+舒张)。BNP 5 908 pg/mL。入院后完善相关检查,结合辅助检查结果,"①右额顶颞脑梗死取栓术后,脑疝;②广泛心脏前壁心肌梗死"诊断明确。术前积极对症处理,脱水降颅内压,抗感染,清除自由基,营养神经及改善微循环等,患者病情危重,考虑紧急行右额顶颞去骨瓣减压术,减轻脑水肿。

术前诊断:①右额顶颞脑梗取栓术后,脑疝;②冠心病,广泛心脏前壁心肌梗死。

拟施手术名称和方式:右额顶颞去骨瓣减压术。

二、麻醉管理

(一)麻醉准备及诱导

麻醉诱导过程

患者昏迷,带气管插管入手术室,常规心电监护,BP 140/80 mmHg,HR 140 次/min,氧饱和度100%。局麻下超声引导行中心静脉穿刺置管(7F,三腔),及桡动脉穿刺置管连续动脉测压。术前准备完善后,行麻醉诱导用药:舒芬太尼50 μg、顺式阿曲库铵16 mg、依托咪酯间断静脉注射16 mg。患者麻醉诱导后出现短暂的血压降低,静脉给予甲氧明1 mg,血压回升。麻醉成功后,患者头偏左侧,术区常规消毒铺巾,手术开始。

思维引导:患者目前脑疝合并冠心病,广泛心脏前壁心肌梗死。麻醉诱导期间,保持血流动力学的稳定,防止血压骤降导致冠状动脉灌注不足、诱发急性心肌梗死、导致心搏骤停,同时防止血压骤降导致脑灌注降低、出现脑疝加重风险。

全身麻醉诱导的目标包括无意识、减轻插管和手术刺激所致的血流动力学改变,同时避免血流动力学改变所致心肌氧供需失衡。气管插管应选择速效、短效药物(如依托咪酯 0.3 mg/kg 或缓慢给予小剂量丙泊酚约 1 mg/kg),复合小剂量的阿片类药物(如芬太尼 1~2 μg/kg)或利多卡因 50~100 mg以减轻喉镜检查和插管时的交感神经反应。此外,应用肌肉松弛药物以助于喉镜置入。依托咪酯对血流动力学影响小,通常作为严重心肌病、心源性休克或血流动力学不稳定患者首选的麻醉诱导药。

麻醉诱导期间,舒芬太尼 50 μg 缓慢静脉滴注,肌肉松弛药顺式阿曲库铵 16 mg 静脉注射,观察患者血压,间断静脉推注依托咪酯,保持稳定状态,减少血流动力学的波动。患者麻醉诱导前,处于应激状态,麻醉诱导后,交感神经受到抑制,血压出现短暂的降低,静脉给予甲氧明 1 mg,血压回升。

(二)麻醉维持

麻醉维持及术中病情变化、处理

麻醉维持:七氟醚、丙泊酚、瑞芬太尼。患者手术开始,术中持续泵注去甲肾上腺素和硝酸甘油,动脉血压维持在 130/80 mmHg 左右,心率持续维持在 140 次/min 左右。术中根据 PPV 进行目标靶向液体治疗。术中开颅后,患者血压出现骤降,将去甲肾上腺素调至 0.1 μg/(kg·min),患者药物反应良好,血压逐渐回升,血流动力学平稳。总体手术顺利,麻醉满意,术中出血< 400 mL,液体实入量 3 300 mL,尿量 600 mL。

思维引导:麻醉医师需密切关注手术进程,尽可能保证患者足够的循环血容量,并及时应用和调整血管活性药物。吸入麻醉药物中,七氟烷导致心律失常的风险更低,且对心血管抑制更轻,应优先考虑应用。地氟烷可能导致高血压、心动过速等反应,建议避免应用。硝酸甘油能扩张全身动脉和静脉,尤以扩张毛细血管后静脉作用为强;对较大的冠状动脉也有明显的扩张作用,能明显舒张较大的心外膜血管及狭窄的冠状血管及侧支血管,此作用在冠状动脉痉挛时更明显;通过降低前后负荷、降低室壁张力、改善局部缺血而起作用。常用剂量 10 ~ 200 μg/min 或 0.1 ~ 2.0 μg/(kg·min),起始剂量 5 ~ 10 μg/min。去甲肾上腺素具有强烈的 α 受体激动作用和较弱的 $β_1$ 受体兴奋作用,α 受体激动时,使全身小动脉与小静脉都收缩,但冠状动脉扩张。继心脏兴奋后心肌代谢产物腺苷增多,腺苷能促使冠状动脉扩张。术中选用硝酸甘油和去甲肾上腺素,既能维持血压保证脑灌注,又能改善冠状动脉血供。

术中需充分镇痛和调整好麻醉深度,避免使用对心血管干扰大的药,避免缺氧和二氧化碳潴留。避免血压波动、容量过度与不足,减轻手术刺激,严密监测、及时检查。

(三)术后管理

术后治疗及恢复

患者整个手术过程顺利,麻醉平稳,术中出血不多,术毕观测患者右侧瞳孔较术前缩小,约 3 mm,患者生命体征平稳,术后患者带气管插管安返 ICU。查体:T 38.5 ℃,P 140 次/min,BP 135/85 mmHg。术后给予呼吸机辅助呼吸、抗感染、化痰、平喘、营养心肌、脱水降颅内压等处理;术后特别关注患者生命体征、瞳孔、心电图、心肌酶、心脏超声及意识恢复情况。

患者术后第 1 天,处于昏迷状态,双侧瞳孔对光反射存在,右侧瞳孔约 3 mm,左侧约 2.5 mm。患者肌张力减弱,肌力不合作。复查心电图:①窦性心动过速;②广泛前壁、下壁异常 Q 波,前壁 ST 段呈凹面向上抬高≥0.5 mV,提示急性心肌梗死。BNP 5 299 pg/mL。给予硝酸甘油、营养心肌等处理,请心内科会诊,监测心脏超声、心肌酶、血压等动态变化,适当补液。患者目前脑梗死合并脑疝术后,病情危重,密切监测患者生命体征。患者后期度过危险期,病情稳定后,患者家属要求转院就诊继续康复治疗,遂签字转院继续治疗。

思维引导:大部分围手术期心肌梗死危险发生的高峰并不是在麻醉期间,而是在术后 1 周内,尤其在术后 3 d 内发生最多,约占总发生率的 87%,其中以第 2 天为高峰。手术后心肌梗死的症状常不典型,据报告 21% ~ 37% 为无痛型,常见的临床表现为严重低血压。术后应该合理抗感染、呼吸机支持,无禁忌证的尽早抗凝及活血,严格出入量,保证有效循环血量,特别对高危患者动态监测心电图、心肌酶、心率、血压。因手术疼痛的存在心肌梗死的临床表现不典型,较少出现心绞痛,诊断主要靠心电图与心肌酶谱的动态观察,值得临床医生重视,以做到及时诊断和治疗,一旦心肌梗死,积极治疗。开放肠内饮食后尽早抗血小板及稳定斑块治疗,防止再梗死或梗死面积扩大,以及应用后期的冠心病二级预防用药如 β 受体阻滞剂/ACEI 类药物。

围手术期疼痛管理可选用多模式镇痛包括患者自控镇痛(PCA)。但对于心肌缺血的患者,要避免使用非甾体抗炎药(NSAID)及环氧合酶-2(COX-2)抑制剂。

三、思考与讨论

大面积脑梗死是神经科常见的急危重症,是指由于一侧颈内动脉或大脑中动脉的栓塞或急性梗死所导致的相应供血区域脑组织的大面积缺血、坏死。本病继发严重脑水肿造成颅内压急剧增高和中线结构移位,形成颞叶钩回疝。此类患者内科治疗效果差,死亡率极高,但经手术去骨瓣减压(decompressive hemieraniectomy,DCH)治疗后可明显提高患者生存率。

脑疝是脑血管病的最危险信号,约有一半以上的患者死于脑疝。该类患者在做出脑疝诊断的同时,应密切注意患者的呼吸、脉搏、体温、血压和瞳孔变化,按颅内压增高的处理原则快速静脉输注高渗降颅内压药物,积极进行脱水治疗,以缓解病情,争取时间。当确诊后,根据病情迅速完成开颅术前准备,尽快手术,减少病死率。

脑疝患者围手术期管理的主要目标是改善脑灌注和脑血流,控制颅内压,预防继发性脑损害。术中降低颅内压,可以采用过度通气,但应避免长时间的过度通气(PaCO₂ 28.0~33.5 mmHg),并同时进行脑氧监测,以警惕脑缺血的发生。该患者同时合并心肌梗死,过度通气可引起冠状动脉痉挛减少冠状动脉血供,不建议应用。术中降低颅内压也可以输注高渗液体,首选甘露醇,负荷剂量为0.25~1.0 g/kg,酌情重复给药,但不推荐持续输注。其不良反应包括:利尿、急性肾损伤、电解质紊乱和ICP反跳性增高。为了避免肾毒性,当血浆渗透压超过320 mOsm/L时应该停止使用甘露醇。

该患者同时合并急性心肌梗死。有心肌梗死病史的冠心病患者的麻醉应注意尽可能地维持或改善患者心肌氧供与氧耗间的平衡,防止再次梗死。心肌梗死患者的麻醉要点如下。①麻醉诱导:可采用不同药物的组合,原则上应小量多次给药。采用对血流动力学影响最小且能提供足够麻醉深度的方法。特别要防止血压过低,避免缺氧或通气不足。左心室功能良好的心梗患者,如处理好氧供与氧耗间的平衡,其麻醉过程中的表现与一般患者常规手术相似,为避免内源性儿茶酚胺的分泌,麻醉药用量可增大;左心室功能不佳者不能耐受正常剂量的麻醉药,对刺激不会出现强烈的交感反应,麻醉诱导一般用依托咪酯复合小剂量的阿片类药物和适当浓度的吸入麻醉药。②麻醉维持:严密的血流动力学监测和对异常的快速处理是管理心肌缺血患者的基本原则。急性心肌缺血一旦发生应立即查因、及时处理,处理方法应根据具体情况而选择,包括调节麻醉深度,调整血容量,改善氧和、血红蛋白含量,改善冠状血管灌注及降低氧耗量等。

该患者病情复杂,同时合并心肌梗死和脑疝,麻醉管理目标需同时兼顾改善脑灌注脑血流、控制颅内压,以及维持、改善心肌氧供与氧耗之间的平衡。在围手术期整个过程中对该患者进行快速正确的评估,选择合适的麻醉药物和方式,全面严格地管理循环、呼吸、代谢和温度等,改善了该患者的预后。

四、练习题

1. 颅内压增高患者麻醉管理要点有哪些?
2. 心肌梗死患者非心脏手术围手术期应如何准备?
3. 心肌梗死患者非心脏手术术中麻醉管理要点有哪些?

五、推荐阅读

[1] 刘忠民,冯趁霞,冯桂真,等. 不同麻醉方法在颅脑损伤大骨瓣减压术中的麻醉效果及对应激反应的影响[J]. 中国实用神经疾病杂志,2017,20(8):87-89.

[2] 赵丽云,徐铭军,朱斌,等. 心脏病患者非心脏手术围麻醉期中国专家临床管理共识(2020)[J]. 麻醉安全与质控,2021,5(2):63-77.

(薛金虎)

第八章 胸心血管外科麻醉

知识拓展

案例 25 胸腔镜肺叶切除术患者的麻醉

一、术前访视

（一）病史

> **患者病史**
>
> 　　患者女性,69 岁,以"检查发现左下肺结节 9 d"为主诉入院。患者 2 月余前无明显诱因出现口干、口苦,在当地诊所就诊,规律口服甲硝唑、阿莫西林、枸橼酸铋钾等药物治疗 1 周,效果欠佳。9 d 前于当地医院检查 CT 提示:左肺下叶亚实性磨玻璃结节,截面约 16 mm×11 mm,右肺上叶陈旧性病灶、右肺多发钙化灶。无咳嗽、咳痰、胸闷、心悸、胸痛、发热、盗汗。患者既往高血压 3 年余,不规律服用吲达帕胺药物治疗,近 1 周未口服药物,血压控制尚可。20 年前因肺结核于当地医院口服药物(具体不详)治疗,已治愈。无糖尿病、冠心病等病史。无过敏史,无吸烟、饮酒史。个人史、婚育史、家族史均无特殊。现为求进一步诊治就诊于医院,门诊以"右上肺占位、左下肺结节、高血压"收入院。

　　思维引导:肺部磨玻璃结节(ground glass nodules,GGN)是指 CT 边界清楚或不清楚的肺内密度增高影,其病变密度不足以掩盖其中走行的血管和支气管影。根据 GGN 内部所含实性成分的多少,可分为两个主要类型。①纯 GGN(pGGN):内部无实性成分。②混合性 GGN/部分实性 GGN(mGGN):既有纯的磨玻璃样变,又有实性成分。除了提示恶性疾病之外,GGN 可以出现在肺部感染、肺水肿、肺出血或间质性疾病。因此,GGN 的诊断,需要详细记录患者病史、症状和阳性体征,作为影像学诊断的重要补充证据。肺部肿瘤的临床症状有咳嗽、咯血、呼吸困难、喘鸣、体重减轻、发热及痰液增多,肿瘤若侵犯神经、血管,则会出现相应的症状和体征。该患者 CT 检查见右肺上叶陈旧性病灶、右肺多发钙化灶,可证实患者既往肺结核病史,且已治愈。

　　《肺结节诊治中国专家共识》(2018 年版)将我国肺癌高危人群被定义为年龄≥40 岁且具有以下任一危险因素者:①吸烟≥20 包年,或曾经吸烟≥20 包年,戒烟时间<15 年;②有环境或高危职业暴露史(如石棉、铀、氡等接触者);③合并慢性阻塞性肺疾病、弥漫性肺纤维化或既往有肺结核病史者;④既往罹患恶性肿瘤或有肺癌家族史者。该患者为老年女性,肺结节为周围性,无咳嗽、咳痰、胸闷,当地医院检查时发现 mGGN,既往有肺结核病史,为肺癌高危人群,术前应充分检查,评估GGN 性质以确定后续治疗方案。患者高血压病史 3 年余,不规律服用吲达帕胺,血压控制尚可。吲

达帕胺属于磺胺类利尿剂,可能会造成低血钾,入院后应注意监测血压和电解质情况,防止低钾血症,必要时可请相关科室会诊,调整降压药物,维持患者围手术期血压和电解质稳定。患者有口干、口苦的症状,不除外合并消化系统疾病,65 岁以上接受中大型手术的老年患者围手术期易并发应激性溃疡,术前应对其消化系统行充分检查,及时发现、治疗相关疾病,避免围手术期应激性溃疡的发生。

(二)辅助检查

辅助检查结果

(1) ^{13}C 呼气试验:18.9 DOB(正常范围:0 ~ 4 DOB)。

(2)结核斑点试验(T-SPOT)检查:均在正常范围;余术前实验室检查未见明显异常。

(3)胸部 CT(本院):左肺下叶磨玻璃结节,肺窗大小约为 13 mm×10 mm,边缘可见分叶,纵隔窗未见显示,恶性待排。慢性支气管炎改变、右肺上叶炎症。两肺下叶轻微炎症。右侧胸膜局限性钙化灶。

(4)心电图:窦性心动过缓,心率 58 次/min。

(5)心脏超声:左心室肥厚,左心室射血分数(LVEF) 62%,左心室舒张功能下降。

(6)24 h 动态心电图:①基础心律为窦性心律。全程心搏总数、平均心率及最慢心率均在正常范围。②偶发房性期前收缩:部分成对出现。③偶发室性期前收缩。④ST-T:未见明显异常动态变化。⑤心率变异性:在正常范围。

(7)肺功能检查:①肺通气功能正常,用力肺活量(FVC) 2.61 L,第一秒用力肺活量(FEV$_1$) 2.09 L,FEV$_1$% 80.09%,最大自主通气量(MVV) 76.14 L/min。②肺弥散功能正常,肺弥散量正常,肺泡弥散量正常,一氧化碳弥散量(DLCO) SB 9.57 mmol/(min·kPa)。

(8)无痛胃镜:慢性食管炎,糜烂性胃炎,胃窦部活检见黏膜慢性活动性炎。

思维引导:胸部高清薄层 CT 是目前最主要的 GGN 术前良恶性判断手段,结合现有研究及相关指南,对于有亚实性、GGN≥10 mm、影像学存在恶性征象(如分叶征、空泡征、胸膜凹陷征等)、实性成分占比(CTR)值>0.5 的 GGN 患者,GGN 恶性程度较高,可以进行积极的手术治疗。根据患者入院后 CT 检查结果,其 GGN 性质为亚实性,直径>10 mm,存在分叶征,恶性肿瘤的可能性大,应积极手术治疗。该患者 GGN 为周围性,肿瘤病理类型未确定,须结合术中冰冻病理检查确定具体术式。

肺功能检测是目前胸外科手术前检查的常规项目,现在普遍认可的耐受肺切除术肺功能要求如下。①全肺切除术:FEV$_1$>2 L。②肺叶切除术:FEV$_1$>1 L。③肺段或楔形切除术:FEV$_1$>0.6 L。对于高龄、身材瘦小和女性患者,由于 FEV$_1$ 绝对值会低估其手术耐受性,术后预计值 FEV$_1$%(ppoFEV$_1$%)的应用优于术前肺功能值,并能减少个体差异性,其计算公式为:ppoFEV$_1$% = 术前实测 FEV$_1$%×(1-被切除有功能的肺段数量/具有功能的肺段总数)。ppoFEV$_1$% >40% 的患者术后呼吸系统并发症的发生率低;ppoFEV$_1$% <40% 的患者发生严重呼吸系统并发症的风险增加;ppoFEV$_1$% <30% 时则存在高风险。一氧化碳弥散量(DLCO)可以反映肺实质功能,以及肺气肿、肺间质疾病的严重程度,术后预计值 DLCO(ppoDLCO)计算公式与 ppoFEV$_1$% 同理,ppoDLCO 低于预计值的 40%,患者呼吸系统和心脏并发症发生率增加。动脉血气分析是胸外科常用的术前评估手段,术前高碳酸血症($PaCO_2$ >45 mmHg)与术后并发症风险无显著相关性,而术前低氧血症(SpO_2<90%)则会增加术后并发症风险。因此,对于术前肺功能获得困难的患者,可将动脉血气作为补充评估手段。

根据美国胸科医师学会指南,若 ppoFEV₁% 或 ppoDLCO < 30%,建议行心肺运动试验(cardiopulmonary exercise testing,CPET),有助于准确评估手术风险。CPET 过程中若最大耗氧量(VO_2max)<10 mL/(kg·min),患者术后死亡率和并发症极高;VO_2max 在 10~15 mL/(kg·min)时,围手术期风险仍明显高于 VO_2max>15 mL/(kg·min)的患者;而 VO_2max>20 mL/(kg·min)的患者,则无一例发生围手术期死亡。正常人的肺共有 42 个亚段,其中左肺上叶、下叶均有 10 个亚段,右肺上叶、中叶、下叶则分别有 6、4、12 个亚段。根据之前的评估,患者 FEV₁ 为 2.09 L,ppoFEV₁% 约为 76%,肺弥散功能正常,可以耐受左肺下叶切除术。

肺切除术并没有最高年龄的界限,但老年患者开胸手术应被看作是高危手术,术前应充分评估患者的心肺功能。该患者心脏超声提示左心室肥厚,LVEF 62%,符合高血压心脏超声表现,24 h 动态心电图未见明显异常,提示患者心脏泵功能良好。患者无痛胃镜提示慢性食管炎、糜烂性胃炎,¹³C 呼气试验阳性,提示患者为幽门螺杆菌感染所致的糜烂性胃炎,应积极治疗,避免围手术期应激性溃疡的发生。

(三)体格检查

体格检查结果

T 36.5 ℃,P 58 次/min,R 18 次/min,BP 132/77 mmHg,身高 163 cm,体重 51 kg

发育正常,营养良好,体型匀称,神志清,自主体位,正常面容,表情自如,查体合作。双侧瞳孔等大等圆,直径 3 mm,对光反射灵敏,调节反射正常。全口牙齿缺如,张口度>3 cm,颈部活动度正常,马氏分级Ⅱ级。胸廓无畸形,双侧对称,无桶状胸。双侧胸廓扩张度一致,两侧触觉语颤对称,无胸膜摩擦感。双肺呼吸音粗,未闻及明显干、湿啰音。心前区无隆起,触诊无震颤,无心包摩擦感。心界正常。心率 58 次/min,律齐,各瓣膜听诊区未闻及明显病理性杂音。

思维引导:对于胸外科手术患者,除了术前常规气道评估、脏器功能评估外,应重点评估患者的呼吸功能,可以从 3 个方面了解肺功能:呼吸力学、肺实质功能,以及心肺的相互作用。呼吸力学和肺实质功能可通过之前讲述的肺功能检查、血气分析了解。呼吸功能评估的最重要方面是评估心肺的相互作用。CPET 是评估心肺功能的"金标准",而 VO_2max 则是判断开胸手术预后最好的指标。但 CPET 价格昂贵,目前已有一些有效的替代评估方法。对于能行走的患者,传统的爬楼梯试验仍非常有用,试验时要求患者按自己的步速不间断地进行,如果能爬 5 段楼梯(常将 20 级、每级 15 cm 的楼梯作为 1 段),则意味着 VO_2max > 20 mL/(kg·min);能爬 2 段楼梯,则 VO_2max >12 mL/(kg·min);如果患者不能爬 2 段楼梯,则表明手术风险非常大。六分钟步行试验(6 minute walking test,6MWT)与 VO_2max 也有很好的相关性,6MWT 的距离少于 610 m 表明相应的 VO_2max <15 mL/(kg·min),同时也意味着在运动中 SpO_2 下降;如果运动中(相当于爬 2~3 段楼梯)SpO_2 下降超过 4%,则其发病率与死亡风险均增加。

肺功能上述 3 个方面的评估构成了开胸手术前肺功能评估的基础,而这些数据也可以用来制订术后麻醉管理计划:①若患者 ppoFEV₁% >40%,而手术结束时处于清醒、温暖,以及舒适状态,则可在手术室内拔管。②若患者 ppoFEV₁% >30%,且其运动耐量,以及肺实质功能高于增加风险的阈值,则根据当时患者全身情况可以考虑在手术室拔管,而对那些不能满足上述两项最低标准的患者则应考虑分步骤脱机。③若患者 ppoFEV₁% 为 20%~30%,如果预计的心肺功能,以及肺实质功能良好,且术后镇痛管理良好或是在胸腔镜下进行的手术,也可以考虑早期拔管,否则应分步骤地逐渐脱离机械通气。该患者 ASA 分级为Ⅱ级,张口度>3 cm,颈部活动良好,自诉能步行 1 000 m,VO_2max>15 mL/(kg·min),ppoFEV₁% >40%,且肺弥散功能正常,能耐受左肺下叶切除术,术后可以在手术间内拔管,术后肺部并发症发生率相对较低。

(四)术前准备

> **术前准备**
>
> 　　术前用药:患者入院后调整口服降压药物为氨氯地平片 5 mg/次 qd,规律服用铋剂四联方案:艾司奥美拉唑 20 mg/次 bid,枸橼酸铋钾 220 mg/次 bid,阿莫西林 1 000 mg/次 bid,克拉霉素 500 mg/次 bid。
>
> 　　目前情况:患者血压平稳,维持在 129/78 mmHg,心率 59 次/min,电解质未见明显异常,自诉口干、口苦较前有明显缓解。在医生指导下已进行 1 周肺物理康复训练,并已掌握正确咳嗽方法。

思维引导:胸外科围手术期气道并发症不但影响患者术后的康复和生活质量,也是导致手术失败和死亡的主要因素,完善的围手术期气道管理可有效减少术后肺部并发症、加速患者术后康复。术后气道并发症的高危因素包括:年龄>70 岁、吸烟指数>400 年支、哮喘、气道高反应性、慢性阻塞性肺疾病(chronic obstructive pulmonary disease,COPD)、肥胖、低肺功能、呼吸峰值流量<300 L/min、致病性气道定植菌、营养代谢紊乱等。胸外科患者术前均应进行呼吸道准备,包括如下措施:①术前严格戒烟至少 4 周;②术前合并哮喘、气道高反应、COPD 的患者,围手术期应使用糖皮质激素和支气管扩张剂;③所有胸外科患者术前均应掌握正确咳嗽方法,合并高危因素者应至少进行为期 1 周的综合肺康复训练(物理康复+药物康复);④气道分泌物较多者围手术期应使用黏液溶解剂;⑤术前合并致病性气管定植菌的患者,应合理使用抗生素。

对于老年患者除了进行常规的 ASA 分级术前评估,还应采用老年状态全面评估中的术前评估项目,如简易智力状态检查量表(MMSE)、意识错乱评估方法(CAM)、日常生活活动量表(ADLs)等进行评估。该患者术前并未进行相关项目评估,应加强麻醉医生对老年患者麻醉术前评估重要性的认识,并进行相关知识的培训,从而全面客观评价老年患者对麻醉手术的耐受力及风险,并做出针对性的处理。

高血压患者术前常用降压药物停药建议如下:①β 受体阻滞剂,术前无须停药;②肾素-血管紧张素-醛固酮系统抑制剂(包括 ACEI 和 ARB 类),手术当天停用;③钙通道阻滞剂,术前无须停药;④利尿剂,手术当天停用;⑤利血平,手术当天停用,术中若出现低血压及心率减慢,可使用直接的血管收缩药物,如去氧肾上腺素或提升心率药物如阿托品。该患者高血压病史 3 年,目前用药调整为氨氯地平,血压控制平稳,麻醉访视时已告知手术当日晨继续服用降压药物。目前患者无术后气道并发症的高危因素,且已进行 1 周肺康复训练,血压控制稳定,状态良好,可按计划进行择期手术。

(五)术前小结

简要病情:患者以"检查发现左下肺结节 9 d"为主诉入院。当地医院胸部 CT 提示:左肺下叶亚实性结节,截面约 16 mm×11 mm。入院后完善相关检查,结合辅助检查结果,"①肺占位性病变;②高血压 1 级,中危"诊断明确。患者目前生命体征平稳,一般情况可,已完善相关术前检查及准备,手术适应证明确,未见明显手术禁忌证。

术前诊断:①肺占位性病变;②高血压 1 级,中危。

拟施手术名称和方式:胸腔镜下左胸腔探查术。

二、麻醉管理

(一)麻醉准备及诱导

> **麻醉诱导过程**
>
> 患者清醒入室平卧变温毯手术床,面罩吸氧,常规心电监护,BIS 麻醉深度监测,BP 132/76 mmHg,HR 61 次/min,SpO$_2$100%。局麻下行右桡动脉穿刺置管测压,鼻咽部温度监测。麻醉诱导用药:舒芬太尼 25 μg,依托咪酯 15 mg,罗库溴铵 40 mg。麻醉诱导及右双腔支气管导管插管过程顺利。纤维支气管镜定位后行右侧颈内静脉置管,抽血行血气分析。麻醉成功后,改右侧卧位,再次行纤维支气管镜定位,及超声引导下胸椎旁神经阻滞。常规消毒铺巾,手术开始。

思维引导:目前可以通过 3 种不同的方法实现肺隔离:双腔支气管导管(double lumen endobronchial tube,DLT)、支气管封堵器或单腔支气管导管(single lumen endobronchial tube,SLT)。最常用的是 DLT,可实现右肺或左肺的隔离;SLT 由于放置后难以再进入非通气侧肺,目前较多应用在需要单肺通气的婴幼儿患者;支气管封堵器由于无法交替进行双侧肺的单肺通气、隔离肺无法吸引,且右肺隔离不理想,因此该患者选择右侧 DLT 进行肺隔离。麻醉医生在诱导前应亲自阅读患者胸部 CT 评估肺隔离的困难程度,并根据患者身高、术式和测量的主支气管直径选择合适型号的 DLT。由于套囊的存在,所选择的 DLT 支气管腔前端的直径应比患者主支气管小 1~2 mm。放置 DLT 有 2 种常用技术:盲插法和纤维支气管镜直视引导法。盲插法放置 DLT 过程中,如遇到明显阻力不能继续置入,避免支气管破裂等严重并发症。插管深度约为距门齿距 12+(身高/10)cm。每次放置 DLT 及患者体位变更后均应对 DLT 进行听诊与纤维支气管镜检查。对于左侧 DLT,纤维支气管镜在气管腔内可见蓝色的支气管套囊,其理想位置应位于左主支气管内,隆突嵴下约 5 mm 处。对于右侧 DLT,应确认右肺上叶支气管开口和 3 个段支气管开口(尖段、前段和后段),以免堵塞。术前麻醉医生测量该患者右主支气管直径为 11 mm,35 F 和 37 F 右侧 DLT 支气管端外径分别为 9.5 mm、10 mm,故选择 35 F 右侧 DLT。该患者麻醉诱导后在可视喉镜引导下置入 DLT,纤维支气管镜置入支气管腔前端引导进入右主支气管,并确认 DLT 位置放置正确。

胸科手术患者的气道反应性较高,为了预防支气管痉挛,应避免在浅麻醉下进行气道操作和使用具有组胺释放作用的药物,可选择丙泊酚或者氯胺酮进行静脉诱导。若患者为老年患者,麻醉药物的选择以不损害脏器功能为原则,具体如下:①选择对循环抑制较轻的镇静药物。依托咪酯具有对血流动力学影响小的特点,可安全用于老年患者麻醉诱导。如果给予丙泊酚,应该在麻醉诱导前给予缩血管药物,并以睫毛反射消失或麻醉深度监测指标达到插管镇静深度作为麻醉诱导的最佳剂量。②对于脆弱脑功能老年患者,应避免应用影响神经递质作用的受体、传递和代谢的药物,如东莨菪碱和戊乙奎醚,以及苯二氮䓬类药物。③针对脆弱肝肾功能的患者,肌肉松弛药最好选择顺阿曲库铵等不经肝肾代谢的药物;如果具备舒更葡糖钠,罗库溴铵也可安全应用于老年患者的诱导和维持。该患者麻醉诱导时依次静脉注射依托咪酯、舒芬太尼和罗库溴铵,待达到合适麻醉深度后进行气管插管,麻醉诱导期血流动力学平稳,未见明显波动。

(二)麻醉维持

麻醉维持及术中病情变化、处理

麻醉维持:丙泊酚、瑞芬太尼,持续泵注去甲肾上腺素维持血压。患者手术开始,行右侧单肺通气,并调整麻醉机呼吸参数:潮气量 6 mL/kg,呼吸频率 15 次/min,PEEP 5 cmH$_2$O。患者左侧腋中线第 5 肋间建立约 4 cm 切口,手术开始约 15 min,患者 SpO$_2$ 逐渐下降至 84%,经调整麻醉机呼吸参数,提高吸入氧浓度(FiO$_2$)及其他措施后,SpO$_2$ 上升至 95% 以上。外科医生首先楔形切除左下肺结节,送检快速冰冻病理检查,结果回示:微浸润腺癌。遂决定行左肺癌根治术:切除左肺下叶,并清扫淋巴结。于第 6 肋间放置胸腔引流管后,充分止血、关胸,改为双肺通气。手术过程顺利,术中间断监测动脉血气分析,维持 PaCO$_2$ 在 40 ~ 50 mmHg,手术时间约 180 min,术中出血 100 mL,输晶体溶液 1 300 mL,尿量 400 mL。

思维引导:为避免气道痉挛,胸科手术麻醉维持中可选择具有降低气道反应性的麻醉剂,如丙泊酚、吸入麻醉药等。该患者使用丙泊酚、瑞芬太尼进行麻醉维持,同时持续泵注去甲肾上腺素维持患者血流动力学平稳。胸科手术患者通常采用肺保护性通气策略:①双肺通气时,使用小潮气量 6 ~ 8 mL/kg(理想体重)、适当的 PEEP 和间断采用肺复张手法。在单肺通气前,给予 100% 的 FiO$_2$,可加快手术侧肺塌陷。②单肺通气时,设置潮气量 4 ~ 6 mL/kg(理想体重)、PEEP 5 ~ 10 cmH$_2$O(COPD 患者不另加 PEEP),气道峰压不超过 35 cmH$_2$O,气道平台压不超过 25 cmH$_2$O,PaCO$_2$ 在 35 ~ 45 mmHg(个别情况可维持在 40 ~ 60 mmHg)。③通气模式采用容量控制或压力控制通气,但存在发生肺损伤高危因素时,优先选择压力控制通气。④给予维持 SpO$_2$>92% 的最低 FiO$_2$。

肺切除术麻醉过程中,静脉补液仅以维持和补充液体丢失为主。容量管理原则:①围手术期首个 24 h 体液保持正平衡,不超过 20 mL/kg;②对于普通成年患者,围手术期首个 24 h 晶体溶液不超过 3 L;③肺切除术无须因第三间隙丢失而补液;④尿量>0.5 mL/(kg·h)时不需要补液;⑤如果术后需要增加组织灌注,可应用有创监测及强心药物,而不是过多补液。该患者术前禁食约 12 h,禁水约 4 h,手术期间共输注晶体溶液 1 300 mL,出血 100 mL,尿量 400 mL,符合肺切除术容量管理原则。

单肺通气期间的低氧血症是可以预测和治疗的。长期患有单侧(即手术侧)肺部疾病的患者,通气与血流下降,能更好地耐受单肺通气,类似的,术中单肺通气期间非术侧肺气体交换比例高的患者,其氧合更好。平稳的单肺通气期间,左侧与右侧开胸术总的平均 PaO$_2$ 相差约 100 mmHg。在侧卧位双肺通气 PaO$_2$ 较好的患者,单肺通气期间往往氧合较好,并且通气侧肺不张的可能性较少。术前肺功能较好的患者在单肺通气期间更容易发生氧饱和度降低,以及 PaO$_2$ 下降,而术前肺功能存在严重气流受限的患者在单肺通气期间 PaO$_2$ 往往要高于肺功能正常的患者,其原因尚不清楚。单肺通气期间 PaO$_2$ 将会降低,在单肺通气启动后 20 ~ 30 min 降到最低点。2 h 后随着手术侧肺的缺氧性肺血管收缩增强,健侧肺血流增加,从而缓解通气血流比例失调,氧饱和度将逐渐稳定或上升。

单肺通气期间氧饱和度下降的治疗方法如下:若氧饱和度严重或突然下降,暂停手术重新双肺通气。若氧饱和度逐渐下降,可采用如下方法:①确保 FiO$_2$ 为 100%;②纤维支气管镜检查 DLT 或封堵器的位置;③确保最适心排量,降低吸入麻醉药浓度(<1 MAC);④对通气侧肺应用肺复张;⑤对通气侧肺应用 PEEP 通气(5 ~ 10 cmH$_2$O,COPD 患者除外);⑥对非通气侧肺应用 CPAP(1 ~ 2 cmH$_2$O)通气(通气前可应用肺复张手法);⑦对非通气侧肺行间断性再膨胀;⑧对非通气侧肺行部分通气技术;⑨对非通气侧肺的血流进行机械限制。该患者在单肺通气开始约 15 min,SpO$_2$ 下降

至 84%,麻醉一线医师首先增加呼吸频率、调整 FiO_2 为 100%,SpO_2 上升至 89%,呼叫麻醉二线医师,纤维支气管镜见 DLT 定位良好,告知手术医生暂停手术,对非通气侧肺手法肺复张,并进行 CPAP(2 cmH_2O)通气后 SpO_2 逐渐上升至 95% 以上。该患者手术期间虽出现一过性的低氧血症,经积极处理后 SpO_2 恢复,余生命体征平稳。

(三)术后管理

术后治疗及恢复

患者手术结束后约 40 min 清醒拔管,后安返病房。查体:T 36.8 ℃,P 67 次/min,R 16 次/min,BP 124/77 mmHg,神志清。术后给予抗感染、祛痰、镇痛、抑酸、抗血栓等处理;术后注意观察引流情况,监测生命体征及体温,及时处理。

患者术后第 1 天,神志清,精神可,四肢活动度良好,引流管引出血性液体 200 mL。术后第 2 天病情稳定,双肺呼吸音粗,胸引管通畅,共引出淡红色胸腔积液约 200 mL。流质饮食,已下地活动,排气,尿管已拔出,静息 VAS 评分 2 分,活动 VAS 评分 3 分。复查血常规、生化检验未见明显异常。术后第 4 天复查 CT 后拔除胸引管。病理结果:左下肺结节中分化腺癌,腺泡型约占 65%,贴壁型约占 30%,微乳头型约占 5%,胸膜未见癌累及,吻合钉切缘未见癌,送检淋巴结未见转移癌,肺癌 TNM 分期为 Ⅰa 2 期。术后第 7 天,患者恢复可,无明显不适,准予出院。

思维引导:术后疼痛可限制患者体位变化、无法有效咳嗽,痰液及气道内分泌物不能充分排除,从而增加肺不张和肺部感染的发生风险。因此,胸科手术患者应采取个体化镇痛策略,提倡预防性镇痛和多模式镇痛。以选择性环氧化酶-2 抑制剂、非选择性非甾体抗炎药作为多模式镇痛基础方案,减少阿片类药物的应用,可联合采用患者自控镇痛泵、肋间神经阻滞、胸椎旁阻滞等多种模式。该患者术前进行了胸椎旁神经阻滞,术后应用患者自控镇痛泵,间断应用 NSAID,镇痛效果良好,未出现明显疼痛,以及恶心、呕吐、皮肤瘙痒等阿片类药物不良反应。

胸外科术后深静脉血栓形成的发生率为 0.4%~51.0%,肺栓塞发生率为 1%~5%。因此,胸外科患者入院时应进行静脉血栓栓塞(venous thromboembolism,VTE)风险宣教,鼓励患者术后及早下床活动。在患者入院时至术后完全恢复自主活动期间使用机械性 VTE 预防措施(梯度弹力袜、间歇性充气加压装置)。对于大出血风险低的患者,应联合使用低分子量肝素进行预防。该患者入院后,责任护士对患者和家属进行了 VTE 风险宣教,并让患者使用弹力袜,术后第 2 天下床活动,低分子肝素从术后第 1 天应用至出院当天,住院期间患者恢复良好,未出现 VTE。术后常规病理为左下肺结节中分化腺癌,送检淋巴结未见转移癌,肺癌 TNM 分期为 Ⅰa 2 期。根据指南,该患者术后需要定期随访,不需要辅助化疗,顺利出院。

三、思考与讨论

随着肺癌 CT 筛查的普及,肺部磨玻璃结节的检出率也逐渐增高。临床中对于有亚实性、GGN≥10 mm、影像学存在恶性征象、CTR 值>0.5 的 GGN 患者,需进行手术治疗。对于胸外科手术患者,除了术前常规气道评估、脏器功能评估外,应重点评估患者的呼吸功能。完善的围手术期气道管理可有效减少术后肺部并发症、加速患者术后康复,患者术前通过调整降压药物、肺康复训练,血压控制稳定,术前准备良好。麻醉期间应遵循肺保护性通气策略及容量管理原则,该患者在单肺通气开始 15 min 时出现低氧血症,经积极处理后,生命体征恢复平稳,手术顺利,术后约 40 min 清醒拔管。胸科术后疼痛程度较剧烈,需采取个体化镇痛策略,该患者术前给予胸椎旁神经阻滞,术后联合患者自控镇痛泵、间断应用非甾体抗炎药,疼痛控制良好,未出现恶心、呕吐、皮肤瘙痒等阿片类药物不良反应。

四、练习题

1. 如何评估胸科手术患者术前呼吸功能及制订术后麻醉管理计划？
2. 胸科手术患者的肺保护性通气策略有哪些？
3. 简述单肺通气期间氧饱和度下降的治疗方法。

五、推荐阅读

[1] 中国心胸血管麻醉学会非心脏手术麻醉分会. 心脏病患者非心脏手术围麻醉期中国专家临床管理共识(2020)[J]. 麻醉安全与质控,2021,5(2):63-77.

[2] 支修益,刘伦旭. 中国胸外科围手术期气道管理指南(2020版)[J]. 中国胸心血管外科临床杂志,2021,28(3):251-262.

[3] 程良,江中辉,高薇,等. 肺部恶性磨玻璃结节的外科诊治现状[J]. 中华胸心血管外科杂志,2019,35(12):763-768.

[4] 中华医学会麻醉学分会老年人麻醉与围术期管理学组,国家老年疾病临床医学研究中心,国家老年麻醉联盟. 中国老年患者围手术期麻醉管理指导意见(2020版)(一)[J]. 中华医学杂志,2020,100(31):2404-2415.

[5] 中华医学会麻醉学分会老年人麻醉与围术期管理学组,国家老年疾病临床医学研究中心,国家老年麻醉联盟. 中国老年患者围手术期麻醉管理指导意见(2020版)(二)[J]. 中华医学杂志,2020,100(33):2565-2578.

[6] RONALD D. MILLER. 米勒麻醉学[M]. 邓小明,曾因明,译. 7版. 北京:北京大学医学出版社,2011.

（曹　彬）

案例26　胸腺瘤伴重症肌无力患者手术的麻醉

一、术前访视

（一）病史

患者病史

患者男性,60岁,以"左面部鼻唇沟变浅8个月,加重伴上眼睑下垂2个月"为主诉入院。经相关检查结合胸部CT及神经电生理检查,以及新斯的明试验结果,诊断为"胸腺瘤伴重症肌无力"。经抗胆碱酯酶药物,以及免疫球蛋白药物治疗后重症肌无力症状改善,为求进一步治疗,拟行手术。患者既往有"高血压"病史半年余,规律用药,控制可。37年前行"阑尾切除术",15年前发现椎管狭窄,遗留活动后右腿痛,蹲起站立后缓解。无外伤史,无心、肺、脑、血管疾病史。

思维引导：重症肌无力（MG）是一种由乙酰胆碱受体（AChR）抗体介导、细胞免疫依赖、补体参与，累及神经肌肉接头突触后膜，引起神经肌肉接头传递障碍，出现骨骼肌收缩无力的获得性自身免疫病。MG 主要临床表现为骨骼肌无力、易疲劳，活动后加重，休息和应用胆碱酯酶抑制剂后症状明显缓解、减轻。MG 在各个年龄阶段均可发病，平均发病率为（8.0～20.0）/10 万人。在 40 岁之前，女性发病率高于男性；40～50 岁男女发病率相当；50 岁之后，男性发病率略高于女性。MG 患者全身骨骼肌均可受累，脑神经支配的肌肉较脊神经支配的肌肉更易受累，但在发病早期可单独出现眼外肌、咽喉肌或肢体肌肉无力等现象，多从一组肌群无力开始，逐渐累及其他肌群，直到全身肌肉受累。部分患者可短期内出现全身肌肉收缩无力，甚至发生肌无力危象。疑为胸腺瘤的 MG 患者应尽早行胸腺摘除手术，早期手术治疗可以降低胸腺肿瘤浸润和扩散的风险，胸腺摘除手术可使部分 MG 患者临床症状得到改善。

术前要注意评估患者疾病分型、严重程度、目前治疗及效果，是否发生过肌无力危象及诱因；治疗用药如溴吡斯的明、泼尼松、环孢素的每日用量，是否出现不良反应；是否伴发甲状腺功能减退、恶性贫血、系统性红斑狼疮和类风湿性关节炎等疾病。

（二）辅助检查

辅助检查结果

（1）实验室检查均未见明显异常。
（2）新斯的明试验：阳性。
（3）影像学检查结果：具体内容如下。
1）胸部 CT：前纵隔占位，拟胸腺瘤可能。
2）肌电图试验：（+）。
3）颅脑 CT：未见明显异常。
（4）肺功能检查未见明显异常。

思维引导：重症肌无力是由于机体胸腺发育异常或其他原因产生抗 AChR 抗体，破坏突触后膜运动终板上的 AChR，导致出现肌无力症状的一类自身免疫病。根据病变累及的骨骼肌无力呈波动性和晨轻暮重特点，肌疲劳试验阳性，应考虑重症肌无力的可能；若新斯的明试验呈阳性，重复神经电刺激提示波幅呈递减现象，单纤维肌电图提示颤抖增宽和/（或阻滞，以及 AChR 抗体滴度增高者，可明确本病的诊断。由于累及面部肌肉及眼外肌，该患者主要表现为左面部鼻唇沟变浅，左上眼睑下垂。新斯的明试验：阳性，肌电图试验（+）。该患者胸部 CT 提示前纵隔占位，拟胸腺瘤可能性大。美国神经病学会、《重症肌无力管理国际共识指南：2020 更新》、《中国重症肌无力诊断和治疗指南》（2020 版）指出：无论 MG 合并胸腺肿物的分期及种类，纵隔肿物切除且同时行胸腺扩大切除手术均能使患者的肌无力症状得到明显改善。

因低血钾会加重肌无力症状，术前需关注血钾水平；血气分析和肺功能检查，可提示是否有呼吸肌受累，以及预测术后是否需要进行呼吸支持治疗；影像学检查可评估纵隔肿瘤压迫或累及重要器官或血管的情况。对纵隔肿块压迫气道的患者，应通过 X 射线、CT 或纤维支气管镜等检查了解气道受压部位和严重程度，测定狭窄处的管径，估计其至切牙的长度，有助于制订气道管理计划。该患者胸部 CT 显示纵隔肿瘤未出现压迫或侵犯重要器官或血管等情况。

（三）体格检查

体格检查

T 36.7 ℃，P 80 次/min，R 18 次/min，BP 112/72 mmHg，身高 170 cm，体重 66 kg

发育正常，营养良好，体型匀称，神志清，双眼瞳孔等大等圆，直径约 3 mm，对光反射灵敏，眼球无内陷。气管居中，无气管受压及气管移位现象，颈动脉搏动正常，颈静脉无怒张，未闻及血管杂音，心肺听诊无异常。张口度>3 指，马氏分级为Ⅰ级，甲颌间距 6 cm，颈椎活动度不受限。无缺齿义齿。余一般体格检查无特殊。美国麻醉医师协会（ASA）分级Ⅱ级，心功能Ⅰ级。

专科查体：左眼睑下垂，鼻唇沟变浅，鼓腮时无漏气，无三叉神经压痛，四肢肌力正常。

思维引导：本患者诊断为胸腺瘤合并重症肌无力。麻醉药物使用前应充分了解患者的病史、症状和体征，预测围手术期危险因素。特别是在患者有体位性呼吸困难时，更要提高警惕。体位性呼吸困难或端坐呼吸、喘鸣，常提示气道受影响，肺功能有异常。当患者有体位性呼吸困难时，应该了解发生呼吸困难时的体位和缓解呼吸困难的最佳体位。当患者有心血管症状时，通常提示肿瘤可能压迫上腔静脉、肺动脉或心脏。患者血压从平卧位到站立位异常升高，可能表明患者平卧位有右心室充盈、射血障碍，提示心脏受压。面部及上肢肿胀、颈静脉怒张，提示上腔静脉受压。患侧眼球内陷、眼裂变小、瞳孔缩小、面部无汗提示交感神经干受压。声嘶提示喉返神经受压。该患者目前左眼睑下垂，除累及眼肌外，其他肌群未受累，体格检查无纵隔肿瘤压迫引起的上腔静脉阻塞综合征、霍纳综合征或喉返神经受损的阳性体征，听诊心肺未见明显异常，患者可配合完成深呼气、深吸气及屏气试验，无明显气管受压及气管移位等征象。

（四）术前准备

术前准备

术前用药：溴吡斯的明 60 mg 口服每天 4 次（qid），泼尼松片 20 mg 口服立即（st）。

目前情况：患者可配合完成深呼气、深吸气及屏气试验，无明显气管受压及气管移位等征象。每日进行呼吸功能锻炼。

思维引导：良好的术前准备是合并重症肌无力胸腺切除术成功的关键，它对预防术后肌无力危象的发生起着重要作用。术前应先内科治疗，待病情改善、症状最轻、用药量最少时再行手术治疗。术前抗胆碱酯酶药用量越少越好，无效或效果不佳时，可用泼尼松、细胞毒剂、大量免疫球蛋白及血浆置换等治疗，待病情稳定时再手术。该患者术前已进行了抗胆碱酯酶药物及激素有效治疗，病情稳定，术前可维持足够的通气量。需要注意术前用药应避免巴比妥类和阿片类药物，以免发生呼吸抑制，术晨需继续服用维持剂量的抗胆碱酯酶药和激素。

（五）术前小结

简要病情：患者以"左面部鼻唇沟变浅 8 个月，加重伴上眼睑下垂 2 个月"为主诉入院。胸部 CT 示：前纵隔占位，拟胸腺瘤可能。入院后完善相关检查，新斯的明试验：阳性。肌电图试验：（+）。结合辅助检查结果，"胸腺瘤伴重症肌无力"诊断明确。术前溴吡斯的明、泼尼松片治疗。目前生命体征平稳，肺功能无明显异常，纵隔肿瘤未压迫或侵犯重要脏器或血管情况，血压、心率、心电图均符合术前准备充分的标准。

术前诊断:胸腺瘤伴重症肌无力。

拟施手术名称和方式:胸腔镜下胸腺扩大切除术+前纵隔淋巴结清扫术。

二、麻醉管理

(一)麻醉准备及诱导

麻醉诱导

患者清醒入室,面罩吸氧,常规心电监护,BP 135/85 mmHg,HR 65 次/min,SpO$_2$ 100%。镇静局麻下行左侧桡动脉穿刺置管,并连接测压装置,使用 FloTrac 行血流动力学监测。麻醉诱导用药:静脉给予地塞米松 5 mg,阿托品 0.3 mg,丙泊酚 150 mg+舒芬太尼 25 μg+顺式阿曲库铵 8 mg,肌肉充分松弛后行气管插管,插管成功后监测 P$_{ET}$CO$_2$。调整麻醉机参数:VT 8 mL/kg,RR 10 ~ 12 次/min,吸呼比 1:2。插管后行超声引导下右侧颈内静脉穿刺置管并连接测压装置,持续监测 CVP。麻醉成功后,平卧位,常规消毒铺巾,手术开始。

思维引导:对绝大多数患者进行快速顺序诱导是可行的,但对于气道受压或术前心血管功能失代偿的巨大纵隔肿瘤患者,保留自主呼吸下的诱导插管更安全。应选择缓慢、分阶段滴定的麻醉方式进行麻醉诱导,选择最佳体位,保证呼吸、循环系统的稳定性。巨大纵隔肿瘤压迫气道的患者,麻醉插管前必须考虑镇静作用和肌肉松弛药注射后导致气道塌陷而无法插管的危险,应慎用肌肉松弛药,可选择右美托咪定镇静联合局麻下的支气管镜引导插管,插入加强气管导管的深度应大于气管狭窄部距上切牙的距离。值得注意的是,除前纵隔压迫气道外,后纵隔压迫气道的肿瘤,特别是靠近隆突部位的肿瘤,压迫气管膜部会导致双侧支气管明显狭窄,以致出现通气失败的情况,必要时应做好体外循环后再诱导的准备。由于该患者肿瘤未压迫气道、心脏和大血管,采用了全凭静脉麻醉快诱导的方法,尽量缩短患者从意识消失到人工气道建立所需要的时间。对于重症肌无力患者最好避免应用肌肉松弛药,如需使用肌肉松弛药,可选用短时效肌肉松弛药并酌减剂量。

(二)麻醉维持

麻醉维持及术中病情变化、处理

麻醉维持:术中吸入七氟烷 1% ~ 2%,丙泊酚 3 ~ 5 mg/(kg·h),瑞芬太尼 0.05 ~ 0.20 μg/(kg·min),间断给予顺式阿曲库铵维持麻醉。术中持续监测 BP、HR、ECG、SpO$_2$、CVP 及 BIS 等指标,维持 BIS 值 45 ~ 55,P$_{ET}$CO$_2$ 35 ~ 45 cmH$_2$O,CVP 5 ~ 12 cmH$_2$O。患者既往有高血压病史,术中注意维持血流动力学平稳,必要时使用血管活性药物。术中行肌肉松弛监测,观察 TOF 值。

思维引导:对于胸腺瘤伴重症肌无力患者在麻醉维持过程中,要考虑两方面。

一方面要考虑选择何种肌肉松弛药,其对术后恢复有着重大的影响。对这类患者最好避免应用肌肉松弛药,强力吸入麻醉药恩氟烷、异氟烷、七氟烷均有肌肉松弛作用,常可避免肌肉松弛药的使用。如需使用肌肉松弛药,对非去极化类肌松药敏感,可选用短时效肌肉松弛药并酌减剂量。对去极化类肌松药琥珀胆碱可较早出现 Ⅱ 相阻滞,应避免应用。MG 患者术前往往使用胆碱酯酶抑制药溴吡斯的明治疗,可使血浆胆碱酯酶活性大大降低,琥珀胆碱是通过血浆胆碱酯酶进行代谢的,因此使得琥珀胆碱的作用时间延长且术后琥珀胆碱的残余作用不能用胆碱酯酶抑制药拮抗。MG患者神经肌肉接头的终板处 AchR 数量减少,导致神经肌肉传导受阻,对非去极化类肌松药十分敏感,抗胆碱酯酶药可拮抗非去极化类肌松药的作用,既有利于控制术中患者的呼吸,满足术者的需要,对患者的术后带管率也不会产生明显的影响。

另一方面要考虑是否为巨大纵隔肿瘤,若是巨大纵隔肿瘤还可因患者体位变动、麻醉诱导及肿瘤的重力效应对心脏、大血管等发生压迫,引起循环衰竭,应严密关注血流动力学,及时调整手术患者体位或请手术助手托起肿物以减轻压迫。巨大纵隔肿瘤合并肺动脉干或一侧肺动脉受压可突然出现低氧、低血压甚至心搏骤停,因此患者最好在局麻下建立股静脉插管备好体外膜肺氧合(ECMO)后再行全麻诱导,并做好除颤准备。手术时间长、出血多和高危的患者应备好粗大静脉通路,必要时颈内静脉及股静脉同时放置深静脉导管。颈内静脉置管可以监测中心静脉压,但合并上腔静脉阻塞综合征的患者应常规股静脉穿刺建立静脉通路,预防上腔静脉阻断或大出血。术中应随时监测动脉血气,调整内环境、电解质及酸碱平衡紊乱,维持患者正常的体温。

该患者采用静吸复合麻醉维持方案,七氟烷吸入麻醉,短效丙泊酚和瑞芬太尼维持镇静镇痛,术中亦给予短效肌肉松弛药。术中持续 TOF 值监测,维持机械通气要求。术程生命体征平稳,手术结束前10 min 停止七氟烷和丙泊酚。此类患者苏醒及拔管要求严格,应谨慎拔管,避免再次插管可能。

(三)术后管理

术后治疗及恢复

手术历时 3 h,术毕,患者 BP 139/72 mmHg,HR 82 次/min,R 13 次/min,输入胶体溶液500 mL,晶体溶液 1 500 mL,尿量 600 mL,出血量约 80 mL。在手术室予以复苏,苏醒过程行BIS、TOF 监测,待 T4/T1≥0.9,BIS>75,脱氧 10 min SpO$_2$ 维持 99%,充分吸痰拔除气管导管,观察各项生命体征平稳,意识恢复良好,送入 ICU 进一步观察。

术后 6 h 随访,患者镇痛效果满意,生命体征平稳,鼻导管吸氧,无麻醉并发症发生。

患者术后第 1 天,神志清,精神可,四肢活动度良好,睁眼有力,呼吸、进食良好,转入普通病房。术后复查胸部 CT 示:①前纵隔占位术后改变,局部胸膜稍厚;②双肺下叶散在炎症;③冠状动脉多发钙化;④双侧胸膜增厚并双侧胸腔少量积液,积液较前增多;⑤肝多发囊肿。术后病理示:①胸腺瘤 AB 型,肿瘤周围组织未见肿瘤侵犯,周围淋巴结 1 枚呈反应性增生;②(无名静脉旁淋巴结)淋巴结 3 枚呈反应性增生;③(左膈神经旁淋巴结)淋巴结 6 枚呈反应性增生。切口愈合良好。术后 7 d 患者恢复可,未诉特殊不适,准予出院。

思维引导:MG 患者原则上术后应送入 ICU 进一步观察治疗,以防残留肌肉松弛药导致的呼吸抑制等并发症发生。术后大部分患者可选择早期拔除气管导管,实现加速术后康复(ERAS),但也有部分患者需继续人工通气支持或继续使用抗胆碱酯酶药,有人提出以下记分方法,以估计患者术后可采用的呼吸方式。重症肌无力病史≥6 年,记 12 分;有慢性呼吸系统病史者,记 10 分;溴吡斯的明剂量>750 mg/d,记 8 分;肺活量<2.9 L 者,记 4 分;总分为 34 分。总分<10 分者术毕可拔除气管导管,总分达 12 ~14 分或以上者需进行机械通气以维持呼吸。该患者总分<10 分,术后符合拔管指征,顺利拔除气管导管,无缺氧表现。胸腺瘤手术术后鼓励患者尽早进食以促进胃肠功能恢复。该患者术后第 2 天诉排气,给予流质饮食,复查生化检验未见明显异常,术后病理结果明确后顺利出院。

三、思考与讨论

重症肌无力患者由于神经肌肉传递功能异常,为术后发生呼吸功能衰竭的高风险群体。术前需要充分了解重症肌无力发生的病理生理特点,对患者术前用药情况进行详细评估,预估术后需要机械通气的可能性,制订完善的麻醉方案。

当患者为全身型重症肌无力时,术前常已进行了抗胆碱酯酶药物的治疗,已达到可以以最小剂量的抗胆碱酯酶药维持足够的通气量和咳嗽吞咽能力。术前用药宜以小剂量,以既能镇静又不抑制呼吸为原则,根据患者术前状态及安全性考虑,亦可不用。麻醉诱导宜采用快速静脉诱导的方法,尽量缩短患者从意识消失到人工气道建立的时间。但对于气道受压或术前心血管功能失代偿的巨大纵隔肿瘤患者,应采用保留自主呼吸的诱导插管方法。不同麻醉方式及肌肉松弛药的应用对术后呼吸的恢复存在一定程度的影响,目前普通推荐复合麻醉,主张有效肌松监测下少用或不用肌肉松弛药。相关文献表明,MG 患者个体化使用非去极化类肌松药,既有利于控制术中患者的呼吸,满足术者的需要,对患者的术后带管率也不会产生明显的影响,而且使用少量非去极化类肌松药,即可达到插管需求。术中维持采用静吸复合麻醉方法较为恰当,可以减少单种镇痛药的用量,降低其不良反应。如本例患者就使用七氟烷联合丙泊酚及瑞芬太尼维持麻醉,上述药物起效迅速,药效消失快,可达到手术要求的麻醉深度,且术后苏醒较快,降低药物残留,减少术后呼吸抑制发生率。MG 患者对非去极化类肌松药非常敏感,要依据术中监测的 TOF 值及气道压等指标指导肌肉松弛药的追加用药。术中进行持续的 BIS 监测,指导镇静剂的术中维持用药,防止术后出现苏醒延迟。同时,手术在 CO_2 气胸下进行,应密切注意观察呼气末二氧化碳分压值,避免 CO_2 的潴留及相关并发症的发生。

MG 患者苏醒期拔管非常重要,稍有不慎可能导致出现严重的呼吸抑制,甚至缺氧事件发生。手术结束患者自主呼吸恢复,进行 TOF 监测:T4/T1≥0.9,BIS>75,潮气量及呼气末二氧化碳分压值达到要求,带气管导管脱氧 10 min 血氧饱和度维持 95% 以上,方可拔除气管导管,即使如此,也要做好再次插管的准备。MG 患者原则上术后应送入 ICU 进一步观察,以防残留肌肉松弛药导致的呼吸抑制等并发症的发生。

对于 MG 患者,围手术期须警惕重症肌无力危象。根据诱发危象病因不同,可分为肌无力危象、胆碱能危象、反拗危象。肌无力危象即新斯的明不足危象,最常见,常因感染、创伤、手术、抗胆碱酯酶药物减量引起,主要表现为肌无力症状突然加重,出现呼吸肌麻痹,需要辅助呼吸,是合并 MG 的胸腺切除患者的术后严重并发症,常发生在术后 24~72 h,注射新斯的明等胆碱酯酶抑制剂后症状减轻则可诊断。胆碱能危象即新斯的明过量危象,常因应用抗胆碱酯酶药物过量引起,除上述肌无力危象症状外,还有乙酰胆碱过多的症状,如腹泻、恶心呕吐、瞳孔缩小、多汗、心动过缓、肌肉震颤等,注射胆碱酯酶抑制剂后如症状加重则应立即停用抗胆碱酯酶药物,待药物排出后重新调整剂量。反拗危象即无反应性危象,难以区分危象性质而又不能用停药或加大药量改善症状者,多在长期较大剂量治疗后发生,此时应停止抗胆碱酯酶药物,待运动终板功能恢复后再重新调整剂量。一旦发生重症肌无力危象,应立即开放呼吸道,呼吸机辅助呼吸,保持呼吸通畅,确保生命安全;并确定危象类型调整用药;积极控制感染;应用激素、丙种球蛋白、血浆置换等。

四、练习题

1. 重症肌无力患者术前是否需要停用胆碱酯酶抑制药?
2. 对于重症肌无力患者术中如何选用肌肉松弛药?
3. 重症肌无力患者麻醉苏醒注意事项有哪些?

五、推荐阅读

[1]中国免疫学会神经免疫学分会,中华医学会神经病学分会神经免疫学组.重症肌无力诊断和治疗中国专家共识[J].中国神经免疫学和神经病学杂志,2012,19(6):401-408.

[2]SKEIE G O,APOSTOLSKI S,EVOLI A,et al. Guidelines for treatment of autoimmune neuromuscular transmission disorders[J]. Eur J Neurol,2010,17(7):893-902.

[3]董刚,刘宿.胸腔镜手术治疗胸腺瘤合并重症肌无力麻醉体会[J].临床麻醉学杂志,2003,19(3):175.

[4]白炳生,刘永前,姜燕,等.电视胸腔镜手术治疗胸腺瘤合并重症肌无力的麻醉处理[J].中国微创外科杂志,2006,6(6):428-429.

[5]郭曲练,姚尚龙.临床麻醉学[M].4版.北京:人民卫生出版社,2016.

[6]于布为.住院医师规范化培训麻醉科示范案例[M].上海:上海交通大学出版社,2016.

[7]邓小明,姚尚龙,于布为,等.现代麻醉学[M].4版.北京:人民卫生出版社,2014.

[8]RONALD D. MILLER. 米勒麻醉学[M].邓小明,曾因明,译.7版.北京:北京大学医学出版社,2013.

（郑孝振）

案例27　胸腔巨大占位患者的麻醉

一、术前访视

（一）病史

患者病史

　　患者女性,50岁,以"发现左侧胸腔肿物8年,胸闷气短半年"为主诉入院。患者于8年前在当地医院体检发现胸腔巨大肿物,穿刺显示良性肿瘤,未行治疗,未定期复查,半年前无诱因出现胸闷、气短,外院胸部CT示左侧胸腔巨大肿物,左肺压缩性肺不张,穿刺病理显示孤立性纤维瘤,为求进一步治疗来医院就诊。患者入院后完善相关检查,于入院后第2天出现意识障碍,考虑低氧血症,给予对症处理后好转,于入院后第3天清晨再次出现意识障碍,请ICU会诊,血气分析示:pH值7.054,$PaCO_2$ 135 mmHg,PaO_2 108.3 mmHg,血糖（Glu）16.9 mmol/L,LAC 0.58 mmol/L,FiO_2 61.0%。考虑Ⅱ型呼吸衰竭,转入ICU继续加强监护治疗。患者既往体健,无高血压、糖尿病、冠心病等病史。对阿莫西林过敏,表现为皮疹。个人史、婚育史、家族史均无特殊。

　　思维引导:胸腔巨大肿瘤的诊断标准尚未统一,一般将肿瘤占据患者一侧胸腔体积的1/2以上作为胸腔巨大肿瘤的诊断标准。患者临床症状及体征与主要与肿物的大小和位置有关,巨大肿瘤常可占据部分或大部分胸腔,引起周围重要器官（气管、心脏、大血管、肺）的压迫及移位,从而出现呼吸困难、晕厥或其他心外流出道梗阻等症状,甚至可因肿瘤的侵蚀、破溃、外穿或继发感染产生复杂的并发症,有些肿瘤可能会引起胸腔积液等,也会对患者的呼吸、循环产生影响。本例患者首发症状为胸闷、气短,考虑与巨大肿物压迫肺引起肺不张或压迫心血管系统有关。在普通病房诊疗过程中突发意识障碍、呼吸衰竭,应及时心电监护、呼吸机支持治疗,同时监测循环功能,必要时循环支持。如果患者临床症状不典型,需要详细询问病史,仰卧位呼吸困难或睡眠时总是选择某一嗜好体位可能是早期症状。必要时进一步相关科室会诊及完善相关检查,全面评估患者的全身情况,为围手术期麻醉管理奠定基础。

(二)辅助检查

辅助检查结果

(1)血常规:RBC 3.28×10^{12}/L,HCT 31.3%,Hb 92 g/L。

(2)凝血功能:Fib 4.13 g/L。

(3)血糖:0.9 mmol/L(入院后第1天)。

(4)血气分析:pH值7.054,PaO_2 108.3 mmHg,$PaCO_2$ 135 mmHg,Glu 16.9 mmol/L(入院后第2天意识障碍时)。pH值7.543,PaO_2 58.0 mmHg,$PaCO_2$ 41.0 mmHg,Glu 8.5 mmol/L(入院后第2天治疗后)。pH值7.446,PaO_2 117.7 mmHg,$PaCO_2$ 39.5 mmHg,Glu 8.5 mmol/L(入院后第3天呼吸机辅助呼吸后)。

(5)余实验室检查:均未见明显异常。

(6)影像学检查结果如下。

胸部X线检查(CXR)示左侧大量胸腔积液,心影增大(图8-1)。超声心动图(UCG)示左室舒张功能减退;EF 61%,FS 32%。胸部CT:①左侧胸腔肿物,大小约35 cm×20 cm;②左肺巨大占位伴左肺膨胀不全;③右肺中叶少许炎症;④左侧胸腔积液。ECG:大致正常。

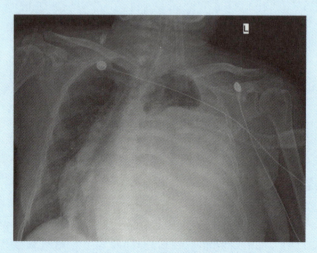

图8-1 患者术前胸片

思维引导:胸腔巨大占位的诊断依据是影像学检查。当肿瘤占据一侧胸腔大部时,胸部平片存在误诊为胸腔积液的可能,应引起警惕。增强CT能清楚地显示肿瘤的大小、位置、与周围组织器官的关系,对心脏、大血管及气管、支气管的压迫情况,周围重要器官移位程度,有助于术前的准确评估。胸腔内巨大肿瘤多会压迫肺组织,术前的肺功能检查多提示通气功能障碍,但在手术解除压迫后,原来受压迫的肺组织可以部分或完全复张,肺功能可得到极大改善。故术前的肺功能情况不能作为手术的禁忌,对于气喘明显或者非高龄的患者,可不考虑行肺功能检查。此患者术前 CT 提示:左肺胸腔肿物,大小约 35 cm×20 cm;左肺巨大占位伴左肺膨胀不全、左侧胸腔积液;纵隔及心脏受压性移位;患者气道右移但无受压狭窄表现,右肺少许炎症。术前床旁胸片提示肿瘤压迫使纵隔向右移位,右肺受压缩。胸腔的巨大占位一方面使肺受压引起患侧甚至对侧肺不张,肺内气体交换面积减小,另一方面还可能导致气道受压移位、狭窄导致肺通气障碍;纵隔移位使肺循环阻力增加、回心血量减少,气体交换进一步受限。除常规胸部 CT 等影像检查外,如有条件应提供患者手术体位时 CT 影像图片。术前经胸肺部超声可对不同体位下瘤体的位置进行定位,同时经胸超声心动图也可评估患者的循环状况。此外,在术前也应尽可能减小瘤体体积,如进行放疗、化疗等。此类患者术中出血量较多,术前应评估患者血常规和凝血功能,凝血功能低下者应在术前予以纠正,并积极备血。动脉血气分析能反映患者心肺功能和代偿能力,该患者入院后第 2 天出现意识障碍,行血气分析示:pH 值 7.054,PaO_2 108.3 mmHg,$PaCO_2$ 135.0 mmHg,提示呼吸性酸中毒,病房主管医生给予患者治疗后好转。当日再次复查血气:pH 值 7.543,PaO_2 58.0 mmHg,$PaCO_2$ 41.0 mmHg。经治疗后 pH 值、$PaCO_2$ 恢复正常,但 PaO_2 较低,提示患者仍存在呼吸功能受限。在入院后第 3 天清晨患者再次出现意识障碍,请 ICU 医师会诊后诊断:Ⅱ型呼吸衰竭、左侧胸腔肿物、肺部感染,予以急诊气管插管、呼吸机辅助呼吸,建议转入 ICU 监护治疗。转入 ICU 时患者状况:T 37 ℃,P 118 次/min,BP 135/78 mmHg,SpO_2 86%(呼吸机辅助呼吸,PVC 模式,压力支持 20 cmH_2O,PEEP 5 cmH_2O,FiO_2 100%),后再次复查血气:pH 值 7.446,PaO_2 117.7 mmHg,$PaCO_2$ 39.5 mmHg。呼吸机辅助通气治疗后的血气分析结果提示患者的呼吸性酸中毒得以纠正,氧分压和二氧化碳分压也已恢复正常,为接下来的手术治疗做好准备。术前充分利用影像学检查和实验室检查,与外科医生沟通手术方式,有助于预判手术复杂程度、术中出血量及麻醉管理重点和关键点。

(三)体格检查

体格检查结果

T 37.0 ℃,P 77 次/min,R 18 次/min,BP 119/78 mmHg,SpO_2 98%,身高 160 cm,体重 68.0 kg

患者神志清,烦躁,适当镇静、镇痛治疗,持续呼吸机辅助呼吸,压力控制通气(PCV)模式,压力支持 16 cmH_2O,PEEP 8 cmH_2O,FiO_2 35%。双侧瞳孔直径约 2.5 mm,对光反应灵敏,右肺呼吸音粗,可闻及干、湿啰音,左肺未闻及呼吸音,心脏无杂音,肠鸣音 2 次/min,双下肢无明显水肿。

思维引导:详细的体格检查是充分了解患者病情的必要且有效手段。体格检查的内容除常规的一般器官功能评估外,此类患者还需重点评估呼吸系统和循环系统情况,注意观察患者仰卧位时是否存在呼吸困难,是否有强迫体位,特别睡眠时是否总是选择某一嗜好体位。如患者存在睡眠时的体位嗜好则预示仰卧位麻醉后可能出现压迫气道、心脏、大血管等严重情况,紧急改成嗜好体位可能会有所缓解。注意肺部听诊情况,注意有无血管、神经受压引起阳性体征,比如上腔静脉受压可引起咳嗽、头痛、头胀、恶心、视力模糊、声嘶、吞咽困难等临床症状以及颜面部水肿、颈胸部血管怒张等体征,上腔静脉受压严重时甚至可出现气道受阻(如喘鸣音)和颅内压增高的表现,此时应迅速明确诊断并紧急处理。严重的上腔静脉受压者可在术前先行上腔静脉支架植入术,降低上腔静脉压力,能提高手术的安全性。上纵隔综合征是上腔静脉综合征和气管受压的结合。因为气道受压可能出现声嘶、呼吸困难及气道梗阻。在气道阻塞及纵隔静脉压力增大共同存在的情况下行支气管镜检查是非常危险的。交感神经受压可引起类似于颈心综合征的临床表现：心前区疼痛、心悸、胸闷等，且硝酸酯类制剂不能缓解，心电图可有ST-T缺血性改变，部分患者还可出现室性期前收缩、房性期前收缩等心律失常，但心肌酶谱、超声心动图及心功能正常。此外，交感神经受压还可导致低血糖的发生。交感神经受压的临床症状在肿瘤切除、解除压迫后可自行消失。对该患者体格检查发现：患者仰卧位可耐受，无颈、胸部静脉怒张，睡眠时喜左侧卧位，提示患者在仰卧位下无上腔静脉和心血管系统受压，但右侧卧位时可因胸腔内脏器受压引起不适；患者治疗期间发生一次低血糖（0.9 mmol/L），应为交感神经受压的表现。患者轻度镇静、镇痛下呼吸机辅助呼吸，左肺未闻及呼吸音，说明患者左肺完全性压缩性肺不张，与影像学检查一致。此类疾病内科治疗多难以奏效，限期手术是终止其病情进展、挽救生命的最佳手段。

（四）术前准备

术前准备

术前用药：抗感染治疗，肠内营养治疗。

目前情况：患者神志清，双侧瞳孔直径约2.5 mm，对光反射灵敏，左肺压缩性肺不张，右肺压缩明显。

思维引导：对此类患者如只行穿刺活检、胸腔闭式引流等操作，尽量选择在局部麻醉下进行，但手术切除肿瘤须全身麻醉，因胸腔内巨大肿瘤对肺组织、重要器官及血管的长期压迫，即使患者的呼吸功能或循环功能处于代偿状态，术中麻醉管理亦存在巨大风险，需要完善麻醉前准备。术前准备包括：①全面掌握患者的临床资料，包括胸部CT、心脏超声等，了解有无气道受累或心血管受压，制订个体化的麻醉方案。②对于气管受压严重的患者，插管前肌肉松弛药物的使用可能导致患者缺氧甚至窒息，因此麻醉医师应当谨慎判断药物用量，或采取清醒状态下半卧位插管，需准备好相关气道管理工具、困难气道预案。③胸部巨大肿瘤手术存在术中大出血风险，最多可达数千毫升并导致急性失血性休克，术前做好输血预案，准备血管活性药物。本例患者经ICU医师治疗后为气管插管呼吸机辅助呼吸状态，意识清醒，循环稳定。患者术前CT结果显示，患者左肺压缩性肺不张，纵隔右移并致右肺部分不张，患者气道右移但无受压狭窄表现，肿瘤与心血管毗邻较近，但仰卧位下循环基本稳定。考虑到此手术可能突发心血管受压致循环严重紊乱、术中出血凶险，术前也已准备好血液回收和心肺转流，可在紧急情况下随时转机。

（五）术前小结

简要病情：患者女性，以"发现左侧胸腔肿物8年，胸闷气短半年"为主诉入院。患者于8年前在当地医院体检发现胸腔巨大肿物，穿刺显示良性肿瘤，未行治疗，未定期复查，半年前无诱因出现胸闷、气短，外院胸部CT示左侧胸腔巨大肿物，左肺压缩性肺不张，为求进一步治疗来医院就诊。入院后完善相关检查，结合辅助检查结果，"左侧胸腔巨大肿瘤"诊断明确。患者入院后突发意识丧失转入ICU继续加强监护治疗。目前生命体征尚平稳，符合术前准备充分的标准。

术前诊断：左侧胸腔巨大肿瘤。

拟施手术名称和方式：左开胸左侧胸腔巨大肿瘤切除术。

二、麻醉管理

（一）麻醉准备及诱导

> **麻醉诱导过程**
>
> 　　患者意识清醒,气管插管呼吸机辅助呼吸下入室,入室后连接呼吸机并常规心电监护及 BIS 监测。BP 149/76 mmHg,HR 102 次/min,氧饱和度 96%。局麻下行右侧颈内静脉置管测压和桡动脉穿刺置管测压,监测血流动力学并抽取动脉血行血气分析。随后开始麻醉诱导:静脉注射咪达唑仑 2 mg 后吸入 8% 七氟醚,氧流量 6 L/min,待 BIS 降至 40~50 后调整七氟醚吸入浓度为 2%,氧流量 2 L/min,随后患者左侧垫高、取半右侧卧位,常规消毒铺巾,手术开始前即刻给予罗库溴铵 50 mg、舒芬太尼 20 μg。

　　思维引导:患者入手术室后应立即连接心电监护、吸氧。监测有创动脉压;胸腔巨大肿瘤手术的出血量常常会比较多,建立顺畅、快速的中心静脉通路尤为必要,中心静脉穿刺置管不仅可以作为快速输血输液的通道,也可以监测中心静脉压以指导输液。此类患者术中取仰卧位或者患侧朝上的侧卧位,麻醉及变动体位之后可能迅速出现肿瘤压迫心脏或大血管导致心输出量急剧减少、血压骤降,应引起警惕。气道管理是此类手术的重中之重,麻醉重点应在于术前气道评估、诱导时对气道的掌控及术中氧合的维持。对此类患者,麻醉诱导宜缓慢,密切观察麻醉对气道和循环的影响。患者如存在气管受压,肌肉松弛药一方面可降低肌张力而加重肿块对呼吸道的压迫,另一方面自主呼吸受抑制后由于胸膜腔内压过高而跨肺压差过低可造成正压通气困难,因此推荐轻度镇静、保持自主呼吸的慢诱导插管或清醒插管。麻醉诱导前外科医生必须守在床旁随时准备开胸减压,并备好麻醉药品特效拮抗药。为确保插管成功,术前应根据影像学检查评判有无气道受压,气道狭窄程度、狭窄部位,以选择合适直径和长度的气管导管。此类患者单腔气管导管和双腔气管导管可根据实际情况选择。双腔气管导管因其良好的隔离作用,既为暴露术野提供方便,又能保持健侧通气功能正常;但若肺功能严重降低,选择双腔气管导管时单肺通气难以维持氧合,且实现相同通气效率时,单腔气管导管气道阻力更低;如为儿童患者或存在气管移位、狭窄等情况双腔管不易定位且增加损伤,此时须选择合适的单腔导管。导管的选择应首先考虑经尼龙或钢丝增强的特殊导管,术中需肺隔离或单肺通气时可使用支气管封堵器来实现。本例患者在 ICU 紧急气管插管行呼吸机辅助呼吸,带单腔气管插管入手术室,入室后连接呼吸机采取静吸复合麻醉,麻醉过程顺利。为避免麻醉诱导或变动体位时突然出现因肌肉松弛、瘤体失去肌肉拉力而压迫气道或心血管的危险状况,诱导时未使用肌肉松弛药。患者在麻醉诱导过程中未出现呼吸和循环的剧烈变化,但仍要高度戒备,随时准备心肺转流,以应对突发通气困难和心血管受压等紧急状况。麻醉完成后患者取半右侧卧位并在左侧稍垫高,可降低完全右侧卧位下瘤体对内脏压迫的风险。虽然术中可能会有肺隔离的要求,但为了避免更换双腔气管导管可能带来的呼吸和循环风险仍选择单腔气管导管,同时备好支气管封堵器实现肺隔离。手术开始肌肉松弛药选用罗库溴铵,是因为舒更葡糖钠,可特异性拮抗罗库溴铵,其逆转肌肉松弛残余具有起效迅速、彻底和可预测的优点,没有胆碱酯酶抑制剂新斯的明逆转肌肉松弛残余时的余量封顶效应和不良反应。给予罗库溴铵后如果突然出现因肌肉松弛、瘤体失去肌肉拉力而压迫气道或心血管时,可迅速以此药拮抗肌肉松弛,恢复肌肉张力,减轻或消除因压迫导致的危险事件。

（二）麻醉维持

麻醉维持及术中病情变化、处理

麻醉维持：2%七氟醚吸入，间断给予舒芬太尼、罗库溴铵维持麻醉。患者手术开始，开胸时血流动力学波动明显，动脉血压(69～110)/(44～70) mmHg，药物控制：静脉泵注多巴胺8 μg/(kg·min)、分次间断给予麻黄碱6 mg、静脉注射甲强龙40 mg。阻断肿瘤血供时，加快补液。切除肿瘤后，动脉血压降低至79/40 mmHg，分次间断予以麻黄碱6 mg、静脉泵注多巴胺10 μg/(kg·min)。患者药物反应良好，血流动力学平稳。总体手术顺利，麻醉满意，术中出血3 200 mL，尿量500 mL，补液：胶体溶液1 000 mL，晶体溶液2 500 mL，输血浆800 mL，悬浮红细胞14 U。

思维引导：麻醉过程中应使用对循环系统影响较小的药物。同时有创动脉压和中心静脉压力的监测、术中经食道超声的应用，也可帮助麻醉医师对心脏和大血管是否受压、心脏功能等进行快速评估。麻醉诱导和开胸前尽可能不用肌肉松弛药。一旦术中出现循环受抑、气道压升高等情况，嘱外科医生立即托起肿瘤、减轻对胸腔内脏器的压迫，并及时、适量给予输血补液和血管活性药物，维持心脏前负荷、稳定循环。对于术前心肺压迫症状明显的高风险患者，有必要提前在局麻下暴露股动、静脉，在紧急情况下立即插管实施心肺转流。

由于肺组织长期受压不张、血管通透性增加、肺泡表面活性物质减少、表面张力大，肿瘤切除、受压肺组织极速复张后易发生急性复张性肺水肿。复张性肺水肿发病特点：多单侧发病；多发生于复张时和复张后1 h内；类似于心源性肺水肿；听诊可及中小水泡音、伴低氧血症；严重可发生循环抑制。因此，肿瘤切除后应避免患侧肺快速复张，膨肺一定要缓慢、循序渐进地进行，可有效预防肺水肿发生，术中应积极纠正低蛋白血症并参考CVP控制输液量及输液速度，同时可预防性给予皮质激素类药物。受压肺复张后，大量分泌物排出，致呼吸道阻塞并可污染健侧肺，要做好肺隔离准备。如复张后出现低氧血症及低血压、心动过速、肺回缩不良，甚至从气管导管内吸出粉红色分泌物，应立即清除气道内分泌物、提高吸入氧浓度、给予呼气末正压通气，同时还可给予强心剂、利尿剂、吗啡、氨茶碱、控制液体入量等。

围手术期要密切关注患者血流动力学和内环境稳定。此类手术对循环干扰大，术者在切除瘤体时可能直接或间接刺激心脏或神经引起心律失常，多数瘤体血管丰富、与周围组织粘连紧密甚至瘤体可能包绕大血管等引起术中发生急性大量失血。动脉血气分析可作为指导术中输血及稳定酸碱平衡、调节内环境的重要参考依据。术中内环境稳定对患者术后康复大有裨益。

近年来不少医院已开展保留自主呼吸非气管插管的胸腔镜手术，但本例手术需开胸施术，手术切口创伤大、疼痛刺激强、术者牵拉脏器对呼吸和循环影响大，辅以强阿片类镇痛药存在呼吸抑制的风险，故不建议选择这一方案。考虑到本案例术中出血量可能较大，术前积极备血，并提前准备好ECMO和血液回收，以应对术中出血凶险的可能。开胸后患者血压出现明显波动，需持续血管活性药物维持，为术者搬动肿瘤、瘤体压迫心血管所致，此时应嘱术者小心、轻柔操作，避免血压剧烈波动，同时灵活选择起效迅速、代谢快的血管活性药如多巴胺等。肿瘤切除后患者血压再次下降，是由于取下瘤体后肺得以复张，肺循环面积增大，有效循环血容量相对不足所致。为避免复张性肺水肿，手术开始前即预防性给予甲强龙；在瘤体切除后，麻醉医生缓慢、多次、轻柔膨肺，直到患侧肺完全复张，并在复张后轻柔吸痰，吸痰操作应快速完成，避免吸痰管长时间在气道内呈负压状态进而增加肺水肿的发生风险。为监测患者血红蛋白及内环境稳态，术中多次行动脉血气分析，并依据血气分析结果判断输血量、输血成分和指导纠正内环境失衡。手术结束时给予舒更葡糖钠拮抗术中罗库溴铵的肌松残余,可显著缩短患者肌张力恢复时间,利于患者术后肺功能恢复。

(三)术后管理

术后治疗及恢复

患者麻醉顺利,术后入ICU,术后第1天患者意识逐渐恢复,左胸腔引流液约为1 140 mL,鲜红色。床旁胸片示:①左肺膨胀不良并炎性改变;②右路CVC管头端位于上腔静脉走行区内(图8-2)。查体:T 37.4 ℃,P 80 次/min,BP 93/61 mmHg,SpO_2 99%(呼吸机辅助呼吸,PCV 模式,压力支持 15 cmH_2O,PEEP 7 cmH_2O,FiO_2 35%),神志清,双肺呼吸音粗,闻及干、湿啰音,左肺较显著,左肺及右下肺呼吸音减低,心脏无杂音,双下肢无明显水肿。行脱机训练。

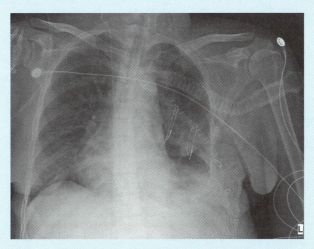

图8-2　患者术后第1天胸片

术后第2天患者生命体征平稳,予以拔除气管插管,拔管后患者咳嗽、咳痰困难,嘱加强咳嗽、咳痰。查体:T 37.7 ℃,P 97 次/min,BP 112/63 mmHg,SpO_2 93%(面罩吸氧,4 L/min)。患者左胸腔引流液约为 850 mL,淡红色,颜色较前变淡。患者诉排气且术前胃肠道功能可,给予少量流质饮食,继续肠外营养治疗。术后第4天患者转入普通病房予以加强抗感染、化痰、平喘、营养支持及对症治疗。术后第17天患者恢复可,未诉特殊不适,准予出院。

思维引导:术后不必追求早期拔管,应以适当控制胸腔引流管引流速度、呼吸机支持、全身营养支持、稳定内环境等对症治疗为主。由于肿瘤长期压迫可能导致气管软化及塌陷,术后要严格掌握拔管指征,必须待患者清醒、通气量基本正常,方可考虑拔管。术后适当延迟拔管可为受压肺组织及呼吸肌功能恢复争取一定时间,起到保护作用。如果术中发生心血管意外事件还应继续加强心功能恢复。本例患者术后在重症监护室带管继续监护治疗,患者术后当日逐渐苏醒、自主呼吸逐步恢复并试行脱机训练,期间生命体征平稳,术后第2天床旁胸片提示双肺均已大部分复张,予以拔除气管插管,同时加强抗感染、祛痰、营养支持以及肺复张和呼吸功能训练,给予肺功能充分的恢复时间。开胸手术疼痛程度较为剧烈,患者多因惧怕疼痛不敢用力咳嗽、咳痰,完善的术后镇痛是加速术后康复的重要内容。超声引导下椎旁神经阻滞能提供良好的镇痛效果,推荐在术前即完成此操作,但如果术前患者不能配合或有可能刺破肿瘤组织,可在手术结束时再进行。神经阻滞技术结合患者自控镇痛可使患者镇痛效果更佳,早期进行呼吸功能恢复锻炼。本例患者镇痛方式为椎旁神经阻滞复合自控镇痛方案,术后 24 h 和 48 h 随访时安静状态下 VAS 评分分别为 2 分、2 分;活动状态(咳嗽)时 VAS 评分分别为 3 分、4 分,给予非甾体抗炎药后疼痛明显好转,总体镇痛效果满意。胸腔手术对胃肠功能影响轻微,应鼓励患者尽早进食以促进胃肠功能恢复,该患者术后第 2 天诉排气,可以流质饮食,复查生化检验未见明显异常,术后病理结果明确后顺利出院。

三、思考与讨论

胸腔内巨大肿物占位是一种少见的疾病,除少数肿瘤可能会分泌激素影响内分泌功能或者血压外,多数的临床症状是由肿瘤压迫胸腔内脏器引起的,临床表现多为胸闷、气短,睡眠时体位嗜好可能是重要危险警示信号。充分的术前准备是胸腔巨大占位手术围手术期管理的关键,主要目标是维持患者血常规、凝血功能正常和内环境稳定,加强患者呼吸功能锻炼。麻醉诱导期间控制气道、避免瘤体压迫心血管和气管,根据实际情况选择诱导方案,推荐清醒气管插管。警惕麻醉后体位变动导致的肿瘤直接压迫心脏、大血管及气管导致血压下降及气道压升高,甚至发生缺氧、心搏骤停,如果情况允许可采用患侧垫高的半侧卧位以减小对胸腔内脏器的压迫。术中管理首要目标是在切除肿瘤的同时,维持患者血流动力学和内环境的稳定。此类手术对循环干扰大,术者在切除瘤体时可能直接或间接刺激心脏或神经引起心律失常,多数瘤体血管丰富、与周围组织粘连紧密甚至瘤体可能包绕大血管等引起术中发生急性大量失血。在手术过程中,外科医师与麻醉医师应注意沟通,当发生大血管破裂出血时应及时提醒麻醉医师注意血压的变化,通畅的中心静脉导管可快速输血、补充血容量。术中注意预防复张性肺水肿,应谨慎膨肺和气道内吸引,纠正低蛋白血症、预防性应用糖皮质激素。应注意纠正患者术前的呼吸性酸中毒和术中因失血失液导致的代谢性酸中毒,维持离子平衡以防增加心血管不良事件的发生风险。术后不必追求早期拔管可转入 ICU 继续监护治疗。

四、练习题

1. 胸腔巨大占位患者应做哪些术前准备?
2. 胸腔巨大占位患者麻醉诱导阶段的风险有哪些? 应如何应对?
3. 胸腔巨大占位患者手术过程中发生肺部并发症的原因是什么? 该如何处理?

五、推荐阅读

[1] 支修益,刘伦旭. 中国胸外科围手术期气道管理指南(2020 版)[J]. 中国胸心血管外科临床杂志,2021,28(3):251-262.

[2] 邓小明,姚尚龙,于布为,等. 现代麻醉学[M]. 5 版. 北京:人民卫生出版社,2021.

[3] RONALD D MILLER. 米勒麻醉学[M]. 7 版. 邓小明,曾因明,于布为,等,译. 北京:北京大学医学出版社,2011.

[4] ROBERT K STOELTING,STEPHEN F DIERDORF. 斯都廷并存疾病麻醉学[M]. 于泳浩,喻立文,译. 6 版. 北京:科学出版社,2017.

[5] 吴新民,于布为,薛张纲,等. 麻醉手术期间液体治疗专家共识(2007)[J]. 中华麻醉学杂志,2008(6):485-489.

[6] 田鸣,邓晓明,朱也森,等. 困难气道管理专家共识[J]. 临床麻醉学杂志,2009,25(3):200-203.

[7] 围术期出凝血管理麻醉专家共识编写组. 围术期出凝血管理麻醉专家共识[J]. 中华麻醉学杂志,2020,40(9):1042-1053.

(卢锡华)

案例 28 颈动脉内膜剥脱术患者的麻醉

一、术前访视

（一）病史

> **患者病史**
>
> 患者男性,53 岁,以"腹泻 1 个月,右侧肢体无力 20 d,加重 2 d"为主诉入院。患者 1 个月前无明显诱因出现腹泻,为黑色水样便,量中等,为 4~5 次/d,偶伴四肢无力,不影响活动,20 d前腹泻后出现右侧肢体麻木无力,上肢可持物,下肢可自行行走,伴间断右手示中指麻木及感觉减退,持续约 5 min 自行缓解,无其他特殊不适,就诊于当地人民医院,查 MRI 提示:(自阅片)左侧大脑半球分水岭梗死,给予"阿司匹林片、阿托伐他汀钙片"口服药物治疗及对症支持治疗(具体不详)。上述症状好转后于出院,院外未口服药物治疗,2 d 前自感右侧肢体无力较前加重,不影响日常活动,症状时轻时重,偶伴头晕,昏沉不适,无黑矇、天旋地转感,头晕与体位变化无关。患者既往无高血压、糖尿病、冠心病等病史。无药物、食物过敏史,个人史、婚育史、家族史均无特殊。

思维引导:颈动脉狭窄的主要病因是动脉粥样硬化,约占 90% 以上。也有小部分是由于大动脉炎、纤维肌肉结构不良、放疗后纤维化等。颈动脉粥样硬化主要累及颈内动脉起始部及颈内、外动脉分叉处,可具有斑块内出血、纤维化、钙化等病理特点。按既往 6 个月内有无临床症状,颈动脉狭窄分为有症状型和无症状型,症状型可表现为短暂性脑缺血发作、对侧肢体肌力弱、感觉异常或丧失,同侧单眼盲或视觉-空间能力异常,以及同侧同向偏盲等。本病例患者以腹泻为首发症状,起病较为隐匿,出现肢体症状行头部 MRI 发现脑分水岭梗死,按常规脑卒中治疗后好转,且患者既往并无高血压、糖尿病等相关危险因素,故首诊并未考虑颈动脉狭窄。一项涵盖了 40 项研究的荟萃分析显示,颈动脉狭窄在无症状人群中的发病率为中度狭窄(≥50%)占 4.2%,严重狭窄(≥70%)占 1.7%,建议对脑卒中或存在脑卒中高危因素的患者,常规行颈部血管超声,了解颈部血管内径、管壁结构及血流动力学状态等,对后期治疗具有重要指导意义。

（二）辅助检查

> **辅助检查结果**
>
> (1)①促甲状腺激素 4.81 μIU/mL;②糖化血红蛋白 6.5%,葡萄糖 8.81 mmol/L;③同型半胱氨酸 19.19 μmol/L。
>
> (2)心脏及血管彩超:左心室舒张功能异常;双侧颈总动脉内中膜增厚并斑块;考虑左侧颈内动脉闭塞;右侧颈内及锁骨下动脉斑块。
>
> (3)头颅 MRI:左侧额、顶叶及半卵圆中心散在急性/亚急性脑梗死;左侧枕叶、双侧基底节区、左侧额叶陈旧性腔隙性脑梗死;散在缺血灶;轻度脑白质脱髓鞘。

（4）头颈部 CTA：头颈部动脉粥样硬化，左侧颈内动脉起始部节段性非钙化斑块，管腔重度狭窄。

（5）心电图及甲状腺超声：均未见明显异常。

思维引导：颈动脉狭窄的诊断必须通过病史采集、体格检查和相关特殊检查的结合来确立。超声检查是目前临床筛查和长期随访首选的方法，可准确诊断胸腔外及颅外段颈动脉的病变部位及程度，术中及术后评估手术的疗效、血管通畅情况。计算机体层血管成像（computed tomography angiography，CTA）是术前常用的无创性诊断方式，在一定程度上可以替代数字减影血管造影（digital subtraction angiography，DSA），磁共振血管成像（magnetic resonance angiography，MRA）可显示颈动脉狭窄的解剖部位和狭窄程度，对动脉钙化的不敏感是其相对于超声和 CTA 的明显优势。若影像学检查发现对侧颈动脉有严重的狭窄或伴有血栓等，都预示麻醉手术风险很大。本患者行颈部血管超声发现双侧颈总动脉内中膜增厚并斑块，左侧颈内动脉闭塞及右侧颈内动脉锁骨下动脉斑块，为进一步明确诊断及有无手术指征，行头颈部 CTA，发现左侧颈内动脉起始部节段性非钙化斑块，管腔重度狭窄。

颈动脉内膜剥脱术（carotid endarterectomy，CEA）已被视作预防脑卒中的有效方法，同时也是治疗颈动脉狭窄的最经典术式。其手术绝对指征为有症状性颈动脉狭窄，且无创检查颈动脉狭窄度 ≥ 70% 或血管造影发现狭窄超过 50%。北美症状性动脉内膜剥离术实验（NASCET）标准将头颈动脉狭窄程度分为四级：Ⅰ 级，轻度狭窄（0～29%）；Ⅱ 级，中度狭窄（30%～69%）；Ⅲ 级，重度狭窄（70%～99%）；Ⅳ 级，闭塞（100%）。本例患者头颈部 CTA 提示左侧颈内动脉起始部节段性非钙化斑块，管腔重度狭窄。参照该标准，动脉狭窄度 ≥70%，且近期有对侧肢体无力、麻木等症状，符合 CEA 绝对手术指征。

CEA 术前应进行相关检查以评估患者心、肺和代谢功能的基础状态。心电图检查可以发现 ST 段异常、心律失常等；心脏超声可以评估心脏的泵功能，发现瓣膜和室壁异常运动，以及有无血栓；至于术前是否需常规行冠状动脉 CTA 检查，目前尚有争议，尽管冠心病在 CEA 手术患者中发病率较高，而且是 CEA 患者围手术期死亡的首要原因，合并脑血管和冠状动脉病变患者的外科治疗十分棘手，无论先处理哪一方，另一方必然导致并发症的显著增加，应根据临床症状和血管病变的情况综合考虑。本患者既往并无心肌缺血症状及吸烟、高血压、糖尿病、家族遗传史等相关危险因素，ECG 检查及心脏超声检查亦无明显异常，因此并未行冠状动脉 CTA 检查。

（三）体格检查

体格检查结果

T 36.3 ℃，P 62 次/min，R 21 次/min，BP 148/97 mmHg，体重 72.0 kg

发育正常，营养良好，正常体型，神志清，无义齿，张口度、颈部活动度正常，心肺听诊无异常，余一般体格检查无特殊。

专科检查结果：伸舌偏右，右侧肢体痛觉减退，余深浅复合感觉查体无异常，肌力、肌张力均正常，生理反射存在，病理反射未引出。

思维引导：全面系统的术前访视和评估，对于 CEA 手术患者麻醉的安全实施，以及患者的术后恢复至关重要。虽然手术本身并不复杂，但动脉粥样硬化多为全身性进行性病变，且大多数患者合并冠心病、高血压、糖尿病等慢性基础疾病，显著增加围手术期死亡和卒中风险。一般情况评估包括详细询问病史、全面查体和辅助检查分析。头颈部的检查,重点是判断有无困难气道和体位性缺血;心血管系统评估需要注意,无论患者是否存在高血压病史,均需要详细了解患者平日的血压波动情况,以及在何种血压水平可能出现神经或心血管系统相关症状,以确定围手术期血压调控的最佳范围。测量时应对比双侧上肢血压,因为潜在的血管病变可能造成双侧上肢血压显著不同,误导围手术期的血压调控,术前血压控制不佳和术后血流动力学不平稳的患者,术后神经功能障碍发生率更高。本患者在入院后血压维持在(135~150)/(80~90) mmHg,术前访视时测量左上肢血压为142/80 mmHg,右上肢血压为146/85 mmHg,差值在正常范围内。此外应询问患者有无心脏病表现,同时还需了解患者的日常活动耐量,本例患者无心肌缺血相关症状,活动耐量>4 代谢当量。所有颈动脉狭窄患者都要进行神经系统体格检查,包括表情状态、面部是否对称、语言、意识、运动功能、肢体张力、共济失调试验、感觉功能等。本患者既往体健,除神经系统专科检查有伸舌右偏及右侧肢体痛觉减退外,一般情况及精神状态良好,其他系统体格检查均无明显异常。

(四)术前准备

术前准备

术前用药:术前给予左氨氯地平片 2.5 mg qd 控制血压,给予氯吡格雷片 75 mg qd 抗凝,给予阿托伐他汀钙片 25 mg qn 调脂治疗、稳定斑块,给予阿卡波糖片 100 mg tid 控制血糖。

目前情况:血压、血糖稳定,心电图无异常。

思维引导:对于有神经症状(包括 TIA 发作、一过性黑矇和同侧脑卒中)的颈动脉狭窄患者,在脑缺血事件 2 周内进行 CEA 是最为有效的,可以最大程度降低围手术期脑卒中或死亡的发生率。

但对于手术前收缩压持续高于 180 mmHg 或舒张压大于 110 mmHg、无严重双侧颈动脉病变、无频繁神经系统事件发生的患者,手术前需要一段时间对血压进行良好的控制;对于严重双侧颈动脉病变或频繁 TIA 发作的严重高血压患者,最佳方案可能是限期进行手术。合并糖尿病的患者,术前口服降糖药或用胰岛素将空腹血糖控制于 7 mmol/L 以内,餐后血糖控制于 10 mmol/L 以内,术后继续应用胰岛素将平均血糖水平控制于 10 mmol/L 左右,该类患者行 CEA 手术围手术期及长期并发症、死亡率与非糖尿病患者无明显差异。目前推荐,如果无禁忌证,所有患者 CEA 手术前都应该服用抗血小板药物,以期降低围手术期神经系统并发症。降脂药物对于降低术后心血管事件也起着至关重要的作用,目前已经明确,他汀类药物除了降脂作用外还具有多重效应,包括增加动脉内膜一氧化氮合酶表达,降低内皮素-1、活性氧产物和其他炎症介质生成等,这些作用可改善侧支血流,增强血流受限时脑血管的舒张,预防围手术期颈动脉栓塞和血栓形成。该例患者经过 1 周积极的术前准备,目前血压、血糖、心肺功能等各项指标均符合术前准备充分的标准,可以按计划行手术治疗。

(五)术前小结

简要病情:患者以"腹泻 1 个月,右侧肢体无力 20 d,加重 2 d"为主诉入院。头颈部 CTA 提示头颈部动脉粥样硬化、管腔狭窄,入院后完善相关检查,结合辅助检查,"颈动脉狭窄"诊断明确,术前科室讨论,备血,完善特殊器械准备,目前生命体征平稳,血压、心率、心电图均符合术前准备充分的标准。

术前诊断:①左侧颈动脉狭窄;②左侧额、顶叶及半卵圆中心散在急性/亚急性脑梗死;③多发陈旧性脑梗死;④2 型糖尿病;⑤高血压 2 级,很高危;⑥散在缺血灶。

拟施手术名称和方式:颈动脉内膜剥脱术。

二、麻醉管理

（一）麻醉准备及诱导

麻醉诱导过程

入室后无创血压、常规心电及指脉氧饱和度监测，BP 148/75 mmHg，HR 67 次/min，SpO_2 97%。吸纯氧，开放右侧上肢外周静脉血管通路后，泵入右美托咪定 50 μg。麻醉诱导前在超声引导下行桡动脉穿刺置管术，监测有创血压并抽血行血气分析，监测无创脑氧饱和度（$SctO_2$）及体温，采用气管插管全身麻醉。麻醉诱导：静脉注射依托咪酯乳剂 20 mg、阿芬太尼 3 mg、罗库溴铵 60 mg，可视喉镜下顺利气管插管，连接麻醉机行机械通气，确认气道压及呼气末二氧化碳波形和数值正常。麻醉成功后，常规消毒铺巾，手术开始。

思维引导：从考虑患者预后的角度，尚无充分理由证明哪种麻醉方法用于 CEA 手术更具优势，选择局部、区域阻滞麻醉或全身麻醉更多取决于医生的经验、习惯，以及患者实际情况。本患者经过近 1 周的术前准备，血压及血糖等各项指标基本稳定，选择气管插管全身麻醉。因本患者术前气道评估各项指标均未发现困难气道相关危险因素，因此选择静脉快速诱导，可视喉镜引导下气管插管顺利。CEA 的常规监测包括心电图、有创连续动脉压力、SpO_2、体温及呼气末二氧化碳分压。相比中心静脉压，在 CEA 术中连续监测有创动脉血压更有意义。有创动脉血压监测可即时监测患者血压变化，以便更迅速地依据血压变化指导术中血管活性药物的应用，同时也便于术中采集动脉血标本，测量血气、血糖等指标。动脉压力监测建议在麻醉诱导前完成，以便及时发现诱导和插管期间的血流动力学变化，通过使用升压药（如甲氧明、去氧肾上腺素）或降压药（硝酸甘油或硝普钠）使患者血压维持在其正常血压范围内。本患者麻醉诱导尽管选用了对循环抑制较小的依托咪酯乳剂，但在插管完成后血压仍逐渐降低，消毒铺巾时血压低至 110/56 mmHg，静脉注射甲氧明 1 mg 后血压回升至 142/70 mmHg。ECG Ⅰ、Ⅱ导联和 V_5 导联监测心律和 ST 段对及时发现术中心肌缺血具有重要意义，有条件时实施动态 ST 段监测。对于心功能明显异常或近期发生心肌梗死的患者可进行经食管超声心动图（TEE）或肺动脉导管（PAC）监测，本患者既往无心肌缺血相关症状，术前心电图也无 ST 段改变，因此仅监测了 Ⅱ导联和 V_5 导联，术中也并未发现有意义的心电异常。此外由于 CEA 手术期间需要实施颈动脉阻断，可能会影响脑血流量而出现神经功能障碍，所以需要进行神经功能监测，如无创脑氧饱和度、神经电生理监测。术中需要密切观察手术侧 $SctO_2$ 波动情况，$SctO_2$ 下降基线值的 20% 或低于 50% 时，预示脑氧供失衡，需要处理，措施包括提高吸入氧浓度至 100%、减少呼吸频率来增加 $PaCO_2$、提高平均动脉压等方式来维持 $SctO_2$，以防止潜在的脑损伤。

（二）麻醉维持

麻醉维持及术中病情变化、处理

麻醉维持：采用静吸复合麻醉。麻醉维持：吸入 2%～3% 地氟烷，静脉输注 1% 丙泊酚 2.5 mg/(kg·h)、瑞芬太尼 0.2 μg/(kg·min)，间断静脉注射舒芬太尼 5 μg 和甲氧明 1 mg 各 1 次。麻醉诱导后动脉血气结果：pH 值 7.36，PaO_2 219 mmHg，$PaCO_2$ 38 mmHg，BE-2.1 mmol/L，乳酸 0.7 mmol/L。采用小潮气量肺保护性通气策略：吸入氧浓度60%，潮气量450 mL，频率

---

12 次/min,吸呼比 1∶2,术毕前行肺复张性通气手法。术中根据颈动脉阻断前后不同阶段,选择不同的血流动力学管理目标;手术结束前停地氟烷及静脉麻醉用药,注射地佐辛 5 mg。麻醉诱导、维持到苏醒期气管拔管阶段患者血流动力学基本平稳,未发生大量出血情况。手术顺利,麻醉满意。手术时间 100 min,术中液体实入量 1 200 mL、出血量 20 mL。

思维引导:CEA 麻醉管理的重点是消除手术疼痛和其他导致应激反应增加的因素,及时发现神经功能异常,控制血压和心率,保护心脑功能。同时要求术后较快清醒以判断是否发生神经功能异常。整个 CEA 手术可以分为颈动脉阻断前期、阻断期和开放期,各期对血压调节的要求不同。①颈动脉阻断前期:此期血压调控的目标是维持术前基础水平。需要适当扩容、使用小剂量升压药物,以纠正术前禁食造成的容量不足和麻醉药造成的血管扩张。另外,此期的手术操作主要是游离颈总、颈内和颈外动脉,对颈动脉窦的刺激和迷走神经的牵拉可导致严重的心动过缓和低血压。必要时须暂停手术,给予阿托品等药物提升心率。另外,为防止血栓形成,阻断动脉前需对患者进行肝素化,通常激活全血凝血时间(activatedclotting time,ACT)是 200~250 s。②颈动脉阻断期:除非术前颈内动脉完全闭塞,否则颈动脉阻断必然会造成同侧脑半球灌注减少。此期必须提升血压,以增加侧支循环血流,满足脑组织代谢要求。通常建议将血压维持在基础值至高于基础值20% 范围内。③颈动脉开放期:此时应适当降低血压,减少脑血流量,还应根据 ACT 决定是否使用鱼精蛋白中和肝素。

CEA 手术本身刺激不大,且大多数颈动脉狭窄患者血管压力感受性反射受损,自身调节能力较差,因此在全身麻醉状态下易出现低血压,导致脑血流低灌注,可应用血管活性药物维持目标血压。而颈动脉狭窄纠正后,部分患者会出现脑血流过度灌注,这些患者应降低血压和动脉二氧化碳分压以降低脑血流量,否则有术后颅内出血的危险。本例患者术中,我们根据颈动脉阻断前后不同阶段,选择不同的血流动力学及 $PaCO_2$ 管理目标,阻断开放前泵注小剂量甲氧明,维持血压在(150~165)/(80~90) mmHg,调节通气参数,将 $PaCO_2$ 维持在 40~45 mmHg;颈动脉开放后,停止甲氧明输注,适当增加地氟烷吸入浓度,控制血压在(110~130)/(65~75) mmHg,$PaCO_2$ 维持在 35~40 mmHg。本患者自麻醉诱导开始至手术结束,$SctO_2$ 监测值变化始终维持在基线20%以内,表明麻醉期间血流动力学及呼吸参数管理合适,脑灌注得到充分保证。

（三）术后管理

术后治疗及恢复

患者麻醉顺利,全麻未醒带气管插管送入 AICU。查体:血氧99%,P 60 次/min,BP 130/60 mmHg,接呼吸机控制通气,入 AICU 后20 min,患者自主呼吸恢复,呼之睁眼,肌力 4 级,遂吸痰并拔除气管导管,遵医嘱给予抑酸护胃、营养补液、降颅内压、抗凝等对症支持治疗。

患者术后第 1 天,麻醉重症监护室,神志清,精神可,留置导尿,清流质饮食,引流出少量红色液体,心肺听诊无异常。术后第 2 天病情稳定,转入普通外科病区,清流质饮食,未排气,引流量较前减少,切口疼痛能忍,无菌环境下换药可见切口无红肿、发热。术后第 4 天,患者引流液明显减少,拔除引流管。术后第 5 天复查生化检验未见明显异常。术后第 6 天给予间断拆线并观察切口愈合情况。术后第 7 天,考虑患者恢复可,未诉特殊不适,准予出院。

思维引导:所有患者建议在术后转入重症监护室,使患者快速苏醒并拔除气管导管,以利于神经系统功能评估及术侧颞浅动脉搏动情况的检查。如无异常,次日即可转回普通病房。

缺血性脑卒中是 CEA 最主要的并发症,通常发生在 CEA 术后 8 h 内,多数都发生于 CEA 手术同侧,也有相当风险发生对侧卒中。手术后卒中的常见原因是脑血管栓塞或血栓形成,而非低血压和低灌注。栓子的来源是对颈动脉的手术操作,最易产生栓子的节点是即将夹闭颈动脉之前和颈动脉开放即刻。因此,在颈动脉夹闭前游离血管的操作必须小心谨慎,以免造成颈动脉内粥样硬化斑块破碎脱落。术后出血性脑卒中不常见,一旦发生半数可能死亡,多与术后血压控制不良有关。

CEA 手术后低血压和高血压均十分常见。术后高血压可引发高灌注综合征(hyperperfusion syndrome,HS)甚至颅内出血。发生高灌注综合征时需要控制血压使脑灌注压降低,直接作用的血管扩张药物(如硝普钠、硝酸甘油、尼卡地平等)虽然被广泛临床应用,但由于其可导致脑血管舒张增加脑血流,理论上无益于高灌注综合征患者。肾上腺素能受体阻滞剂拉贝洛尔、艾司洛尔等常常可有效预防和治疗手术后高血压。另外,将患者体位改为半卧位也可以有效降低脑血流。必须指出,无论应用何种治疗方法,都应避免血压骤降导致脑缺血。术后低血压可由麻醉药物残余作用或过度积极的药物控制高血压所致。其他原因例如低心排出量(心力衰竭、心肌梗死)或低血容量则要认真鉴别处理。对于术后血压究竟应该控制在何水平,仍无统一意见,目前临床普遍接受的收缩压水平为 120~140 mmHg。

本患者麻醉维持选用丙泊酚、瑞芬太尼及地氟烷复合,术中未发生血流动力学明显波动及脑血流低灌注等情况,送入 AICU 后苏醒良好,20 min 即拔除气管导管。拔管后生命体征平稳,神经系统功能评估未见异常,次日转入血管外科病房继续专科治疗。

三、思考与讨论

CEA 是预防脑卒中、降低死亡率的有效方法。无论有无症状,颈动脉内膜剥脱术可有效预防其同侧脑卒中,术前正确评估、术中和术后正确处理对患者预后至关重要。麻醉及围手术期管理应着重考虑预防心脑缺血性损害,控制心率和血压,消除手术疼痛,控制应激反应及麻醉药作用能否迅速消除几个方面。尽管 CEA 刺激轻微,但术中血流动力学紊乱并不少见。手术期间通常会将血压控制在正常范围的较高水平,在颈动脉阻断期间尤其如此,以便保证脑血供,预防脑缺血。如果患者合并对侧颈动脉阻塞或严重狭窄,术中无神经生理学监测,则可以实施诱导性高血压,即使血压高于基础水平 10%~20% 。需要警惕的是,使用拟交感药物可能导致心脏氧耗增加,可能增加心肌缺血和心肌梗死的风险。尽可能选择短效、作用温和的药物,如甲氧明、去氧肾上腺素等。术后苏醒期和气管导管拔除期间可能出现严重的高血压和心动过速,需要积极地用药干预,避免出现脑过度灌注综合征甚至出血性脑卒中。

四、练习题

1. 症状型颈动脉狭窄患者有哪些典型表现？
2. 颈动脉内膜剥脱术的手术指征及手术时机如何选择？
3. 颈动脉内膜剥脱术中血流动力学管理的要点有哪些？

五、推荐阅读

[1] 中华医学会外科学分会血管外科学组. 颈动脉狭窄诊治指南[J]. 中华血管外科杂志(电子版),2017,2(2):78-84.

[2] 吴蓓,于芸,陆瑜,等. 术前持续服用抗血小板药物对颈动脉内膜剥脱术术后出血影响的 Meta 分析[J]. 临床麻醉学杂志,2017,33(5):463-468.

[3] 韩如泉,王保国,王国林,等. 神经外科麻醉学[M].3 版. 北京:人民卫生出版社,2018.

[4] 于芸,韩如泉. 近红外光谱脑氧饱和度监测用于颈动脉内膜剥脱术的研究进展[J]. 临床麻醉学

杂志,2018,34(8):827-829.

[5] 王凯利,董铁立,刁玉刚,等.颈动脉内膜剥脱术后病人尼卡地平或乌拉地尔控制性降压时脑缺氧的发生情况[J].中华麻醉学杂志,2019,39(4):411-414.

（刘　俊）

案例 29　不停跳冠状动脉旁路移植术患者的麻醉

一、术前访视

（一）病史

患者病史

患者男性,50 岁,以"胸闷 1 个月,再发伴晕厥 1 d"为主诉入院。1 月前晨起走路时出现胸闷,有胸骨后及剑突下紧缩感,无黑矇、晕厥,无心慌、胸痛,症状持续 1~2 min,休息后可缓解。此后胸闷症状常于晨起活动时出现,约 1 次/d,每次持续约数分钟,休息后可缓解。入院 1 d 前劳累后再次出现胸闷,伴有晕厥倒地、意识丧失,休息后逐渐缓解,在当地医院行心电图提示:①窦性心动过缓,HR 53 次/min;②ST-T 改变。为求进一步诊治就诊于医院,门诊以"冠心病,急性冠脉综合征"收入院。患者既往体健,无高血压、糖尿病、心脏病等病史。无过敏史。个人史、婚育史、家族史均无特殊。

思维引导:心绞痛通常分为 3 类。第一类为稳定劳力性心绞痛,胸痛发作与诱发的劳力强度有固定关系。轻者疼痛较轻,发作时间短,不影响正常生活;重者稍有活动即发作,影响正常生活。第二类为不稳定型心绞痛,其表现变化多端,常无明显诱因,疼痛或紧迫感较重,发作持续时间较长,常在半小时以上。第三类为变异型心绞痛,剧烈活动时并不发作,在休息或一般活动时发作,发作时常因冠状动脉痉挛出现室性心律失常。本例患者每次心绞痛发作之前均有明显诱因,发作持续时间短,可诊断为稳定劳力性心绞痛,此类患者同其他类型心绞痛患者比较,麻醉风险相对较低。急性冠脉综合征是由于冠状动脉血流量突然下降导致,一个冠状动脉斑块裂隙可导致 10~20 min 一过性的血管堵塞。冠心病的危险因素包括吸烟、高血压、糖尿病、饮酒、高糖高脂饮食习惯等,其中高血压患者患冠心病的概率是血压正常者的 4 倍,而糖尿病患者发生冠心病的危险性比正常人高 2 倍。虽然该患者否认高血压、糖尿病病史,但考虑患者之前无体检习惯,术前访视时应着重检查患者血压、血糖情况,如发现异常,应完善相关检查并积极治疗。

（二）辅助检查

辅助检查结果

（1）高敏肌钙蛋白 I 0.06 ng/mL（参考值 0~0.02 ng/mL）;B 型钠尿肽前体 312 pg/mL（参考值 0~150 pg/mL）;余实验室检查均未见明显异常。

（2）头颈部 CTA：双侧颈总动脉、头臂干及左侧锁骨下动脉管壁软斑，相应管腔约轻度狭窄；双侧颈内动脉虹吸部管壁钙影，相应管腔约轻度狭窄；右椎动脉起始部处管壁软斑，相应管腔约重度狭窄；右侧大脑前动脉 A2 段管腔节段狭窄。右侧基底节区腔隙性脑梗死。

（3）颈部血管超声：双侧颈动脉内中膜增厚并斑块形成，右侧锁骨下动脉斑块形成，双侧椎动脉发育不对称。

（4）心脏超声：二尖瓣轻度关闭不全，三尖瓣轻度关闭不全，左心室射血分数（LVEF）64%，左心室舒张功能下降。

（5）动态心电图：①基础心率为窦性心律。全程总心搏数、平均心率及最低心率均在正常范围。②偶发房性期前收缩。③持续性 ST-T 改变，未见明显异常的动态变化。④心率变异性在正常范围。

（6）24 h 动态血压：①全天、昼间及夜间的血压平均值分别为 116/58 mmHg、114/57 mmHg 及 121/60 mmHg（夜间的收缩压平均值高于正常范围）。②夜间血压下降率显著减小。③全天血压动态变化呈反勺型曲线。

（7）冠状动脉造影：①冠状动脉分布呈右优势型。②左冠状动脉开口起源分布正常。左冠状动脉内膜不光滑，开口狭窄约 60%，前向血流 TIMI 3 级。左前降支内膜不光滑，近中段弥漫性动脉粥样硬化伴狭窄，最重处约 90%，前向血流 TIMI 3 级。第一对角支内膜不光滑，开口至近中远段弥漫性动脉粥样硬化伴狭窄，最重处约 70%，前向血流 TIMI 3 级。左回旋支内膜不光滑，近中远段弥漫性动脉粥样硬化伴狭窄，近段最重处约 95%，中段最重处狭窄约 90%，远端最重处狭窄约 85%，前向血流 TIMI 3 级。第一钝缘支内膜不光滑，开口至近中远段弥漫性动脉粥样硬化伴狭窄，最重处约 60%，前向血流 TIMI 3 级。③右冠状动脉开口起源分布正常，内膜不光滑，近段 100% 闭塞，前向血流 TIMI 0 级。可见间隔支至后降支、左心室后支侧支循环形成。

思维引导：肌钙蛋白（cTn）是心肌损伤标志物之一，具有高度敏感性和特异性。肌钙蛋白 I（cTn I）可在 3～6 h 检出，持续 7～10 d；肌钙蛋白 T（cTnT）在 6 h 检出，敏感性稍差，持续 10～14 d；高敏肌钙蛋白在心肌细胞损伤早期，心肌细胞尚未坏死时就可检测到。围手术期检测心肌缺血最常用的方法有如下 3 种方法。①ECG 的 ST 段变化，其诊断标准为：ST 段水平或下斜性压低至少 0.1 mV，ST 段下移点在 J 点之后 60 ms；ST 段上斜性压低至少 0.2 mV，下移点在 J 点之后 80 ms，ST 段抬高至少 0.1 mV。②超声心动图，其检查发现的节段性室壁运动异常（SWMA）是诊断心肌缺血最早、最敏感指标，冠状动脉血流减少 25% 就可出现 SWMA，减少 50% ECG 才出现缺血表现。③肺动脉导管，心肌缺血导致左心室舒张功能受损，其肺动脉波形的表现为肺动脉楔压（PAWP）增高，新出现高大 a 波和反流性 v 波。但作为诊断心肌缺血的 PCWP 尚未有明确的量化阈值，因此当肺动脉导管用于诊断心肌缺血时，应综合分析肺动脉导管参数和其他监测信息来判断。

术前麻醉医生应通过冠状动脉造影了解冠状动脉的解剖情况，以应对术中可能发生的生理干扰和氧供需平衡的改变：如果近端冠状动脉血管狭窄，搭桥过程中血流中断会影响大片相关心肌；如果侧支循环形成，高度狭窄的血管血流中断不会造成明显的影响。通常用超声心动图测定的 LVEF 来评估心室功能，同时也应重视术前检查发现的其他心脏病变，包括瓣膜异常，如并发的二尖瓣反流、主动脉瓣狭窄等。本例患者尚未出现心肌梗死，但其左主干及多支血管严重病变，且已出现心绞痛发作导致的心源性休克，病情危重复杂，具备冠状动脉旁路移植术的适应证。

冠心病患者常合并周围血管疾病，有颈动脉狭窄者在心肺转流后易出现神经系统损伤，宜在冠状动脉旁路移植术前先行矫正。该患者双侧颈内动脉轻度狭窄，右椎动脉起始部重度狭窄，可在麻醉期间进行脑氧饱和度监测，避免术中血压过低导致的脑部低灌注甚至脑梗死。左心室功能较差的患者围手术期可能需要经髂动脉、腹主动脉放置主动脉内球囊反搏导管,术前应了解这些血管是否有可影响导管放置的病变。

(三)体格检查

体格检查结果

T 36.5 ℃,P 62 次/min,R 15 次/min,BP 124/78 mmHg,身高 168 cm,体重 75.0 kg

发育正常,营养良好,体型匀称,神志清,自主体位,正常面容,无义齿,张口度、颈部活动度正常,马氏分级Ⅰ级。颈静脉无怒张。气管居中。肝颈静脉回流征阴性。呼吸运动正常,肋间隙正常,双肺呼吸音清,无干、湿啰音,无胸膜摩擦音,语音共振正常。心前区无隆起,心尖搏动正常,心浊音界正常,心前区无异常搏动,心率 62 次/min,律齐,心脉率一致,各瓣膜听诊区未闻及杂音,无心包摩擦音。周围血管搏动正常,无毛细血管搏动,无异常血管征,无杜若兹埃(Duroziez)双重杂音,无脉搏短绌,无奇脉,无交替脉,无枪击音,无水冲脉,无动脉异常搏动。余一般体格检查无特殊。

思维引导:对于冠状动脉旁路移植术患者,除了术前常规气道评估、脏器功能评估外,需要对其心脏状况进行充分评估,主要为心肌的氧供与氧耗的平衡情况和心脏的泵血功能两个方面。临床心功能评估可按照纽约心脏病协会 NYHA 心功能分级进行评估。一般认为 LVEF<50% 即为心功能下降,心肌梗死患者若无心力衰竭症状,LVEF 多在 40%～50%;如出现症状,LVEF 多在 25%～40%;若在休息时也有症状,则 LVEF<25%。如患者有心肌缺血现象,心脏泵血功能较差但尚未发生衰竭,提示心肌氧供与氧耗间的平衡处于边缘状态。若患者夜间需高枕才能睡眠,肢体有水肿或需服用洋地黄制剂者,提示心功能已受损。LVEF 正常或大于 50% 时,患者术后发生低心排血量综合征的危险度低,而 LVEF 在 25%～50% 的患者具有中等风险,LVEF<25% 的患者具有高危险度。该患者目前神志清,日常活动不受限,自诉偶有胸闷,提示其心肌氧供与氧耗尚处于平衡状态,应及早手术治疗。

(四)术前准备

术前准备

术前用药:左旋氨氯地平剂量为 2.5 mg/次 qd,阿托伐他汀剂量为 20 mg/次 qd,依折麦布剂量为 10 mg/次 qd,单硝酸异山梨酯剂量 50 mg/次 qd 服用至手术当日晨。那屈肝素钙剂量为 4 100 IU/次 bid,术前 24 h 停药。

目前情况:心率 53 次/min,血压 125/74 mmHg,24 h 动态心电图示持续性 ST-T 改变,无明显的异常变化。患者自诉偶有胸闷。

思维引导:冠状动脉旁路移植术患者的术前准备包括以下几点。①重点保护患者心肌功能,保证心肌氧供需平衡,避免心绞痛发作。常用药物有硝酸酯类,如硝酸甘油;钙通道阻滞剂,如尼卡地平、地尔硫䓬等;β 受体阻滞剂,如美托洛尔、艾司洛尔等。②根据患者的实际情况决定术前抗血小板药物的使用,以及是否需要抗凝治疗。针对单纯择期且不合并急性冠脉综合征的患者,术前应停用低强度的抗血小板药物(如阿司匹林),以减少术中纵隔出血,降低患者对输血的需要。③采用精神安慰或联合使用镇静药物,缓解患者的紧张、焦虑情绪。④合并心力衰竭的患者,术前应积极采用强心、利尿等措施治疗纠正心力衰竭症状,若使用洋地黄类药物或利尿剂,应注意监测血清钾浓度。⑤对于合并高血压或糖尿病的患者,术前应积极控制血压、血糖,口服二甲双胍的患者,应在术前数个半衰期停药。⑥吸烟患者,术前应禁烟 2 个月,如合并呼吸系统感染,则需在感染治愈后再行手术治疗。⑦慢性心力衰竭或肝淤血者,常缺乏凝血因子,术前应给予维生素 K 或新鲜冰冻血浆补充。⑧对于营养状况较差的患者,术前应加强营养支持治疗,纠正贫血和低蛋白血症。该例患者经过积极的术前准备,心肌氧供需处于平衡状态,状态良好,可按计划进行择期手术治疗。

(五)术前小结

简要病情:患者以"胸闷 1 个月,再发伴晕厥 1 d"为主诉入院。入院后行冠状动脉造影提示左主干及多支血管严重病变,且已出现心绞痛发作导致的心源性休克,病情危重复杂,具备冠状动脉旁路移植术的适应证。经过积极术前准备,患者心肌氧供需处于平衡状态,状态良好,可按计划进行择期手术治疗。

术前诊断:①冠心病;②急性冠脉综合征。

拟施手术名称和方式:不停跳冠状动脉旁路移植术。

二、麻醉管理 ▶▶▶

(一)麻醉准备及诱导

> **麻醉诱导过程**
>
> 患者清醒入室平卧变温毯手术床,面罩吸氧,常规 5 导联心电监护,麻醉深度及脑氧监测,BP 135/82 mmHg,HR 76 次/min,脉搏氧饱和度 100%。建立 1 条 18 G 外周静脉通路,静脉给予咪达唑仑 2 mg 镇静,局麻下行右桡动脉穿刺置管测压,使用 Flotrac 监测术中血流动力学指标。麻醉诱导用药:舒芬太尼 50 μg、依托咪酯 18 mg、顺阿曲库铵 16 mg。麻醉诱导及气管插管过程顺利。气管插管后行右侧颈内静脉置管测压,鼻咽部温度监测,抽血行血气分析及 ACT 监测,测 ACT 值为 109 s。麻醉成功后,常规消毒铺巾,手术开始。

思维引导:患者入手术室前,应准备好缩血管药物(如去氧肾上腺素),一种或多种正性肌力药(如去甲肾上腺素),一种或多种扩血管药物(如硝酸甘油、尼卡地平等),一种抗胆碱药(阿托品),抗心律失常药。多导联心电监护,尤其是 II 和 V_5 导联是监测术中心肌缺血的最佳导联。麻醉诱导前应进行桡动脉或其他部位动脉穿刺置管、测压,通常选取所取胸廓内动脉对侧的桡动脉;同时进行无创血压监测可用来评价有创动脉血压的准确性。任何心脏手术均需建立中心静脉通路,用来监测 CVP,进行容量治疗、输液治疗,以及确保血管活性药物直接进入中心循环。麻醉诱导后可对以下患者进行肺动脉导管穿刺、测压:①明显心功能损伤者(LVEF<40%,急性或慢性充血性心力衰竭,因缺血所致的急性或慢性二尖瓣反流或其他功能异常)。②术中心肌缺血高风险或血管重建困难(近期大面积心肌梗死或严重不规则心绞痛,已知血管重建目标不佳或严重微循环疾病,再次手术)。③严重升高死亡率的合并症(肾衰竭、目前或即将需要透析、COPD)。④有明显的延长手术时间的操作或大出血。经食管超声心动图可用于指导麻醉管理(容量治疗、诊断新的缺血、确定肺动脉导管的位置)和手术。本例患者入室后常规进行 II 和 V_5 导联心电监护,因取左胸廓内动脉,故行右侧桡动脉穿刺并行 Flotrac 监测术中血流动力学指标,指导术中容量治疗及血管活性药物应用。患者 LVEF 为 65%,左心室功能良好,故未行肺动脉导管测压及 TEE 监测。

麻醉诱导在保持心肌氧供需平衡的前提下,麻醉医生应考虑患者的左心室功能,左心室功能良好的患者对手术刺激的交感反应强烈,麻醉药需要量大,可同时使用 β 受体阻滞剂加或不加血管活性药物来降低该反应;左心室功能不佳的患者不能耐受正常剂量的麻醉药物,对刺激不会出现强烈的交感反应或出现心排量下降。麻醉医生应熟悉麻醉药物对心肌氧供氧耗的影响:①诱导剂量的丙泊酚可减少外周血管阻力,抑制心肌收缩力,增加心率。对于高血压、高血流动力学状态的患者有助于恢复正常的血压和心肌收缩力,而对正常心率的患者则可能会导致心动过速和心肌缺血。②氯胺酮增加交感神经张力,引起外周血管阻力、充盈压力、心肌收缩力和心率增加,从而导致心肌氧耗大大增加而氧供仅轻微增加,导致心肌缺血,不推荐冠心病患者常规使用。③诱导剂量的依托咪酯对心率和心输出量没有改变,轻度的外周血管扩张可引起轻度的血压下降,是一种理想的快速诱导药物。④除了哌替啶,其他所有的阿片类药物均对心肌收缩力没有影响,可增加中枢迷走神经张力减慢心率从而减少氧耗。在麻醉诱导后可减低交感神经张力,降低前负荷导致氧耗减少,同时降低外周血管阻力,导致血压下降,导致氧供减少。⑤吸入麻醉药物对氧供需平衡的影响取决于给药时患者的血流动力学状态。强效吸入麻醉药(如七氟烷、地氟烷和异氟烷)可导致剂量相关性的心肌收缩力和外周血管阻力下降,左心功能差的患者应谨慎使用。⑥通常选择非去极化类肌松药。目前除了血流动力学不稳定和困难气道的患者,其他大部分患者可应用快通道麻醉,早期拔管。依托咪酯合并小剂量阿片类药物应避免插管时心动过速和高血压,联合使用艾司洛尔和硝酸甘油可预防和治疗高血流动力学状态。该例患者麻醉诱导时为减少使用大剂量阿片类药物导致的胸壁强直,首先注射顺阿曲库铵 16 mg,随后静脉注射依托咪酯 18 mg 和小剂量舒芬太尼 50 μg,待诱导药物充分起效且麻醉深度足够后行气管插管,麻醉诱导期血流动力平稳,未见明显波动。

(二)麻醉维持

麻醉维持及术中病情变化、处理

麻醉维持:地氟烷、环泊酚、舒芬太尼,持续泵注去甲肾上腺素维持血压。患者手术开始,正中切口,纵劈胸骨,同时取左侧胸廓内动脉及左侧大隐静脉。阻断左侧胸廓内动脉桥血管前静注肝素 150 IU/kg 肝素化,测 ACT 356 s。桥血管切取完毕后,切开心包,心脏不停跳,心脏固定器固定心脏,依次进行左侧胸廓内动脉与前降支吻合,大隐静脉与右冠状动脉主干吻合,大隐静脉与回旋支吻合,大隐静脉与对角支吻合,搬动心脏时,患者血压有所下降,停止搬动后血压逐渐恢复至正常范围。在吻合回旋支时,血压下降至 78/43 mmHg,静注去甲肾上腺素 16 μg,血压恢复至 112/78 mmHg。最后吻合大隐静脉远心端与升主动脉。吻合完成后鱼精蛋白中和肝素,测 ACT 116 s。充分止血后逐层关胸。总体手术顺利,麻醉满意,术中舒芬太尼总用量 150 μg,出血约 600 mL,液体实入量 2 600 mL,尿量 600 mL。

思维引导:麻醉平稳对维持心肌氧供需平衡很重要,可以用不同的药物和方法维持麻醉平稳。对倾向早期拔管的“快通道”麻醉方法,吸入麻醉药可作为首选的麻醉维持药物,芬太尼的总用量应限制在 10~15 μg/kg,异氟烷、地氟烷及七氟烷都有剂量相关的血管扩张作用,可以降低体循环阻力,降低血压,还具有预处理作用及减轻再灌注损伤的优势,对体外循环和不停跳冠状动脉旁路移植术的患者尤其重要。麻醉深度要根据手术刺激强度的不同进行调整,在切皮前、劈胸骨前及术中按需间断给予芬太尼或其他阿片类药物以达到适度的镇痛。外科医生在吻合血管时会搬动心脏暴露术野,不同冠状动脉血管与桥血管吻合过程中,血流动力学变化与麻醉处理措施如下:①左前降支和对角支。轻度左心室转位(左心室向上再向左轻度转位),血流动力学影响较小;对角支需进一步旋转,低血压可通过输液、头低脚高位及去甲肾上腺素纠正。②后降支和回旋支。中到重度左心室转位(垂直位),低血压较左前降支和对角支多见但较轻;头低脚高位可改善低血压及外科视野;

搭右冠状动脉时常出现心率增快,同时 PCWP、CVP 增高,左、右心功能减弱,需应用 α 肾上腺素受体激动剂如去氧肾上腺素或去甲肾上腺素调整血压。

麻醉医生除实施麻醉外,另一个主要任务是预防和治疗心肌缺血。麻醉医生可通过 ECG 和/或 TEE 及时发现心肌缺血,并针对性治疗。由于冠状动脉狭窄已使其远端血管最大程度地扩张,保证充足的冠状动脉舒张期灌注压(CPP＝主动脉舒张压-左室舒张末压)成为最终的治疗的目的。下面就治疗围手术期心肌缺血的药物进行总结。①硝酸甘油:硝酸甘油可改善急性心肌缺血所致的左心室功能不全,以及左心室前负荷和室壁张力升高加重的心内膜缺血区的灌注不足。但硝酸甘油对围手术期心肌缺血并无预防作用。术中使用硝酸甘油的指标如下:血压较基础值升高 20%;PCWP>18～20 mmHg;ST 改变>0.1 mV;TEE 发现新的 SWMA;急性右心室或左心室功能不全;冠状动脉痉挛。②钙通道阻滞剂:具有再灌注损伤心肌保护作用。③艾司洛尔:在冠状动脉成形中,艾司洛尔可预防高血压、心动过速和心肌缺血的发生,也可用于缓解 ST 段升高和 SWMAs。治疗冠心病患者 ST 段改变的有效剂量为 1.5 mg/kg,但通常单次用量较小,并可持续泵注维持,首剂量 0.5～1.0 mg/kg,维持用药 50～300 μg/(kg·min)。该患者麻醉诱导后即泵注去甲肾上腺素维持血压,根据据术中需要及时追加舒芬太尼保证充分镇痛,吻合血管时密切关注手术操作和心电图变化,通过体位及药物处理血流动力学变化,手术期间血流动力学较为平稳。

(三)术后管理

术后治疗及恢复

患者术毕安返心外监护病房,术后 6 h 拔除气管插管,给予鼻导管雾化双吸氧。术后给予抗生素应用、血管活性药物应用、强心、利尿、营养心肌等对症治疗;术后注意监测血压、心率、血氧饱和度、尿量、胸管引流量及出入量。

患者术后第 1 天,神志清,精神可,四肢活动度良好,引流量 380 mL,病情稳定,转回心外普通病房。术后第 2 天病情稳定,双肺可闻及散在湿啰音,复查生化检验未见明显异常。嘱患者勤排痰、吹气球改善肺功能。术后第 3 天复查心脏超声:二尖瓣、三尖瓣轻度关闭不全,左心室舒张功能下降。术后第 6 天拔除引流管。术后第 10 天患者恢复可,未诉特殊不适,准予出院。

思维引导:冠状动脉旁路移植术后应注意以下几点。①保证氧供:维持血压和心脏收缩功能,必要时辅用血管活性药物,维持 CVP 在合适的水平;桥血管畅通的患者血红蛋白浓度维持在 80 g/L,心功能不全、年龄>65 岁或术后出现并发症导致机体氧耗增加的患者血红蛋白维持在 100 g/L 或以上;维持酸碱平衡,充分给氧。②减少氧耗:保持麻醉苏醒期平稳,应用镇静、镇痛药物平稳过渡到苏醒期;预防高血压和心动过速,必要时使用 α 受体阻滞剂、β 受体阻滞剂、钙通道阻滞剂等。③早期发现心肌梗死:冠状动脉旁路移植术患者围手术期心肌缺血的发生率为 36.9%～55.0%,其中 6.3%～6.9%发生心肌梗死。早期发现心肌梗死有重要意义,其诊断依据有 3 个:第一,主诉心绞痛;不明原因的心率增快和血压下降;第二,心电图出现 ST 段及 T 波改变,或心肌梗死表现;第三,cTnI 有重要诊断价值。④防治心律失常:当患者发生心律失常时,首先去除心律失常的诱因,如电解质紊乱、酸碱失衡、缺氧、二氧化碳蓄积、疼痛刺激等。去除诱因后若心律失常仍持续存在,则根据心律失常类型选用合适的抗心律失常药物。⑤术后镇痛:可采用静脉自控镇痛泵进行术后镇痛,充分的术后镇痛有助于患者术后排痰,避免肺不张和肺炎;减少疼痛引起的交感神经兴奋,避免高血压、心动过速导致耗氧量增加引起心肌缺血;避免胃肠道功能因疼痛受到抑制引发的腹胀、恶心、尿潴留等。该患者于术后 6 h 拔除气管插管,采用静脉自控镇痛泵,术后镇痛效果良好,无恶心、呕吐等不良反应,恢复平稳,未再出现心肌缺血事件,于术后第10天顺利出院。

三、思考与讨论

不停跳冠状动脉旁路移植术患者应充分做好术前准备,维持血压在正常水平,保证心肌氧供需平衡,减轻患者焦虑,避免心绞痛发作。术前麻醉医生应充分了解靶血管的位置、心肌功能储备以应对可能发生的生理干扰和氧供需平衡的改变:如果近端冠状血管狭窄,搭桥过程中血流中断会影响大片相关的心肌;如果侧支循环形成,高度狭窄的血管血流中断不会造成明显的影响。选择合适的麻醉药物,保证麻醉诱导和维持阶段的氧供需平衡,在切皮前、劈胸骨前及术中按需间断给予阿片类药物以保证适度的镇痛。吻合桥血管时外科医生会搬动心脏导致低血压,麻醉医生可通过体位调整、血管活性药物纠正低血压。与体外循环下冠状动脉旁路移植术相比,不停跳冠状动脉旁路移植在血管阻断和吻合期间更容易出现心肌缺血,由于扭曲搬动心脏使电轴变动,心电图标准判断心肌缺血变得困难,标准的TEE切面也很难获取,而使用肺漂浮导管仍可准确测出心输出量。因此麻醉医生应根据患者的实际情况决定术中的监测项目。手术期间麻醉医生应时刻关注心电图和/或TEE的变化,及时发现心肌缺血,采用合适的药物针对性治疗心肌缺血。对于倾向早期拔管的患者,吸入麻醉药联合阿片类药物是首选的维持药物组合,麻醉期间芬太尼总的用量应在10~15 μg/kg。该患者麻醉诱导后即泵注去甲肾上腺素维持血压,术中密切关注手术操作和心电图变化,通过补液、体位及药物处理血流动力学变化,手术期间血流动力学较为平稳,未出现心肌缺血事件,麻醉期间舒芬太尼总用量为150 μg,手术过程顺利安返心外监护病房,术后早期患者即拔除气管插管。

四、练习题

1.简述围手术期检测心肌缺血最常用的方法及其诊断标准。
2.不同的麻醉药物对心肌氧供氧耗的影响有哪些?
3.围手术期治疗心肌缺血的药物种类及应用指征是什么?

五、推荐阅读

[1]庄心良,曾因明,陈伯銮.现代麻醉学[M].3版.北京:人民卫生出版社,2011.
[2]JOEL A KAPLAN,DAVID L REICH,CAROL L LAKE,et al.卡普兰心脏麻醉学[M].岳云,于布为,姚尚龙,译.5版.北京:人民卫生出版社,2008.
[3]FUN-SUN F YAO.姚氏麻醉学问题为中心的病例讨论[M].王天龙,李民,冯艺,等,译.8版.北京:人民卫生出版社,2018.
[4]FREDERICK A HENSLEY JR,DONALD E MARTIN,GLENN PGRAVLEE.实用心血管麻醉学[M].王锷,王晟,黄家鹏,等,译.5版.北京:人民卫生出版社,2017.

(曹　彬)

案例 30 主动脉瓣置换联合冠状动脉旁路移植手术患者的麻醉

一、术前访视

(一)病史

患者病史

患者男性,72 岁,以"间断心慌、胸闷 1 月余"为主诉入院。患者 1 月余前无明显诱因出现心慌、胸闷,每次持续数分钟,休息后自行缓解,药物治疗效果不佳,症状反复出现。既往高血压病史 4 年,未治疗;脑梗死病史 1 年,未遗留明显后遗症;吸烟史 50 年,10 支/d;无药物过敏史。

思维引导:患者高龄,有高血压病史,从主诉上暂且不能确定具体诊断,但肯定是有心脏病。需进一步检查明确心脏病的类型及严重程度。

(二)辅助检查

辅助检查结果

(1)血红蛋白 132 g/L;NT-proBNP 1 010 pg/mL。

(2)钾 3.55 mmol/L;钙 2.24 mmol/L;钠 142 mmol/L。

(3)心肌标志物:肌红蛋白 30.2 ng/mL;高钙肌敏蛋白 T 0.033 ng/mL;肌酸激酶同工酶 2.76 ng/mL。

(4)心脏超声:左心房收缩末期内径 37 mm;左心室舒张末期内径 58 mm;射血分数 58%;二尖瓣口舒张期流速 E 0.51 m/s,A 1.0 m/s,E/A<1;室间隔厚度 11 mm;主动脉瓣三叶,开放尚可,闭合不佳,右冠状动脉瓣舒张期部分脱向左心室流出道。彩色多普勒显示:主动脉瓣口可见大量偏心性反流信号,反流冲击二尖瓣前叶,反流速度 5.0 m/s,PG 100 mmHg。左心室增大,主动脉关闭不全(重度),左心室舒张功能降低。

(5)冠状动脉造影显示:左主干(LM)内膜光滑,未见明显狭窄,左前降支(LAD)近中段弥漫狭窄最重 70%,大前降支近段(D1)开口狭窄 95%,右冠状动脉(RAC)中段狭窄约 95%。

(6)CT:多发腔隙性脑梗死,双肺间质性改变。

(7)心电图:HR 86 次/min,下壁、外侧后壁 ST-T 改变,QT 间期延长。

思维引导:随着我国生活水平的提高,以及老龄化进程,典型的风湿性心脏瓣膜病已很少见,代之以老年退行性瓣膜病变。从超声结果可以看出,该患者主动脉瓣重度反流,跨瓣压差达 100 mmHg。慢性主动脉瓣反流是一个缓慢、隐蔽的过程,在此过程中有很多代偿机制。舒张期主动脉瓣的反流使得左心室舒张末容积、左心室舒张末压和心室壁压力增加,心脏收到适应性信号使心肌细胞长度增加、肌小节增加,导致心肌离心性肥厚。慢性代偿性主动脉瓣反流只有当左心室明显肥大失代偿后,才会逐渐出现心功能衰竭的症状,如劳力性呼吸困难、端坐呼吸、夜间阵发性呼吸困难。严重主动脉瓣反流患者在情绪激动或劳累时会发生心悸、心绞痛、不典型胸痛综合征。该患者无心力衰竭病史,目前左心功

能尚可。

对于冠状动脉粥样硬化性心脏病，主要特征是冠状动脉内粥样硬化斑块出现，纤维组织增生和炎症介质逐渐堆积，阻塞冠状动脉导致血流减少，进而造成心肌低灌注损伤。该患者冠状动脉造影显示：LM内膜光滑，未见明显狭窄，LAD近中段弥漫狭窄70%，D1开口狭窄95%，RAC中段狭窄约95%，是多支病变的冠状动脉狭窄。

对于冠心病和主动脉瓣关闭不全这两种疾病在术中有着不同甚至截然相反的血流动力学管理目标，作为一个高龄患者，这个病例将给麻醉医师带来挑战。

术前风险评估。对于冠心患者行非心脏手术，在风险评估多采用Goldman风险评估。对于预行心脏手术的患者而言，目前多采用Euroscore加法模型，该模型预测冠状动脉旁路移植术（CABG）及单纯瓣膜手术的准确性良好。心脏麻醉危险评估（CARE）模型将临床评价与先前多因素风险指数界定的3个危险因素［并存疾病的状况（分为可控制及不可控制）、外科手术的复杂程度及手术的紧急程度］结合起来，与一些更复杂的指标相比，CARE评分的预测效能相似或更优。在这里我们采用CARE评分（表8-1），该患者行主动脉瓣膜与冠状动脉搭桥联合手术，CARE评分3分，风险程度为中级。

表8-1　心脏麻醉危险评估（CARE）

风险评分	三类风险因素		
	心脏疾病	全身性疾病	手术
1	稳定	无	不复杂的
2	稳定	控制良好	不复杂的
3	不稳定	和/或不受控制的	（或）复杂手术*
4	不稳定	和/或不受控制的	（和）复杂手术
5	心脏慢性期或进展期，手术是唯一希望	—	—
E	急诊：当诊断明确且设施完全的时候，应尽快进行手术	—	—

*复杂手术：比如再次手术，多瓣膜手术或者瓣膜/冠状动脉搭桥联合手术，左心室动脉瘤切除术，弥漫性或钙化性疾病的冠状动脉搭桥术。

（三）体格检查

体格检查结果

T 36.5℃，P 84次/min，R 18次/min，BP 158/50 mmHg，身高160 cm，体重50 kg

发育正常，营养良好，体型匀称，神志清，无义齿，张口度、颈部活动度正常，马氏分级Ⅱ级。心脏听诊在胸骨左缘第3、4肋间可闻及舒张期SM 2/6级吹风样杂音，余一般体格检查无特殊。Allens试验阴性。

自述可以上两层楼，6 min步行试验500 m。

思维引导：该患者胸骨左缘第3、4肋间可闻及舒张期SM 2/6级吹风样杂音，脉压差增大达108 mmHg。除此之外与麻醉相关的检查包括：评估建立外周和中心静脉通路的难易程度，是否有严重的牙周病、蜂窝织炎或未经治疗的溃疡，它们可能是细菌感染的来源，是否有困难气道，是否存在可能妨碍术中经食管超声心动图检查的食管病变。

对于大部分心外科手术的患者,最简洁也是最有用的风险指数评估是患者的功能状态或者运动耐量评估。如果术前评估患者爬两层楼困难时,术后心或肺并发症的阳性预测为82%。心功能分级是一种评估心功能受损程度的临床方法,心脏疾病患者按心功能状况分级可以大体上反映病情严重程度,对治疗措施的选择、劳动能力的评定、预后的判断等有实用价值。目前常用的评定方法是纽约心脏病协会提出的NYHA心功能分级。Ⅰ级:患者有心脏病,但体力活动不受限制。一般体力活动不引起过度疲劳、心悸、气喘或心绞痛。Ⅱ级:患者有心脏病,以致体力活动轻度受限制。休息时无症状,一般体力活动引起过度疲劳、心悸、气喘或心绞痛。Ⅲ级:患者有心脏病,以致体力活动明显受限制。休息时无症状,但小于一般体力活动即可引起过度疲劳、心悸、气喘或心绞痛。Ⅳ级:患者有心脏病,休息时也有心功能不全或心绞痛症状,进行任何体力活动均使不适增加。对于该患者而言,自诉能够爬两层楼,NYHA心功能分级Ⅱ级,代谢当量(Met)值4分。

此外6 min步行试验是评定慢性心力衰竭的运动耐力的良好指标。要求患者在平直走廊里尽可能快地行走,测定6 min的步行距离,若步行距离<150 m,表明为重度心功能不全;150～425 m为中度心功能不全;426～550 m为轻度心功能不全。对于该患者6 min步行500 m,该试验评分判定为轻度心功能不全。

(四)术前准备

术前准备

经过全面了解病史,完善评估。评估如下:NYHA心功能分级Ⅱ级,Met值4分。CARE评分3分,风险程度为中级。ASA分级Ⅲ级。

全面了解患者的用药情况,高血压病史多年未正规治疗。入院后给予氨氯地平,以及美托洛尔口服。嘱其服用至手术日晨。

术前访视,签署知情同意书,解答患者疑问,缓解患者恐惧、焦虑情绪,消除家属担忧。

思维引导:心脏手术术前准备的重点内容有以下几个方面。①全面了解病史,重点围绕循环呼吸系统的体格检查完善术前评估。②全面了解患者的用药情况,实验室检查,心电图、颈动脉超声、胸片、心脏负荷试验、心导管检查和超声心动图报告。③术前访视,麻醉医师应明确每位患者知晓麻醉风险并且签署知情同意书,此外还应逐一解答患者疑问,缓解患者恐惧焦虑情绪,消除家属担忧。④一般情况下降压药应服用至手术当天,术前使用血管紧张素转换酶抑制剂和血管紧张素Ⅱ受体阻滞剂是否与术中低血压相关,目前仍存在争议。麻醉医师应与外科医师商议抗血小板药物和抗凝药的用法。⑤为保证手术顺利实施,避免并发症的发生,麻醉医师应与外科团队一同参与术前讨论。手术安全核查以及拟订麻醉计划有助于减少手术并发症并降低死亡率。对于高危患者的麻醉管理,特别推荐接受过正规TEE培训的心脏麻醉医师来完成。

(五)术前小结

简要病情:患者以"间断心慌、胸闷1月余"为主诉入院。心脏超声显示主动脉瓣关闭不全(重度),冠状动脉造影显示左前降支狭窄70%,对角支狭窄95%,右冠状动脉狭窄95%。入院后完善相关检查,结合辅助检查结果,"①主动脉瓣反流(重度);②冠状动脉粥样硬化心脏病,不稳定型心绞痛;③高血压3级　很高危"诊断明确。目前生命体征平稳,检查指标符合术前准备充分的标准。

术前诊断:①主动脉瓣反流(重度);②冠状动脉粥样硬化心脏病,不稳定型心绞痛;③高血压病3级　极高危。

拟施手术名称和方式:冠状动脉旁路移植+主动脉瓣置换术。

二、麻醉管理

（一）麻醉准备及诱导

麻醉诱导过程

患者清醒入室，面罩吸氧，常规心电监护，BP 160/48 mmHg，HR 78 次/min，氧饱和度100%。备抢救药物：阿托品、肾上腺素、去甲肾上腺素、甲氧明、硝酸甘油、尼卡地平、利多卡因。镇静局麻下行超声引导桡动脉穿刺置管测压，麻醉缓慢诱导，诱导用药：咪唑安定5 mg，舒芬太尼200 μg（缓慢/分次），依托咪酯10 mg，罗库溴铵40 mg。麻醉诱导过程平稳，血压稳定在(130~140)/(40~45) mmHg。气管插管过程顺利。气管插管后行超声引导下右侧颈内静脉置管测压，放置食管超声用于评估心脏主动脉瓣反流情况、麻醉后容量状况及心脏收缩功能。麻醉成功后，常规消毒铺巾，手术开始。

思维引导：患者入室应镇静良好，避免焦虑引发心绞痛。通常在有基本监护后给予短效的苯二氮䓬类药或右美托咪定。避免使用阿托品或东莨菪碱导致心率增加从而增加心肌氧耗。所有抗心绞痛药及抗高血压药要持续应用至术前。大部分心血管手术，在麻醉诱导前建议行动脉置管测压持续监测血压变化。中心静脉导管选用三腔用作测量中心静脉压、快速输液和泵注血管活性药物。体温监测使用膀胱测温尿管或鼻咽温度测量。麻醉诱导药物选择和给药速度至关重要，以阿片类药物复合小剂量咪达唑仑、依托咪酯诱导为主，麻醉诱导力求缓慢、平稳，尽量保持血流动力学稳定。危重患者常不能耐受传统诱导药物如丙泊酚，即使不影响血压也可能抑制交感神经张力从而导致低血压的发生。另外麻醉诱导药物配伍应用会导致互增效应影响下的循环抑制，正压通气等也会使血压下降。肌肉松弛药的给药时机非常重要，应该及早给予以避免阿片类药物引起的胸壁肌肉僵硬，但也不应给药太早而导致清醒状态下肌肉麻痹。麻醉诱导期间容量状态有时很难判断，为了纠正低容量，最符合生理学的方法是麻醉诱导前补充平衡盐溶液，但对于二尖瓣疾病和充血性心力衰竭患者应谨慎。总体来说体外循环前补充容量有减少趋势，目的是减少血液稀释和对输红细胞的需求，有些情况下可用缩血管药物来替代治疗。要维持足够心输出量保证重要脏器的灌注，如果有心排血量监测，心排血指数应大于1.8 L/(min·m^2)，对于心功能较差患者，麻醉诱导前可给予小剂量强心药肾上腺素0.01~0.03 μg/(kg·min)或多巴胺1~3 μg/(kg·min)维持稳定的灌注压力和心输出量。因为本例患者左心功能可，未行漂浮导管监测。

（二）麻醉维持

麻醉维持及术中病情变化、处理

麻醉维持：七氟醚0.6MAC，丙泊酚4 mg/(kg·h)，舒芬太尼50 μg/h，罗库溴铵30 mg/h。患者手术开始，切皮及锯胸骨前分别追加舒芬太尼100 μg，血流动力学平稳，动脉血压(110~120)/(35~40) mgHg，HR 80~90 次/min，游离乳内动脉时手术刺激减弱，血压最低降至90/30 mmHg，给予甲氧明1 mg单次静脉推注，食管超声监视下补充少量晶体溶液，患者药物反应良好，血流动力学平稳。给予肝素3 mg/kg进行肝素化，ACT>480 s，主动脉插管前，加深麻醉，给予舒芬太尼100 μg，咪达唑仑4 mg，主动脉插管前收缩压应控制在80~100 mmHg，麻醉维持用药方案应与体外循环前一样。体外循环复温时泵注硝酸甘油0.3 μg/(kg·min)，多巴胺

5 μg/(kg·min),肾上腺素 0.03 μg/(kg·min),主动脉开放后心脏自动复跳,通过食管超声检查人工主动脉瓣无反流,调整血管活性药,维持心率在 80~100 次/min,通过体外循环调整前负荷,维持 CVP 在 8~10 mmHg,后负荷在(90~100)/(50~60) mmHg,超声显示心肌收缩良好,停机。体外循环时间 2 h 30 min,总体手术顺利,麻醉满意,术中出血 400 mL,尿量 2 000 mL。

思维引导:麻醉诱导后到体外循环建立期间的手术强度变化显著,麻醉管理应力求以下目标。①维持心肌氧供需平衡,严密监测心肌缺血;②维持血流动力学稳定并保证脏器的充分灌注。体外循环前的管理原则有 3 条:①维持原样原则;②不追求完美原则;③不造成伤害原则。

冠心病患者麻醉管理的重点是维持心肌氧供和氧耗之间的平衡。血流动力学管理目标即通过增加氧供降低氧耗来预防心肌缺血。监测、预防、处理心肌缺血贯穿体外循环前整个阶段。监测心肌缺血通过监测 ST 段压低或抬高,TEE 监测局部心室壁运动异常,评估左、右心室容量和灌注压。间断监测血气、血红蛋白、电解质、血糖、ACT 等。具体目标:血压维持在基础值±20% 以内。由于该患者存在重度主动脉瓣关闭不全,舒张压严重低于正常值,应保证此患者 MAP 在 65 mmHg 以上,以保证冠状动脉灌注;而如果后负荷过高将增加氧耗,同时加重主动脉瓣反流从而影响心脏前向输出量的维持。如果缺血性心脏病患者不合并主动脉瓣反流,心率应维持在 50~80 次/min,而该患者合并严重主动脉瓣关闭不全,此时为保证前向心输出量,应维持心率在 80~100 次/min,从而达到前向心输出与心脏氧供氧耗之间的平衡点,以乳酸和中心静脉血氧饱和度作为氧供需平衡的参考和依据。术中维持良好的通气功能维持充足的氧供,维持相对较高的血红蛋白浓度,转流中 ≥80 g/L,术中 ≥100 g/L,对维持重要脏器的氧供非常重要。

体外循环建立前麻醉医师应核查:①抗凝是否足够,ACT>480 s;②麻醉深度是否足够;③插管位置是否合适,通畅;④静脉输液暂停;⑤检查压力换能器;⑥体温探头位置;⑦导尿管是否通畅;⑧瞳孔大小。体外循环期间麻醉医师应关注体外循环灌注流量、平均动脉压、温度、抗凝、心肌保护、重要脏器保护、血糖、乳酸、电解质、动脉血气及酸碱平衡。

循环后阶段,应关注患者核心温度>36 ℃,传导性(心率与心律),心律应维持窦性,心率过慢或者过快应及时处理。直视心脏跳动与 TEE 检查心脏的容量与心肌收缩力情况。心输出量的评估对于评价心功能非常重要,可借助肺动脉导管或者食管超声。根据心功能的评估,前负荷与后负荷变化调整血管活性药剂量。若术后出现低心排血量综合征,处理原则是维持合适的心率与节律,维持正常的前负荷、心肌收缩力,可适当加大正性肌力药物用量,维持适宜的后负荷,维持冠状动脉灌注防止冠状动脉痉挛,纠正酸中毒,保持水电解质平衡,必要时尽早使用机械辅助设备。

(三)术后管理

术后治疗及恢复

患者术毕进心外监护室,持续泵注硝酸甘油 0.3 μg/(kg·min),多巴胺 5 μg/(kg·min),肾上腺素 0.03 μg/(kg·min),扩张冠脉血管、维持心功能。同时补充胶体溶液,利尿、维持酸碱平衡,并行抗感染、保肝护肾、止酸、胃黏膜保护治疗。患者于术后 6 h 清醒,第 2 天拔管,第 3 天转出监护室入普通病房。14 d 后康复出院。

出院超声:左心房收缩末期内径 31 mm,右心室流出道内径 21 mm,室间隔厚度 10 mm,左室后壁厚度 10 mm,左心室舒张末期内径 38 mm,EF 47%,FS 23%,主动脉、肺动脉内径均正常。心脏各房室腔形态大小正常。主动脉瓣为生物瓣,未见明显瓣周漏,余心瓣膜形态结构未见明显异常。

　　思维引导:主动脉瓣膜置换术后往往有轻度的跨瓣压差升高,因为大多数人工瓣膜都存在内在狭窄增加后负荷、降低心输出量并导致左心室功能障碍的情况。为维持正常的心排血量,避免左心室进一步扩大,以及左心室功能障碍,需要强心药物来支持。前负荷也要保持充足,以维持扩大左心室的充盈。从术后超声可以看出:主动脉瓣置换术后,左室舒张末压(LVEDP)和左室舒张末容积(LVEDV)均迅速降低,然而左心室扩大和离心性肥厚却持续存在。术后早期,左心室功能的下降可能需要强心药或主动脉内球囊反搏支持。如果术前患者已经出现左心室功能障碍,患者的远期生存率不容乐观。该例患者术前左心增大并不显著(左心室舒张末期内径 58 mm),左心功能尚可(EF 58%),术后小剂量强心药物支持[多巴胺 5 μg/(kg·min),肾上腺素 0.03 μg/(kg·min)],并补足胶体溶液,输注血浆、白蛋白来维持前负荷,使得循环稳定。因为同期行冠状动脉搭桥手术,所以又行抗凝扩冠治疗,硝酸甘油 0.3 μg/(kg·min)。

三、思考与讨论

　　该病例主要涉及要点如下。

　　1. 主动脉瓣关闭不全的前向心输出量的维持问题　瓣膜疾病由于复杂的病理生理改变,麻醉医师的围手术期管理充满挑战。心室重塑可维持室壁张力,每搏输出量仍在正常范围内,但代偿期过后,随着疾病的进展,代偿反应失效,心脏充盈压进行性升高,前负荷储备耗竭,最终心排量下降。心脏瓣膜疾病的最佳手术时机仍随着临床研究和专家共识不断优化。慢性主动脉瓣反流的患者为了维持室壁张力正常,会出现左心室偏心性肥厚和室壁扩张,以适应增加的舒张末期容积。当反流分数超过 60% 时,为了维持有效心排血量,需要增快心率。应避免由于阿片类药物引起的心动过缓,降低后负荷对于主动脉瓣反流患者可促进有效心排量,而对于缺血性心脏病患者可能会导致缺血加重。

　　2. 缺血性心脏病氧供与氧耗的平衡问题　对于缺血性心脏病患者,维持氧供与氧耗之间的平衡至关重要。氧供的主要决定因素是血液的携氧能力,氧自血红蛋白分离进入组织的程度,以及冠状动脉对心肌的供血量。冠状动脉对心肌的供血量受以下影响:冠状动脉直径和张力,侧支循环,冠状动脉灌注压和心率。而对于主动脉瓣关闭不全的患者维持前向心输出量同样重要,心率增快时前向血流明显增加,因为心率增快时舒张期缩短会降低反流分数,因此应以平衡相对较快心率在增加心输出量的同时不引起心肌缺血为最佳,同时平衡后负荷压力以满足冠状动脉灌注压力和前向血流的维持。

四、练习题

　　1. 简述氧供与氧耗计算公式,冠状动脉灌注压计算公式。
　　2. 主动脉瓣反流患者血流动力学管理目标是什么?
　　3. 缺血性心脏病患者血流动力学管理目标是什么?

五、推荐阅读

[1] FREDERICK A HENSLEY J R. DONALD E MARTIN, GLENN P. Gravlee. 实用心血管麻醉学[M].
　　王鄂,王晟,黄佳鹏,等,译.5 版.北京:人民卫生出版社,2017.
[2] 王英伟,李天佐. 临床麻醉学病例解析[M]. 北京:人民卫生出版社,2018.
[3] LAWRENCE H COHN, DAVID H ADAMS. 成人心脏外科学[M]. 郑哲,译.5 版.北京:人民卫生出
　　版社,2021.

[4]格伦·P.格兰利,安德鲁·D.肖,卡斯滕·巴特尔斯.Hensley 心胸麻醉学[M].王晟,王鄂,译.
6 版.北京:中国科学技术出版社,2021.

（李治松　李　彬）

案例 31　经导管主动脉瓣置换术患者的麻醉

一、术前访视

（一）病史

> **患者病史**
>
> 患者男性,75 岁,以"活动后胸闷 1 年余,加重 1 月余"为主诉入院。
>
> 患者 1 年余前活动后出现呼吸困难,伴胸闷、咳嗽,以干咳为主,无痰,无心悸、胸痛及咯血,未予以治疗。1 个月前活动后胸闷加重,发作频繁,至当地医院检查,彩超显示:重度主动脉瓣狭窄。今为求进一步诊治来医院,门诊以"主动脉瓣狭窄"为诊断收入心外科。
>
> 患者既往患高血压 6 年,最高血压 160/100 mmHg,未服药治疗;6 年前有脑梗死病史,具体治疗不详,现无后遗症。无糖尿病、冠心病等病史。无过敏史,戒烟 15 年。婚育史、家族史均无特殊。

思维引导:主动脉瓣狭窄可由先天性或获得性病因所致。先天性主动脉瓣狭窄是由于瓣膜发育障碍和瓣叶增厚粘连所引起,获得性主动脉瓣狭窄常见的病因是风湿性和退行性病变,其中10%～30%为慢性风湿性心脏病长期反复的风湿热所致,在 70 岁以上的患者中,主动脉瓣狭窄最常见的病因为退行性变,其次为二叶主动脉瓣和风湿性心脏病。

由于左心室代偿能力较大,主动脉瓣口面积小于 1 cm² 才出现临床症状。主动脉瓣狭窄的主要临床表现为三联征:①劳力性呼吸困难,因左心室顺应性降低和左心室扩大,左心室舒张期末压力和左心房压力上升,引起肺毛细血管楔压增高和肺动脉高压所致。②心绞痛,1/3 的患者可有劳力性心绞痛,当肥厚型心肌收缩时,左心室内压和收缩期末室壁张力增加,射血时间延长,导致心肌氧耗量增加;心肌收缩使增加的室内压力挤压室壁内的冠状动脉小分支,产生心内膜下心肌缺血;左心室舒张期顺应性下降,舒张期末压力升高,增加冠状动脉灌注阻力,导致冠状动脉灌注减少;瓣口严重狭窄,心排血量下降,平均动脉压降低,同样可导致冠状动脉灌注减少;由于主动脉瓣口血液在收缩期流速增快,所产生的文丘里效应可抽吸冠状动脉内的血液,使冠状动脉在收缩期时血供减少。心绞痛多在夜间睡眠时及劳累后发生。③劳力性晕厥,轻者为黑矇,可为首发症状,多在体力活动中或其后立即发作,运动时外周血管阻力下降而心排血量不能相应增加;运动停止后回心血量减少,左心室充盈量及心排血量下降;运动使心肌缺血加重,导致心肌收缩力突然减弱,引起心排血量下降;运动时可出现各种心律失常,导致心排血量的突然减少。以上心排血量的突然降低,造成脑供血明显不足,即可发生晕厥。

(二)辅助检查

辅助检查结果

（1）血常规：红细胞计数 $4.04×10^{12}$/L，血红蛋白 131 g/L，血细胞比容 37%，血小板计数 $158×10^9$/L。

（2）血液生化：钾 4.12 mmol/L，钠 150 mmol/L，氯 112 mmol/L，钙 2.18 mmol/L，血糖 4.88 mmol/L，肌酐 70 mmol/L，丙氨酸转氨酶 13 U/L，天冬氨酸转氨酶 14 U/L，白蛋白 37.4 g/L，总胆固醇 3.65 mmol/L，甘油三酯 0.97 mmol/L，高密度脂蛋白 1.28 mmol/L，低密度脂蛋白 2.21 mmol/L。

（3）N 端脑钠肽前体 1 444 pg/mL。肌钙蛋白 I 0.026 μg/L。

（4）冠状动脉 CT 血管成像：①左冠状动脉主干至前降支起始部管壁见粗大钙斑影，管腔轻度狭窄。②前降支近段管壁见点状钙斑及软斑影，管腔轻度狭窄约 20%，远端显影略淡。③右冠状动脉近段少许软斑影，管腔狭窄约 15%。④左回旋支短小纤细。⑤主动脉瓣多发钙化。⑥左心增大，左心室壁增厚，升主动脉增粗。

（5）胸部 CT：右肺上叶陈旧性病变。左肺上叶多发钙化灶。右肺水平裂类结节，考虑炎性。右侧胸膜局部增厚并钙化。

（6）心电图：①窦性心动过缓，心率 59 次/min。②完全性左束支阻滞合并心室内末梢阻滞。③Q-T 间期延长。

（7）心脏超声：①主动脉瓣重度狭窄并轻度关闭不全。②左心室壁增厚。③左心室壁搏动幅度普遍减弱，左心收缩舒张功能下降，考虑合并冠心病？心肌失代偿？请结合临床。④左心房增大，升主动脉增宽。⑤二尖瓣少量反流。

（8）选择性冠状动脉造影术（CAG）：①冠状动脉分布呈右优势型。②左冠状动脉开口、起源、分布正常；左主干内膜不光滑，可见动脉粥样硬化斑块形成，未见明显狭窄；前降支内膜不光滑，弥漫性动脉粥样硬化伴狭窄，狭窄最重处约 30%，前向血流 TIMI 3 级；回旋支细小，内膜不光滑，弥漫性动脉粥样硬化伴狭窄，狭窄最重处约 30%，前向血流 TIMI 3 级。③右冠状动脉开口、起源、分布正常，内膜不光滑，可见弥漫性动脉粥样硬化斑块形成，狭窄最重处约 30%，前向血流 TIMI 3 级。

（9）肺功能检查：①肺通气功能正常；②肺弥散功能正常，肺弥散量正常，肺泡弥散量正常。

思维引导：心脏彩超是明确主动脉瓣狭窄诊断和判断其狭窄程度的重要方法。二维超声心动图探测主动脉瓣异常敏感，有助于显示瓣叶数目、大小、增厚、钙化，收缩期瓣叶活动度、交界融合程度、瓣口大小及形状、瓣环大小等，也有助于确定狭窄的病因，还能提供心腔大小、室壁厚度及运动功能等信息，但不能准确定量狭窄的程度。借助连续多普勒测定通过主动脉瓣的最大血流速度，可计算出平均跨瓣压差和峰值跨瓣压差，以及瓣口面积。本例患者心脏超声不仅提示主动脉瓣重度狭窄，还提示左心室壁搏动幅度普遍减弱，左心收缩和舒张功能下降，考虑冠心病或者心肌失代偿。为了明确诊断，进一步行冠状动脉 CT 血管成像和冠状动脉造影术，均提示患者冠状血管内存在动脉粥样硬化斑块，但狭窄程度较轻，冠状动脉前向血流良好，尚无须进一步治疗。患者颈部血管超声提示双侧颈总动脉均存在斑块，且患者既往存在脑梗死病史，提示术中低血压可能对患者颅内供血影响较大，术中应尽量避免。主动脉瓣重度狭窄患者心电图可有房室传导阻滞、心室内传导阻滞（左束支传导阻滞或左前分支传导阻滞）、心房颤动或室性心律失常，与本例患者心电图报告相符。

患者生化检查除 N 端脑钠肽前体浓度高于正常值外,其余均无明显异常。但 N 端脑钠肽前体与年龄具有相关性,对心力衰竭高危诊断的参考值为:年龄<50 岁,浓度≥450 pg/mL;年龄 50~70 岁,浓度≥900 pg/mL;年龄>70 岁,浓度≥1 800 pg/mL。考虑到患者的年龄因素(75 岁),其 N 端脑钠肽前体浓度尚在可接受的范围内。

(三)体格检查

> **体格检查结果**
>
> T 36.5 ℃,P 82 次/min,R 18 次/min,BP 150/90 mmHg,身高 174 cm,体重 74 kg
>
> 发育正常,营养良好,体型匀称,神志清,自主体位,正常面容,表情自如,查体合作。张口度、颈部活动度正常,马氏分级Ⅱ级。双侧瞳孔等大等圆,直径 3 mm,对光反射灵敏,调节反射正常。肝界不大,未见颈静脉怒张,双下肢无水肿。心前区无异常隆起,心尖搏动不可明视。心尖搏动点位于第 5 肋间左锁骨中线外 0.5 cm 处,未触及震颤,心脏相对浊音界正常,于主动脉瓣听诊区闻及 3/6 级收缩期杂音,未闻及心包摩擦音。

思维引导:主动脉狭窄患者在术前访视及体格检查时应关注其心功能代偿情况。询问患者相关病史,是否曾经出现过呼吸困难、心绞痛、晕厥、腹胀、乏力、外周水肿等,出现症状的时间,以及持续时间,是否可自行缓解,如果服用药物则记录服用药物的种类及剂量。查体时应重点对心肺功能进行检查,包括呼吸音的异常,心脏杂音,心率、心律是否正常,有无肝脾增大、静脉怒张及外周水肿等,以便对患者心功能做出正确评价。必要时可行憋气试验及 6 min 步行试验评估患者的心肺功能储备。

尽管《中国经导管主动脉瓣置换术临床路径专家共识》(2021 版)不再按外科危险分层作为主动脉瓣狭窄患者手术方式推荐依据,而是强调预期寿命、人工瓣膜耐久性以及解剖特点作为选择外科主动脉瓣置换术(surgical aortic valve replacement,SAVR)还是经导管主动脉瓣置换术(transcatheter aortic valve replacement,TAVR)的主要考量因素,但是作为麻醉医师仍然需要一些评分工具来判断患者心脏手术围手术期风险。本例患者采用了 EuroSCORE Ⅱ 评分进行在线评估,其主要项目包括患者相关因素如年龄、性别、慢性肺部疾病、心外动脉瘤、肾功能等,及心脏相关因素例如近期不稳定型心绞痛、左心室射血分数、近期心肌梗死、肺动脉压、NYHA 心功能分级等,经过在线评估后此患者 EuroSCORE Ⅱ 得分为 1.68,意味着患者围手术期死亡率为 1.68%。

(四)术前准备

> **术前准备**
>
> 患者入院后完善相关检查,明确了重度主动脉瓣狭窄的诊断。经过半个月的利尿、营养心肌及改善心功能等药物治疗,患者症状明显缓解,未再有胸闷咳嗽、呼吸困难等症状。
>
> 目前情况:患者一般情况良好,血压 125/78 mmHg,心率 67 次/min,电解质等生化检查未见明显异常,睡眠及饮食良好,大小便正常。

思维引导:轻度主动脉瓣狭窄患者无症状,无须治疗,避免过度的体力劳动及剧烈运动,以防晕厥、心绞痛和猝死,要预防风湿热复发和预防感染性心内膜炎。大多数主动脉瓣狭窄是逐步形成并加重的,在此过程中虽长期无症状,但应避免剧烈运动,并定期随访检查。本例患者出现的劳力性呼吸困难常常是重度主动脉瓣狭窄晚期表现,此时内科治疗的效果往往不佳,需要考虑外科手术治疗。但是合理的药物治疗能够改善患者术前的心功能,为重症患者提供手术时机,术前良好的心功能也能够降低患者围手术期的死亡率。

左心室收缩功能不全用地高辛治疗有效,特别是出现心房颤动时。心力衰竭治疗的另一方面是控制血容量以减少肺充血。利尿药通常有效,但利尿药的使用必须非常谨慎,应避免产生低血容量和低血压。血管扩张药对主动脉瓣狭窄作用有限,如需使用,应采取小剂量,使用时应注意避免产生低血压。在严重主动脉瓣狭窄合并心力衰竭患者应避免使用硝酸酯类药物,因为其可能导致大脑低灌注产生晕厥。主动脉瓣狭窄合并主动脉瓣或二尖瓣反流者,或冠心病合并主动脉瓣狭窄者可考虑谨慎使用血管扩张药。左心室舒张功能不全主要表现为左心室腔正常或变小,左心室收缩力正常,不宜使用强心药和血管扩张药。硝酸甘油对此类患者心绞痛发作有效,但使用剂量宜偏小,因为其并不能改善心内膜下缺血,反而可能导致前负荷过度下降而产生严重低血压。目前患者经过药物治疗心功能已明显改善,血压控制稳定,状态良好,可按计划进行择期手术。

(五)术前小结

简要病情:患者男性,75 岁,以"活动后胸闷 1 年余,加重 1 月余"为主诉入院。当地医院彩超提示:重度主动脉瓣狭窄。入院后完善相关检查,明确了重度主动脉瓣狭窄的诊断。经过半个月的利尿、营养心肌及改善心功能等药物治疗,患者症状明显缓解,未再有胸闷咳嗽、呼吸困难等症状。目前患者生命体征平稳,一般情况可。

术前诊断:①主动脉瓣重度狭窄;②高血压 1 级　极高危;③陈旧性脑梗死。

拟施手术名称和方式:经心尖部主动脉瓣置换术。

二、麻醉管理

(一)麻醉准备及诱导

麻醉诱导过程

患者清醒轮椅推入介入手术室,面罩吸氧,常规心电监护,BP 143/78 mmHg,HR 61 次/min,SpO$_2$ 100%。局麻下行桡动脉穿刺置管测压。麻醉诱导用药:舒芬太尼 35 μg,依托咪酯 20 mg,顺式阿曲库铵 14 mg。插管顺利,血流动力学平稳,超声引导下颈内静脉置管测压,经 TEE 探头置入,体温监测,备自体血回收机。常规消毒铺巾,手术开始。

思维引导:本例患者术前心功能改善良好,因此术中未再施行其他特殊监测手段。《TAVR 手术麻醉中国专家临床路径管理共识》推荐:如果患者术前存在射血分数低下、心力衰竭、严重肾功能不全,除了施行常规监测如 5 导联心电图、中心静脉压和有创动脉压、体温、SpO$_2$ 和 P$_{ET}$CO$_2$ 外,还要考虑置入肺动脉导管监测血流动力学。

患者在全身麻醉后置入 TEE 探头。相对于经胸超声心动图(TTE),TEE 在 TAVR 手术中是具有优势的,术中 TEE 可准确有效地监测心脏收缩功能、心室容量、植入瓣膜位置,球囊扩张后可判断主动脉瓣反流情况及有无夹层出现,瓣膜释放前可观察定位器的位置与冠状动脉开口的关系,瓣膜释放后可检查主动脉瓣工作状态、反流和瓣周漏情况,确认冠状动脉开口状态及有无心包积液。因此,全身麻醉患者推荐常规行 TEE 监测。如果在监护麻醉(monitored anaesthesia care,MAC)或局部麻醉的情况下,患者无法耐受 TEE 探头,也可行 TTE 进行替代。

TAVR 手术可选择全身麻醉、监护麻醉或局部麻醉。

全身麻醉:早期的 TAVR 手术,全身麻醉几乎是标准配置,全身麻醉对于不成熟的 TAVR 手术相对更加安全,在发生严重心血管意外时有利于节省抢救时间,提高效率,例如心肺复苏,全麻也方便术中 TEE 使用。

局部麻醉：在 TAVR 外周血管入路成熟以后，部分中心采用局部麻醉下施术，避免了全身麻醉带来的血流动力学波动和正压通气的肺损伤，但是很难放置 TEE 探头，只能采用 TTE 和 X 射线透视定位。

监护麻醉：所提供的适度镇静完全可以满足血管入路手术需要，可用于 TAVR 的镇静药物有丙泊酚、氯胺酮、右美托咪定、瑞芬太尼、咪达唑仑及纳布啡。监测下麻醉也存在缺点，镇静相关的呼吸抑制、高碳酸血症和酸中毒可能会增加右心衰竭的发生率。

经锁骨下、升主动脉及心尖路径的手术创伤大、刺激强，常规选择气管内插管全身麻醉。其他推荐全身麻醉的情况包括：①一般情况差或心力衰竭不能平卧者；②可预见的困难气道，如强直性脊柱炎、张口受限、病态肥胖、马氏分级 Ⅲ 级以上者；③阿尔茨海默病或精神疾患等不能合作者；④初期开展 TAVR 手术的中心。对于一般情况尚可的经股动脉路径患者可以选择 MAC 或局部麻醉。全身麻醉和 MAC/局部麻醉的优劣目前尚存争议（表 8-2）。

表 8-2　TAVR 手术全身麻醉与 MAC/局部麻醉的比较

麻醉方式	优势	劣势
全身麻醉 （适用于各种血管路径）	完全可控的气道管理 易于行 TEE 检查 提供呼吸暂停 绝对制动	可能延长 ICU 停留/住院时间 增加正性肌力药/血管收缩药需求
MAC/局部麻醉 （主要用于股动脉）	血流动力学平稳 增加心脏前负荷 节约手术室内时间 ICU 停留/住院时间短	气道可控性差 患者移动或不配合 难以行 TEE 检查 术中转全身麻醉风险

麻醉方式的确定需综合考虑手术方式、患者情况、术者因素和麻醉医生经验等。《中国经导管主动脉瓣置换术临床路径专家共识》（2021 版）建议各中心早期开展 TAVR 手术时可适当选择以全身麻醉为主，经验累积后可根据情况调整麻醉的方式。本例患者手术经心尖路径，选择气管内插管全身麻醉。

（二）麻醉维持

麻醉维持及术中病情变化、处理

麻醉维持：1% 丙泊酚 27 mL/h，50 μg/mL 瑞芬太尼 10 mL/h 术中维持，BIS 值波动于 50 左右。

患者手术开始前行经食管超声心动图检查：主动脉根径 20 mm，窦部内径约 36 mm，窦管交界 33 mm，主动脉瓣收缩期峰值流速 4.5 m/s，平均压差约 45 mmHg。

手术开始，首先穿刺右侧股静脉，送入起搏电极至右心室。于心尖部小切口入路暴露心脏，穿刺扩张后建立输送通路，见图 8-3。

输送导丝过主动脉瓣，再沿导丝输送人工瓣过主动脉瓣，使用 TEE 及 X 射线共同定位，见图 8-4。

确定人工瓣膜位置良好后，开始快速右心室起搏（RVP），待平均动脉压降至 60 mmHg 以下时扩张球囊释放人工瓣膜，见图 8-5 及图 8-6。

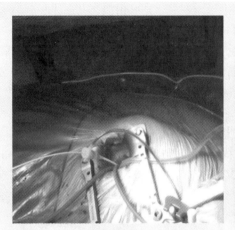

图8-3　建立输送通路

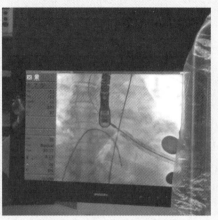

图8-4　TEE及X射线定位

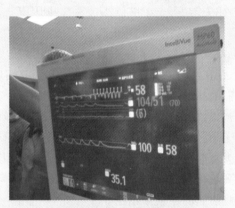

图8-5　快速心室起搏

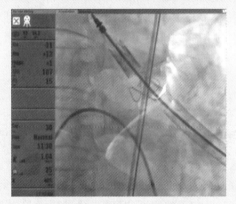

图8-6　释放人工瓣膜

待人工瓣膜释放完成,再次行TEE检查:主动脉瓣为人工瓣回声,瓣架固定好,瓣叶启闭可,未见明显反流及瓣周漏,瓣口流速约2.3 m/s,二尖瓣可见少量反流,反流面积约4.5 cm^2。

术中RVP时血压波动较大,间断推注去氧肾上腺素维持血压,避免其血压过低,影响冠状动脉及大脑灌注。

手术过程顺利,术中间断监测动脉血气分析,各项指标均未见异常,术中右心室起搏时最低平均动脉压45 mmHg,给予升压药物后回升至55 mmHg。手术时间约120 min,术中出血100 mL,输晶体溶液900 mL,尿量100 mL。

思维引导:TAVR 术中管理原则与主动脉瓣狭窄外科换瓣手术相似,但是因为术中一些特殊操作,又有其自身特点。

麻醉医师需要注意 TAVR 术中以下关键节点,以进行必要的药物调整:置入右心室临时起搏电极;建立人工瓣膜输送系统;主动脉瓣球囊预扩张;输送、定位、释放人工瓣膜;超声评估必要时二次扩张。在放置临时起搏电极及建立瓣膜输送系统时,导丝对心室的刺激常常会诱发心律失常,如果心律失常影响患者循环稳定时就需要加以干预,一般可静脉注射利多卡因处理。在主动脉瓣球囊扩张和释放瓣膜(球扩瓣膜)时需要 RVP,有些瓣膜释放时还要暂停呼吸。在 RVP 前维持内环境稳定,包括酸碱平衡和电解质稳态,血钾水平维持在正常范围,维持收缩压约 120 mmHg(MAP≥75 mmHg),谨防循环崩溃。RVP 使 MAP 降至 50 mmHg 左右时释放瓣膜,释放时严密观察心率和血压变化,RVP 结束后将起搏器再次调整至 50 次/min,按需调整,并恢复机械通气。瓣膜释放过程中会有一过性低血压,须密切观察,谨慎使用药物,防止瓣膜释放完毕狭窄解除后出现严重高血压。RVP 一般持续 10~20 s,不宜过久,以免因冠状动脉灌注不足而引起心室颤动等恶性心律失常,停止起搏后若出现室性或室上性心律失常,可给予胺碘酮或利多卡因等抗心律失常药物处理,如出现持续低血压,应迅速应用 TEE/TTE 评估后快速处理。瓣膜释放后使用 TEE/TTE 检查及造影复查瓣膜和冠状动脉情况。此时跨瓣压差减小,血压多有不同程度升高,需逐渐减少升压药的使用,也可使用短效降压药控制血压。如果存在严重瓣周漏且再次球囊扩张或瓣中瓣技术不能纠正、瓣膜功能异常导致血流动力学无法维持、冠状动脉阻塞不能用支架解决、主动脉瓣钙化严重造成置入瓣膜脱落,以及其他各种原因造成瓣膜位置异常等情况,需立即建立体外循环行开胸手术。密切关注心电图变化,尤其是球囊扩张钙化主动脉瓣和置入人工瓣膜后,出现心肌缺血性改变时应考虑冠状动脉阻塞的可能,较大的自膨胀瓣膜可能会机械压迫心脏传导束系统进而产生传导阻滞,也应及时发现和鉴别。注意出血量,关注血细胞比容的变化。当出现难以解释的容量快速下降、低血压时,应及时排除隐性出血,如股动脉穿刺引起的腹膜后出血。

本例患者术中 RVP 时血压波动较大,间断推注去氧肾上腺素维持血压。手术过程整体顺利,术中因 TEE 发现少量瓣周漏而进行了二次扩张,最终效果满意。术中 RVP 时最低平均动脉压 45 mmHg,术中动脉血气分析各项指标均未见异常,术毕患者瞳孔未见异常。二次扩张后至手术结束患者循环稳定。术毕返 ICU 继续观察和治疗。

(三)术后管理

术后治疗及恢复

患者返 ICU 后继续机械通气,同时监测血流动力学及动脉血气。约 2 h 后患者清醒,肌力恢复良好,血气指标未见明显异常,血流动力学稳定,拔除气管导管,改行面罩吸氧,并予以适当静脉镇静药物。术后第 1 天患者一般情况良好,生化监测未见明显异常,少量流质饮食,调整静脉镇痛泵后静息 VAS 评分 3 分。术后第 4 天复查心脏彩超:主动脉瓣置换术后,人工瓣膜功能良好,室间隔及左心室壁厚度轻度均匀性增厚,二尖瓣轻度关闭不全。术后第 13 天,患者未出现相关并发症,已经下床轻度活动,心尖部手术切口愈合良好,无明显不适,准予出院。

思维引导:TAVR 手术推荐早期拔除气管导管。拔管时机的选择应以患者病情平稳为主。一般对于手术顺利、术后血流动力学稳定的全身麻醉患者,术毕可以在手术室内拔除气管导管或喉罩,对于术中循环不稳定、出现严重并发症或术后血流动力学不稳定的患者,送入 ICU 待生命体征平稳后再拔管。

本例患者术毕恢复较好,未出现相关的严重并发症。

TAVR 手术的常见术后并发症包括术后严重出血、心包积血/压塞、心脏传导阻滞、瓣周漏、脑卒中,以及急性肾损伤等。①出血多发于髂动脉、股动脉等穿刺部位,通常由于瓣膜输送系统直径偏大,或术前血管评估不完善所致。②心包积血/压塞多由瓣环破裂、导丝引起的心室或主动脉穿孔所致,为极危重情况,需要进行外科手术修补。③由于房室结和希氏束在室间隔走行表浅且毗邻主动脉瓣环,人工瓣膜对左心室流出道及室间隔心内膜下传导束的机械压迫是术后传导阻滞的可能原因。术中出现传导阻滞合并心动过缓可用临时起搏器控制心率,部分患者出院前需要植入永久起搏器。④约70%的患者 TAVR 手术后存在轻度及以下瓣周漏,无须处理;中到重度瓣周漏则需要二次手术处理。⑤脑卒中的原因很多,包括升主动脉或弓部的粥样硬化斑块、主动脉瓣的钙化斑块、导管内血栓、空气微栓、长时间低血压或头臂动脉夹层,在主动脉根部和瓣膜上操作导丝和导管,以及瓣膜释放期间都是栓塞最易发生时期,脑功能监测、MAC/局部麻醉下唤醒患者评估体征或全身麻醉后尽早苏醒有助于早期发现脑卒中。⑥因术中低血压及大量使用造影剂,术后急性肾功能损伤风险较高,术中维持心功能、静脉水化、适当使用利尿剂等有助于预防急性肾损伤的发生。

股动脉路径患者由于创伤较小,术后可按需使用静脉或口服镇痛药;本例患者采用心尖路径,创伤较大,术后采用静脉镇痛泵镇痛,根据患者 VAS 评分进行调整,镇痛效果比较满意。如果静脉镇痛效果较差或者出现不良反应,可以加用区域神经阻滞缓解疼痛。

三、思考与讨论

主动脉瓣置换的传统手术方式为体外循环辅助下经胸骨正中切口。对于高龄、糖尿病、肾功能不全的患者,常由于全身情况不佳而放弃手术治疗机会,仅靠药物保守治疗的生活质量较差。经导管主动脉瓣置换术因其不需要体外循环辅助、创伤小、术后恢复快等优点成了高龄、外科手术换瓣高危的患者为数不多的选择。自 2010 年 10 月国内实施了第 1 例手术以来,TAVR 术式已在我国经过 10 余年的发展,国内开展此类手术的医院数量总体呈快速增长趋势,所完成的 TAVR 手术多采用经股动脉或经心尖路径,麻醉方式以全身麻醉为主,占 55%;监护麻醉占 44%;单纯采用局部麻醉仅 1%。本文着重介绍了 TAVR 手术全身麻醉的一些经验。但随着手术技术的不断成熟,越来越多的医院开始尝试采用监护麻醉甚至局部麻醉完成手术,以减少全身麻醉对患者带来的不利影响。这也对麻醉医生提出了更高的要求,需要麻醉医生着眼于整个围手术期,不断改进麻醉技术,以求患者预后的改善。

四、练习题

1. 主动脉瓣狭窄的主要临床表现是什么?
2. TAVR 手术中 RVP 时需要注意些什么?
3. TAVR 手术时选择监护麻醉或者全身麻醉各有哪些优缺点?

五、推荐阅读

[1] 中国心胸血管麻醉学会心血管麻醉分会. TAVR 手术麻醉中国专家临床路径管理共识(2018)[J]. 临床麻醉学杂志,2018,34(11):1118-1124.

[2] 中国医师协会心血管内科医师分会结构性心脏病专业委员会. 中国经导管主动脉瓣置换术临床路径专家共识(2021 版)[J]. 中国循环杂志,2022,37(1):12-23.

[3] OTTO C M,NISHIMURA R A,BONOW R O,et al. 2020 ACC/AHA guideline for the management of patients with valvular heart disease:executive summary:a report of the American College of Cardiology/American Heart Association Joint Committee on Clinical Practice Guidelines[J]. Circulation,2021,

143(5):e35-e71.

[4]VAHANIAN A,BEYERSDORF F,PRAZ F,et al. 2021 ESC/EACTS guidelines for the management of valvular heart disease[J]. Eur J Cardiothorac Surg,2021,60(4):727-800.

[5]汉斯莱.实用心血管麻醉技术[M].李立环,译.4 版.北京:科学出版社,2011.

（刘　坤）

第九章　小儿外科麻醉

案例 32　小儿气道异物的麻醉

一、术前访视

（一）病史

> **患者病史**
>
> 患儿女性，16个月，以"气道异物6 h，呼吸困难2 h"为代主诉入院。患儿6 h前进食花生米时摔倒，前额部着地，随即呛咳，咳出少量花生米渣，后未再咳嗽，仍哭闹不止，至当地医院行胸部CT提示气管、右支气管异物，建议转上级医院治疗。2 h前患儿出现吸气性呼吸困难，无缺氧、发绀，急诊至医院，以"气道异物"为诊断收住科。自发病以来，患儿神志清，精神一般，未进食，未排大小便。患儿既往体健，无手术、外伤、输血史，无食物、药物过敏史。生长发育正常，随社会计划进行疫苗接种。

思维引导：广义的气道异物（airway foreign body）包括自口或鼻至声门及声门以下所有呼吸径路上的异物存留。临床上的"气道异物"多指狭义的气道异物，即位于声门下、气管或支气管的异物。气道异物多见于3岁以内的婴幼儿，是常见的小儿急症，也是导致儿童意外死亡的主要原因。根据异物的性质可分为有机类异物和无机类异物。临床上，有机类异物更常见，如花生、瓜子等植物种子，无机类异物多为玩具配件、纽扣、笔套等。大多数气道异物位于一侧支气管内，少数位于声门下及总气道，极少数患儿异物可位于气道多个部位。异物吸入气道可造成黏膜损伤、出血或机械性梗阻；异物可嵌顿在肺的各级支气管，造成阻塞部位以下的肺叶或肺段发生肺不张、肺气肿等改变；较长时间的异物存留可导致炎症、感染、肉芽形成等间接损伤。

气道异物的诊断最重要的依据是异物吸入史（如目击误吸异物后出现剧烈呛咳）。临床表现包括咳嗽、喘息、呼吸困难、发热、喘鸣、发绀等。两肺听诊可闻及异物侧呼吸音低下，当异物位于声门下时两侧呼吸音对称，但常常可听到特征性的声门下拍击音。胸片、颈侧位片和CT扫描等影像学检查可以辅助诊断。但部分患儿胸片可显示正常，只有约10%的异物能在X射线照射下显影，大多数情况下胸片显示的是一些提示气道异物的间接征象，如肺气肿、肺不张、肺渗出等。颈侧位片有助于发现声门下气道异物。CT三维重建技术可以准确地识别异物，检查结果与传统硬支气管镜检查结果的符合率较高。本例患儿有明确的异物吸入史，并伴咳嗽、呼吸困难的症状，胸部CT提示气管、右支气管异物。因此，本例可明确诊断为气道异物。患儿已出现呼吸困难的症状，虽暂无缺氧、发绀，仍应快速完善术前准备。同时应密切观察患儿呼吸情况，做好紧急气道管理的准备。

此外,应详细询问病史,评估患儿术前是否合并上呼吸道感染、肺炎、哮喘等,此类患者呼吸道处于易激惹状态,麻醉处理时容易出现气道痉挛、顽固性低氧血症、气管导管拔管困难等,麻醉风险显著增加。了解患儿既往状况、有无手术外伤和食物药物过敏史,以及生长发育情况等。儿童的生理特点可伴随其生长发育状态而改变。

(二)辅助检查

辅助检查结果

(1)血常规:白细胞计数 $10.97\times10^9/L$;中性粒细胞绝对值 $6.46\times10^9/L$;淋巴细胞绝对值 $4.05\times10^9/L$;其余项目均正常。

(2)血生化:钙 2.42 mmol/L;葡萄糖 7.54 mmol/L,其余项目均正常。

(3)凝血试验:各项均正常。

(4)心电图:窦性心动过速,心率 149 次/min。

(5)CT(外院):气管、右支气管异物。

思维引导:术前必要的辅助检查有利于快速判断患者目前的状态,评估麻醉和手术风险。本例患儿血常规显示白细胞计数、中性粒细胞绝对值和淋巴细胞绝对值升高,提示合并炎症和感染。生化检查显示血浆钙离子浓度 2.42 mmol/L,低钙血症为血钙总量小于 2 mmol/L,故本例尚在可接受范围。血葡萄糖浓度升高,考虑患儿处于应激状态,血糖反应性升高,可暂时观察。心电图示窦性心动过速,心率 140 次/min,考虑患儿处于紧张情绪中。CT 提示气管、右支气管异物,可以明确诊断并评估异物阻塞的具体位置,这对于麻醉方法的选择和手术操作非常重要。一般按照气道异物的位置和术前是否有明显的呼吸窘迫来选择不同的麻醉方法,术前有明显呼吸窘迫或高度怀疑异物嵌顿在声门周围或声门下时,尽可能保留自主呼吸;术前无明显呼吸窘迫、考虑异物在一侧支气管内时,可以使用肌肉松弛药控制呼吸。

(三)体格检查

体格检查结果

T 36.8 ℃,P 170 次/min,R 42 次/min,BP 122/68 mmHg,体重 12.0 kg

发育正常,营养良好,体型匀称,神志清,自主体位,痛苦面容,查体不合作。全身皮肤黏膜无黄染,毛发分布正常。头颅无畸形,眼睑无水肿,眼球运动自如。双侧瞳孔等大等圆,对光反射灵敏。耳郭无畸形,鼻翼无扇动。张口度、颈部活动度正常,口唇红润,咽腔无充血,咽反射存在,悬雍垂居中,扁桃体无肿大。三凹征阳性,呼吸频率 42 次/min,吸气性呼吸困难,双肺听诊呼吸音降低,呼气末可闻及哮鸣音。心前区无隆起,无异常波动,听诊心率 170 次/min,律齐,心音有力。腹部平坦,腹软,无包块。脊柱四肢无畸形,四肢活动自如,四肢肌力 5 级,肌张力正常。其余一般体格检查无特殊。

思维引导:对于气道异物的患儿,首先要快速评估有无窒息、呼吸窘迫、发绀、意识不清等需要紧急处置的危急状况。若出现呼吸窘迫或低氧血症的儿童应紧急送往手术室进行支气管镜检查。对于被认为有气道阻塞进展风险的儿童,饱腹问题不应延误手术。对于饱腹患儿,必要时可以放置大口径胃管并在麻醉诱导后抽吸,以减少胃内容物。对于病情稳定且气道梗阻进展风险较低的儿童,可在最佳手术室人员配备条件和术前禁食、水后安排手术,将麻醉诱导时误吸的风险降至最低。当患儿一般情况比较平稳时,可以进行详细的体格检查和麻醉前评估。重点查看患儿气道情况,评估有无困难气道的特征。本例患儿张口度可,颈部活动度可,无扁桃体肿大,暂无困难气道的特征。患儿口唇红润,无低氧血症。患儿三凹征阳性,吸气性呼吸困难,肺部听诊可闻及哮鸣音,提示气道梗阻合并肺部感染。其余一般体格检查无特殊,提示患儿其他器官功能状态良好。

(四)术前准备

> **术前准备**
>
> 　　术前宣教,告知患儿家属禁食、水时间,给予镇静、雾化、补液治疗,安抚患儿情绪,拟急诊行气道异物取出术。PICU 特级护理,心电监护,密切观察患儿状态。
>
> 　　目前情况:T 36.8 ℃,P 140 次/min,R 42 次/min,BP 122/68 mmHg。

　　思维引导:术前按照禁清流质 2 h、母乳 4 h、牛奶配方奶和淀粉类固体食物 6 h、油炸脂肪及肉类食物大于 8 h(即 2-4-6-8 法则)执行。需要注意小儿术前禁食时间过长,容易造成脱水、低血糖等,必要时给予补液治疗。同时,急诊手术尽管已经禁食、水,仍应按照饱胃来处理,注意反流误吸的风险。术前准备期间需要密切观察患儿状态,防止异物位置移动,阻塞主气道,引起低氧血症。

　　术前应与外科医师讨论异物的位置、相关并发症(如肺炎、肺不张、支气管痉挛等)、计划采用的术式和通气管理的要求。本例患儿 CT 提示气管、右支气管异物,外科医师拟采用硬质支气管镜进行检查和取出异物,患儿需要全身麻醉。麻醉医生根据术前评估的情况制定详尽的麻醉方案,包括诱导和维持用药的选择、通气方式,以及手术结束后的气道管理方式等,同时要制定应对各种意外和并发症的预案。结合本例患儿气道异物的位置和术前症状,拟采用保留自主呼吸的全身麻醉。保留自主呼吸除了能尽可能减少不稳定异物由于正压通气移动到支气管远端及造成完全梗阻以外,对于一些梗阻性病变,负压通气从理论上来说能够实现更充分供氧和通气。

(五)术前小结

　　简要病情:患儿以"气道异物 6 h,呼吸困难 2 h"为代主诉入院。CT 示气管、右支气管异物。入院后完善相关检查,结合辅助检查结果,"气道异物"诊断明确。目前生命体征平稳,血常规、血生化指标、凝血指标、心电图结果均正常,无须特殊处理,术前准备充分。

　　术前诊断:气道异物。

　　拟施手术名称和方式:支气管镜检查和气道异物取出术。

二、麻醉管理

(一)麻醉准备及诱导

> **麻醉诱导过程**
>
> 　　患儿清醒入室,面罩吸氧,常规心电监护,BP 100/60 mmHg,HR 145 次/min,氧饱和度 100%。采用七氟烷吸入麻醉诱导。先将七氟烷挥发罐浓度调至 8%,新鲜气体流量调至 6 L/min,预充回路。然后将回路输出口连接面罩盖于患儿口鼻处,患儿通过密闭的面罩呼吸。待患儿意识消失,立即将七氟烷的挥发罐调至 3% ~4%,降低新鲜气流至 2 L/min,维持自主呼吸和合适的麻醉深度。建立静脉通路。

思维引导:麻醉诱导前应准备好所需的仪器、药品和器械等。依据患儿年龄、体重调整麻醉机和监护仪。准备手动喷射通气装置,连接麻醉机和支气管镜侧孔的连接管。准备气管插管用具。同时备好困难气道的处理工具如鼻咽通气道、喉罩、气管切开包等。药品的准备根据不同的麻醉方案而不同,常用药品包括抑制腺体分泌药物、糖皮质激素类药物、镇静药、镇痛药、肌肉松弛药、局麻药和其他抢救药物等。尽管本例拟采取保留自主呼吸的全身麻醉,但术中有可能出现呛咳、屏气、喉痉挛、支气管痉挛、气道水肿等并发症,因此仍应准备气管插管用具和抢救药品。

儿童保留自主呼吸的麻醉诱导多采用吸入麻醉诱导方法,包括潮气量法、肺活量法和浓度递增诱导法,其中潮气量法最常用。具体如下:先将七氟烷的挥发罐调至6% ~8%(建议新生儿用2% ~3%),新鲜气流量3 ~6 L/min,预充回路。然后将回路输出口连接合适的面罩(下至颏部上达鼻梁),盖于口鼻处,使患儿通过密闭面罩呼吸。注意固定患儿头部,避免用力托下颌造成疼痛,诱发躁动。患儿意识消失后,将七氟烷的挥发罐调至3% ~4%(新生儿调至1% ~2%),维持自主呼吸,必要时辅助呼吸。降低新鲜气流至1 ~2 L/min,避免麻醉过深。调整逸气阀,避免呼吸囊过度充盈。建立静脉通路,辅助其他药物。本例患儿采用七氟烷吸入诱导,保留自主呼吸,诱导后建立静脉通路。

(二)麻醉维持

麻醉维持及术中病情变化、处理

麻醉诱导后静脉注射阿托品0.1 mg和地塞米松3 mg。然后通过分次静脉注射芬太尼10 μg和丙泊酚10 mg进行麻醉维持。密切监测患儿呼吸频率直至接近生理值,再用1%的利多卡因进行声门上和声门下的表面麻醉。待麻醉深度合适、患儿呼吸平稳,开始手术。外科医生置入支气管镜,将支气管镜喷射通气接口连接高频喷射通气装置。术中外科医生首次尝试取出气管异物时因进镜时间较长,患儿SpO₂下降,紧急采用高频喷射通气,患儿SpO₂逐渐上升。密切观察患儿情况,根据患儿生命体征和对刺激的反应,结合药代动力学特点,分次追加芬太尼10 μg和丙泊酚10 mg维持麻醉深度。术中患儿SpO₂维持在95%以上,未出现体动、气道痉挛等并发症,外科医生成功取出气道异物,为花生米残渣。手术结束外科医生退出支气管镜,停止麻醉药物输注,将患儿置于侧卧位,通过面罩辅助呼吸,继续观察直至患儿苏醒。

思维引导:本例采用滴定式静脉注射丙泊酚和芬太尼维持麻醉,也可以采用右美托咪定方案或丙泊酚复合瑞芬太尼方案。右美托咪定方案如下:①七氟烷吸入诱导后开放静脉通路,注射阿托品和地塞米松。②输注负荷量右美托咪定(2 ~4 μg/kg,>10 min),观察患儿心率、自主呼吸频率和胸廓起伏,根据呼吸情况调整七氟烷吸入浓度和氧流量。③10 min后停止七氟烷吸入,调整右美托咪定泵注速度为1 ~3 μg/(kg·h),用喉镜暴露声门,经喉麻管以2%的利多卡因在声门上、下喷雾表面麻醉。④继续吸氧至呼吸平稳、氧饱和度满意,开始手术,置入支气管镜,将支气管镜侧孔连接麻醉机供氧,氧流量5 ~8 L/min。⑤手术结束停止右美托咪定输注,将患儿置于侧卧位,经面罩吸氧(有舌根后坠时可放置鼻咽通道)至完全苏醒。

丙泊酚复合瑞芬太尼方案如下:①七氟烷吸入诱导后开放静脉通路,静脉注射阿托品和地塞米松,停止吸入七氟烷。②丙泊酚200 μg/(kg·min)持续输注,瑞芬太尼以0.05 μg/(kg·min)的速率开始输注,逐渐增加输注速率,每次增加0.05 μg/(kg·min),直至呼吸频率降至接近生理值。③用喉镜暴露声门,经喉麻管以2%的利多卡因在声门上、下行喷雾表面麻醉。④继续吸氧至呼吸平稳、氧饱和度满意,开始手术,置入支气管镜后,将支气管镜侧孔连接麻醉机供氧。⑤手术结束后停止输注丙泊酚和瑞芬太尼,将患儿置于侧卧位,经面罩吸氧至苏醒。无论哪种麻醉维持方法,实施表面麻醉必须在足够的麻醉深度下完成,否则表面麻醉操作本身很容易引起屏气、喉痉挛等不良事件。

目前,硬性支气管镜检查仍是最常用的清除气道异物的方法。该过程需要全身麻醉。支气管镜检查期间可采用两种方式控制通气,即经支气管镜侧孔行控制通气或经喷射通气导管行手动喷射通气。其间要保证足够的麻醉深度以免屏气、体动、喉痉挛、支气管痉挛等,上述情况下可能出现气压伤,严重时可能导致纵隔气肿、气胸等并发症,应予以重视。经支气管镜侧孔通气的优点是外科医师操作视野较好,缺点是置入支气管镜的过程中不得不中断通气,此时如果耳鼻喉科医师置镜时间过长,容易造成低氧血症。此外,当支气管镜进入患侧支气管时间较长时,因健侧肺通气不足也会造成低氧血症。手动高频喷射通气的优点是通气不依赖于支气管镜,为外科医师提供了从容的进镜时间,也避免了支气管镜进入患侧时健侧肺通气不足导致的低氧血症;缺点是可能影响支气管镜的操作视野,还有气压伤的风险。行手动喷射通气时注意 1 岁以内小儿压力设置为 0.1 ~ 1.0 bar,1 岁以上小儿压力设置为 1.0 ~ 2.5 bar,通气频率为 20 ~ 35 次/min,以胸廓起伏来判断通气量是否足够(1 bar = 1.019 7 kg/cm^2 = 0.986 9 大气压)。

（三）术后管理

术后治疗及恢复

　　患儿手术结束后,深麻醉下清理呼吸道分泌物,侧卧位面罩吸氧,直至患儿苏醒,意识恢复,呼吸空气状态下生命体征平稳,护送患儿安返病房。

　　术后 1 d 查房,患儿体温正常,偶尔咳嗽、咳痰。查体:神志清,精神可,呼吸平稳,双肺呼吸音对称,未闻及明显干、湿啰音,心腹及神经系统查体未见异常。复查 CT 示气管支气管通畅,双肺轻微炎症。患儿一般情况可,告知院外注意事项后办理出院。

思维引导:气道异物取出后,应在深度麻醉状态下吸引气道分泌物,以减少喉痉挛的可能。苏醒技术的选择很大程度上取决于肺部气体交换状态和气道水肿程度。对于气道水肿不明显的患儿,可通过面罩或喉罩供氧的情况下苏醒;考虑存在气道水肿、持续氧饱和度下降或残余神经肌肉阻滞的患者,需要在异物取出后进行气管插管并在镇静状态下判断患者呼吸情况,在呼吸参数达到可以拔除气管导管时再予以做拔管准备。有条件时也可以送重症监护室做延迟拔管处理。

本例患儿整个手术过程比较顺利,术后深麻醉下吸引呼吸道分泌物,侧卧位面罩吸氧至患儿苏醒。观察生命体征平稳后转运病房。术后 1 d 患儿恢复可,告知注意事项后办理出院。

三、思考与讨论

小儿呼吸道异物发病突然。异物的堵塞和刺激可造成呼吸困难、低氧血症、气道痉挛甚至窒息。术前准备时间并不十分充裕。麻醉医生应迅速评估患儿状态,并与外科医生讨论异物的位置、拟行的手术方式、气道管理的要求和可能出现的并发症,制定麻醉方案和相关并发症的应急预案。

气管异物取出术的麻醉管理难点在于手术操作和麻醉管理共用气道。气道异物取出术的麻醉管理原则是维持气道通畅,保证氧合充分,减少并发症的发生。一般依据气道异物的位置和术前是否有明显的呼吸窘迫选择麻醉方法,术前有明显呼吸窘迫或高度怀疑异物嵌顿在声门周围或声门下时,尽可能保留自主呼吸;术前无明显呼吸窘迫、考虑异物在一侧支气管内时,可以使用肌肉松弛药控制呼吸。但当患者因异物阻塞总气道而出现明显发绀、意识不清等症状时,应立即由外科医师插入支气管镜取出异物或将异物推入一侧支气管,手术条件不具备时也可由麻醉科医师尝试气管插管建立气道,此时可不拘泥于何种麻醉方案。

儿童行气道异物取出术时,围麻醉期可能出现多种并发症。常见的并发症及处理如下:①喉痉挛常由于在浅麻醉下进行气道操作而诱发。部分喉痉挛时托起下颌,以纯氧行正压通气通常可以缓解;完全喉痉挛时,加深麻醉,给予琥珀胆碱(0.5~1.0 mg/kg)以后经面罩或插入气管导管行正压通气。②支气管痉挛常因气道处于高敏状态而受到刺激或缺氧、二氧化碳潴留等因素而诱发。除了去除这些因素以外,用吸入麻醉药加深麻醉,给予沙丁胺醇或异丙托溴铵喷雾治疗,静脉给予氢化可的松(4 mg/kg)、氯胺酮(0.75 mg/kg)、氨茶碱(3~5 mg/kg)、小剂量肾上腺素(1~10 μg/kg)或硫酸镁(40 mg/kg,20 min 内缓慢输注)都可以起到治疗作用。支气管痉挛患者拔管时常因减浅麻醉加重痉挛,此时可以静脉输注右美托咪定 1 μg/kg(>10 min),随后 1~2 μg/(kg·h)维持,使患儿在耐受气管导管的同时自主呼吸恢复,改善缺氧和二氧化碳潴留。③声门水肿可因多次置入支气管镜、操作粗暴或取出较大异物时异物擦伤声门所致。除氧疗外,可给予激素治疗。④气胸可因手术操作损伤支气管壁、正压通气压力过高、患者屏气导致胸腔压力增高等因素而诱发。发生气胸后要尽快使患者恢复自主呼吸,避免正压通气。婴幼儿可能因胸腔压力骤然升高而回心血量骤减,发生氧饱和度瞬间下降、心率减慢甚至心搏骤停,此时应果断地在患侧第 2 肋间、锁骨中线外区域行胸腔穿刺减压术,常常可立即缓解缺氧并恢复心跳节律,应同时请胸外科医师急会诊行胸腔闭式引流术。⑤肺不张多由于异物取出后肺叶没有复张或分泌物(残留异物)堵住支气管开口所致,有时会导致比较明显的低氧血症。如果发生肺不张,在明确诊断并排除气胸以后,可以 20~30 cmH$_2$O 的气道压力进行膨肺,促使萎陷的肺泡复张。必要时再次置入支气管镜将分泌物吸除。⑥异物嵌顿窒息可发生在钳取异物过程中,因异物脱落、嵌顿于声门下造成窒息等紧急情况,此时如果难以快速取出异物,可将异物推入一侧支气管(患侧),待通气状况改善以后再行支气管镜检查。

气道异物是最常见的儿童意外伤害之一,应加强宣教。避免给 5 岁以下儿童吃花生、瓜子和豆类食物,避免接触能放入口、鼻内的小玩具。进食时不要嬉笑、哭闹,以免深吸气时将异物误吸入气道。教育儿童不要口含物玩耍,如已发现,应婉言劝说,使其吐出,不能用手指强行掏取,以免引起哭闹吸入气道。更重要的是掌握海姆利希手法,第一时间抢救,防止窒息缺氧的发生。

四、练习题 ▶▶▶

1. 如何诊断小儿气道异物?
2. 小儿气道异物取出术中如何进行气道管理?
3. 小儿行气道异物取出术,围麻醉期可能出现哪些并发症以及如何处理?

五、推荐阅读 ▶▶▶

[1]FIDKOWSKI C W,ZHENG H,FIRTH P G. The anesthetic considerations of tracheobronchial foreign bodies in children:a literature review of 12,979 cases[J]. Anesth Analg,2010,111(4):1016-1025.

[2]辛忠,张建敏. 患儿气管切开取出异物麻醉管理一例[J]. 临床麻醉学杂志,2020,36(4):414-415.

(毛元元)

案例 33 **胸腔镜下漏斗胸努斯矫治术患儿的麻醉**

一、术前访视

(一)病史

> **患者病史**
>
> 　　患儿,男,10岁,胸骨凹陷畸形8年余,8年前家属发现患儿胸骨中、下段凹陷畸形,未在意。不伴活动后气喘、心悸、心前区疼痛等现象,无呼吸道感染、呼吸困难、脉频、心悸等症状,今为进一步诊治来医院,门诊以"漏斗胸"为初步诊断收入院。自发病以来,患儿神志清,精神好,饮食睡眠正常,大小便正常,体重增长较同龄儿稍慢。
>
> 　　既往史:无高血压、心脏疾病病史,无糖尿病、脑血管疾病病史,无肝炎、结核、疟疾病史,预防接种随社会计划免疫接种,无手术、外伤、输血史,无食物、药物过敏史。
>
> 　　出生史:胎次1、足月顺产,出生时无窒息、产伤,阿普加评分10分,出生体重4.2 kg。
>
> 　　预防接种:已接种卡介苗、乙肝、脊髓灰质炎、白百破、麻疹、流脑等疫苗。
>
> 　　家族史:父母体健,无与患儿类似疾病,无家族性遗传病史。

　　思维引导:漏斗胸(pectus excavatum)是以前胸壁凹陷为特征的胸部畸形,表现为部分胸骨、肋软骨及肋骨向脊柱呈"漏斗状"凹陷,是临床最常见的胸廓畸形,发病率为1%~2%,男孩高于女孩。大部分患儿无临床症状,主要影响美观。极少数患儿严重的胸廓畸形可损伤心肺功能。值得注意的是部分患儿可能合并骨骼肌异常等其他疾病,应完善检查及时排除。例如马方综合征(Marfan syndrome)和勒斯-迪茨综合征(Loeys-Dietz syndrome,LDS)。

　　漏斗胸的具体病因目前尚不清楚,可能的原因包括以下方面:①生长发育过程中,肋软骨生长过快,往前凸(鸡胸)或往后凹(漏斗胸);②膈肌中央腱过短或心包和腹直肌韧带挛缩;③过度牵拉,造成胸骨剑突和胸骨下位置的凹陷,形成漏斗胸;④肋骨和肋软骨本身的生长异常;⑤胎儿时期肢体对胸廓的压迫;⑥遗传因素。

(二)辅助检查

> **辅助检查结果**
>
> 　　(1)血常规:白细胞计数$5.79×10^9$/L,红细胞计数$4.98×10^{12}$/L,血红蛋白129.0 g/L。
>
> 　　(2)电解质:钾4.07 mmol/L,钠135.9 mmol/L,氯102.0 mmol/L,钙2.49 mmol/L,磷1.83 mmol/L。
>
> 　　(3)生化检查:肝功能、肾功能和心肌酶均未见异常。
>
> 　　(4)ECG:窦性心律不齐,考虑生理性。
>
> 　　(5)CT:漏斗胸,双肺下叶炎症。DR:腰4/5椎体隐形脊柱裂可能。
>
> 　　(6)心脏超声检查:未见解剖畸形。

思维引导：多数漏斗胸患儿术前无临床症状，常以改善胸廓形状和提高美观要求手术治疗，术前的辅助检查多为正常。但是需要注意筛查遗传性骨骼肌肉疾病。完善影像学和心脏超声检查有助于对胸廓畸形严重程度的评估，故胸腹部 CT、肺功能检测、超声心动图检查是必须的辅助检查项目。超声心动图检查可以无创评估心脏的形态、结构和功能，部分患儿可能会出现心脏位置移位、心内瓣膜关闭不全，甚至心功能下降等情况；肺功能检查用于评估患儿是否合并阻塞性肺功能下降。

在此病例中，患儿漏斗胸仅表现为外观的畸形，对生理功能未见明显影响，术前辅助检查也未见明显异常，ASA 分级 Ⅰ～Ⅱ级。CT 示双肺下叶炎症，但患儿无临床症状，活动后无不适；ECG 示窦性心律不齐，结合患儿一般情况，考虑为生理性窦性心律不齐，可以不处理；DR 示腰 4/5 椎体隐性脊柱裂，隐性脊柱裂是隐性椎管闭合不全中最为多见的一种，多见于腰骶部，有一个或数个椎骨的椎板未全闭合，而椎管内容物并无膨出，绝大多数的隐性脊柱裂终身不产生症状亦无任何外部表现。

（三）体格检查

体格检查结果

T 36.8 ℃，P 81 次/min，R 20 次/min，BP 106/65 mmHg，体重 35.0 kg

患儿发育正常，营养良好，体型匀称，神志清。全身皮肤黏膜无黄染，无皮疹，全身浅表淋巴结未触及。头颅无畸形，眼睑无水肿、下垂。眼球无凸出、震颤、斜视，双侧瞳孔等大等圆，直径 3 mm，对光反射灵敏。耳郭无畸形，听力正常。鼻无畸形，鼻中隔无偏曲。舌无偏斜，口唇黏膜无斑疹、溃疡，扁桃体无肿大，声音正常。颈软、无抵抗，气管居中，甲状腺无肿大。心前区无隆起，心尖搏动正常，心脉率一致，各瓣膜听诊区未闻及杂音。腹平坦，无压痛、反跳痛，无包块，肝、脾肋缘下未触及，移动性浊音阴性。脊柱、四肢活动正常，无畸形。肌肉无萎缩，肌力、肌张力正常，双侧腱反射正常。

专科检查：胸廓不对称，胸骨下段及所附肋骨凹陷，呈漏斗状，呼吸运动正常，肋间隙无增宽或变窄，语颤正常，叩诊清音，呼吸规整；颈肩前倾、背圆。

思维引导：漏斗胸多数外形特征为前胸凹陷，肩前伸，略带驼背，以及上腹突出。术前评估时需要做详细的体格检查。在体格检查过程中，注意排除患儿是否合并马方综合征、勒斯-迪茨综合征。临床一般利用胸部 CT 计算漏斗指数（FI）和胸廓指数（Haller 指数），评估胸廓畸形严重程度。FI =（凹陷长轴×凹陷短轴×凹陷深度）/（胸骨长度×胸廓横径×胸骨角至椎前最短距离）。一般 FI<0.2，轻度漏斗胸；0.2<FI<0.3，中度漏斗胸；FI>0.3，重度漏斗胸。Haller 指数 = 凹陷最低点的胸廓横径/凹陷最低点到椎体前的距离。正常人 Haller 指数一般在 2.52 左右，2.52<Haller 指数<3.20，轻度漏斗胸；3.2<Haller 指数<3.5，中度漏斗胸；Haller 指数>3.5，重度漏斗胸。

由于漏斗胸易导致反复呼吸道感染，肺活量降低，运动耐受量减弱，心动过速或心律不齐，心脏左移并顺时针转位，应观察患儿有无发热、咳嗽、吸气性喘鸣和胸骨吸入性凹陷，询问其在病房的活动能力，以此推测患儿的心肺功能。该患儿通过胸部 CT 计算 Haller 指数为 3.3，属于中度漏斗胸，呼吸运动正常，心肺功能可。

（四）术前准备

> **术前准备**
>
> 术前与患儿及家属建立信任,交代麻醉相关风险,交代术前禁食、水。
> 询问患儿及家属无金属过敏史。

思维引导:漏斗胸患儿常伴有自卑感和心理缺陷。为减少患儿对手术的恐惧,麻醉医师在术前访视时,要对患儿表示关心和爱抚,增加他们对医师的信任。术前做好疼痛的宣传教育工作,对患儿的疼痛耐受能力进行评估。同时还可做相关金属过敏试验,为手术植入矫形金属板做准备。

（五）术前小结

患儿胸骨中、下段凹陷畸形,不伴活动后气喘、心悸、心前区疼痛等现象,无呼吸道感染、呼吸困难、脉频、心悸等症状,以"漏斗胸"为初步诊断收入院。自发病以来,患儿神志清,精神好,饮食睡眠正常,大小便正常,体重增长较同龄儿稍慢。

术前诊断:①漏斗胸;②腰椎隐性脊柱裂。

手术指征:胸廓不对称,胸骨下段及所附肋骨凹陷,呈漏斗状,呼吸运动正常,肋间隙无增宽或变窄,语颤正常,叩诊清音,呼吸规整;颈肩前倾、背圆。

手术名称和方式:胸腔镜下漏斗胸努斯(Nuss)矫治术。

麻醉方式:气管插管全身麻醉。

二、麻醉管理

（一）麻醉准备及诱导

> **麻醉诱导过程**
>
> 患儿带静脉管路入室,连接监护设备:无创动脉血压 112/62 mmHg、心率 82 次/min、SpO_2 100%。麻醉诱导前听诊双侧肺部呼吸音正常。麻醉诱导:静脉注射芬太尼 0.2 mg,丙泊酚 60 mg,艾司氯胺酮 10 mg,顺式阿曲库铵 6 mg。2 min 后可视喉镜下完成气管插管(气管导管 ID 5.5 mm,气管导管深度:17 cm),容量控制机械通气,呼吸频率 18 次/min,潮气量 300 mL,吸呼比 1:1.5,吸入氧浓度 40%,为了便于术中发生并发症时的及时救治,患儿随后在超声引导下进行右侧颈内静脉穿刺置管和桡动脉的穿刺测压。随后,患儿取仰卧位,双上肢外展,术区消毒铺巾,开始手术。

思维引导:该患儿因改善外观而寻求手术治疗,无其他临床症状,可以采用常规方法麻醉诱导,气管插管联合肌肉松弛药全身麻醉是漏斗胸 Nuss 矫治术的标准麻醉方式。在患儿麻醉后,良好的静脉通路的建立是必须的,鉴于术前小儿静脉通路液体输注速度较慢,可靠性差,可在麻醉气管插管后进行中心静脉的穿刺置管,超声引导下穿刺可以显著提高小儿中心静脉穿刺的成功率和减少并发症。此外,外周动脉的穿刺测压可以根据患儿畸形严重程度、术者经验选择。有创动脉血压监测可以及时发现手术操作对患儿血流动力学的影响,并及时采取相应措施,便于术中紧急情况患儿的施救。

(二)麻醉维持

麻醉维持及术中病情变化、处理

患儿术中以吸入七氟烷、静脉泵注丙泊酚和瑞芬太尼维持麻醉。以患儿拟矫正胸廓外形用折弯器调整肋骨矫形器弧度。于患儿胸骨凹陷最低水平,取两侧胸壁腋前线至腋中线之间各做一横形切口,切开各层组织至胸壁肌层,两侧切口处沿胸肌筋膜向内侧游离皮下隧道至胸骨两侧肋骨最高点处,右侧切口筋膜下游离出腔隙,至足够容纳固定器。右侧切口处穿刺入戳卡(Trocar),置入胸腔镜,建人工气胸,腔镜监视下将引导器自右侧切口经皮下隧道置入,于右侧肋骨最高点处入胸腔,于胸骨凹陷处紧贴胸骨后钝性分离并穿至左侧胸腔,自左侧皮下隧道穿出,抬举引导器,按压两侧肋骨塑形,引导器牵引下将肋骨矫形器经隧道拉出置于胸骨后,翻转肋骨矫形器,见胸廓矫形满意,右侧端套入固定器,1号可吸收线缝合固定器于肋骨骨膜上,并用肌筋膜包埋固定器。胸腔镜检查无活动性出血后,膨肺排出胸腔积气,关闭胸壁切口,术毕送 PACU。

思维引导:漏斗胸修复的标准治疗方法是努斯及其团队所创的胸腔镜辅助 Nuss 术,即在凹陷的胸骨下植入一块钢板并固定于侧胸壁。简言之,在胸骨凹陷最明显处(通常为 $T_5 \sim T_6$ 位置)与腋前线相交处做一个斜切口;接着在另一侧胸壁上再开一个小切口,并经由右侧切口缓缓进气后置入胸腔镜。在胸腔镜直视引导下,将穿通器由胸壁外侧向中间穿入,至胸骨最凹陷处,穿过心包上方,到达对侧切口。穿出胸腔后用粗缝合带将已塑形的矫形板固定于穿通器,凹面朝上。原路拉回穿通器,待矫形板被牵引至适合位置后,将其翻转可即刻纠正畸形。严密缝合确保矫形板固定于两侧胸壁,可在一侧使用固定器。撤除人工气胸,排出胸腔内气体,分层缝合关闭伤口。漏斗胸矫治的另一种方法是改良 Ravitch 矫形术,手术需要打开胸廓,切除畸形的肋软骨将胸骨抬高,在胸骨后放填充物使其保持正常形状。

在漏斗胸 Nuss 矫形术中,麻醉医生需要密切关注手术医生的操作,特别是在穿通器穿过胸壁,以及随后矫形钢板穿过胸壁时尤为关键,绝大多数严重的并发症均发生在这个过程;此外,矫形钢板翻转矫正畸形的过程是另一个高风险的操作过程,麻醉医生在这两个过程中除了严密监视手术操作外,还需要及时调整麻醉深度,避免患儿出现剧烈的血流动力学波动,防止意外发生。

大多数情况下,漏斗胸 Nuss 矫形术结束后可以在手术室内或 PACU 拔出气管导管,拔管的过程也应力求平稳,避免患儿咳嗽引起并发症,拔出气管导管前使用短效的阿片类药物、利多卡因或是选择深麻醉下拔管有助于减少气管导管刺激引起的咳嗽。

(三)术后管理

术后治疗及恢复

患儿于 PACU 顺利拔出气管导管后,安返病房。术后患儿生命体征平稳,给予抗感染、止血等药物,特别注意观察事项包括有无出血及钢板位置移位。患儿自诉切口处疼痛明显,给予镇痛对症处理。嘱患儿卧床休息,注意在床上活动四肢预防血栓形成,加强营养促进切口愈合。患儿术后第 8 天,T 36.7 ℃,P 82 次/min,R 21 次/min,BP 110/68 mmHg,神志清,精神可,查体伤口敷料干燥、无渗出。DR:漏斗胸术后改变,心肺膈未见明显异常。目前患儿一般情况可,患儿及家属要求出院,告知出院注意事项后给予办理出院手续。

思维引导:术后管理对漏斗胸 Nuss 矫形术患儿顺利康复至关重要,Nuss 术后早期可能会出现气胸、胸腔积液、矫形钢板移位、感染等并发症。术后需要持续心电监护,密切监测心率、血压、SpO$_2$、呼吸频率和节律等变化,听诊双肺呼吸音是否对称、清晰,必要时行床边胸部 X 射线检查。

疼痛管理是漏斗胸 Nuss 矫形术后另一个重要问题,严重的术后疼痛影响患儿的呼吸幅度和咳嗽排痰等,使呼吸道分泌物难以及时排出,可导致肺不张、肺部感染等并发症。长期持续的疼痛甚至改变患儿的体姿,出现脊柱侧弯等。术后早期的疼痛控制不良可能迁延导致术后慢性疼痛的发生,严重影响患儿术后的生活质量,严重时可能导致患儿要求提前撤除矫形钢板导致手术失败。

多模式镇痛是此类患儿术后常用的镇痛方案,术前与患儿充分的沟通获得患儿信任后,可以在患儿清醒状态下进行硬膜外穿刺置管实施硬膜外镇痛。对于术后由于胸廓形状改变引起的痉挛性疼痛,地西泮可以缓解此类疼痛,对于术中、术后无出血的患儿,术后可以立即给予抗炎药酮咯酸。术后没有进行硬膜外镇痛的患儿,通过静脉自控镇痛泵给予阿片类药物也是有效的。在移除镇痛泵后及时辅助口服镇痛药物以延长镇痛时间,为了达到理想的口服镇痛效果,需要不断调整药物剂量。

三、思考与讨论 ▶▶▶

漏斗胸是先天性胸廓畸形中最常见的一类,因胸骨下段及第 3~7 肋软骨过分生长导致前胸壁及胸骨向内凹陷,形如漏斗而得名。漏斗胸手术方式包括传统的胸骨翻转术、肋骨截骨术及 Ravitch 胸骨抬高术,缺点是创伤大且复发率高。自 1998 年 Nuss 等报道胸腔镜监控下矫形钢板胸骨抬举术以来,因其创伤小、矫形效果好、操作简便等优点迅速风靡全球,Nuss 手术成为漏斗胸矫形最常用的术式。Nuss 保留胸壁正常功能和弹性,98% 的患者可获得良好或优良结果,手术时间较短,失血量较少。

Nuss 手术患儿多为儿童和青少年,术前详细了解病史和体格检查对评估漏斗胸的临床严重性、术前和术中麻醉关注点非常重要。漏斗胸患儿可能伴随某些遗传性结缔组织病,如马方综合征、高胱氨酸尿症及埃勒斯-当洛(Ehller-Danlos)综合征等。此外,漏斗胸易并发脊柱侧凸、脊柱裂和二尖瓣脱垂。极少数严重的胸部畸形可压迫心脏。患儿最初就诊多是因为胸部外形不美观,但晚期手术多为运动时呼吸困难或耐力下降。胸廓指数可以评估胸廓畸形严重程度,即胸廓横径与其前后径的比值。在胸廓指数最初的描述中,患儿胸廓指数在 3.25 以上需行胸廓畸形矫治术。术前的 CT 检查除了有助于外科医生对疾病严重程度的评估外,对麻醉医师术前评估皮肤到硬膜外腔的距离也非常有用。基于胸部畸形的严重程度,必要时术前评估还需要结合心电图、超声心动图和肺功能测试。

胸腔镜下漏斗胸微创矫治手术通过对胸廓畸形的矫正,治疗漏斗胸引起的心肺功能下降。尽管患儿通常是健康的,但外科手术可能会带来严重的并发症,如在胸骨后放置钢板和取钢板时发生双侧气胸、心脏和其他纵隔组织的损伤。最常见的风险包括钢板移位、气胸和感染。其他的并发症包括心脏损伤、胸骨侵蚀、假性动脉瘤和持续性心律失常甚至心脏破裂。并发症虽然少见,但应引起重视,建立良好的静脉通道(两条大的外周静脉通道),备好浓缩红细胞,根据情况选择有创动脉监测。麻醉拔管过程平稳、防止咳嗽对预防并发症非常重要。在拔管前静脉给予短效的阿片类药物、利多卡因或选择深麻醉下拔管将会减少气管导管刺激引起的呛咳。

尽管胸腔镜手术成功率高、创伤小,但"微创"的胸腔镜手术仍会引起严重的术后疼痛,良好的术后镇痛显得尤为重要。术后早期良好的疼痛控制不仅能给患儿带来好的治疗体验,还有助于减少术后并发症的,减少术后慢性疼痛的发生率。目前多采用多模式镇痛方案。效果良好的硬膜外镇痛可以避免使用阿片类药物带来的不良反应,包括镇痛不足、过度镇静、恶心、呕吐、瘙痒、肠麻痹、尿潴留和呼吸抑制。需要告知患儿术后呼吸变化,患儿常主诉胸部有"紧束"感,虽不疼痛但令人感到不适,目前尚没有镇痛方式可以完全消除这种感觉,术前教育将有利于患儿理解术后的过程,减轻焦虑,并避免硬膜外镇痛方案的不必要调整。若胸廓矫正术只置入一块钢板,硬膜外镇痛应持续至术后第 3 天;若置入超过一块钢板,硬膜外镇痛则应持续至术后第 4 天。除了切口和骨骼疼痛,胸廓形状改变也会引起明显痉挛性疼痛,必要时可用地西泮。若术中无出血,术后可立即服用抗炎药酮咯酸。若术后没有有效的硬膜外镇痛,合理的术后静脉自控镇痛也能取得满意镇痛效果。若改为口服镇痛药则需要考虑到口服药物镇痛效果远远比不上硬膜外镇痛,尤其是那些随着年龄增长,胸廓越来越僵硬的患儿。在停止使用硬膜外镇痛泵 6 h 前就应开始服用长效阿片类药物,使阿片类药物的血药浓度在剧烈疼痛出现前达到治疗作用。临床常用镇痛方案见表 9-1。疼痛部位及类型改变可能提示金属板的移位,需要重视,可以通过影像学证实。

表 9-1　漏斗胸矫治术后镇痛方案

术前教育	漏斗胸矫治术虽然是微创手术,但有明显的术后疼痛。胸部"紧束"压迫感,以及呼吸时胸廓运动与术前的差异,需要让患儿及家属知道这是正常现象	
镇痛方案	药物	治疗疗程
硬膜外	$T_5 \sim T_6$ 间隙置入;局部麻醉药与阿片类药物的最佳配比尚不明确,可考虑使用亲水性阿片类药物	置入单块金属板的患儿用至术后第 3 天;置入两块金属板的患儿用至术后第 3 ~ 4 天;年长患儿可能需要更长的时间
静脉自控	考虑背景输注剂量;个性化选择阿片类药物	置入单块金属板的患儿用至术后第 3 天;置入两块金属板的患儿用至术后第 3 ~ 4 天;年长患儿可能需要更长的时间
静脉注射	美索巴莫,持续缓解间歇性疼痛;酮咯酸,用于一般肌肉骨骼疼痛;地西泮,用于缓解急性肌肉痉挛	—
口服	终止硬膜外镇痛前服用,以便过渡至口服镇痛方案:布洛芬;美索巴莫;地西泮,用于肌肉痉挛;羟考酮,急剧疼痛选用长效并快速起效的剂量	直至 2 ~ 4 周;年长患儿可能需要更长的时间

四、练习题

1. 漏斗胸矫正术术前评估的重点是什么?
2. 胸腔镜下漏斗胸矫正术的并发症有哪些?
3. 漏斗胸矫正术术后镇痛方案有哪些?

五、推荐阅读

[1] PAULO EDUARDO DEOLIVEIRA CARVALHO, MARCOS VINíCIUS MURIANO DA SILVA, OLAVO RIBEIRO RODRIGUES, et al. Surgical interventions for treating pectus excavatum [J]. Cochrane Database Syst Rev, 2014, 2014(10): 1-14.

[2] WALLIS T MUHLY, RALPH J BELTRAN, ALAN BELSKY, et al. Perioperative management and in-hospital outcomes after minimally invasive repair of pectus excavatum: a multicenter registry report from the society for pediatric anesthesia improvement network [J]. Anesth Analg, 2019, 128(2): 315-327.

[3] W T MUHLY, L G MAXWELL, J P CRAVERO. Pain management following the Nuss procedure: a survey of practice and review [J]. Acta Anaesthesiol Scand, 2014, 58(9): 1134-1139.

[4]KENNETH R GOLD SCHNEIDER,ANDREW J DAVIDSON.小儿麻醉临床案例手册[M].连庆泉,上官王宁,译.北京:人民卫生出版社,2016.

[5]玛丽内拉·阿斯图托,巴博诺·M·英格尔莫.小儿麻醉与围术期医学[M].张马忠,王炫,张建敏,译.上海:上海世界图书出版公司,2018.

（何　龙）

案例34　新生儿食管气管瘘的麻醉

一、术前访视

（一）病史

> **患者病史**
>
> 　　患儿胎龄42^{+3}周,7 d前于外院顺产娩出,出生体重2.6 kg,哭声弱,喉部痰鸣,呕吐物较多,呈淡褐色液体,伴呼吸费力,口周及鼻根部发绀,出生后即入该院新生儿重症监护病房(NICU)住院诊治,考虑"新生儿肺炎",给予清理呼吸道、吸氧、抗感染、禁食等治疗,效果欠佳;6 d前呼吸费力逐渐加重,伴口吐泡沫及腹胀,改为CPAP辅助呼吸及美罗培南抗感染治疗并继续禁食;1 d前吸痰时见新鲜血液,伴呼吸困难加重、面部发绀,考虑肺出血,继续呼吸机辅助呼吸,并给予止血、扩容、输注血浆及悬浮红细胞等对症治疗,呼吸困难仍较明显,为进一步诊治由转运车急诊转至医院,以"①呼吸衰竭;②食管闭锁"收入科。生后至今,患儿反应稍差,哭声弱,大小便未见异常。
>
> 　　个人史:第4胎,第2产,胎龄42^{+3}周。出生时体重2.6 kg。分娩方式:正常产。羊水多,量不详,无羊水吸入。羊水无污染,早破水时间不详。阿普加评分:1 min 9分(皮肤扣1分),5 min 10分,10 min 10分。出生后窒息:无。胎盘手工剥离。脐带情况:正常。抢救措施:无。胎便排出时间不详。
>
> 　　喂养史、既往史、家族史均无特殊。

　　思维引导:食管闭锁/食管气管瘘(Esophageal atresia/Esophagotracheal fistula,EA/TEF)是胚胎期食管发育异常所致的畸形,EA和TEF可以单独形式存在,但合并出现较多见,约占食管和气管畸形的85%,是新生儿严重的先天性畸形之一。该病在新生儿的发病率为1/(2 500～4 000),在双胞胎中发病率略高。男孩发病率略高于女孩,低出生体重儿发病率高,约占1/3。绝大多数病例为散发性,约7%的患儿有遗传性疾病,如13-三体综合征、18-三体综合征、21-三体综合征、皮埃尔-罗宾(Pierre-Robin)综合征、迪格奥尔格(DiGeorge)综合征、范科尼(Fanconi)综合征和多脾综合征等。EA/TEF伴随其他畸形,被称为VACTERL综合征,包括脊柱(vertebral)、直肠和肛门(anorectal)、心脏(cardiac)、气管(tracheal)、食管(esophageal)、肾、泌尿生殖系统(renal/genitourinary)和肢体(limb)畸形等。手术是此病唯一的治疗选择。EA/TEF治愈率也是反映新生儿外科技术水平的重要标志之一。

EA/TEF 作为一种先天性畸形,其病理分型方法很多,目前临床多采用 Gross 五型分类法(图9-1)。

　　A 型　食管上下两段不连接,各成盲端,两盲端间距离长短不等,可发生于食管的任何部位,此型无食管气管瘘,较少见,占4%~8%。

　　B 型　食管上段与气管相通,下段成盲端,此型少见,占0.5%~1.0%。

　　C 型　食管上段为盲端,下段与气管相通,联通点一般在气管隆突或其稍上方,两盲端间距离>2 cm 为Ⅰ型,≤2 cm 为Ⅱ型,此型最多见,占85%~90%。

　　D 型　食管上下段分别与气管相通,此型也少见,约占1%。

　　E 型　此型无食管闭锁,但有瘘连通食管和气管,又称"H"型,占2%~5%。

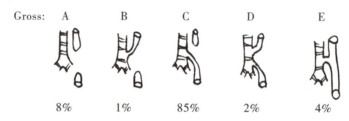

图9-1　Gross 五型分类法

　　EA/TEF 患儿在出生后即出现唾液增多,不断从口腔外溢,频吐白沫。由于咽部充满分泌物,呼吸时喉部呼噜作响,呼吸不畅,易使分泌物被误吸入气管。第一次喂奶或喂水时,咽下几口即开始呕吐,因食管与胃大多不连接,故非喷射性呕吐。上述关于 EA/TEF 症状的描述与本例患儿出生后的症状非常吻合。因乳汁吸入后充满盲袋,经喉反流入气管,可出现剧烈呛咳,甚至呼吸道梗阻、发生窒息,经咳嗽或迅速清除咽喉部分泌物后症状随即消失。每次喂奶后反复出现上述症状。无气管瘘者腹部呈舟状凹陷。存在气管瘘者,因大量空气自瘘管进入胃内,腹胀较明显。最初几天有胎便排出,此后仅有肠分泌液排出。很快发生脱水和消瘦,易继发吸入性肺炎,可出现发热、气促、呼吸困难等症状,易出现肺不张。如得不到早期诊断和治疗,多数病例在3~5 d 死亡。

　　此例患儿为足月产,体重在正常范围,出生后的临床表现有喉部痰鸣,呕吐物较多,呈淡褐色液体,伴呼吸费力,口周及鼻根部发绀。在入住 NICU 后,首先考虑新生儿肺炎,在清理呼吸道、吸氧、抗感染、禁食等治疗后,效果欠佳,直至采用 CPAP 呼吸支持治疗后,吸痰时见新鲜血液,伴呼吸困难加重、面色青紫才转入上级医院,随即考虑 EA/TEF,在诊断明确后即开始术前准备。由此例新生儿的诊治过程可以看出,新生儿 EA/TEF 的早期诊断非常重要,在发生吸入性肺炎之前明确诊断,对患儿手术时机的选择和术后恢复至关重要。

(二)辅助检查

辅助检查结果

　　(1)血常规:白细胞计数 $8.4×10^9$/L,血红蛋白 133.0 g/L,血小板计数 $221×10^9$/L,中性粒细胞百分比 62.3%,淋巴细胞百分比 17.2%。C 反应蛋白 2.30 mg/L;降钙素原 0.212 ng/mL。

　　(2)电解质:钾 3.10 mmol/L,钙 2.00 mmol/L,磷 1.89 mmol/L,镁 0.64 mmol/L。

　　(3)肝功能:白蛋白 27.60 g/L,总胆红素 223.30 μmol/L,直接胆红素 21.60 μmol/L,间接胆红素 201.7 μmol/L。

（4）肾功能、心肌酶：均未见异常。

（5）胸片：两肺透亮度低。

（6）上消化道造影：食管闭锁。

（7）彩超：动脉导管未闭；胆道内胆汁淤积，左肾集合系统分离；颅内未见异常；双侧隐睾。

思维引导：EA/TEF 患儿完善的术前辅助检查对明确诊断和判断患儿病情严重程度非常必要，完整的辅助检查包括：血常规、尿常规、粪便常规、凝血功能、血生化、血电解质、心电图、胸片、心脏超声等。血常规检查可以明确患儿是否存在贫血以及是否合并有局部或全身的感染。一般术前维持血红蛋白在 80 g/L 以上，以提高患儿对麻醉和手术的耐受性，如果有感染症状，则需要积极的抗感染治疗。凝血功能的检查也是必要的，有报道新生儿易伴有不同程度的凝血功能障碍，胎龄越小，出现凝血功能障碍的概率越大。但多数无须特殊处理可恢复正常，必要时输注血制品以纠正患儿凝血功能。EA/TEF 患儿由于分泌物较多，需要不停吸引，体液丢失较多，加之无法正常进食，需要通过静脉途径补充液体，容易导致电解质紊乱，所以需要重视患儿电解质水平。

影像学检查对 EA/TEF 的诊断起着决定性的作用。EA/TEF 的诊断包括：产前诊断和出生后诊断，这两方面都离不开影像学检查。EA/TEF 的产前诊断比较困难，仅有少部分患儿可在产前获得诊断。孕期 16～20 周超声检查羊水过多，同时伴有胃泡过小或阙如，应怀疑可能存在 EA/TEF，但诊断的敏感性和特异性较低，此征象对于 A 型食管闭锁阳性率可达到 75%～90%。孕 32 周 B 超检查发现食管上段盲袋征是产前诊断食管闭锁较为可靠的征象。羊水量与先天性 EA/TEF 的类型有关。如 A 型病例的羊水过多占 90%，D 型仅为 35%。40%～60% 的 EA/TEF 病例可出现羊水过多和胃泡小或不显影两项特征。先天性 EA/TEF 患儿在 MRI 的 T_2 加权成像上，可看到近段食管扩张，而远段食管消失的现象，敏感性较高，但单独使用 MRI 诊断食管闭锁假阳性率较高。国内专家推荐产前 B 超发现盲袋征、胃泡不显示、羊水过多等征象建议行胎儿 MRI 筛查，进一步排除该病。出生后的诊断除了患儿的临床表现，如唾液增多，喂奶出现呛咳、青紫，安放胃管时出现反复的受阻折返。还需要依靠 X 射线检查确诊，经导管注入造影剂，胸部正侧位片即刻发现食管近段盲端。CT 检查对食管气管瘘的诊断也有一定的作用，特别是对瘘口的位置的判断，必要时还可以进行新生儿 CT 食管三维重建。此外，目前多数儿童医院把术前纤维支气管镜作为常规检查，能够更为清晰地确定瘘口的位置，以及某些特殊类型的瘘管。由于心血管系统畸形是 EA/TEF 最常见的合并畸形，以动脉导管未闭（PDA）、房室间隔缺损常见，超声心动图检查对判断患儿是否存在心脏畸形也很有必要。

在此病例中，患儿的辅助检查结果，三大常规、凝血功能、电解质、肝肾功能，以及心肌酶均大致正常。X 射线胸片示双肺透亮度低，表明患儿在出生后由于未能及时诊断 EA/TEF 可能继发了吸入性肺炎。超声心动图示动脉导管未闭，正常胎儿出生后 24 h 内动脉导管闭合，但此例患儿出生后第 8 天，动脉导管仍未闭合。通过上消化道造影明确患儿存在 EA/TEF，但此例患儿在术前未进行纤维支气管镜检查，所以对于患儿瘘口位置仍然无法确定。

（三）体格检查

体格检查结果

T 37.4 ℃，P 137 次/min，R 45 次/min，BP 72/51 mmHg，经皮氧饱和度 88%～93%，身长 48 cm，体重 2.6 kg，头围 34 cm。

一般情况：反应差，经口气管插管，皮肤弹性正常。全身皮肤黄染。

　　头部：前囟 1.5 cm×1.5 cm，平坦，无颅骨软化，头颅无血肿，眼球无凝视，鼻翼扇动，耳外形正常，口腔黏膜光滑。

　　颈部：颈软，气管居中。

　　胸部：胸廓正常，三四征阳性。肺部：两肺送气音对称，可闻及痰鸣音及湿啰音。心脏：心音有力。

　　腹部：腹部膨隆，腹部无包块，肝、脾触诊不满意。肠鸣音弱。脐带干燥，无渗出物，脐周无红肿。

　　脊柱四肢：四肢肌张力稍高，前臂弹回<3 s。围巾征：未过中线。腘角<90°。肛门正常，肛周发红，轻微糜烂。

　　外生殖器：男婴，阴茎短小，睾丸未触及，阴囊褶皱少。

　　神经系统：握持反射可引出，觅食反射、吸吮反射、吞咽反射、拥抱反射均未做。

　　思维引导：EA/TEF 患儿常伴随身体其他畸形，包括脊柱、直肠和肛门、心脏、肾、泌尿生殖系统和肢体等，因此在明确患儿 EA/TEF 的诊断后，还应注意：全面体检明确是否合并四肢、骨骼、头颈部及直肠肛门畸形，注意患儿全身营养情况。观察患儿是否有特殊外貌，以及是否为困难气道，观察患儿的呼吸频率、深度，以及呼吸形式，判断呼吸道是否通畅，观察有无咳嗽、咳痰、鼻塞，询问父母近期是否有上呼吸道感染、睡觉是否张口呼吸、是否有打鼾等情况，询问是否有哮喘史，如有近期是否发作，以及用药情况等。

（四）术前准备

术前准备

　　患儿转入院后立即置于暖箱，重症护理，心电监护，完善相关检查，并给予呼吸支持、抗感染、蓝光退黄、营养支持等对症治疗。目前考虑患儿食管闭锁合并食管气管瘘，呼吸机辅助呼吸下，气管插管内间断涌出褐色或绿色液体，氧饱和度下降，给予吸痰后好转，继续加强气道护理，患儿腹胀仍严重，拟行手术治疗，手术备血，积极术前准备；彩超示双侧腹股沟区可见类睾丸回声，胆道内胆汁淤积及左肾集合系统分离，可暂观察；继续抗感染、静脉营养等治疗，密切关注病情变化，及时处理。

　　思维引导：EA/TEF 早期诊断是治疗成功的关键。应争取在新生儿出现肺炎、脱水、酸中毒之前进行手术。一般需要 12～24 h 术前准备，加强支持治疗包括保暖、给氧、禁食、咽部及食管上段盲端间断或持续负压吸引；保持患儿侧卧位或半卧位，头部抬高 30°～40°；及时清除口腔分泌物以防窒息；静脉输液纠正脱水及酸中毒；应用抗生素控制肺部感染；静脉营养，补充维生素 K、维生素 C 等。频繁的血气分析以评估肺功能的变化。EA/TEF 患儿出现肺炎不应视为手术的绝对禁忌证。否则，术前准备时间太长，护理困难，肺部感染迁延难以愈合，甚至导致病情进行性加重。

　　良好的术前准备应包含以下内容：密切监护和评估患儿的生命体征；术前对 EA/TEF 类型的精确检查和瘘口位置的准确定位；禁食和胃肠减压；维持患儿血容量和电解质平衡；维持体温正常；吸入氧气，必要时辅助通气；预防感染；维持血流动力学稳定；必要时可根据患儿情况使用肺表面活性物质。

(五)术前小结

简要病情:患儿,男,11 d。以"呼吸困难7 d,腹胀6 d,肺出血1 d"为代主诉急诊入院。呼吸机辅助呼吸下经皮氧饱和度维持在88%～93%,在气管插管机控制呼吸期间,气管导管间断涌现黄褐色或绿色液体。反应差,颈部三凹征阳性,双肺送气音对称,两肺闻及湿啰音及痰鸣音,心音有力。腹部膨隆严重,肝脾触诊不满意,肠鸣音弱,肛周皮肤红,四肢肌张力稍高。消化道造影:①食管中段狭窄,食管气管瘘? ②腹腔肠管积气。

术前诊断:①先天性食管闭锁;②食管气管瘘? ③新生儿肺炎;④呼吸衰竭;⑤新生儿黄疸。

拟施手术名称和方式:胸腔镜下食管吻合术+食管气管瘘修补术。

二、麻醉管理 »

(一)麻醉准备及诱导

麻醉诱导过程

患儿带气管导管由 NICU 主管医生送入手术室,入室连接监护设备:HR 162 次/min,BP 62/42 mmHg,机控呼吸(FiO$_2$ 50%),SpO$_2$ 92%。麻醉诱导前,手控呼吸双侧均存在明显的湿啰音,通气时胃部未见明显膨胀,随后麻醉诱导,静脉注射芬太尼10 μg,丙泊酚10 mg,顺阿曲库铵1 mg,阿托品0.15 mg,地塞米松1 mg。压力控制机械通气,呼吸频率35 次/min。吸气压力峰值15 cmH$_2$O。吸呼比为1:1.5,患儿取左侧卧位,向前倾斜30°,常规消毒铺巾,手术开始。

思维引导:EA/TEF 患儿多为早产儿,手术室应保持温暖,并将患儿置于吹风加热毯或是辐射加热台上(需要考虑是否满足手术操作要求)。EA/TEF 患儿食管闭锁通常导致口咽部分泌物积存在上端食管中,麻醉诱导前备好吸引设备尤为重要,鉴于多数患儿合并有肺部感染或心脏解剖异常,耐缺氧能力极差,必要时需要备齐抢救设备和药物。对于 EA/TEF 麻醉诱导过程中是否需要保留自主呼吸,目前尚无统一标准,有报道可以采用七氟烷诱导,吸入纯氧,辅以轻柔的正压通气以防胃扩张。肌肉松弛以后插入合适型号的气管导管直至导管前段进入一侧支气管,随后缓慢后退直到两侧均可闻及呼吸音。连接呼吸管路后手控通气,注意观察胃部是否有膨隆,如若通气良好,无胃部膨胀,可给予阿片类药物和肌肉松弛药。但是对于瘘口缺损较大,而患儿肺部炎症严重时,保留自主呼吸的麻醉诱导显得尤为必要,因为在自主呼吸状态下,肺的扩张形成的负压,使得氧气更容易进入肺部,很少会通过瘘口进入胃肠道。但是使用肌肉松弛药后,患儿自主呼吸消失,通常需要面罩加压辅助通气,此时由于肺部炎症,肺顺应性较差,加压给氧后气体更容易通过瘘管进入胃肠道,而胃肠道的扩张则会加重肺的压迫形成恶性循环,造成通气失败,严重时危及患儿生命。

对于术前进行纤维支气管镜检查明确瘘管位置的患儿,应根据瘘口所在位置确定气管导管的插入深度,为了保证通气,气管导管的前端套囊需要越过瘘口位置;当瘘口紧靠气管隆突时,则需要将导管送入到一侧支气管。在完成气管插管后,有条件的情况下,除了听诊双肺呼吸音外,还应该进行纤维支气管镜检查。麻醉平稳后实施桡动脉或股动脉穿刺置管测压,中心静脉穿刺置管以保证术中液体通路的稳定可靠。此例患儿在 NICU 已完成气管插管,入室后机控通气前检查确认气管导管位置适当。在体位摆放完成后,需要再次确认气管导管位置是否合适。

（二）麻醉维持

麻醉维持及术中病情变化、处理

麻醉维持：吸入七氟醚（1.7%～2.5%），静脉泵注瑞芬太尼 0.5 μg/（kg·min）。术中液体管理，静脉泵注钠钾镁钙葡萄糖注射液 30 mL/h。术中血压维持在 50/30 mmHg 左右，HR 100～130 次/min，SpO$_2$ 维持在 95%～100%。取右侧腋后线第 5 肋间放置 5 mm Troca，进入胸腔镜，直视下于右腋中线第 4、6 肋间各放置 3 mm Troca。术中见肺发育差、可见片状暗红色及黄色区域，显露纵隔及奇静脉，游离并结扎奇静脉，沿纵隔胸膜上下分离依据呼吸节律寻找远端食管气管瘘，游离远段食管至气管瘘口部，紧靠气管侧用 4 号丝线结扎食管气管瘘，经口置入胃管至近侧食管盲端处，于食管气管瘘结扎线远端约 0.5 cm 剪断食管气管瘘，切开近侧食管盲端，远、近段食管后壁间断缝合后，将鼻胃管通过吻合口置入胃内，完成食管吻合，检查吻合口通畅无漏，留置胸腔引流管，查气管无损伤，无软化，术区无活动性出血，膨肺无漏气，拔出穿刺器，关闭切口，再次膨肺无异常。手术顺利，术中出血约 10 mL，手术历时 3.5 h，术后生命体征平稳，带气管导管安返 NICU 继续治疗。术中多次出现 SpO$_2$ 下降，及时提醒术者和调整呼吸方式均得到缓解和改善。

思维引导：七氟烷维持麻醉，呼气末浓度为 2.5%，吸入空氧混合气体，FiO$_2$ 为 50%。手术在左侧卧位下进行，体位摆好后再次确认气管导管的位置和两侧呼吸音正常。手术由右侧开胸，胸膜外分离食管并结扎瘘管。在此期间，术者对肺部的压迫导致 SpO$_2$ 下降，于是提高 FiO$_2$ 至 80%。食管上下段之间有一小段距离，需要插入 10 号胃管将上段食管向下推移以便与下段食管吻合，结果患儿的平均动脉压下跌了 20 mmHg，放松牵拉之后，情况立即改善。分离和吻合过程中一直保持手法通气，术中有 2 次拉勾压迫大气道的情形都被及时发现。

完成气管插管以后至结扎瘘管之前，患儿通常难以再保持自主呼吸。术者对肺的压迫，阿片类药物的使用以及呼吸系统的合并症等情况合并在一起，更是让自主呼吸难以为继，此时正压通气成为必须。如果此时气体通过瘘管进入胃肠道而不是肺部，那么形势将更加严峻。针对这一情况，有以下方案可供外科医师和麻醉科医师选择，至于采用哪一种，应视当时的危急程度和术前的预案而定。①保留自主呼吸，优点是不会将气体压入瘘管而进入胃内，缺点是开胸以后极可能存在通气不足，甚至呼吸停止。②通过"盲法"将气管导管插过瘘管，优点是解剖条件允许的话，操作简单易行。但是，如果瘘管接近隆突或在隆突以下，则此法不可行。③使用纤维支气管镜确认气管导管的位置，此法精确，但是纤维支气管镜可能太粗而无法使用，同时操作费时。④直接特意将气管导管插管入一侧支气管，此法可能有用，但是难以保证插入目标侧（左侧）；如插入右侧，右侧进胸后将无法通气。⑤紧急结扎瘘管，此法效果有保证；是外科熟练的技术，可能是首选的方案，除非患儿处于极端情况，但是需要患儿侧卧位。⑥胃穿刺降压，可在胃部膨胀，影响呼吸循环，或胃有破裂风险时采用。此法为暂时性措施，具有一定的创伤性。

在此例患儿中，虽然术前和术中均未进行纤维支气管镜检查，但是患儿在 NICU 已经进行了气管插管和机械通气，且通气效果良好，故我们在麻醉诱导过程中直接使用了肌肉松弛药，以便于后续的手术操作。

（三）术后管理

> **术后治疗及恢复**
>
> 术后麻醉未苏醒,携带气管插管返回病房;患儿呼吸机辅助呼吸下,SpO₂ 维持尚稳定,自主呼吸时仍可见呼吸费力,肺部听诊可闻及湿啰音,术前可见气管导管内涌出较多褐色及绿色液体,考虑食管气管瘘所致胃肠道液体反流吸入肺中所致,不排除合并呼吸机相关性肺炎,行痰培养,明确病菌,指导临床用药,并复查胸片,了解肺部情况;患儿术后血糖偏高,考虑为手术应激所致,注意控制静脉补糖速度,继续监测血糖,患儿尿量较少,心率、血压正常,全身无水肿,肝、脾无肿大,考虑输液量不足所致,适当增加补液量,同时静脉补充营养满足机体需求;患儿腹部仍较膨隆,胃肠减压管可见少量深绿色液体,考虑胃肠动力不足所致,不排除胃肠道发育畸形,继续胃肠减压,关注腹部情况,注意大便情况;患儿胸腔引流管通畅,每天注意引流量及液体性状,并输注血浆补充凝血因子,补充白蛋白加强支持治疗,促进手术吻合口及手术皮肤切口的愈合,患儿为食管闭锁吻合术后,易发生吻合口瘘,嘱保持颈部略屈曲位,避免头仰伸、歪斜等,患儿病情仍较重,可能出现术后吻合口瘘、吻合口狭窄、气胸、脓胸、重症感染、心力衰竭等严重并发症,且花费较大,已将患儿病情详细告知家属,家属表示知情。出院情况:患儿神志清,精神可,经口进食配方奶顺利,体温不高,切口处敷料固定在位,无渗湿。查体:双肺呼吸音清晰,未闻及干、湿啰音,腹软,无压痛及反跳痛,移动性浊音阴性,肠鸣音 5 次/min。

思维引导:通常 EA/TEF 患儿术后都需要转入 NICU 行机械通气继续治疗,在 NICU 机械通气期间适宜的镇痛和镇静可以减少患儿的氧气消耗,便于患儿肺功能的恢复。EA/TEF 术后拔管的时机由多种因素决定,如术前肺部的状态,患儿的胎龄,是否合并有其他影响生命体征稳定的先天性畸形,此外,还包括自己的工作习惯等。EA/TEF 患儿拔管后可能因气道水肿而出现喉鸣,机械通气期间要注意患儿气道黏膜的保护。术后最常见的呼吸道问题是呼吸道分泌物阻塞气道并由此导致患儿肺部炎症和肺泡萎陷。临床有 10% ~20% 的患儿术后会并发严重的气管或支气管发育不良,导致窒息和缺氧,需要重新插管。少数致命的气管发育不良需要紧急行主动脉固定手术或放置气道支架。

三、思考与讨论 ▸▸▸

EA/TEF 患儿麻醉管理的关键问题主要有以下 3 个方面。

1. 并发症 早产或者严重的肺部疾病可能使 EA/TEF 患儿在麻醉管理中的通气变得非常困难。由于瘘管的阻力较低,气流更容易经过瘘管进入胃内。如果存在肺部的炎症,肺顺应性较差,则情况会更为严重,最终导致通气不足,伴随胃部膨胀。而胃部的膨胀会进一步影响通气,严重时可造成胃破裂。既往处理此类高危患儿往往先行胃造口术,待呼吸功能改善后,再行开胸手术。但是,现在大多数人认为对于这些高危患儿,应该首选紧急开胸结扎瘘管,待患儿稳定 8 ~10 d 后再次手术切除瘘管,修复闭锁食管。极低体重出生儿(<1 500 g)更容易发生吻合口瘘,其他并发症的发生率也较高,通常考虑分期手术,先分离和结扎食管气管瘘和胃造口术,待患儿情况稳定,体重>2 000 g时再行食管闭锁修补。早产或低出生体重儿术中还容易发生低血糖或低钙血症,术前和术中都需要关注患儿血糖和血钙水平,发现异常及时纠正。维持患儿正常体温也是术中需要特别关注的方面。此外,术中任何的体位变动,都需要再次检查气管导管的位置。

2. 瘘管的位置和大小 对仅存在 TEF 而无其他合并症的患儿,麻醉的难度由瘘管的位置和大小而定。如果瘘管的位置接近隆突，或者存在多个瘘管，控制通气时很难避免将气压入胃内。有文献提议在患儿行气管插管或开胸前，用硬质气管镜检查以明确是否存在瘘管，以及瘘管的解剖类型、位置和大小。气管镜检查还能了解患儿是否合并气管发育不良或支气管形态异常，以便对手术方案和拔管时间做出更好的判断。在气管插管或体位变动之后，使用纤维支气管镜可以判断导管前端是否位于瘘管和隆突之间的最佳位置。但是对早产儿而言，目前的任何气管镜或纤维支气管镜可能都太粗无法进入患儿气道。而且，如果早产儿的呼吸功能明显受限，也无法在接受气管镜检查时靠自主呼吸维持正常氧合，在检查过程中频繁发生低氧血症，甚至导致气道损伤、喉痉挛或支气管痉挛。如何做到在顺利完成麻醉诱导和气管插管的同时尽可能避免出现通气困难的情况，不同的医院有不同的做法。理论上保留自主呼吸的麻醉诱导和气管插管更具优势，因为胸腔的负压更容易让气体进入肺部而不是通过瘘管进入胃内。但部分患儿术前的呼吸功能已经受损严重，肺顺应性很差，不采用正压通气难以保证足够的氧合，而且患儿在浅麻醉的时候，还可能出现咳嗽、屏气或者其他影响有效通气的情况，故有些医师提倡可在气管插管前使用琥珀胆碱。

3. 术中术者的压迫　EA/TEF 患儿有时很难耐受手术操作对肺部的压迫，需要提高 FiO_2 并调高呼吸参数（呼吸频率或潮气量）。手术操作过程中大气道也可能受到压迫导致通气困难，所以有的麻醉医师倾向在外科医师进行胸内操作的阶段手法控制呼吸，以便及时发现通气状态的变化。大血管或右心房受到压迫时，心脏前负荷发生急剧的改变，常导致 MAP 突然下降，如果术前建立了有创动脉血压监测，则可以立即发现上述情况，及时提醒术者停止操作。因此，手术过程中麻醉医生与外科医师及时沟通和交流对复杂 EA/TEF 患儿的术中管理尤为重要。

四、练习题 ▶▶▶

1. EA/TEF 有哪些类型，通常容易合并哪些畸形？
2. EA/TEF 的临床表现有哪些及术前评估需要注意什么内容？
3. EA/TEF 修补术患儿麻醉管理的关键问题是什么？
4. EA/TEF 修补术中正压通气为何在气管插管后变得困难？
5. EA/TEF 修补术术后有哪些呼吸并发症？

五、推荐阅读 ▶▶▶

[1] EDELMAN B, SELVARAJ B J, JOSHI M, et al. Anesthesia practice：review of perioperative management of H-Type tracheoesophageal fistula[J]. Anesthesiol Res Pract,2019(0)：8621801.

[2] GAYLE J A,GÓMEZ S L,BALUCH A,et al. Anesthetic considerations for the neonate with tracheoesophageal fistula[J]. Middle East J Anaesthesiol,2008,19(6)：1241-1254.

[3] 桂永浩,薛辛东. 儿科学[M]. 3 版. 北京：人民卫生出版社,2015.

[4] KENNETH R GOLD SCHNEIDER,ANDREW J DAVIDSON. 小儿麻醉临床案例手册[M]. 连庆泉,上官王宁,译. 北京：人民卫生出版社,2016.

[5] 罗伯特·S.霍尔兹曼,托马斯·J.曼库索,大卫·M.博尔纳. 小儿麻醉实践方法[M]. 李超,谷海飞,杜文康,等,译. 2 版. 上海：上海世界图书出版公司,2020.

（艾艳秋　何　龙）

案例 35　小儿脊柱侧弯的麻醉

一、术前访视

（一）病史

患者病史

患儿，女，1 岁 10 个月，以"发现脊柱侧弯 6 月余"为代主诉入院。患儿父母无意间发现患儿脊柱向一侧弯曲，未干预治疗；随年龄增长逐渐加重，右下肢较左下肢发育差，走路姿势异常，行 CT、MRI 示：胸腰椎侧弯伴腰椎旋转畸形；脊髓低位、拴系。患儿足月剖宫产出生，无缺氧窒息史，出生后因肛门闭锁行会阴肛门成形术；生长发育同正常同龄儿童；大便 2 ~ 3 d 1 次，小便可，无过敏史，家族史无特殊。

思维引导：先天性脊柱侧弯是由椎体发育异常所致，主要表现为体态改变，如双肩不等高、背部不对称等，长期发展形成重度畸形可影响心肺功能，缩短寿命；脊柱侧弯系胚胎发育过程中中胚层脊索发育异常所致，同时可伴有脊髓的发育异常，可出现各种功能障碍，如双下肢感觉、运动障碍，大小便功能异常；脊柱侧弯患儿常合并多系统畸形（神经、泌尿、心脏等）。此患儿即为典型的先天性脊柱侧弯合并脊髓拴系，同时合并肛门闭锁。肛门闭锁于出生后发现及时处理，而脊柱侧弯在生长过程中逐渐加重。同时应警惕是否有恶性高热家族史，并谨防恶性高热的发生。患儿现已出现下肢神经系统症状，需进一步完善相关检查，明确畸形种类，评估患儿的全身情况，为接下来的麻醉管理做好准备。

（二）辅助检查

辅助检查结果

（1）实验室检查：未见明显异常。

（2）影像学检查结果：具体内容如下。

1）X 射线：双侧 Bending 位示腰椎向左侧弯受限。

2）CT：腰椎从 L_3 椎体为中心向左侧凸，L_2、L_3、L_4 椎体形态失常，相应 L_2 ~ L_3、L_3 ~ L_4 椎间隙变窄，L_2 ~ L_4 附件形态失常，L_3、L_4 椎板融合，骶椎向右侧凸；S_3、S_4 椎体及附件形态失常，骶椎椎板未融合。

3）MRI：胸腰椎侧弯畸形，伴腰椎旋转畸形，约 13 个胸椎体，约 T_{13} ~ L_4 下缘水平脊髓中央管扩张，脊髓末端位置偏低，约 S_1 水平，骶管未闭合。

（3）双下肢神经肌电图：未见异常。

（4）肺功能：达峰容积中度下降，余无明显异常。

（5）膀胱未见残余尿量。

（6）心血管系统检查：结果未见异常。

思维引导：脊柱侧弯及脊髓拴系综合征的确诊以影像学结果为标准，可通过影像学来判定畸形位置、种类、畸形程度，以及手术方案的选择。该患儿 CT 结果显示腰椎、骶椎侧突，需手术矫治。MRI 有助于判断是否合并脊髓发育异常，如存在则需术中松解缓解症状或者抑制病情进展。该患儿合并脊髓发育异常，脊髓圆锥末端位置约 S_1 水平，终丝明显增粗，在术前及术中均应注意神经保护。

脊柱侧弯患儿多合并有多种先天性疾病，重度脊柱侧弯患儿可伴有心脏移位、肺发育不全、呼吸功能受损，更严重者出现肺动脉高压。术前必须完善血常规、肝肾功能、血生化、凝血功能、血气分析、胸片、ECG、超声心动图、肺功能测定等检查，了解患儿是否合并其他先天性疾病，以及心肺功能情况。该患儿各项检查结果未见明显异常，未合并心脏、大血管、肺发育异常，心肺功能可。

（三）体格检查

> **体格检查结果**
>
> T 36.7 ℃，P 112 次/min，R 26 次/min，BP 92/58 mmHg，身高 71 cm，体重 10.0 kg
>
> 发育正常，营养中等，神志清，颈部活动度可，张口度正常，无松动牙齿、马氏分级Ⅲ级。无上呼吸道感染病史，心肺听诊无异常；走路姿势稍异常，双肩不等高，左肩较右肩稍高，走路时明显；腰椎向左侧弯曲，左侧腰背部皮肤较右侧稍隆起；左下肢肌力 4 级，右下肢肌力 3 级。双下肢皮肤感觉减退不明显。膝反射：左侧正常，右侧正常。跟腱反射：左侧正常，右侧正常。余一般体格检查无特殊。

思维引导：术前评估对于麻醉医师很重要，麻醉医师需认真了解相关病理生理，关注患儿呼吸、心血管、中枢神经系统的功能。该患儿心肺听诊无异常，心率、血压、呼吸频率在正常范围内，呼吸幅度可，提示脊柱侧弯未造成呼吸、心血管受累。患儿走路姿势稍异常，双肩不等高、腰椎向左侧弯曲、左侧腰背部皮肤较右侧稍隆起、左下肢肌力 4 级、右下肢肌力 3 级，是脊柱侧弯合并脊髓发育异常的阳性体征。脊柱侧弯常常伴发颈椎椎体融合，限制颈部的活动度，后仰受限。所以，麻醉医师还要了解患儿颈部活动度（脊髓受损时禁止检查），有无小颌畸形、张口困难、巨大舌等，评估气管插管的难易程度。

（四）术前准备

> **术前准备**
>
> 患者准备：患儿生命体征平稳，与家属沟通术中可能出现情况，以及处理措施，签署知情同意书。术前禁食、禁饮，避免受凉感冒，积极准备手术。
>
> 麻醉准备：要准备好各种气道建立的器具，包括可视喉镜、光棒、纤维支气管镜等；麻醉机及各种监护设备；全凭静脉麻醉准备；自体血回收机；血管穿刺用品；保温设施等。

思维引导：脊柱侧弯手术比较复杂，在术前应做好充分的准备，术前访视患儿时与患儿及家属做好沟通交流；对于较大年龄能够配合术中唤醒的患儿，需要跟患儿及家属讲明术中唤醒时的注意事项，争取积极配合，避免术中出现躁动等。对于心肺功能不好的患儿，术前应积极地进行呼吸功能改善，比如术前锻炼呼吸肌提高通气能力，做深呼吸运动、咳嗽、吹气球等来锻炼肺活量；对于血气分析氧分压低的患儿应进行对症处理来改善缺氧状态。同时要做好困难气道插管工具、特效药和急救药的准备；术前动脉、外周及深静脉通路保持通畅；术前抗生素，以及止血药物应用减少术中感染、出血；与外科医生沟通手术方式，预估术中出血量，积极备血，准备血液回收机，以备自体血回输;配备加温装置及体温监测设备,术中避免患儿体温明显下降;并准备术中脊髓功能监测,做好控制性降压准备。

(五)术前小结

简要病情:患儿以"发现脊柱侧弯6月余"为代主诉入院。影像学检查提示脊柱侧弯。入院后完善相关检查,结合辅助检查结果,"脊柱侧弯、脊髓拴系综合征"诊断明确。术前评估患儿一般情况及心肺功能,交代家属注意事项。目前生命体征平稳,血压、心率、心电图均符合术前准备充分的标准。

术前诊断:脊柱侧弯。

拟施手术名称和方式:腰椎截骨、钉棒内固定系统植入、脊柱侧弯矫正术。

二、麻醉管理

(一)麻醉准备及诱导

麻醉诱导过程

患儿清醒入室,面罩吸氧,连接监护仪,BP 97/62 mmHg,HR 121 次/min,氧饱和度100%。麻醉诱导用药:盐酸戊乙奎醚0.3 mg,舒芬太尼5 μg,丙泊酚30 mg,顺式阿曲库铵1 mg,静脉快速诱导,可视喉镜下行气管插管,过程顺利。后在超声引导下行左侧桡动脉、右侧颈内静脉穿刺置管测压,抽血行血气分析。气管导管经过仔细牢固固定后,将患儿摆放为俯卧位,检查身体各部位是否受压,调节麻醉机呼吸参数,采用肺保护通气措施。区域常规消毒铺巾,手术开始,术中采用神经电生理监测。

思维引导:脊柱侧弯手术麻醉诱导时应警惕困难气道的发生。对于脊柱畸形或者颈椎活动受限引起的可预见的困难气道术前要备齐辅助插管工具,可在充分表面麻醉后行清醒插管,或在纤维支气管镜引导下插管。考虑该患儿颈部活动度可、张口度正常,选择快速诱导可视喉镜下气管插管。因患儿是俯卧位手术,常规使用加强型气管导管,并牢固固定气管导管,防止术中导管位置变动、打折、脱落。诱导阶段肌肉松弛药可正常剂量使用。术前要保证液体通路顺畅,外周静脉、深静脉,以及动脉均应配备,动脉用于直接测压观察手术过程中血压波动、中心深静脉以备术中大量输血输液,以及血管活性药物的应用。对于儿童或穿刺困难的患者可采用超声引导进行穿刺,减少创伤、提高成功率。患儿俯卧位体位变动时应注意体位的摆放,尽量避免腹部直接受压,减少术中出血;同时保护好眼睛,避免眼睛受压造成不必要的损伤。

(二)麻醉维持

麻醉维持及术中病情变化、处理

麻醉维持:丙泊酚、瑞芬太尼、右美托咪定。术中患儿体位为俯卧位,采用自体血回输装置。手术前半程血压、心率平稳;后半程进行截骨时,患儿出血增多,血压下降,立即加快输血、输液,输注悬浮红细胞0.5 U,使用去甲肾上腺素持续泵注维持循环平稳,自体血回输85 mL,血压逐渐平稳。手术结束前20 min给予羟考酮0.5 mg进行镇痛衔接。术毕,出血量110 mL,共输注晶体液300 mL,胶体液100 mL,自体血85 mL,术中体温维持在36.0~37.5 ℃,总体手术过程顺利,麻醉满意,手术结束5 min后患儿自主呼吸恢复,拔出气管导管,返回PICU。

思维引导：考虑该患儿术中需要进行神经功能监测，麻醉维持阶段采用全凭静脉麻醉，不使用吸入麻醉药和肌肉松弛药，主要使用丙泊酚、瑞芬太尼来维持镇静、镇痛，维持循环稳定。术中管理要注重以下几个方面。①容量管理：适当的液体输入谨防重要器官灌注不足，同时也要避免液体过量输入导致容量过负荷和组织水肿，增加肺部并发症；根据术中情况及时输血，优先选用自体血回输，必要时输注异体悬浮红细胞。②血压管理：术中应配备各种血管活性药物，在脊柱暴露、纵裂切除、椎体切除、放置固定钉时可选择性地控制性降压，合适的控制性低血压可明显减少手术野出血，便于手术操作，但要注意的是，过低的血压会造成脊髓缺血或重要脏器缺血，在神经功能监测时可适当地升高血压。③神经保护：患儿已经出现下肢的运动功能障碍，术中应配合体位合理用药；如若术中出现神经电生理监测的异常，此时一般减浅麻醉、升高血压，使用甲泼尼龙冲击治疗，甚至进行唤醒试验，唤醒时应保证患儿处于无肌肉松弛状态。④体温保护：可使用体外加温和液体加温，体温过低可影响凝血功能、神经监测、术中唤醒等，还可导致苏醒延迟。⑤肺的通气保护：避免高气道压和高容量引起的机械通气相关性肺损伤，术中根据患儿情况个性化调整参数，改善顺应性，避免肺泡萎陷，千克体重潮气量要较正常患儿减少。如若术中出现不明原因的高热、呼气末二氧化碳分压升高、肌肉强直、酸中毒等症状时应考虑出现恶性高热，可用特效药丹曲林治疗。

（三）术后管理

术后治疗及恢复

患儿麻醉手术过程顺利，手术时长 4 h 35 min。手术结束患儿清醒，拔出气管导管后送至 PICU，接静脉镇痛泵进行术后镇痛（镇痛泵配置：舒芬太尼 25 μg + 右美托咪定 25 μg + 酮咯酸 40 mg，稀释至 100 mL，2 mL/h）。到 PICU 后测 T 37.3 ℃，P 113 次/min，R 23 次/min，血压 96/65 mmHg，神志清。术后给予补液、止血、抗感染、雾化等对症治疗，营养神经、增强免疫力，关注患儿一般情况及尿色、体温、引流情况。

患儿术后第 1 天，神志清，精神可，四肢活动度良好，镇痛效果良好。手术部位引流量 2 mL。术后第 2 天病情稳定，从 PICU 转入病房，手术部位引流量约 2 mL。术后第 3 天复查实验室各项结果未见明显异常；于术后第 5 天拔出尿管，患儿病情恢复顺利，伤口生长可，大小便可，双下肢活动尚可，佩戴支具下地活动无明显异常，于术后第 30 天顺利出院。

思维引导：大部分脊柱侧弯患儿在手术结束后，可正常拔除气管导管，转入 PICU 治疗。而呼吸系统并发症是儿童脊柱侧弯手术后最常见的并发症，患儿术后呼吸衰竭则是主要致死因素，所以术中肺保护性通气策略格外重要。对术前已经存在心肺功能受限的患儿，可带气管导管进入 ICU。该患儿术前心肺功能均未见明显异常，术中各项参数均较平稳，术后出现呼吸系统并发症的概率比较小，在术间顺利拔管。术后雾化等对症处理可缓解长时间插管对气道的刺激。脊柱侧弯术后疼痛明显，应在手术结束前 30 min 内做好术后镇痛衔接，有利于苏醒期平稳拔管，术后采用静脉自控镇痛方法进行镇痛。该患儿使用阿片类药物舒芬太尼联合 α_2-肾上腺素受体激动剂右美托咪定、非甾体抗炎药酮咯酸静脉自控镇痛，镇痛效果确切。

三、思考与讨论

先天性脊柱侧弯是由椎体发育异常所致，长期发展形成重度畸形可影响心肺功能，缩短寿命，常合并泌尿生殖系统、心脏及脊髓的发育异常。不同年龄、不同程度、不同部位脊柱侧弯对各系统的影响均不同，所以术前应对每一个脊柱侧弯患儿进行全面的评估。评估包括气道、心肺功能、神经功能，以及失血量的评估等，重度侧弯患儿可进行多学科会诊来共同评估，充分的评估是促成麻醉成功、平稳的前提。术前要积极进行心肺锻炼来降低围手术期的风险。

术中要做到精确麻醉，为每个患儿都制订个性化的麻醉管理策略。严密监测患儿生命体征，维持血流动力学平稳，维持体温平稳，谨慎处理术中的体位摆放，注意脊髓功能的保护，尽量进行保护性肺通气。术中出现突发情况应积极应对，沉着冷静按流程进行处理。

脊柱侧弯矫正术是在俯卧位进行的，俯卧位手术需注意：①俯卧位对呼吸及循环系统均有一定的影响，对心肺功能不好的患儿影响更大，术中应监测有创动脉血压、呼气末二氧化碳分压。患儿胸腔压力增高，肋骨活动受限，术中易加大呼吸频率，适当减少潮气量，降低气道内压力，有利于肺的保护，术后拔除气管导管前要充分膨胀双肺，使术中萎陷的肺泡复原；患儿取俯卧位要保持腹部悬空，避免腹部受压造成静脉充血，并有利于 CPAP。②俯卧位气管导管一定要固定好，防止术中脱管。麻醉诱导时给予干燥剂如盐酸戊乙奎醚或格隆溴铵，俯卧位前用吸引器吸净口腔内和气管内的分泌物，避免俯卧位时分泌物浸湿胶布造成导管固定不良。使用牙垫及带有加强导丝的气管导管，防止唤醒试验时患儿咬死气管导管造成无法通气。③注意保护眼睛和身体受力点，长时间俯卧位眼部受压可导致角膜损伤、视网膜损伤；长时间低血压或角膜暴露，脱水、磨损可导致视网膜动静脉回流障碍引起缺血性视神经病变。

在术中脊髓功能的监测是通过唤醒试验和电生理试验来完成的，监测的目的是尽早发现手术对脊髓的损伤，防止发生术中截瘫。唤醒试验是在脊柱手术中，麻醉医师通过减浅麻醉的方式使患儿意识恢复，并完成指令性动作的过程，满意的结果是患儿的配合。完成唤醒试验后，要立即加深麻醉，同时注意检查气管导管位置。

控制性降压对脊柱外科手术的节约用血有重要的意义，可以有效减少出血量和提高手术视野的清晰度，提高手术速度和节约手术时间。可以在切皮时开始进行控制性降压，在脊柱矫正前停止，使血压维持在基础水平或稍高，以防脊髓缺血，加重脊髓损伤。目前控制性降压的药物和方法有许多，可以通过血管活性药物（硝普钠、硝酸甘油）、硬膜外麻醉、使用全麻药等方法来进行。目前还没有方法评价哪一种更好，但一个基本的原则是控制性降压时心率不能偏快，而且控制性降压过程中必须保证脊髓与脑等重要脏器血供充足。

脊柱畸形手术术中出血多，手术时间长。对于幼儿，血液回收机可洗出回输血时，已达到失血性休克状态，所以幼儿手术需及时查血气，HCT 低于 25% 就需要输异体血，切不可因回收自体血未洗出而延误。脊柱手术术中低血压，主要是大量出血造成，输血是唯一的治疗选择，心血管药物慎用，虽可暂时升高血压，但收缩血管，使心、脑、肾等重要器官缺少血液供应，易出现相应并发症。

呼吸系统并发症是儿童脊柱侧弯手术后最常见的并发症，应积极预防。同时脊柱侧弯术后疼痛明显，也应做好充分的术后镇痛，有利于患儿的术后康复。

四、练习题

1.小儿脊柱侧弯术前评估包括哪些内容？
2.麻醉管理需要关注的主要问题有哪些？
3.小儿脊柱侧弯手术中控制性降压注意事项有哪些？

五、推荐阅读

[1]张建敏.小儿手术麻醉典型病例精选[M].北京:人民卫生出版社,2015.
[2]FUN-SUN F YAO.麻醉学:问题为中心的病例讨论[M].王天龙,李民,冯艺,译.7版.北京:北京大学医学出版社,2014.

（姜丽华 魏晓永）

第十章 特殊患者麻醉

案例 36 扩张型心肌病患者非心脏手术的麻醉

一、术前访视

(一)病史

患者病史

患者女性,56 岁,67 kg,以"左下肢溃疡并感染 2 月余"为主诉入院。

现病史:20 余年前发现糖尿病,口服"消渴丸,二甲双胍",血糖控制不佳,3 年前予诺和灵 30 R,早 26 U,晚 24 U 餐前半小时皮下注射,诉空腹血糖 5~6 mmol/L。18 年前尿蛋白(++), 4 年前出现双下肢水肿,能自行消退。近 1 年双下肢持续水肿,血肌酐 380 μmol/L,间断服"尿毒清颗粒,呋塞米"。10 年前出现扩张型心肌病(DCM),未正规治疗。3 年前出现胸闷,无胸痛。近半年患者胸闷加重,夜间坐位,不能平卧,伴咳嗽咳痰。近 4 个月来胸闷加重,血生化示: 白蛋白 32.8 g/L,肌酐 488 μmol/L,行规律透析治疗,2 个月前开始行床旁连续性肾脏替代治疗 (CRRT)。无过敏史,个人史、婚育史、家族史均无特殊。

思维引导:本例患者虽然是因为糖尿病引起的左下肢溃疡并感染入院,但是其合并疾病较多, 治疗效果也不甚理想,已经出现了多器官的失代偿。特别是患者 10 年前已经诊断为扩张型心肌病, 并且未进行正规治疗,更是大大增加了此类患者麻醉的难度。扩张型心肌病是除高血压、冠心病以外我国心力衰竭患者中排名第 3 位的病因,是一类与遗传、免疫、感染,以及环境等因素相关的复合型心肌病,本病的特征为左、右心室或双侧心室扩大,并伴有心室收缩功能减退,伴或不伴充血性心力衰竭。室性或房性心律失常多见。其临床表现以进行性心力衰竭、心律失常、血栓栓塞甚至猝死为基本特征,可见于病程中任何阶段,病情呈进行性加重,至今尚无特异性治疗方法,预后极差。为了评估术中及术后的风险,麻醉医师在术前访视时更要加关注患者目前心功能状态,是否完善了相关术前检查,目前药物治疗情况,必要时可以请相关内科医师会诊制定治疗方案,以期进一步改善患者的术前心功能,从而降低患者围手术期出现心脏不良事件的概率。同时该患者又合并糖尿病及肾衰竭,血糖水平控制良好并且已进行透析治疗,术前我们需要了解患者肌酐及电解质、血糖等生化指标的变化情况,以对术中相关指标水平的监测有所预期。

(二)辅助检查

> **辅助检查结果**
>
> (1)血常规:白细胞计数 7.6×10^9/L,红细胞计数 2.74×10^{12}/L,血红蛋白 83.0 g/L,血细胞比容 25.1%,血小板计数 132×10^9/L。
>
> (2)血液生化:钾 4.7 mmol/L,钠 129 mmol/L,氯 96 mmol/L,钙 1.96 mmol/L,血糖 6.22 mmol/L,肌酐 402 mmol/L,谷丙转氨酶 42 U/L,谷草转氨酶 32 U/L,白蛋白 26.3 g/L,球蛋白 31.8 g/L,总蛋白 58.1 g/L,肾小球滤过率 10.12 mL/min。
>
> (3)N 端脑钠肽前体:7 340 pg/mL。
>
> (4)心电图:心率 66 次/min,心室内传导阻滞,左后分支传导阻滞,V_1、V_2 呈现 QS 型,考虑为非梗死性病理性 Q 波。
>
> (5)胸部正位片:心影明显增大,心胸比为 0.72,双肺纹理正常。
>
> (6)心脏彩超:全心增大,右心室径 26 mm,左心室径 58 mm,左心房径 38 mm,室壁厚度在正常范围,左心室壁搏动减弱,肺动脉压 35 mmHg,心脏射血分数 41%,二尖瓣及三尖瓣轻度关闭不全,少量心包积液。
>
> (7)冠状动脉 CT 血管成像:前降支近中段可见软斑,狭窄约 30%。心影扩大,心包内可见积液。

思维引导:扩张型心肌病早期临床表现隐匿或不典型,以致临床上诊断困难。在中期及末期患者临床表现以充血性心力衰竭为主,心排血量降低,最初为劳累后出现气短、咳嗽、胸闷、心悸等症状,患者常常感到乏力,进一步发展为夜间阵发性呼吸困难。由于心腔扩张,心室壁内张力增大,氧耗增多,心肌相对缺血,部分患者会出现心绞痛症状。目前诊断多是根据临床表现如心力衰竭的症状和体征,胸部 X 射线、超声心动图发现心脏扩大,心室收缩活动普遍减弱,伴或不伴心电图异常,并排除其他继发性心肌病而做出的。特别是超声心动图对扩张型心肌病具有形态学诊断和血流动力评判的意义,且有助于鉴别诊断心包疾病、瓣膜病、先天性心脏病和肺源性心脏病等。扩张型心肌病在心脏彩超可见心脏扩大,尤其以左心室、左心房扩大最为常见,并伴心室收缩功能普遍减弱,收缩或舒张期心室容量增加,室壁厚度可正常、增厚或变薄,二尖瓣、三尖瓣可因心室显著扩大、瓣环扩张和乳头肌移位而发生相对性关闭不全。

本例患者由于病程迁延较久,其辅助检查结果比较典型。N 端脑钠肽前体浓度与年龄具有相关性,对心力衰竭高危诊断的参考值为:年龄<50 岁,浓度 ≥450 pg/mL;年龄 50～70 岁,浓度 ≥900 pg/mL;年龄>70 岁,浓度 ≥1 800 pg/mL。即使考虑到患者的年龄因素,其 N 端脑钠肽前体浓度也高于正常水平,但是体内肌酐水平也与 N 端脑钠肽前体浓度呈正相关,所以对患者心力衰竭严重程度的判断仍需要结合其他检查。患者心电图检查所示的传导阻滞可能与患者全心扩大有关联,可建议行 24 h 动态心电图检查判断患者是否存在其他形式的心律失常。患者肾功能不全,在术前应继续坚持连续透析治疗以稳定肌酐及电解质水平,同时有助于减少患者水钠潴留,降低心脏的负荷。此外患者目前合并有中度贫血,为改善患者术中组织氧供,建议在术前可适当输注红细胞以增加血液携氧能力。左心功能不全常常引起肺淤血而导致肺功能下降,如果患者能耐受可以行肺功能检查,明确患者肺功能受累程度及肺功能储备。

(三)体格检查

> **体格检查结果**
>
> T 36.5 ℃,P 88 次/min,R 18 次/min,BP 132/79 mmHg,身高 158 cm,体重 63.0 kg
> 　　发育正常,营养良好,神志清,无义齿,张口度、颈部活动度正常,马氏分级Ⅱ级。叩诊心界向左侧扩大,肝界不大,未见颈静脉怒张,心肺听诊无异常,余一般体格检查无特殊。专科检查:左下肢膝关节以下平面青紫、触痛明显、皮温凉,左侧股动脉搏动弱,左侧腘动脉、足背动脉未触及搏动,左足第四、五趾色黑,局部皮肤溃破。患者屏气试验 22 s,因左下肢疼痛未行爬梯及步行试验,患者自诉既往可行一般家务劳动。

　　思维引导:患者体格检查情况与症状及辅助检查相符合,但是未出现右心功能不全的体征。此类患者在术前评估其心肺功能储备比较重要,经过屏气试验及结合患者自诉后评估其心功能为 NYHA Ⅲ级,代谢当量值为4,其心肺功能储备较差。需要注意的是,在进行爬梯试验或者 6 min 步行试验前要注意患者一般状况,若患者一般情况较差则尽量避免患者进行体力活动。本例患者因外周血管病变导致左下肢进行性缺血及坏死,需要早期行血管再通术以减少坏死,或者行截肢手术以避免感染影响全身状况,属于限期手术,术前能够改善心功能的时间相对不足。

(四)术前准备

> **术前准备**
>
> 　　生活方式:绝对的卧床休息可以避免患者心功能恶化,同时结合适当的肢体运动或者肢体按摩,可以预防血栓形成;饮食注意限盐和限水,一般推荐钠盐<3 g/d,液体入量1.0~1.5 L/d;改善睡眠,保证作息时间规律及充足睡眠。
> 　　术前用药:经过心内科会诊后患者行口服药物治疗改善心功能,缬沙坦胶囊 40 mg qd,美托洛尔缓释片 23.75 mg qd,无直立性低血压、心动过缓等不良反应。继续其糖尿病药物治疗,肾功能不全透析治疗。
> 　　抗凝治疗:本例患者因彩超检查未发现心脏及外周血栓,无心房颤动病史,且手术可能出血较多,术前暂未行抗凝治疗。
> 　　风险告知:术前行多学科会诊后告知家属诊疗方案及备选方案,并充分讲解其疾病特点及围手术期风险,在医院医务处行高危手术备案。

　　思维引导:扩张型心肌病的治疗尚无特效药物,主流的药物治疗方案是针对心力衰竭病理生理机制的三大系统(交感系统、肾素-血管紧张素-醛固酮系统、利钠肽系统)的激活,采用三大类神经激素拮抗药物治疗从而降低患病率和病死率。目前常用的药物为:①利尿剂,减少患者水钠潴留;②血管紧张素转换酶抑制剂/血管紧张素Ⅱ受体阻滞剂,或血管紧张素受体-脑啡肽酶抑制剂类;③β受体阻滞剂;④中、重度心力衰竭且无肾功能严重受损的患者可使用醛固酮受体拮抗剂(MRA)。其中β受体阻滞剂和血管紧张素转换酶抑制剂/血管紧张素Ⅱ受体阻滞剂可减少心肌损伤和延缓病变发展,对心室重构进行干预,能显著改善成年扩张型心肌病患者的预后。另外,终末期扩张型心肌病患者可采用心脏再同步化治疗(CRT)、左心室辅助循环(LVAD)及心脏移植等手术方式治疗。

　　扩张型心肌病患者心房及心室扩大,左心室收缩功能降低,存在全身性的血液淤滞,因此应重视围术栓塞事件的风险,这种危险在严重左心室功能不全、心房颤动、有血栓栓塞病史或超声心动图显示有血栓形成的患者最为严重。因此,对于左心扩大伴随射血分数较低、心功能Ⅳ级、长期卧床、有血管栓塞史或深静脉血栓形成和有症状的充血性心力衰竭患者应使用华法林进行抗凝治疗,或使用新型抗凝药如达比加群酯、利伐沙班。但是单纯扩张型心肌病患者如无其他适应证,不建议常规应用华法林和阿司匹林。本例患者目前血压、心率、心电图、血容量等各项指标均符合术前准备充分的标准,可以按计划行手术治疗。

生活方式指导对扩张型心肌病患者病情稳定及改善同样起到积极作用,例如:注意休息,合理运动,规律睡眠,饮食限盐限水,控制体重等,术前可酌情给予药物改善患者睡眠,缓解焦虑情绪。

(五)术前小结

简要病情:患者以"左下肢溃疡并感染2月余"为主诉入院,既往患糖尿病20年,肾功能不全18年,扩张型心肌病10年。入院后完善相关检查,并请多学科医师会诊制订诊疗方案。目前患者诊断明确,已行药物治疗改善心功能,稳定血糖水平,行规律透析治疗降低血肌酐水平及维持水电解质平衡。结合患者原发疾病进展,决定行手术治疗。

术前诊断:①2型糖尿病,肾功能不全,左下肢感染;②扩张型心肌病,心功能Ⅲ级。

拟施手术名称和方式:左侧股骨下段截肢术。

二、麻醉管理

(一)麻醉准备及诱导

麻醉诱导过程

患者清醒平车推入室,面罩吸氧,常规心电监护,BP 120/81 mmHg,HR 95 次/min,氧饱和度96%,给予面罩吸氧后氧饱和度回升至100%。给予舒芬太尼5 μg镇痛后局麻下行桡动脉穿刺置管测压,使用Flotrac行血流动力学监测。在超声引导下使用0.5%罗哌卡因溶液20 mL行左侧股神经阻滞,0.5%罗哌卡因溶液20 mL行左侧坐骨神经阻滞。麻醉诱导用药:舒芬太尼15 μg,依托咪酯16 mg,顺式阿曲库铵10 mg。约4 min后置入喉罩,麻醉诱导及喉罩置入过程顺利。后行右侧颈内静脉置管测压,行血气分析。麻醉完成后,行BIS监测,常规消毒铺巾,手术开始。

思维引导:扩张型心肌病患者麻醉的要点在于怎样避免麻醉过程对心脏产生的干扰。目前麻醉方式主要有全身麻醉、椎管内麻醉及区域神经阻滞麻醉,各有优缺点,尚不存在最优麻醉方式,可根据患者一般情况、手术部位及方式、麻醉医师经验等进行决定。椎管内麻醉和区域神经阻滞麻醉的优点是对呼吸循环的影响相对较小,但缺点是可能会出现患者不能配合穿刺,阻滞不全,麻醉平面较高等状况,并且受患者凝血状态、手术部位及方式的影响。椎管内麻醉可以降低心脏的前、后负荷,这一点恰好与扩张型心肌病药物治疗的部分目标相仿。但是由于大多数患者术前均需要适当控制前负荷,所以在采用椎管内麻醉特别是蛛网膜下腔阻滞时会使前负荷进一步下降,容易出现较为严重的低血压。大多数的全麻药物均存在一定程度的循环抑制,所以在全身麻醉诱导时应选用心血管抑制较小的药物如依托咪酯、芬太尼、非去极化类肌松药等。氯胺酮增加外周阻力,增加后负荷,注意谨慎使用。诱导剂量阿片类药物对心肌抑制较轻,但要注意与苯二氮䓬类合用时剂量过大引起的心肌抑制。吸入麻醉药物中,地氟烷对循环系统的抑制作用较小,可以在此类患者中作为维持药物使用。麻醉诱导时应小剂量根据患者反应逐渐加量,尽量避免诱导时剧烈的循环波动。诱导前的血液动力学监测十分必要,这为调节血管活性药物的用量,判断患者心脏前、后负荷提供

依据。本例患者入室时生命体征相对平稳，有较为充裕的时间进行有创监测。在入室后静脉给予一定量的阿片类药物，结合穿刺部位的局部浸润麻醉，可以很大程度上避免疼痛诱发的患者血压波动。有创测压后进行全麻诱导可以增加诱导过程的安全性，麻醉医师可以较为精确的调整镇静药物的用量。全身麻醉结合区域神经阻滞能有效减少术中麻醉药物的用量，减轻麻醉药物对患者循环系统的抑制，同时还能获得良好的术后镇痛效果。脑电双频指数 BIS 的使用也是基于精准控制麻醉深度，减少全麻药物用量的目的。在术中体位允许及无禁忌证的情况下，选择喉罩通气可以减少插管时的应激反应，有助于减少诱导药物的使用量。

（二）麻醉维持

麻醉维持及术中病情变化、处理

麻醉维持:1% 丙泊酚 24 mL/h，50 μg/mL 瑞芬太尼 10 mL 术中维持，BIS 值波动于 55 左右。患者手术开始，术中适当泵入多巴胺和多巴酚丁胺，增强心肌收缩力及心输出量，根据 SVV 指导输液，动脉血压 110/68 mmHg，SVV 14%，CI 3.9 L/(min·m²)。在术中止血带充气时患者血压未见明显变化，止血带放气时血压降至 100/58 mmHg，调整多巴胺及多巴酚丁胺用量后血压逐渐恢复。其余时间患者血流动力学平稳。总体手术顺利，麻醉时间 132 min，术中出血约 200 mL，液体实入量 800 mL。

思维引导:在扩张型心肌病患者术中管理时，最主要的目的是避免心肌抑制。本例患者诱导前采用的种种措施就是为了减轻全麻药物的不利影响。但仍有部分患者诱导及维持期间出现一定的血压波动。由于此类患者术中补液量受限，过多的液体量可能恶化患者术中及术后的心功能，所以适当的药物治疗是必要的。在出现顽固性低血压需使用血管活性药物时，应该首选多巴胺和多巴酚丁胺，通过增加心肌收缩力和提高心率两种途径增加心排量从而达到维持循环稳定的目的，对低心排状态有效，而且小剂量时对体循环血管阻力不会产生明显影响。对于严重心力衰竭患者，可能需要使用更强效的药物，如肾上腺素和异丙上腺素。去氧肾上腺素是以 α 受体兴奋为主的药物，可升高体循环阻力，加重心脏后负荷，对扩张型心肌病患者不利，所以不作为首选用药。当患者心率增快时，为减少心肌氧耗，可用 β 受体阻滞剂，如艾司洛尔，但需注意此类药物的负性肌力作用。

除了避免心肌抑制外，维持适当的前后负荷是此类患者麻醉管理的难点。术中液体管理务须做到出入量平衡。本例患者术中采用 SVV 指导输液，由于患者肾功能衰竭，未放置尿管，不能监测尿量，所以补液时也采用了宁少勿多的原则。若手术时间长，失血量较多，应注意补充液体、电解质，并积极输血，以保证心肌灌注和心肌细胞电稳定性，预防心律失常。在充分控制前负荷的前提下，心排血量不足的患者，可酌情给予血管活性药物治疗。

（三）术后管理

术后治疗及恢复

患者麻醉顺利，术毕清醒肌力恢复良好，拔除喉罩。查体:T 36.5 ℃，P 76 次/min，R 18 次/min，BP 133/70 mmHg。考虑患者术后出现急性心力衰竭的可能性，术后转入 ICU 继续治疗。

患者术后第 1 天，神志清，精神可，血流动力学平稳，继续行床旁透析治疗。术后第 2 天病情稳定，少量饮食，VAS 疼痛分级 3 级，未调整镇痛泵药物，复查生化检验同前。术后第 3 天转入心内科病房，继续药物治疗。术后第 10 天，患者恢复可，未诉特殊不适，准予出院。

思维引导:术后往往是各类心脏事件高发的时期,麻醉医师仍需给予充分关注。此类患者如果手术时间过长,失血量过多,术中补液过多,或术前心功能较差,则术后出现急性心力衰竭的可能性较大,可保留气管插管转入 ICU 治疗,特别是术前心功能低下的患者,由于潴留在第三间隙的体液重吸收,术后 2 ~ 3 d 易发生急性心功能不全。机械通气可增加胸腔内压,降低心脏前后负荷,因此适当延长机械通气时间对于扩张型心肌病的患者改善心功能颇为有利,同时积极利尿、镇痛、控制血压、纠正电解质异常,为拔管脱机创造良好的外部环境。本例患者手术时间较短,麻醉药物用量少,术中出血量较少,循环相对稳定,术中补液也较为克制,术后出现急性心力衰竭的可能性较小,患者术毕清醒后肌力恢复良好,所以选择拔除喉罩。但考虑到一旦出现急性心力衰竭,普通病房的急救经验及措施有限,仍然选择转入 ICU 治疗。术后注意镇痛效果的随访,避免镇痛不足引起的交感神经兴奋。本例患者术后第 2 天即恢复进食,镇痛效果较好,血液生化检查未见恶化迹象,术后第 3 天转入心内科普通病房继续治疗,术后第 10 天顺利出院。

三、思考与讨论

扩张型心肌病以左心室或双心室扩张伴收缩功能受损为特征,较为常见,占心肌病患者 70% ~ 80% 。其疾病特征可以用 4 个字来概括。①大:扩大而收缩乏力的心脏。②衰:致命性的心力衰竭。③栓:心脏及外周血管可能产生的栓子。④乱:各种各样的心律失常。针对这样的疾病特点,扩张型心肌病的麻醉要点也可以概括为:①避免应用容易导致心肌抑制的药物;②调整心脏前负荷,维持血容量正常,防止增加心室后负荷;③围手术期抗凝治疗;④维持心律稳定。本例患者扩张型心肌病史较长且未行正规抗心力衰竭治疗,合并糖尿病及肾功能不全,病情较为复杂,因此术前通过多学科会诊制订治疗方案就极为重要。鉴于围手术期出现心血管不良事件的可能性较高,术前应充分告知患者及家属围手术期风险,以避免纠纷。术前与外科医生充分沟通,鼓励选择创伤小的术式,并尽量缩短手术时间,降低对患者心功能的影响。结合本例患者术式,麻醉医师采用全身麻醉复合神经阻滞的麻醉方式,在尽量减轻麻醉药物引起的心肌抑制的同时保证患者的麻醉深度。术中维持较为合适的前后负荷也是麻醉的难点之一,可以结合现有的容量监测手段限制性地进行补液,维持出入量的平衡,尽量避免输注过多的液体。术中血管活性药物首选多巴胺及多巴酚丁胺,提升心肌收缩力的同时避免大幅度增加后负荷。此类患者存在术后发生急性心功能不全的可能,术后可转入 ICU 继续治疗。本例患者经过综合诊疗,术后恢复较好,于第 10 天出院。

四、练习题

1. 部分扩张型心肌病患者可出现心绞痛症状,其可能的原因是什么?
2. 肾功能不全的患者其 N 端脑钠肽前体浓度会有何变化?
3. 扩张型心肌病患者术后发生急性心力衰竭的原因是什么?

五、推荐阅读

[1]张志永,黄宇光.扩张型心肌病非心脏手术的麻醉管理[J].中国医刊,2009,44(12):21-22.
[2]RONALD D MILLER,NEAL H COHEN,LARS L ERIKSSON,et al. 米勒麻醉学[M].邓小明,曾因明,黄宇光,译.8 版.北京:北京大学医学出版社,2016.
[3]MATHEWT,WILLIAMS L,NAVARATNAM G,et al. Diagnosis and assessment of dilated cardiomyopathy:a guideline protocol from the British Society of Echocardiography[J]. Echo Res Pract,2017,4(2):G1-G13.
[4]中华医学会心血管病学分会,中国心肌炎心肌病协作组.中国扩张型心肌病诊断和治疗指南[J].临床心血管杂志,2018,34(5):421-434.

（刘 坤）

案例 37 **梗阻性肥厚型心肌病患者非心脏手术的麻醉**

一、术前访视

(一)病史

> **患者病史**
>
> 患者男性,72 岁,以"发现便血 3 月余"为主诉入院。肠镜检查(外院)示:直肠距肛门 10 cm 处可见一菜花样肿物,约 3cm×4 cm 大小。病理(外院):直肠腺癌。患者既往发现肥厚型心肌病 20 余年,未规律服药治疗,10 余年内患者逐渐出现胸闷、乏力,多次晕厥史,4 次脑梗死病史。个人史、婚育史、家族史均无特殊。

思维引导:肥厚型心肌病(hypertrophic cardiomyopathy,HCM)是一种以心室壁肥厚、增生为特征,常为不对称的心肌肥厚并累及室间隔。肥厚型心肌病是影响儿童和青少年的常见心肌病类型,也是青少年心源性猝死的主要原因。流行病学资料发现肥厚型心肌病的发病率为每百万人口中平均有 2.4~4.7 人。欧洲心脏病协会将肥厚型心肌病分为家族性、基因遗传型肥厚型心肌病和非家族性、非基因遗传型肥厚型心肌病,多数患者存在家族遗传特征。肥厚型心肌病病因多样,多数为基因突变引起,少数为淀粉样变和内分泌紊乱等非遗传学因素引起。患者常表现为乏力和气短导致活动能力下降,胸痛,心悸,心律不齐,头晕、短暂的意识丧失。本例患者既往发现肥厚型心肌病 20 余年,未规律服药治疗,患者近 10 年余内患者逐渐出现胸闷、乏力、头晕,多次晕厥史,4 次脑梗死病史。需要详细询问病史,了解患者相关情况,发现患者存在的麻醉风险,必要时进一步相关科室会诊及完善相关检查,全面评估患者的全身情况,为接下来的麻醉管理做好准备。

(二)辅助检查

> **辅助检查结果**
>
> (1)ECG:前间壁异常 Q 波,右心室肥大,左心室肥大。
>
> (2)Holter:前间壁异常 Q 波,右心室肥大,左心室肥大,偶发室性期前收缩。
>
> (3)心脏超声:心脏腔径测值,左心房(左心室长轴)收缩末最大前后径 44 mm,左心室(左心室长轴)舒张末最大前后径 54 mm,右心室(左心室长轴)收缩末最大前后径 21 mm,右心房(心尖四腔)收缩末最大长径 46 mm,短径 38 mm,主动脉(左心室长轴)环部内径 20 mm,升主动脉内径 34 mm,肺动脉环部(主动脉短轴)内径 18 mm,室间隔舒张末厚度 16 mm,左心室后壁舒张末厚度 10 mm。心脏各瓣口血流速度测值:二尖瓣血流速度 E 峰 0.68 m/s,A 峰 0.85 m/s,E/A<1;肺动脉血流速度 1.02 m/s;主动脉血流速度 1.78 m/s。左心功能测定:EDV 141 mL,ESV 54 mL,EF 61%,FS 33%。左心室流压力差 42 mmHg。左心房增大,余各房内径正常,大血管根部内径正常。左心室后壁厚度正常,室间隔增厚,运动正常。各瓣膜形态、回声正常。房、室间隔连续完整。CDFI:二尖瓣口可见大量反流信号,主动脉瓣口、三尖瓣可见中量反流。

　　思维引导:肥厚型心肌病的诊断是建立在体格检查、心脏和心功能超声测定的基础上。肥厚型心肌病是一种以心肌肥厚为特征的心肌疾病,主要表现为左心室壁增厚,通常指二维超声心动图测量的室间隔或左心室壁厚度≥15 mm,或者有明确家族史者厚度≥13 mm,通常不伴有左心室腔的扩大,需排除负荷增加如高血压、主动脉瓣狭窄和先天性主动脉瓣下隔膜等引起的左心室壁增厚。根据超声心动图检查时测定的左心室流出道与主动脉峰值压力阶差(left ventricular outflow tract gradient,LVOTG),可将 HCM 患者分为梗阻性、非梗阻性及隐匿梗阻性 3 种类型。安静时 LVOTG ≥30 mmHg 为梗阻性;安静时 LVOTG 正常,负荷运动时 LVOTG≥30 mmHg 为隐匿梗阻性;安静和负荷时 LVOTG 均<30 mmHg 为非梗阻性。另外,约3%的患者表现为左心室中部梗阻性 HCM,可能无左心室流出道梗阻,也无收缩期二尖瓣前向运动(systolic anterior motion,SAM)征象。此外根据肥厚部位,也可分为心尖肥厚、右心室肥厚和孤立性乳头肌肥厚的 HCM。本患者主要症状为乏力、胸闷、头晕和多次脑梗病史。许多疾病都有类似表现,如心室间隔缺损收缩期杂音部位相近,但为全收缩期,心尖区多无杂音,超声心动图可以区别。该例患者检查结果显示出典型的梗阻性肥厚型心肌病改变,心脏超声提示左心室后壁厚度正常,室间隔增厚,室间隔舒张末厚度 16 mm,运动正常。各瓣膜形态、回声正常。房、室间隔连续完整。CDFI:二尖瓣口可见大量反流信号,主动脉瓣口、三尖瓣可见中量反流。左心室流压力差 42 mmHg。心脏和心功能超声,有助于预判患者心功能情况,明晰患者肥厚型心肌病病情。

(三)体格检查

体格检查结果

　　T 36.5 ℃,HR 63 次/min,R 18 次/min,BP 148/86 mmHg,身高 163 cm,体重 72.0 kg

　　发育正常,营养良好,体型匀称,神志清,无义齿,张口度、颈部活动度正常,马氏分级Ⅱ级。面部右侧口角歪斜,左侧上下肢肌力 4 级。心脏听诊胸骨左缘第 3、4 肋间可闻及较粗糙的收缩中晚期喷射样杂音,心尖部可闻及收缩期吹风样杂音,双肺散在啰音。双肾区无隆起,无压痛、叩击痛,双侧输尿管走行区无压痛、叩击痛,耻骨上膀胱区无膨隆、压痛,余一般体格检查无特殊。

　　思维引导:除了常规评估患者气道情况、器官功能等,还要重点评估患者运动情况、血压情况,重点关注患者心血管系统,勿忽视其他体征,如直立性低血压等。该患者既往肥厚型心肌病和脑梗死病史,体格检查时面部右侧口角歪斜,左侧上下肢肌力 4 级。心脏听诊胸骨左缘第 3、4 肋间可闻及较粗糙的收缩中晚期喷射样杂音,心尖部可闻及收缩期吹风样杂音,双肺散在啰音。HCM 体格检查所见与患者疾病状态有关,典型体征与左心室流出道梗阻有关,无或梗阻轻的患者可无明显的阳性体征。心脏听诊常见的两种杂音与左心室流出道梗阻和二尖瓣反流有关。左心室流出道梗阻通常由室间隔局部肥厚,以及 SAM 引起,导致第一心音(S1)后出现明显的递增递减型杂音,在心尖和胸骨左缘之间最清晰。左心室流出道梗阻加重可使心脏杂音增强,常见于患者从蹲、坐、仰卧等姿势变换为直立姿势时,以及瓦尔萨尔瓦(Valsalva)动作、室性期前收缩后代偿性搏动的心肌收缩力增强或使用硝酸甘油后。

(四)术前准备

术前准备

　　术前用药:美托洛尔 50 mg/d,术前 30 min 头孢哌酮舒巴坦钠。

思维引导:梗阻性肥厚型心肌病药物治疗包括以下几种。①β受体阻滞剂,可降低心率、心肌耗氧量和心肌收缩力,减轻左心室流出道梗阻,增加舒张期心室扩张和心输出量,从而缓解症状。常选用美托洛尔、普萘洛尔等药物。②钙通道阻滞剂,多和β受体阻滞剂联合应用,常选用维拉帕米、氨氯地平等药物,但重度流出道梗阻者须谨慎应用钙通道阻滞剂,以免发生严重低血压甚至猝死。③抗心律失常药,约30%肥厚型心肌病患者有室性心动过速或其他室性心律失常,可选择合适的抗心律失常药物应用。④抗生素药物,感染性心内膜炎是肥厚型心肌病常见并发症,特别是二尖瓣反流损伤心内膜患者,对于有感染风险患者,可预防性应用广谱抗生素。梗阻性肥厚型心肌病患者术前应继续服用β受体阻滞剂或钙通道阻滞剂,术前可给予美托洛尔控制心率为60~65次/min。

(五)术前小结

简要病情:患者男性,72岁,以"发现便血3月余"为主诉入院。肠镜检查(外院)示:直肠距肛门10 cm处可见一菜花样肿物,约3 cm×4 cm大小。病理(外院):直肠腺癌。患者既往发现肥厚型心肌病20余年,未规律服药治疗,10余年内患者逐渐出现胸闷、乏力,多次晕厥史,4次脑梗死病史。目前生命体征平稳,血压、心率、心电图均符合术前准备充分的标准。

术前诊断:①直肠癌;②梗阻性肥厚型心肌病;③脑梗死。

拟施手术名称和方式:Dixon术。

二、麻醉管理

(一)麻醉准备及诱导

麻醉诱导过程

患者清醒入室,面罩吸氧,常规心电监护,BP 146/72 mmHg,HR 65次/min,氧饱和度96%。镇静局麻下行右侧颈内静脉穿刺置管测压和桡动脉穿刺置管测压,行血流动力学监测。给予右美托咪定30 μg和林格注射液500 mL静脉滴注,随后开始麻醉诱导。麻醉诱导用药:舒芬太尼20 μg,依托咪酯16 mg,顺式阿曲库铵14 mg,利多卡因30 mg。麻醉诱导及气管插管过程顺利。气管插管后,抽血行血气分析。麻醉成功后,常规消毒铺巾,手术开始。

思维引导:该例患者按照典型的梗阻性肥厚型心肌病手术来进行麻醉准备,常规行动静脉穿刺和血流动力学监测,有创动脉血压监测可即时监测患者血压变化,以更迅速地依据血压变化指导术中血管活性药物的应用,同时也便于术中抽血,测量血气、血糖等指标。中心静脉置管可以在术中进行快速补液,必要时泵注血管活性药物。麻醉诱导前给予晶体溶液增加血管内容量可减轻麻醉诱导时的低血压,减少正压通气对前负荷的不利影响。术前应用镇静药物可降低患者儿茶酚胺的水平。麻醉诱导时,需维持足够的麻醉深度,减轻左心室流出道梗阻,减少左心室流出道压力差,尽量避免心动过速、外周血管扩张及心肌收缩力增强等加重左心室流出道梗阻的因素。该例患者使用舒芬太尼20 μg,依托咪酯16 m,顺式阿曲库铵14 mg,利多卡因30 mg,在有足够麻醉深度的前提下,复合利多卡因30 mg降低插管刺激引起的循环波动,作用确切,麻醉诱导期间血压、心率平稳。建议诱导前监测有创动脉压,以便快速发现术中低血压,即使低血压时间短,梗阻性肥厚型心肌病患者也有失代偿风险,此时应及时应用α受体激动剂(如甲氧明或去氧肾上腺素)和液体纠正。诱导过程的首要目标是减弱交感神经刺激反应,同时达到最佳插管条件。

（二）麻醉维持

> #### 麻醉维持及术中病情变化、处理
>
> 麻醉维持:七氟醚、瑞芬太尼、顺式阿曲库铵。患者手术开始,建立气腹时血流动力学平稳,动脉血压(120~150)/(60~80) mmHg,患者术中血流动力学平稳。总体手术顺利,麻醉满意,术中出血<100 mL,液体实入量1600 mL,尿量300 mL。

思维引导:梗阻性肥厚型心肌病患者的麻醉应保持适当的心脏前、后负荷。患者前负荷下降可使左心室容积缩小,加重流出道梗阻,后负荷降低反射性引起心肌收缩力增加,增加了左心室和主动脉间压力差,加重流出道梗阻,总之常用的强心药物、利尿药物、扩血管药物均可能加重左心室流出道梗阻,加重患者症状,术中尽量避免应用。低血容量、心动过速、外周血管扩张及心肌收缩力增加等是加重流出道梗阻的因素,所以梗阻性肥厚型心肌病患者需维持窦性心律和适当的循环容量。术中选择对循环影响轻微的药物,维持适当的麻醉深度,以避免不良的应激反应,针对该患者选用代谢较快的七氟醚、瑞芬太尼、顺式阿曲库铵,维持适当的液体入量,手术过程中血流动力学整体较为平稳。

（三）术后管理

> #### 术后治疗及恢复
>
> 患者麻醉顺利,术后入 PACU 后约 15 min,患者清醒拔管后安返病房。查体:T 36.5 ℃,P 76 次/min,R 18 次/min,BP 135/72 mmHg,神志清。术后给予抗感染、补液、镇痛、止吐、抑酸等处理;关注患者一般情况及尿色、体温、引流情况。
>
> 患者术后第 1 天,神志清,精神可,四肢活动度良好,引流量 100 mL。术后第 2 天病情稳定,流质饮食,诉排气,引流量较前减少,复查生化检验未见明显异常,拔除尿管,复查 CT 后拔除引流管。术后第 8 天患者恢复可,未诉特殊不适,准予出院。

思维引导:患者清醒期间,需要预防患者疼痛、呛咳、恶心呕吐等各种不良反应,尽量减轻不良反应引起的循环波动。该患者术后生命体征平稳,在麻醉恢复室顺利拔除气管插管,故直接返回病房。若患者术中发生大出血或严重血流动力学波动,或术后需泵注血管活性药物来维持血压,则应转送至 ICU 进一步监测并治疗。需注意肥厚型心肌病患者术后下床需嘱家属搀扶,保持患者缓慢起床,避免出现直立性低血压,住院期间不允许外出,以免活动期间出现晕厥不能得到及时处理。

三、思考与讨论

肥厚型心肌病是一种少见的心脏疾病,通常患者主要症状为乏力、胸闷、头晕,患者可合并多次晕厥病史。该患者发现肥厚型心肌病 20 余年,但未能系统治疗,导致多次晕厥和脑梗死病史,今因直肠癌来医院进一步诊治。该患者为梗阻性肥厚型心肌病,由于长期缺乏规范治疗,该患者已出现严重的心肺疾病,对于该患者采取了术前 β 受体阻滞剂降低患者心率,麻醉期间保证患者足够的麻醉深度,避免不良应激反应引起的循环波动,该患者在围手术期血流动力学整体较为平稳。在手术过程中,外科医师与麻醉医师应注意沟通,密切关注生命体征,如出现生命体征剧烈波动,应及时纠正。常用的强心药物、利尿药物、扩血管药物均可能加重左心室流出道梗阻,加重患者症状,术中尽量避免应用。低血容量、心动过速、外周血管扩张及心肌收缩力增加等是加重流出道梗阻的因素,所以梗阻性肥厚型心肌病患者需维持窦性心律和适当的循环容量。术中一旦出现低血压,应及时

应用α受体激动剂(如甲氧明或去氧肾上腺素)和液体纠正。该患者手术时间短、出血少、生命体征平稳,术后不需要升压药物支持,顺利拔除气管导管并返回病房。

四、练习题

1. 肥厚型心肌病有哪些典型症状？
2. 肥厚型心肌病血流动力学的变化特点是什么？应如何处理?

五、推荐阅读

[1]宋雷,邹玉宝,汪道文,等.中国成人肥厚型心肌病诊断与治疗指南[J].中华心血管病杂志,2017,45(12):1015-1032.
[2]李立环,于钦军.阜外心血管麻醉手册[M].北京:人民卫生出版社,2007.

(卢锡华)

案例 38　心房颤动患者的围手术期麻醉管理

一、术前访视

(一)病史

> **患者病史**
>
> 　　患者女性,80岁,以"间断腹痛半月余"为主诉入院。患者半月余前食用面条红薯后出现腹痛,以剑突下为重,成间断性疼痛伴恶心呕吐,无他处放射痛,无寒战、发热、呕血、腹胀、腹泻、黑便等症状,于当地医院就诊 CT:胃潴留,胸腔胃。给予抑酸、护胃、促动力、肠外营养等对症支持治疗后好转。2 d 前无明显诱因出现腹痛,多位于脐周部,平卧和立位疼痛加剧,遂来医院,入院后完善相关检查,CT:胃、十二指肠球部、部分横结肠及升结肠疝入胸腔内,提示膈疝。门诊以"膈疝伴梗阻"收治入院。患者既往"心房颤动"2 月余,未规律治疗,"右肾积水"5 年余,未特殊处理,间断头晕、心悸病史,否认高血压、糖尿病、冠心病等病史。个人史、婚育史、家族史均无特殊。

　　思维引导:心房颤动为一种室上性快速性心律失常,伴有不协调的心房电激动和无效的心房收缩。心房颤动的心电图特征包括不规则的 RR 间期(当房室传导功能未受损时)、没有明确重复的 P 波和不规则的心房激动。分为阵发性心房颤动、持续性心房颤动和永久性心房颤动。它是一种进展性疾病,不同疾病阶段心房重构表现亦不相同。心房颤动的发生改变了心房原有的电学和结构特性进而引起重构,早期主要表现为电重构,晚期则表现为心房纤维化等结构重构。本例患者有心房颤动病史 2 月余,有间断头晕、心悸病史,具体类型不明,亦未规律治疗。心房颤动常见的症状包括心悸、乏力、胸闷、运动耐量下降、活动后气促。这些症状往往提示患者心室率过快或心功能已下降。心房颤动并发左心房附壁血栓脱落可引起动脉栓塞,其中脑栓塞最为常见,是致残、致死的重要原因。它还和心力衰竭常同时存在且形成恶性循环。该患者需要详细询问病史,了解心房颤动发作开始的具体时间及持续时间,发作时的症状,还需要进一步完善相关检查,全面评估患者的全身情况,为接下来的麻醉管理做好准备。

(二)辅助检查

辅助检查结果

(1)血红蛋白 102 g/L,白蛋白 34.5 g/L,尿素 9.9 mmol/L,NT-pro/BNP 239 pg/mL。余实验室检查均未见明显异常。

(2)CT(本院):①双肺微小结节;②双肺炎症并陈旧性病变;③双侧胸膜局限性增厚,双侧少量胸腔积液;④主动脉及冠状动脉钙化;⑤胃、十二指肠球部、部分横结肠及升结肠疝入胸腔内,提示膈疝;⑥胆囊炎;⑦双肾小囊肿;⑧多发胸腰椎椎体压缩变扁。

(3)Holter:①窦性心律+异位心律,最高心率为阵发性心房颤动,持续约 20 min。②频发房性心动过速,部分成对,部分呈二、三联律,部分形成短阵房性心动过速。③偶发多源性室性期前收缩,成对 1 次。④部分时间部分导联 ST 段异常,有时伴 T 波异常。⑤心率变异性:在正常范围。

(4)超声心动图:①各房室腔内径正常,升主动脉稍宽。②室间隔基底段稍厚。③三尖瓣、主动脉瓣、肺动脉瓣轻度反流,左心室射血分数 EF 66%。④左心室松弛功能减退。

(5)肺功能:①肺通气功能正常,小气道功能降低。②肺弥散功能正常。③残气量正常,残气量/肺总量增高。

思维引导:经体表心电图记录到心房颤动心电图或单导联心电记录装置记录到心房颤动心电图且持续>30 s 以上可诊断为心房颤动。心房颤动初始评估时应重点关注血常规、血清电解质、肝肾功能、甲状腺功能等。肝肾功能是评估心房颤动患者抗凝治疗中出血风险,以及合理用药的重要依据。甲状腺功能亢进症(简称甲亢)是心房颤动的重要原因之一。无器质性心脏病的年轻患者,尤其是心房颤动心室率快、药物不易控制者,应怀疑甲状腺功能异常。脑钠肽(brain natriuretic peptide,BNP)可以作为预测心房颤动进展程度和心功能状况的重要指标。尽管无心力衰竭症状的阵发性心房颤动或持续心房颤动患者 BNP 都可能升高,但不是预测心房颤动的独立标志物。心房颤动也可以是某一疾病的临床表现之一,如重症感染、急性心力衰竭、急性心肌炎和心包炎等,临床上需进行与可疑病因相关的实验室检查。本患者主要症状为间断头晕、心悸,24 h 动态心电图捕获到约 20 min 突发突止的阵发性心房颤动。通过实验室检查及影像学检查明确了患者内环境及肝肾功能的情况均在正常范围,排除了其他疾病继发心房颤动的可能,特别是通过心脏彩超(经食管的心脏超声检查意义更大)明确了患者的心脏的结构是否有改变及心房心耳是否有附壁血栓。这对于围手术期心房颤动的处理有直接的指导意义。

(三)体格检查

体格检查结果

T 36.1 ℃,P 90 次/min,R 18 次/min,BP 126/81 mmHg,身高 158 cm,体重 60 kg

发育正常,营养一般,体型匀称,神志清,精神可,被动体位,对答切题,检查合作。有义齿,张口度、颈部活动度正常,马氏分级Ⅱ级。心前区无异常隆起或凹陷,心前区未及异常震颤及心包摩擦音,叩诊心界无异常,听诊心率 90 次/min,心律齐,未闻及心脏杂音及心包摩擦音,胸廓对称,右胸部呼吸音减弱,可闻及肠鸣音。全腹软,中上腹轻压痛,无反跳痛,未触及包块,肝脾肋下未及。余一般体格检查无特殊。血栓栓塞 CHA2DS2-VASc 评分为 4 分。

思维引导:除了常规评估患者气道情况、运动耐量、器官功能等,还要重点评估心房颤动时血流动力学情况及心房颤动血栓栓塞的风险评分,根据心房颤动急性发作时血流动力学是否稳定分血流动力学稳定性心房颤动和血流动力学不稳定性心房颤动。血流动力学不稳定心房颤动的定义:①收缩压<90 mmHg,并有低灌注的表现,如不安、躁动、迟钝,皮肤湿冷,尿量减少(<20 mL/h)等;②肺水肿;③心肌缺血(胸痛和/或有急性缺血的心电图表现)。转复窦律是恢复血流动力学稳定的首要任务,如无禁忌证,推荐紧急同步直流电复律作为一线治疗。电复律前应立即给予治疗量的普通肝素或低分子量肝素。如需立即电复律来不及先抗凝时,则应复律后立即给予普通肝素或低分子量肝素进行抗凝。除心房颤动发作持续时间< 24 h 的低危卒中患者外,电复律后均需继续口服抗凝药治疗 4 周,且优选新型口服抗凝药(new oral antiloagulant,NOAC)。

(四)术前准备

> **术前准备**
>
> 术前准备:胃肠减压、护胃、镇痛、维持水电解质平衡及肠外营养支持
> 心房颤动的控制:给予低分子量肝素 4 000 U 皮下注射,每天 1 次预防性抗凝。
> 目前情况:未再出现阵发性心房颤动发作情况,血压 120/80 mmHg 左右。

思维引导:该患者阵发性心房颤动发作时未见明显的血流动力学的波动,但发现心房颤动已有 2 月余,为中危的卒中风险患者,应启动抗凝治疗,为后续心房颤动的复律做准备,复律后继续抗凝治疗 4 周。对于栓塞风险高的心房颤动患者,采取脑卒中的预防措施相当重要,其中华法林是应用最为广泛的一种抗凝药物,应用华法林时,应定期监测 INR 并据此调整剂量,使其尽量维持在目标范围 2.0 ~ 3.0。NOAC 的问世为心房颤动患者预防血栓栓塞治疗提供了新选择,并逐渐成为心房颤动抗凝治疗的新趋势。目前 NOAC 包括直接凝血酶抑制剂达比加群酯及直接 X a 因子抑制剂利伐沙班、阿哌沙班与艾多沙班。该高龄患者为阵发性心房颤动,术前未规范治疗,且马上准备手术治疗,可暂给予低分子量肝素预防性抗凝。

在复律前特别是外科手术前,血流动力学稳定的心房颤动患者,心室率的控制是首选的治疗方式。目前推荐首选宽松的心室率控制,即静息心室率目标值是 ≤100 次/min 或行走时心室率 ≤110 次/min,如果症状缓解不理想,可选择严格的心室率控制,即静息心室率<80 次/min。控制心房颤动快速心室率的药物主要包括四大类:β 受体阻滞剂、钙通道阻滞剂、洋地黄类和胺碘酮。β 受体阻滞剂应避免在合并急性心力衰竭、重度慢性阻塞性肺疾病或支气管哮喘患者使用,因有引起上述疾病恶化的风险。慢性射血分数降低的心力衰竭的患者,避免应用钙通道阻滞剂。单独应用 β 受体阻滞剂或钙通道阻滞剂无法达到心室率满意控制时,可考虑加用洋地黄类药物(一般避免 β 受体阻滞剂和钙通道阻滞剂联合应用,因可能导致严重的心动过缓、低血压)。由于胺碘酮不良反应较多,一般作为常规控制心室率药物不能使用或效果不佳时的选择。

(五)术前小结

简要病情:患者以"间断腹痛半月余"为主诉入院。CT 示:胃、十二指肠球部,部分横结肠及升结肠疝入胸腔,提示膈疝。24 h 动态心电图示阵发性心房颤动,入院后完善相关检查,结合辅助检查结果,"①膈疝伴梗阻;②心房颤动"诊断明确。术前给予胃肠减压、护胃、维持水电解质平衡及肠外营养支持等。目前生命体征平稳,血压、心率、心电图均符合术前准备充分的标准。

术前诊断:①膈疝伴梗阻;②心房颤动。

拟施手术名称和方式:腹腔镜下膈疝修补术。

二、麻醉管理

（一）麻醉准备及诱导

> **麻醉诱导过程**
>
> 患者清醒入室，面罩吸氧，常规心电监护，BP 130/80 mmHg，窦性心律，HR 75 次/min，氧饱和度 100%。镇静局麻下行桡动脉穿刺置管测压，行血流动力学监测。麻醉诱导用药：咪达唑仑 2 mg，依托咪酯 12 mg，瑞芬太尼 60 μg。麻醉诱导及气管插管过程顺利。气管插管后行右侧颈内静脉置管测压，抽血行血气分析。麻醉成功后，常规消毒铺巾，手术开始。

思维引导：目前膈疝患者的手术多采用气管内插管全身麻醉。麻醉诱导时需要避免引起腹压升高的因素，充分镇静高流量吸氧且未用肌肉松弛药及正压通气，这些措施都是为降低腹腔内容物继续疝入胸腔的可能，从而降低腹部对右侧胸腔的压迫及右侧胸腔对左侧胸腔及纵隔（心脏）的压迫，防止纵隔摆动引起的心律失常（包括心房颤动）、心功能的异常、肺不张、氧合下降，以及肺动脉高压引起的右心衰竭。该例患者按照合并阵发性心房颤动的典型膈疝手术来进行麻醉准备，常规行动静脉穿刺和血流动力学监测，有创动脉血压监测可即时监测患者血压变化，以便迅速地依据血压变化指导术中血管活性药物的应用，同时也便于术中抽血，测量血气、血糖等指标。中心静脉置管可以在术中进行快速补液、泵注血管活性药物。麻醉诱导时，为了防止直视喉镜下引起的血流动力学波动，必须保证足够的麻醉深度，该例患者麻醉用药为咪达唑仑 2 mg、依托咪酯 12 mg。该患者为防止膈肌松弛致膈疝内容物增多而未使用肌肉松弛药，使用阿片类药物抑制插管反射是麻醉诱导中很重要的一方面，该例患者使用瑞芬太尼 60 μg，作用确切。在高流量吸氧充分氧储备后采用快速序贯诱导气管插管，该患者未出现反流误吸、氧合下降及心律失常等意外情况。

（二）麻醉维持

> **麻醉维持及术中病情变化、处理**
>
> 麻醉维持：七氟醚、丙泊酚、瑞芬太尼。患者手术开始，建立气腹时血流动力学平稳，动脉血压 120/70 mmHg；置入腹腔观察镜，见胃底贲门下段松弛，食管裂孔宽松，上腹粘连，胃疝入胸腔。遂分离腹腔内粘连，并将疝入物逐步还纳回腹腔，此过程患者突发快心室率心房颤动，心率 140 次/min，血压 100/56 mmHg 左右稍降低，中断气腹改为正中切开开腹手术，立即行动脉血气分析（pH 值 7.036，PaCO$_2$ 74.2 mmHg，PaO$_2$ 171.3 mmHg，Na$^+$ 138.1 mmol/L，K$^+$ 4.45 mmol/L，Ca^{2+} 1.36 mmol/L，BE −10.1 mmol/L）并间断给予小剂量艾司洛尔，效果欠佳，后给予西地兰 0.2 mg 缓慢静脉注射，心房颤动心室率逐步降至 100 次/min，同时调整呼吸参数并静脉滴注碳酸氢钠 100 mL，继续修补食管裂孔并放置补片，手术接近尾声时，患者心房颤动心律突然转复为窦性心律。手术历时近 5 h，总体顺利，麻醉满意，术中出血<100 mL，液体实入量 2 000 mL，尿量 300 mL。为平稳过渡，该高龄患者术毕转入麻醉重症监护室（AICU）。

思维引导：对于术中突发快心室率心房颤动首先要观察心电图的变化，对于高龄患者有没有出现 ST 的改变，排除心肌缺血导致心房颤动的可能，然后考虑手术因素、内环境电解质等情况。术中气腹引起膈肌上抬，胸膜腔内压增大，纵隔受压易引起心律失常；另外，气腹致二氧化碳潴留及氧分压降低，使得交感神经兴奋性增高,儿茶酚胺释放增加,从而增加了心肌的自律性、兴奋性和传导性,增加了心律失常的发生率。术中酸碱平衡及电解质的稳定特别是血钾水平对于维持窦性心律防止心律失常的发生也至关重要。当细胞外或者血液中的钾离子浓度降低时,细胞膜内外的钾浓度差增大,膜的钾通透性减低,钾离子外流减少,使得心肌细胞静息电位降低,引起心肌细胞的兴奋性增高。而同时相对于钠离子内流的作用减弱,使得心肌细胞舒张期自动除极速度加快,引起心肌细胞的自律性增高。由于静息电位降低,钠离子内流,以及除极速度和幅度的减低,引起传导性降低。由此可见,低钾血症可以引起心肌兴奋性增高、自律性增高、传导性降低,容易形成兴奋性折返,诱发包括快速心房颤动在内的各种快速性心律失常。所以对于合并心房颤动的患者围手术期应该将血钾水平维持在正常稍高的水平 4 mmol/L 以上。该患者在阵发性心房颤动发作时,间断给予了小剂量的 β 受体阻滞剂,效果不佳后又加用洋地黄类药物,并去除手术相关刺激因素后,逐渐平稳,后自行转复为窦性心律。

(三)术后管理

术后治疗及恢复

术毕该高龄患者转入麻醉重症监护室平稳过渡。查体:T 36.5 ℃,P 76 次/min,R (SIMV 50%氧浓度)12 次/min,BP 135/72 mmHg,全身麻醉未醒气管插管在位。于术日当晚神志及自主呼吸完全恢复后平稳气管拔管。术后给予雾化祛痰、抑酸护胃、抗感染、补液营养、止痛、止吐等处理;并密切关注患者脉搏、血压、氧合、心电图改变,做好出入量的记录,间断动脉血气分析维持内环境电解质及酸碱平衡,同时关注患者一般情况及尿量、体温、引流情况并定时口腔护理、翻身拍背。

患者术后第 1 天,神志清,精神可,四肢活动度良好,引流量 50 mL。于晨 8 点,无明显诱因出现心率快,血压降低的病情变化,行床旁心电图检查示:异位心律,快心室率心房颤动;部分导联 ST-T 异常,肢体导联 QRS 波低电压。请心血管综合病区会诊,建议:①胺碘酮 150 mg+5% 葡萄糖注射液 20 mL,静脉注射 10 min,随后 6 h,1 mg/min 持续微量泵泵注,后减量致 0.5 mg/min 持续微量泵泵注。②定期复查心电图、电解质、肝肾功能,进一步完善中心静脉压、心脏超声、心肌酶、心肌梗死定量检查。按照会诊意见处理后于当日 10 点,患者转复为窦性心律,同时降低了胺碘酮的持续泵注剂量。

术后第 2 天病情稳定,未有阵发性心房颤动发作,但患者出现窦性心动过缓,请心血管综合病区会诊,建议停用胺碘酮,能进食后于窦性心律期间口服决奈达隆 400 mg q12h。

术后第 3 天凌晨又突发快心室率心房颤动,在维持内环境稳定的情况下,仅于早 7:00 晚 19:00 流食时口服决奈达隆 400 mg。并坚持规律服药。

术后第 8 天患者病情基本稳定,其间偶有阵发性心房颤动发作,但发作次数减少,阵发性心房颤动发作时的心室率已降至最高 100 次/min 左右。与家属及手术医生充分沟通后转入普通病房。继续给予雾化祛痰、抑酸护胃、抗感染、补液肠外营养、利尿及口服决奈达隆等治疗。

术后第 13 天拔出胸腹腔引流管。

术后第 16 天患者神志清,精神可,生命体征平稳,切口愈合良好,给予拆线并办理出院手续。

思维引导:该患者高龄,伴有阵发性心房颤动病史,且术中阵发性心房颤动发作时伴有血压的轻度下降,围手术期需要密切关注心电图血压变化,维持内环境电解质平衡,特别是维持血钾正常稍高水平,故术毕转入 AICU 平稳拔管过渡。患者术后第 1 天晨无明显诱因突发阵发性心房颤动,请心血管综合科会诊,结合患者术前心脏超声(排除了心房心耳血栓情况及心脏的器质性病变)及肝肾功能、甲状腺功能等生化检查结果,及患者术前入院后及术后 12 h 已给予低分子量肝素预防性抗凝等情况,建议给予胺碘酮负荷剂量及维持剂量控制心室率并密切监测血钾浓度防止低血钾,之后转复为窦性心律,亦无严重安全隐患。胺碘酮是目前临床常用的抗心律失常的药物,其静脉制剂在急性心律失常处理中,有着不可替代的位置,可用于心房颤动患者心室率的控制、窦性心律的转复及维持、室性心律失常的紧急处理,且不受心功能状态的限制。麻醉医生在围手术期应用的过程中,一定要掌握其适应证、禁忌证及不良反应。对于甲状腺功能异常、碘过敏、二度或三度房室传导阻滞、双束支传导阻滞(已安装起搏器者除外)、病态窦房结综合征的患者禁用。其不良反应包括低血压、心动过缓、肝损伤、甲状腺功能障碍甚至严重的尖端扭转型室性心动过速。该患者在胺碘酮应用过程中出现了窦性心动过缓,考虑患者高龄,且心房颤动病史仅 2 月余,未有心脏的器质性病变,遂更换为不良反应较少的决奈达隆维持窦性心律。决奈达隆亦是Ⅲ类抗心律失常药物,作用机制与胺碘酮相似,但不良反应明显减少,主要用于阵发性或持续性心房颤动/心房扑动患者的节律控制,减少心房颤动/心房扑动的复发。但不建议用于长程持续性心房颤动或永久性心房颤动,以及射血分数减低的心房扑动或心房颤动患者。决奈达隆规律服用 400 mg 每日 2 次达到稳态血药浓度仅需 4~8 d,其清除半衰期为 13~19 h,明显短于胺碘酮,亦无明显蓄积作用。该患者规律服用后,阵发性心房颤动的发作次数逐渐减少,发作时的心室率逐渐降低,发作的持续时间也在缩短。

三、思考与讨论 ,,,

心房颤动是围手术期最为常见的一种心律失常,除了本类患者的阵发性心房颤动外,较为多见的多为永久性心房颤动和持续性心房颤动。受文化层次及对该疾病认识不够等影响,绝大多数心房颤动特别是无症状心房颤动未能早期发现、早期诊断及早期规范治疗。早期规范治疗可以逆转心脏的电重构及心脏的结构重构,早期的复律有利于患者的预后。对于无症状性心房颤动及栓塞风险高的患者,发现后如有抗凝适应证者及时规范抗凝,可降低栓塞事件发生率。目前最常用的抗凝药物是华法林和 NOAC(包括直接凝血酶抑制剂达比加群酯及直接 Xa 因子抑制剂利伐沙班、阿哌沙班与艾多沙班),对于心房颤动患者围手术期抗凝药物的调整也是麻醉医生最为关注的问题,目前外科手术或介入治疗前已使用 NOAC 的围手术期患者,若出血风险较低或即使有出血但易纠正者,则不建议中断抗凝治疗。可于最后一次服用 NOAC 后的 12~24 h 行手术治疗。出血风险低危的手术,术后 24 h 后可重启抗凝治疗;出血风险高危的手术,可术后 48~72 h 重启抗凝治疗。若外科术后不能口服抗凝药物者,也可以考虑使用肝素。对于术前已使用 NOAC 治疗的患者,不建议使用普通肝素或低分子量肝素桥接,因为 NOAC 半衰期短,在术前短时间内停用即可。通常,仅对某些需行急诊手术而出血风险又极高的患者,考虑桥接治疗。可停用长效口服抗凝药(oral antiloagulant,OAC),改以普通肝素或小剂量达比加群酯(两者均有拮抗剂)桥接,但桥接方案尚需深化研究。

围手术期心房颤动的患者是控制心室率还是转复为窦性心律,对于很多年轻的麻醉医生来说指征把握并不好。复律存在血栓栓塞的风险,故复律前应充分评估血栓栓塞风险,如风险高者复律前应规范抗凝。但对于心房颤动合并血流动力学严重不稳定的患者,同步直流电复律仍然是首选。对于心房颤动持续时间>48 h 的血流动力学稳定的患者,未进行规律抗凝,不建议进行药物(如胺碘酮)等复律,贸然复律有急性脑卒中致残致死的风险。大多数情况下均以控制心房颤动患者心室率到目标范围为主。

对于心房颤动患者的远期治疗,无论有无症状的心房颤动的患者,早期的节律控制可改善症状、生活质量和预后。节律的控制是指恢复并维持窦性心律,包括心脏电复律、药物复律(普罗帕酮、胺碘酮、伊布利特、多非利特、尼非卡兰)、导管消融等。心室率的控制也是心房颤动管理的重要环节。目前心房颤动患者长期心室率控制目标多推荐宽松心室率控制(静息心率<110 次/min)和严格的心室率控制(静息心率<80 次/min)。药物治疗包括 β 受体阻滞剂,洋地黄类,钙通道阻滞剂及其他抗心律失常药(antiarrhythmic drugs,AAD)如胺碘酮、决奈达隆、索他洛尔等,也具有一定的控制心室率的作用。

控制心室率的药物选择需考虑患者症状的严重程度、血流动力学状态、是否伴有心力衰竭及是否有潜在的诱因而进行综合判断。所有治疗药物均有潜在的不良反应,应从低剂量开始,逐渐滴定增加剂量直至症状改善,临床实践中通常需要联合用药以达到较好的心室率控制目标。

四、练习题

1. 心房颤动的危害都有哪些?
2. 围手术期快心室率心房颤动的应对措施有哪些?
3. 心房颤动患者的术前评估及相关检查、检验有哪些?

五、推荐阅读

[1] 中华医学会心电生理和起搏分会,中国医师协会心律学专业委员会,中国房颤中心联盟心房颤动防治专家工作委员会. 心房颤动:目前的认识和治疗建议(2021)[J]. 中华心律失常学杂志,2022,26(1):15-88.

[2] AL-KHATIB S M,ALLEN LAPOINTE N M,CHATTERJEE R,et al. Rate-and rhythm-control therapies in patients with atrial fibrillation:a systematic review[J]. Ann Intern Med,2014,160(11):760-773.

[3] KIRCHHOF P,CAMM A J,GOETTE A,et al. Early rhythm-control therapy in patients with atrial fibrillation [J]. N Engl J Med,2020,383(14):1305-1316.

[4] 张美娟,王陶然,李梅,等. 不同心房颤动血栓危险度评分患者鼻内镜手术平均动脉压与局部脑氧饱和度变化的关系[J]. 北京医学,2021,43(11):1102-1105.

[5] 吴德华,马静雅,徐益萍,等. 不同麻醉方法下胸科手术老年病人术中房颤发生的比较:大样本临床研究[J]. 中华麻醉学杂志,2017,37(1):34-38.

(张加强)

案例 39　哮喘合并 COPD 患者的麻醉

一、术前访视

(一)病史

患者病史

患者女性,66 岁,以"绝经后阴道出血 2 月余,发现盆腔包块 4 d"为主诉入院。患者 2 个月前无明显诱因出现绝经后阴道出血,量少,色褐,伴小腹胀,于当地计生办就诊,予止血药(具体不详)口服后血止。1 周前再次出现阴道出血,量少,色暗红,伴小腹胀、尿频,无发热、胸闷、腹泻、肛门坠胀等不适。4 d 前在当地医院就诊,彩超示:子宫多发性肌瘤并局部肌瘤钙化;中下腹部巨大囊性肿块。为求进一步诊治就诊于医院,门诊以"①盆腔包块;②子宫多发性肌瘤;③绝经后出血待查"收入院。患者既往哮喘病史约 50 年,近 8 年予布地奈德吸入气雾剂200 μg 吸入。高血压病史 20 年,口服吲达帕胺片 2 片/d。8 年前行心脏瓣膜置换术,现间断口服丹参滴丸 10 丸/次、3 次/d,阿司匹林片 1 片/d。有输血史,具体不详。对银杏达莫注射液过敏,表现为胸闷、皮疹。个人史、婚育史、家族史均无特殊。

思维引导:哮喘是由多种细胞包括气道的炎症细胞和结构细胞(如嗜酸性粒细胞、肥大细胞、T淋巴细胞、中性粒细胞、平滑肌细胞、气道上皮细胞等)和细胞组分参与的气道慢性炎症性疾病。这种慢性炎症导致气道高反应性(AHR),通常出现广泛多变的可逆性气流受限,并引起反复发作性的喘息、气急、胸闷或咳嗽等症状,常在夜间和/或清晨发作、加剧,多数患者可自行缓解或经治疗缓解。该患者哮喘病史较长,合并有高血压病史,同时做过心脏瓣膜置换手术,术前访视时应详细评估患者哮喘的严重程度、高血压的严重程度、高血压的治疗情况,同时应完善相关检查,做好术前准备。哮喘患者术前应详细了解其病史,包括:患者哮喘类型、发作诱因、严重程度和频率,曾用何种治疗控制发作;近期上呼吸道感染史;既往有无麻醉史,过敏史;可能导致哮喘发作的变应原;用药史(包括激发哮喘发作的药物和预防哮喘发作的药物);有无夜间或清晨呼吸困难。此外,还可以根据患者是否能耐受冷空气、灰尘、吸烟和是否曾经有过气管插管史来了解患者的气道反应性。有哮喘持续发作记录则提示术中可能存在气道管理困难。

(二)辅助检查

辅助检查结果

(1)血小板$115×10^9$/L,K^+ 2.56 mmol/L,血糖6.35 mmol/L。

(2)血气:pH值7.41,二氧化碳分压38.6 mmHg,氧分压46.4 mmHg,氧饱和度82.5%。

(3)丙型肝炎病毒(HCV RNA)高敏7.03E+04 IU/mL。丙型肝炎抗体26.419 S/CO。

(4)谷丙转氨酶55 U/L,谷草转氨酶42 U/L,白蛋白34.9 g/L。

(5)肝纤维化及脂肪肝定量检测:肝硬度值27.6 kPa,CAP 320 dB/m。

(6)胸部CT:双肺透亮度可,纹理增多,左肺舌叶可见条片状高密度影,边界不清,双肺门影不大,气管及支气管通畅,两侧胸廓对称,纵隔内及腋窝下未见肿大淋巴结。心影不大,瓣膜区见致密影,双侧胸膜腔未见积液影及胸膜肥厚。

(7)Holter:①基础心律为窦性心律,心率动态变化正常;②偶发房性期前收缩,偶成对出现;③短阵房性心动过速,共检出3阵,最长持续6次心搏;④偶发室性期前收缩;⑤持续性ST段改变;⑥心率变异性正常。

(8)心脏彩超:主动脉瓣、二尖瓣置换术后,人工二尖瓣功能良好,人工主动脉瓣前向流速轻度增快(请结合临床,建议复查),三尖瓣轻度关闭不全,左心房增大,左心室舒张功能下降。

(9)颈部彩超:双侧颈总动脉多发斑块形成,右侧锁骨下动脉斑块形成。

(10)肺功能:重度阻塞性通气功能障碍,肺弥散功能正常,弥散量正常,肺泡弥散量正常,肺总量正常,残气量增加,功能残气量正常,肺活量正常,残气/肺总量(%)增高,支气管舒张试验阳性,吸入万托林气雾剂后FEV_1改善27.5%,FEV_1增加240 mL。

思维引导:哮喘主要的实验室检查包括痰和血中嗜酸性粒细胞增加、血清IgE增加,本例患者血中嗜酸性粒细胞为$0.26×10^9$/L,未见明显增加。但是有血小板的轻度降低,钾离子的降低和血糖的轻度升高,可能和长期使用$β_2$受体激动剂有关。哮喘通常血气分析表现为低氧血症、二氧化碳分压正常或降低,本患者的血气结果显示氧分压降低,二氧化碳分压正常。该患者传染病检查发现丙型肝炎,肝功能示谷丙转氨酶和谷草转氨酶略高,白蛋白略低,肝纤维化及脂肪肝定量检测结果尚可。肺功能检查提示重度阻塞性通气功能障碍,支气管舒张试验阳性,术前肺功能检查能客观而定量地评价当时和近期患者的气流是否受限及程度,它的变异性提示患者的病情是否稳定,以及在任何情况下术前加强治疗的重要性。根据患者病史及FEV_1和峰流速,可以进行哮喘的严重程度分级,该

患者哮喘的严重程度可划分为重度。该患者曾行主动脉瓣、二尖瓣置换,目前心脏彩超及 24 h 动态心电图结果尚可,NYHA 心功能分级为 Ⅱ 级。

(三)体格检查

体格检查结果

T 36.5 ℃,P 86 次/min,R 18 次/min,BP 145/82 mmHg,身高 160 cm,体重 70.0 kg

发育正常,营养良好,体型匀称,神志清,无义齿,张口度、颈部活动度正常,马氏分级 Ⅱ 级。胸廓对称,前后径增大,无局部隆起、塌陷、压痛,呼吸活动正常。胸壁无静脉曲张、皮下气肿。胸骨无叩痛,呼吸运动正常,肋间隙正常,语颤正常,无胸膜摩擦感,无皮下捻发感,叩诊过清音,双肺呼吸音粗,无干、湿啰音,无胸膜摩擦音,语音共振正常。心前区无隆起,心尖搏动正常,心浊音界正常,心前区无异常搏动,心率 86 次/min,律齐,心脉率一致,各瓣膜听诊区未闻及杂音,无心包摩擦音。周围血管搏动正常,无毛细血管搏动,无异常血管征,无杜氏双重杂音,无脉搏短绌,无奇脉,无交替脉,无枪击音,无水冲脉,无动脉异常搏动。余一般体格检查无特殊。

思维引导:哮喘患者主要表现为咳嗽、咳痰、胸闷、喘憋、端坐呼吸、发绀,定期发作,可自行缓解或经平喘药治疗后缓解。主要体征为发作时散在或弥漫性哮鸣音,呼气时加重,可表现为三凹征和桶状胸。该患者日常有咳痰症状,静息状态下无胸闷、喘憋、端坐呼吸和发绀等症状,活动后偶有胸闷、憋喘等症状,可进行日常活动。听诊双肺呼吸音粗,叩诊有过清音,胸廓前后径增大,呈不典型桶状胸,平素无三凹征及哮鸣音。该患者的心脏听诊结果未见明显异常,血压为 145/82 mmHg,血压控制尚可。

(四)术前准备

术前准备

入院后请呼吸科会诊,诊断为"慢性阻塞性肺疾病(COPD)合并支气管哮喘",建议术前用药如下。

哮喘术前用药:①吸入用布地奈德混悬液 2 mg+吸入用复方异丙托溴铵溶液 2.5 mL 雾化吸入 bid;②继续吸入布地奈德福莫特罗吸入粉雾剂 2 吸 bid+噻托溴铵粉雾剂 18 μg qd。

目前情况:经过术前 2 周的抗哮喘规范化治疗,患者自觉症状好转,活动后偶有胸闷、憋喘的情况减少,日常活动不受限。呼出气一氧化氮(FeNO)测定结果:30 ppb。

思维引导:哮喘患者的术前准备如下。①用适当的抗生素根除或治疗急、慢性感染。②使用支气管扩张剂缓解支气管痉挛。③胸部物理治疗改善排痰和支气管引流。④用利尿剂、地高辛逆转失代偿性或交界性肺源性心脏病,改善氧合,通过更有效的通气纠正高碳酸血症。⑤纠正脱水和电解质失衡。⑥熟悉术后的呼吸治疗设备。⑦戒烟,众所周知,至少术前 8 周戒烟,可以改善黏膜纤毛清除能力,减少痰液生成,降低术后肺部并发症的发生风险。⑧持续抗感染及支气管扩张治疗直至术前。⑨对于新近确诊的、依从性差的,以及存在哮鸣音并拟行择期手术的患者,在手术前 5 d 开始通过口服甲泼尼龙 40 mg 进行类固醇激素治疗。⑩患有 COPD 行择期手术的患者,术前 2 ~ 4 周进行肺部康复治疗可能改善围手术期结局。

关于哮喘患者的术前用药,茶碱类药物建议术前停用,原因如下:①术前应用茶碱类药能否降低术后肺部并发症,目前还没这方面的数据。②超过治疗剂量,茶碱类药物会造成心律失常和神经毒性。③茶碱类药物的代谢受术前应用的很多药物的影响。对于控制程度差,高风险手术的患者,可加用糖皮质激素类药物。β受体激动剂及糖皮质激素可持续使用至术日。胸外科手术、上腹部手术、神经外科手术、头颈部手术等在术中诱发支气管痉挛的概率更高,属于高风险手术类型,应给予更多关注。

FeNO是反应气道炎症及哮喘控制情况的一个指标,FeNO<25 ppb,表明患者基本无气道炎症症状,患者服药的依从性较好,药物可酌情减量。FeNO在25~50 ppb,表明气道炎症症状轻微,患者服药依从性可,治疗药物剂量合适。FeNO>50 ppb,表明气道炎症症状较重,患者服药依从性差,吸入方法错误或药物剂量偏小需要加量。FeNO>50 ppb时,哮喘急性发作的风险较高。该患者的FeNO为30 ppb,表明经过2周的规范化治疗后,该患者的气道炎症症状轻微,哮喘控制情况较好。

(五)术前小结

简要病情:患者以"绝经后阴道出血2月余,发现盆腔包块4 d"为主诉入院。彩超示:子宫多发性肌瘤并局部肌瘤钙化;中下腹部巨大囊性肿块。患者既往"哮喘、高血压病史",心脏瓣膜置换术后,入院后完善肺功能等相关检查,结合辅助检查结果,诊断明确。术前请呼吸科会诊,给予正规抗哮喘治疗2周。目前患者生命体征平稳,肺功能有所改善,血压、心率、心电图均符合术前准备充分的标准。

术前诊断:①盆腔肿物;②多发性子宫肌瘤;③绝经后子宫出血;④高血压;⑤哮喘;⑥COPD;⑦心脏瓣膜术后。

拟施手术名称和方式:腹腔镜下盆腔肿物切除术+子宫切除术+双侧卵巢输卵管附件切除术。

二、麻醉管理

(一)麻醉准备及诱导

麻醉诱导过程

患者清醒入室,面罩吸氧,常规心电监护及BIS脑电监测,BP 160/80 mmHg,HR 88次/min,脉搏氧饱和度95%~98%,预防性给予沙丁胺醇气雾剂吸入。局麻下行桡动脉穿刺置管测压,动脉血气分析示:pH值7.40,二氧化碳分压39.2 mmHg,氧分压298 mmHg,血红蛋白147 g/L,K^+ 2.7 mmol/L。麻醉诱导用药:长托宁0.5 mg,倍他米松8 mg,阿芬太尼2 mg,环泊酚15 mg,罗库溴铵60 mg,艾司氯胺酮15 mg,甲强龙及抢救药物备用。利多卡因2 mL静脉注射,可视喉镜引导下行气管插管,气管插管后行中心静脉穿刺置管。麻醉成功后,常规消毒铺巾,改头低脚高位,手术开始。

思维引导:目前哮喘患者选择麻醉方式时,首选区域麻醉,必须选择全身麻醉时应尽量避免气管插管。因该患者行腹腔镜手术,头低脚高位,手术时间较长,所以预防性给予沙丁胺醇并进行了气管插管全身麻醉。长托宁可以减少口腔分泌物并降低气道迷走神经反射;倍他米松可以发挥抗炎作用减轻气道的水肿;环泊酚和阿芬太尼是目前最新一代的镇静及镇痛药物,用于哮喘患者安全有效;罗库溴铵对于自主神经的影响较小,导致组胺释放的概率低于其他肌肉松弛药,起效迅速并有特异性的拮抗药物;艾司氯胺酮可舒张支气管平滑肌,扩张支气管,不增加组胺释放,非常适合哮喘患者麻醉诱导。根据该患者的病情进行了桡动脉穿刺及中心静脉置管,有创动脉血压监测便于术中进行血气分析,指导呼吸参数的设置及电解质的调整,同时可即时监测患者血压变化,依据血压变化指导术中血管活性药物的应用。中心静脉置管可以进行快速给药,在哮喘急性发作时的抢救中发挥重要作用。气管插管时,为了防止气管插管对气道的刺激诱发哮喘发作,必须保证足够的麻醉深度,预防性地给予沙丁胺醇可以降低哮喘的发生概率。给予利多卡因 $1.0 \sim 1.5$ mg/kg 能够降低气道反应,气管表面喷洒可能会引起呛咳,诱发哮喘发作,静脉使用利多卡因降低气道反应是目前哮喘患者气管插管时更推荐的方式。

(二)麻醉维持

麻醉维持及术中病情变化、处理

麻醉维持:七氟醚、环泊酚、瑞芬太尼。患者手术开始,头低脚高位,建立气腹,气腹压 12 mmHg。调整吸呼比、潮气量及通气频率,给予肺保护性通气策略,整个手术过程呼气末二氧化碳分压维持在 $35 \sim 45$ mmHg,气道峰压维持在 $17 \sim 18$ cmH$_2$O。因患者术前血气分析血钾 2.7 mmol/L,给予静脉泵注缓慢补钾。术中再次进行血气分析,pH 值 7.33,二氧化碳分压 53.5 mmHg,氧分压 169 mmHg,血红蛋白 135 g/L,K$^+$ 3.2 mmol/L。手术结束前 30 min 给予地佐辛 10 mg,多拉司琼 12.5 mg 用于术后镇痛和止吐。整个手术过程患者呼吸平稳,血流动力学平稳。总体手术顺利,麻醉满意,术中出血 50 mL,液体实入量 1 150 mL,尿量 250 mL。

思维引导:七氟烷是现有吸入麻醉药中支气管扩张作用最明显的一种。地氟烷刺激性大,可导致分泌物增多、咳嗽、喉痉挛及支气管痉挛,使气道阻力增加,特别是对于吸烟者。因此,哮喘患者麻醉维持时应首选七氟烷。哮喘患者的术中通气策略包括:①减少空气滞留(延长呼吸时间,减少吸呼比,降低呼吸频率及潮气量)。②进行肺保护性通气策略,潮气量维持在 $6 \sim 8$ mL/kg,每 30 min 进行一次肺复张。③谨慎使用低水平的 PEEP。PEEP 在哮喘患者的应用目前存在争议。应循序调整 PEEP 并慎用。妇科腹腔镜手术对于哮喘患者而言属于高危手术,气腹压的使用,以及头低脚高位均会影响患者的肺通气功能,增加呼吸做功和二氧化碳潴留。麻醉医生需根据术中情况,及时和外科医生沟通,必要时可调整气腹压及体位。

麻醉状态下支气管痉挛的体征有如下表现:听诊出现哮鸣音,呼气末二氧化碳波形改变,潮气量降低,血氧饱和度降低,气道压升高。支气管痉挛需与以下情况进行鉴别诊断,包括回路阻塞、滑脱,插管过深,麻醉深度过浅,肺水肿、肺栓塞、气胸,严重过敏反应,反流误吸等。一旦确定发生支气管痉挛,应立即吸入纯氧,加大氧流量,同时进行手动通气,增加七氟烷浓度或丙泊酚单次推注以加深麻醉深度,沙丁胺醇 $8 \sim 10$ 揿插管内喷入缓解支气管痉挛。如症状持续没有出现好转,进一步处理包括减轻气道炎症反应及扩张支气管。减轻炎症反应可以使用氢化可的松 100 mg 或者甲强龙 80 mg 静脉滴注。扩张支气管可以使用肾上腺素 $10 \sim 50$ μg,阿托品 0.4 mg 或格隆溴铵 0.2 mg,硫酸镁 2 g 缓慢静脉注射。据报道硫酸镁可能对难治性支气管痉挛有效,难治性哮喘可考虑使用硫酸镁。

哮喘患者进行术后镇痛时,应谨慎选择镇痛药物。$4\% \sim 11\%$ 的患者对非甾体抗炎药存在敏感性,被认为是阿司匹林加重性呼吸系统疾病(ASRD),持久的鼻溢液、鼻息肉,以及鼻出血是常见症状。如果患者术前病史提示上述症状,术后镇痛时应当避免使用非甾体抗炎药。此外,应谨慎给予阿片类药物,因为大剂量的阿片类药物会导致呼吸抑制,可能进一步威胁气道。

(三)术后管理

> **术后治疗及恢复**
>
> 患者麻醉顺利,手术结束后带管转运至PACU,连接镇痛泵,行腹横筋膜平面阻滞。10 min左右患者自主呼吸恢复,无呛管反应,待患者自主呼吸规律后脱氧5 min观察,血氧饱和度维持在90%~95%。同时呼喊患者,患者意识恢复,遂拔出气管导管。拔管后患者安静,无剧烈呛咳、胸闷、呼吸困难等症状,血氧饱和度维持在92%左右,嘱患者深呼吸,血氧饱和度可自行上升,观察30 min后安返病房。查体:T 36.0 ℃,P 71 次/min,R 17 次/min,BP 140/60 mmHg,神志清。
>
> 患者术后第1天,神志清,精神可,尿管通畅,引流管通畅,引流量200 mL。查体:四肢活动度良好,腹部切口轻微疼痛,未排气,余无特殊不适。术后第2天病情稳定,流质饮食,尿管通畅,引流量较前减少,切口疼痛能忍,复查血常规、C反应蛋白及降钙素原、双下肢彩超。术后第3天拔除尿管,术后情况可,拔除引流管。术后第6天,患者一般情况可,未诉不适,生命体征正常,神志清,精神可,腹部切口无渗血、渗液,愈合良好,准予出院。

思维引导:苏醒期对于哮喘患者而言也存在巨大的挑战,为了避免在拔管时由于咽喉反射造成咳嗽和呛咳导致支气管痉挛,以前的指南更推荐在深麻醉水平下拔除气管导管。然而深麻醉水平下拔除气管导管也存在着误吸、气道梗阻,以及低通气的风险,在实际操作时应当与其收益相权衡。深麻醉下拔管并不是伴有严重COPD病史、慢性低氧血症,以及二氧化碳潴留患者的最好选择。对于肌肉松弛拮抗药,新斯的明可引起支气管分泌物和气道反应性增加,并可能引发支气管痉挛,应尽量避免使用。文献报道舒更葡糖钠发生支气管痉挛概率为2.6%,因此使用时需要谨慎,根据具体情况判断是否进行拮抗。该患者整个麻醉过程平稳,在麻醉恢复室顺利拔除气管插管,故直接返回病房。若患者麻醉诱导期或苏醒期发生哮喘,或者麻醉维持期存在气道压过高、二氧化碳分压过高的情况,则应转送至ICU进一步监测,延长拔管时间。该患者术后安全拔除气管插管,采用多模式镇痛方式,术后镇痛效果良好,无手术麻醉相关并发症,恢复平稳,无哮喘急性发作事件的发生,于术后第6天顺利出院。

三、思考与讨论

哮喘通常以慢性气道炎症为特征,气道炎症引起的气道阻塞、气道高反应性和慢性气道改变,导致哮喘的相关症状。经常出现症状的慢性持续期哮喘患者,如未接受正规内科治疗,应根据手术的缓急尽可能进行一段时间正规治疗。哮喘的评估包括哮喘控制的评估和任何可能导致症状加重并发症评估。麻醉前准备最主要是解除支气管痉挛和控制呼吸道感染。该患者哮喘持续时间较长,近年来开始不规律使用布地奈德吸入气雾剂,术前肺功能检查结果较差。入院后请呼吸科会诊,调整用药方案,规范治疗2周后,查FeNO结果示:该患者的气道炎症症状轻微,哮喘控制情况较好。

在全身麻醉的情况下,呛咳反射被抑制、黏膜功能受损、咽腭肌张力降低、膈肌功能被抑制、气道分泌物增多、干燥低温的麻醉气体、麻醉药物、插管刺激这些因素都可能成为诱发支气管哮喘的原因。详细评估患者状况,制订麻醉方案,尽可能减少术中支气管痉挛的发生,是围手术期麻醉管理的目标。作为麻醉医生,应尽可能地选择对哮喘患者有益的麻醉药物,减少气道分泌物的分泌,吸痰应保证在深麻醉下进行。在气管插管前保证足够的麻醉深度,拔管前应维持气道处于安静状态。术中需特别关注气道压力的变化及血气分析中氧分压和二氧化碳分压的变化,应注意及时和外科医生沟通,必要时调整呼吸参数、气腹压及体位。全身麻醉期间患者一旦发生异常现象,怀疑为哮喘发作时,麻醉医师务必认真与以下情形相鉴别,以免错误诊断而贻误患者的病情,如气管导管的阻塞、气管导管插入单侧支气管、误吸、肺栓塞等。若初步诊断为哮喘,在去除诱因的同时,须使用药物迅速解除支气管痉挛从而缓解哮喘症状。

术后良好的镇痛、加强呼吸训练、控制胃食管反流等可能有助于减少哮喘急性发作风险。无创正压通气对于气管拔管后持续气道痉挛的哮喘患者可能获益。气道阻塞、喉痉挛、支气管痉挛、低通气和低氧血症是术后苏醒期的主要并发症。气道吸引必须谨慎,误吸不仅会造成气道损伤和感染,也会诱发严重的支气管痉挛,甚至窒息,故苏醒前可使用止吐剂、胃蠕动剂、抗酸药及胃肠减压等预防误吸。患者苏醒前可重复使用 β_2 受体激动剂如沙丁胺醇,苏醒后应给予充分镇痛。即使拔管过程顺利,由于气道不受保护,需注意在唤醒阶段仍可能引发严重的支气管痉挛。因此,良好的疼痛控制,持续正压通气,支气管扩张剂预防治疗,肺功能监测,深呼吸练习和早期活动等可以减少术后并发症,缩短住院时间。

四、练习题

1. 哮喘合并 COPD 患者如何进行术前评估和术前准备?
2. 哮喘合并 COPD 患者如何选择麻醉药物?
3. 围手术期哮喘急性发作如何应对?

五、推荐阅读

[1]FUN-SUN F Yao.姚氏麻醉学问题为中心的病例讨论[M].王天龙,李民,冯艺,译.8版.北京:人民卫生出版社,2018.

[2]中华医学会呼吸病学分会哮喘学组.支气管哮喘防治指南(2020年版)[J].中华结核和呼吸杂志,2020,43(12):1023-1048.

[3]韩传宝,周钦海,孙培莉,等.哮喘患者围术期麻醉管理[J].临床麻醉学杂志,2013,29(8):820-822.

[4]WOODS B D,SLADEN R N. Perioperative considerations for the patient with asthma and bronchospasm[J]. Br J Anaesth,2009,103(Suppl 1):i57-i65.

[5]LAHER A E,BUCHANAN S K. Mechanically ventilating the severe asthmatic[J]. J Intensive Care Med,2018,33(9):491-501.

(张 伟)

案例 40 重度肥胖患者非减重手术的麻醉

一、术前访视

(一)病史

患者病史

患者男性,31岁,身高175 cm,体重200 kg,体重指数(body mass index,BMI)65.31 kg/m^2,以"摔伤致左上臂疼痛、肿胀并活动受限8 d"为主诉入院。患者8 d前摔倒导致左上臂疼痛、肿胀并活动障碍,无昏迷、恶心、呕吐,无胸痛、心悸、胸闷等症状。遂前往当地医院就诊,行 X 射线检查示:左肱骨骨折,给予前臂悬吊临时固定等治疗,为求进一步诊治来院。患者既往体质一般,肥胖症 10 年余,夜间需呼吸机支持,否认高血压、糖尿病、冠心病等病史。入院诊断:①左肱骨粉碎性骨折;②肥胖症;③睡眠呼吸暂停综合征。

思维引导:本例患者身高 175 cm,体重 200 kg,BMI 65.31 kg/m²,需要详细询问病史,了解是否存在肥胖引起的呼吸、循环、内分泌系统的损害,必要时相关科室会诊及完善相关检查,全面评估患者的全身情况,为接下来的麻醉管理做好准备。术前需对肥胖症进行鉴别诊断,并完成相关的内分泌代谢性评估。根据病因,肥胖症可分为单纯性、继发性、及单基因缺陷或合并肥胖的临床综合征所致三大类型。单纯性肥胖占所有肥胖的 95% 以上,需除外可能的继发性或遗传性因素后方能诊断。继发性肥胖主要继发于内分泌代谢性疾病和药物因素;前者包括甲状腺功能减退症、皮质醇增多症、高催乳素血症、多囊卵巢综合征、胰岛素瘤、肢端肥大症等,后者包括糖皮质激素、抗抑郁及抗惊厥药物等。单基因缺陷或合并肥胖的临床综合征所致的肥胖可见于瘦素基因缺陷、普拉德-威利综合征(Prader-Willi 综合征)、巴尔得-别德尔综合征(Bardet-Biedl 综合征)等疾病。

(二)辅助检查

辅助检查结果

(1)血红蛋白 119 g/L;钾 5.37 mmol/L,钠 136 mmol/L,总蛋白 56.9 g/L,白蛋白 33.0 g/L。

(2)促肾上腺皮质激素 8 点 28.1 pg/mL,促肾上腺皮质激素 16 点 34.0 pg/mL,促肾上腺皮质激素 24 点 34.4 pg/mL,皮质醇 8 点 14.4 μg/dL,皮质醇 16 点 13.0 μg/dL,皮质醇 24 点 9.12 μg/dL。

(3)余甲状腺功能三项、心肌标志物、B 型钠尿肽前体、肾功能等实验室检查均未见明显异常。

(4)X 射线:左肱骨中段粉碎性骨折。

(5)胸部 CT:未见明显异常。

(6)ECG:①窦性心律;②右心室肥大;③T 波改变,心率 91 次/min。

(7)心脏超声:心功能测定:EF 58%,FS 31%,SV 106 mL,EDV 182 mL。①左心室、右心室大,余房腔大小及大血管内径正常;②室间隔及左心室后壁厚度正常,室壁运动良好;③各瓣膜厚度正常,弹性良好;④彩色血流显示欠满意。提示:心脏肥大。

(8)动脉血气分析:pH 值 7.362,二氧化碳分压 51.3 mmHg,氧分压 58.5 mmHg。

(9)呼吸睡眠监测:重度阻塞性睡眠呼吸暂停低通气综合征。

思维引导:本患者为上肢骨折患者,合并有重度肥胖,重度阻塞性睡眠呼吸暂停低通气综合征,夜间需呼吸支持,肺功能差,心脏肥大,ASA 分级Ⅲ级,气道马氏分级Ⅳ级。该例患者检验结果显示:促肾上腺皮质激素 8 点 28.1 pg/mL(参考值 0~46 pg/mL),促肾上腺皮质激素 16 点 34.0 pg/mL(参考值 0~23 pg/mL),促肾上腺皮质激素 24 点 34.4 pg/mL(参考值 0~10 pg/mL);皮质醇 8 点 14.4 μg/dL(参考值 5~25 μg/dL),皮质醇 16 点 13.0 μg/dL(参考值 2.5~12.5 μg/dL),皮质醇 24 点 9.12 μg/mL(参考值 1~8 μg/dL);该患者皮质醇节律异常,需进一步行小剂量地塞米松抑制试验与皮质醇增多症鉴别。患者动脉血气分析示二氧化碳分压 51.3 mmHg,氧分压

58.5 mmHg,提示存在呼吸功能异常,全身麻醉风险显著增加。

该患者的麻醉预案包含以下内容:①做好困难气道相关准备,术前让患者咳嗽锻炼;②患者重度肥胖合并睡眠呼吸暂停综合征,肺功能差,麻醉诱导时行头高斜坡位预先充分去氮给氧;③超声提示"心脏肥大",心功能Ⅲ级,穿刺有创动脉实时监测和控制血压;④肥胖患者围手术期脱水及低血容量较难估计,耐受快速补液的能力较差,可穿刺中心静脉,实时监测中心静脉压(CVP),同时易于补液和输血管理;⑤避免术后苏醒延迟,地氟醚术中维持,术毕使用特异性肌肉松弛拮抗剂舒更葡糖钠拮抗肌肉松弛,术后需等患者完全清醒并排除肌肉松弛残余后再拔除气管导管。

(三)体格检查

> **体格检查结果**
>
> T 36.7 ℃,P 92 次/min,R 20 次/min,BP 178/92 mmHg,身高 175 cm,体重 200 kg
>
> 发育正常,营养良好,重度肥胖,神志清,张口度、颈部活动度正常,无义齿,舌体肥大,马氏分级Ⅳ级。颈粗,颈部可见黑棘皮症,腹部膨隆,颈围 49 cm,腹围 142 cm,臀围 135 cm。心肺听诊无异常。左上臂中段肿胀明显,可见大面积瘀斑形成,压痛阳性,左上肢远端动脉搏动良好,皮肤感觉未见异常。余肢体活动自如,双足肥大,无杵状指(趾)。

思维引导:肥胖患者常规进行困难气道的评估,如颈围大小、头颈活动度、颞下颌关节活动度、舌体大小、张口度,以及马氏分级等。持续气道正压通设备适用于严重阻塞性睡眠呼吸暂停(OSA)的患者,在伴有 OSA 和 45~55 mmHg 的中度高碳酸血症的情况下,将提供持续气道正压通气设备作为第一线,然后在失败的情况下提供无创通气(NIV)设备。据估计约 10% 肥胖患者存在面罩通气困难,1% 肥胖患者存在气管插管困难,颈部周径是困难插管的一项独立危险因素;当颈部周径为 40 cm 时,发生困难插管的比例为 5%,应做好困难气道的准备。该患者颈围 49 cm,马氏分级Ⅳ级,拟行经纤维支气管镜清醒气管插管,麻醉前准备大号可视喉镜、镜片、4 号喉罩、口咽通气道、利多卡因凝胶、丁卡因、吸引器、吸痰管等。

(四)术前准备

> **术前准备**
>
> 患者重度肥胖,睡眠呼吸暂停综合征,动脉血气示 pH 值 7.362,二氧化碳分压 51.3 mmHg,氧分压 58.5 mmHg;请耳鼻喉科会诊建议:①电子喉镜检查了解咽喉情况;②控制体重,佩戴无创呼吸机;③行睡眠呼吸监测了解睡眠呼吸情况。请呼吸科会诊,考虑患者存在呼吸衰竭,全麻风险极高,建议行区域阻滞麻醉。
>
> 目前情况:患者吸空气指脉氧饱和 86%~90%,鼻导管吸氧 3 L/min,指脉氧饱和度 90%~93%;夜间呼吸机支持。

思维引导:如条件允许,区域阻滞相比于全身麻醉更可取,可作为首选。肱骨骨折可选择臂丛神经阻滞,但是肥胖患者因脂肪组织过多,区域阻滞失败的概率高,可能需要一些特殊设备,如加长的神经阻滞穿刺针、凸阵超声探头等。如需复合镇静,则镇静深度应控制在最小,且严密监测血压、心率、中心静脉压、动脉血气分析、脉搏血氧饱和度等。肥胖患者不易耐受平卧位或头低位,须警惕麻醉过程中发生低氧血症。肥胖患者的全身麻醉具有风险性,该患者肱骨中段粉碎性骨折,术前与患者和外科医师沟通,预估手术时间较长,详细讨论麻醉计划,包括所有的风险、优点,以及术后需要 CPAP、双相气道正压通气(BIPAP)或机械通气进行呼吸支持的可能,患者选择全身麻醉。

(五)术前小结

简要病情:患者以"摔伤致左上臂疼痛、肿胀并活动受限 8 d"为主诉入院。X 射线示:左肱骨中段粉碎性骨折。入院后完善相关检查,结合辅助检查结果,术前诊断:①左肱骨粉碎性骨折;②肥胖症;③阻塞性睡眠呼吸暂停低通气综合征。术前经耳鼻喉科、内分泌科、呼吸科、麻醉科综合评估会诊,患者目前生命体征较平稳,拟全身麻醉下行左肱骨骨折切开复位内固定术。

二、麻醉管理

(一)麻醉准备及诱导

麻醉诱导过程

患者清醒入室,头高斜坡位,常规心电监护:BP 178/92 mmHg,HR 105 次/min,指脉氧饱和度90%,氧流量6 L/min 面罩吸氧,超声引导下开放外周静脉通路,局部麻醉下行桡动脉穿刺置管测压。丁卡因对口咽、鼻咽、喉咽进行黏膜表面麻醉,2% 的利多卡因环甲膜穿刺气管内麻醉,利多卡因凝胶涂抹气管导管前端。术前用药:盐酸戊乙奎醚 1 mg 肌内注射、右美托咪定0.8 μg/kg(去脂体重)泵注 10～15 min,然后改为 0.4 μg/(kg·h)(去脂体重)持续泵注,氯胺酮 10 mg 静脉注射;面罩辅助通气,指脉氧饱和度93%～95%,用可视喉镜引导气管插管,喉镜下仅能看到软腭,改用纤维支气管镜引导将气管插管置入气管,遂静脉注射麻醉诱导药:丙泊酚 200 mg,罗库溴铵 120 mg,舒芬太尼 50 μg。麻醉成功后,常规消毒铺巾,手术开始。

思维引导:肥胖患者在平卧位时,腹内压明显升高,合并胃容量的扩大,围手术期发生反流误吸的可能性增高,推荐头高斜坡位麻醉诱导,术前可应用 H_2 受体阻滞剂预防减轻误吸的风险。苯二氮䓬类药物可用于术前镇静和抗焦虑,但由于肥胖患者发生上呼吸道梗阻的可能性增加,因此术前用药中应尽量避免麻醉性镇痛药物的使用或小剂量使用。

清醒气管插管,呼吸道表面麻醉至关重要,表面麻醉的具体操作为:咽喉黏膜表面麻醉,用1%丁卡因或2%～4%利多卡因,循序分 3 次喷雾。①先喷舌背后半部及软腭;②隔 1～2 min 后,嘱患者张口,同时发"啊"长声,做咽壁及喉部喷雾;③隔 1～2 min 后,用喉镜片当作压舌板轻轻提起舌根,将喷雾器等对准喉头,在患者深吸气时做喷雾。3 次喷雾所用的 1% 丁卡因或 2%～4% 利多卡因总量一般以 2～3 mL 为限。气道黏膜表面麻醉:经环甲膜穿刺注药法,在甲状软骨和环状软骨之间,23 号针头的注射器抽取 1% 丁卡因或 2% 利多卡因 2 mL,垂直刺过环甲膜进入气管,回抽有气后,在患者呼气末、吸气始快速注入麻药,迅速退针,患者往往表现呛咳。鼻黏膜表面麻醉:1% 丁卡因麻黄碱混合液做鼻腔喷雾。

镇静或清醒状态下利用纤维支气管镜进行气管插管,氯胺酮及右美托咪定是最佳的药物选择。右美托咪定是咪唑类衍生物,一种高选择性中枢性 α_2 受体激动剂,产生类似自然睡眠的镇静催眠作用,不引起呼吸抑制;开始 10 min 应用负荷剂量 0.8～1.0 μg/kg,接着改为 0.2～0.7 μg/(kg·h)持续泵注;必要时可加用氯胺酮 10 mg 静脉注射,使患者保持镇静、合作的状态。

证据显示肥胖者麻醉药物分布容积的变化并不相同,不能统一定量,丙泊酚(负荷剂量)、阿曲库铵和顺式阿曲库铵(负荷剂量)、咪达唑仑等按照患者的实际体重计算给药;丙泊酚(维持剂量)、阿曲库铵和顺式阿曲库铵(维持剂量)、芬太尼、舒芬太尼、瑞芬太尼、罗库溴铵根据患者的去脂体重计算给药。该患者全体重(TBW)即实际体重为 200 kg,理想体重(IBW)即按照正常体脂比的体重,可由身高和性别近似计算,男性为身高-100(cm),女性为身高-105(cm),该患者的 IBW 为 75 kg。去脂体重(LBW)又称瘦体重,即去掉脂肪的体重,最常用的计算公式见表 10-1,该患者 LBW 为 89.19 kg。校正体重(ABW)即调整体重,计算考虑到肥胖者瘦体重和药物分布容积的增加,计算公式见表 10-1,该患者 ABW 为 125 kg。

表 10-1 肥胖患者体重计算公式

项目	性别	公式
理想体重	男	[身高-100(cm)]kg
	女	[身高-105(cm)]kg
去脂体重	男	$\dfrac{9\,270\times TBW(kg)}{6\,680+[216\times BMI(kg/m^2)]}$ kg
	女	$\dfrac{9\,270\times TBW(kg)}{8\,780+[244\times BMI(kg/m^2)]}$ kg
校正体重	男	IBW(kg)+0.4[TBW(kg)-IBW(kg)]kg
	女	

(二)麻醉维持

麻醉维持及术中病情变化、处理

麻醉维持:地氟醚、瑞芬太尼、丙泊酚。地氟醚浓度根据患者麻醉深度,以及 BP 数值在 4%～8% 调整,瑞芬太尼 0.2 μg/(kg·min)(去脂体重)持续输注,丙泊酚 3 mg/(kg·h)(去脂体重)持续输注。吸入氧浓度(FiO_2)为 100%,术中采用中低水平呼气末正压(PEEP 6 cmH_2O)联合间断肺膨胀的通气管理方式,并间断监测动脉血气分析。潮气量设置为 660 mL,呼吸频率 12 次/min,吸呼比为 1:2。麻醉深度维持在脑电双频指数(BIS)40～50。术中指脉氧饱和维持在 93%～98%,血流动力学平稳,术中动脉血气分析示:pH 值 7.33～7.37,PaO_2 64～82 mmHg,$PaCO_2$ 42～48 mmHg;患者手术历时约 3 h,总体手术顺利,术中出血约 200 mL,液体实入量 2 100 mL,尿量 700 mL。

思维引导:《肥胖患者麻醉管理专家共识》推荐,对于重度肥胖患者麻醉药物及剂量的选择,理论上应选择亲脂性较低的药物,以防止药物储存于脂肪中,使作用时间延长,不利于术后苏醒。地氟醚亲脂性最低、溶解度最小,且肥胖患者对吸入麻醉药的脱氟作用增加,理论上地氟醚是最理想的吸入麻醉药。瑞芬太尼起效快,作用稳定,且恢复快,虽然瑞芬太尼是亲脂性的药物,但是其半衰期为 5 min,因此不会进入脂肪出现蓄积现象。

低氧血症是严重肥胖患者最常见的血气异常变化。其病因主要是因为通气血流比例的降低,而也有较少情况是由于低通气所致。肥胖人群的肺部血流灌注较一般人群升高,因为心排出量升高、循环血量增多,以及偶尔出现的肺动脉高压。由于上呼吸道塌陷、肺活量变化(补呼气量以及功能性残气量降低),肥胖人群的通气量是降低的。除此之外,闭合容量通常大于补呼气量,尤其在仰卧位时,气道塌陷,从而导致右向左分流以及低氧血症;动脉二氧化碳分压的变化是仅次于低氧血症的在严重肥胖患者中第 2 位最常见的血气变化。其与肺部疾病无关,而是取决于肺泡通气的结果。

（三）术后管理

> **术后治疗及恢复**
>
> 　　术毕患者带气管插管安返麻醉恢复室,心电监护示:HR 62 次/min,BP 140/80 mmHg,
> $SpO_2$97%;床旁备面罩、口咽通气道、喉罩,头高斜坡位;吸痰、膨肺后静脉给予舒更葡糖钠
> 400 mg 拮抗肌松残余,拮抗后10 min 自主呼吸恢复,15 min 后患者完全清醒,能按指令动作,肌
> 力正常,呼吸频率14～18 次/min,潮气量正常,吸空气10 min 指脉氧饱和>86%,拔除气管导
> 管,拔管后持续面罩吸氧5 L/min,患者 SpO_2 维持在93%,30 min 后安返病房。
>
> 　　术后第5天未诉特殊不适,办理出院。

　　思维引导:拔管指征应当系统地应用于肥胖患者。拔管时,需要有一位熟练掌握气道控制技术的麻醉主治医师在场。紧急状况下可能需要重新进行气管插管。有困难插管史的患者,在对其进行拔管前,应预先进行计划。患有梗阻性睡眠呼吸暂停及呼吸减弱综合征、肥胖低通气综合征的患者,发生术后呼吸功能紊乱的概率更高。对于这些患者,在拔管前后都需要格外注意。术后尽早下地活动、有意进行胸廓呼吸运动,以及有效的咳嗽都有助于术后肺功能的恢复。要避免长时间半卧位,因为这种体位会影响通气血流比例。术后镇痛药物的剂量应格外控制,要确保既能免除疼痛,又不会因过度镇静而导致换气不足。

三、思考与讨论

　　肥胖患者多合并代谢综合征(metabolic syndrome,MS),伴有腹型肥胖、血脂代谢异常、血糖升高或胰岛素抵抗、高血压,以及其他特点。国际糖尿病联盟(IDF)提出代谢综合征的新诊断标准:首先基本条件为中心性肥胖(男性腰围≥90 cm;女性腰围≥80 cm);其次合并以下4 项中任意2 项:①甘油三酯水平升高>1.7 mmol/L,或已接受相应治疗;②高密度脂蛋白水平降低:男性<0.9 mmol/L,女性<1.1 mmol/,或已接受相应治疗;③收缩压≥130 mmHg 或舒张压≥85 mmHg,或已接受相应治疗或此前已诊断高血压;④空腹血糖≥5.6 mmol/L,或已接受相应治疗或此前已诊断2 型糖尿病。

　　肥胖患者应重点识别和筛查阻塞性睡眠呼吸暂停低通气综合征(obstructive sleep apnea hypopnea syndrome,OSAHS)和高血栓风险的患者。OSAHS 定义为睡眠期间呼吸暂停时间大于10 s,睡眠期间频繁出现呼吸暂停和低通气。慢性夜间低氧血症会导致肺动脉高压、右心室肥厚和/或右心室衰竭。OSAHS 患者对镇静催眠药的呼吸抑制作用和阿片类药物对呼吸道肌肉张力的影响都更加敏感,即使是轻度镇静也可引起气道的完全塌陷和/或呼吸暂停,因此本例患者行镇静状态下清醒气管插管时避免了苯二氮䓬类药物的应用。

（一）肥胖患者的病理生理改变

　　1. 呼吸系统功能残气量下降　　肥胖影响膈肌及胸腹部运动,进而导致功能残气量降低、区域性肺不张和肺内分流增加。全身麻醉使这些变化更为明显,肥胖患者麻醉后功能残气量减少50%,而非肥胖患者仅减少20%,功能残气量的降低导致肥胖患者耐受呼吸暂停的能力明显下降,无通气安全时限大大缩短。

　　2. 肺部顺应性降低　　胸壁和腹部脂肪堆积、肺动脉血容量增多导致肺部顺应性降低,气道阻力增加。当肥胖患者仰卧位时,肺部顺应性降低及气道阻力增加更为明显。因体重增加,氧耗及二氧化碳生产增加,肥胖患者需要增加分钟通气量来维持血中正常的二氧化碳水平,使得呼吸做功增加。

　　3. 心血管系统改变　　①心力衰竭:肥胖是心力衰竭的一项独立危险因素,容量超负荷和血管硬

化导致心脏结构性和功能性改变。②高血压:肥胖患者罹患轻度至中度系统性高血压的概率比瘦者高 3~6 倍,50%~60% 肥胖患者都患有高血压。③冠状动脉粥样硬化、冠心病:肥胖可能是缺血性心脏病的独立危险因素,但证据不足。④心律失常:窦房结功能紊乱和传导系统脂肪浸润。

4. 重度肥胖患者其他系统改变　①胃排空及胃食管反流病:肥胖患者在平卧位时,腹内压明显升高,合并胃容量的扩大,围手术期发生反流误吸的可能性增高。②血栓形成:肥胖患者处于高凝状态,进而增加心肌梗死、脑卒中、静脉血栓形成的风险。

(二)肥胖患者的麻醉管理要点

1. 保证气道通畅　无论采用何种麻醉方式,均应保证气道通畅,建议术前戒烟,即便时间很短。使用视频喉镜是肥胖患者插管的首选方法,如果插管困难和/或面罩通气困难的风险非常高,应考虑使用纤维支气管镜清醒插管。面罩通气困难和气管插管困难都是全身麻醉诱导时低氧血症的危险因素,建议在肥胖患者的日常实践中采用改善预氧合的技术:①半坐位的无创通气(NIV)设备预吸氧;②经鼻高流量给氧(HFNO),空氧混合器可以提供 21%~100% 的 FiO_2,流速可高达 60 L/min,气体经一个可移动的加湿器加湿,然后通过加温呼吸回路连接至鼻导管。所有阻塞性睡眠呼吸暂停患者都应持续补充氧气,拔管后预防性应用无创通气设备有助于将急性呼吸衰竭的风险降低。

2. 机械通气　肥胖患者术中机械通气,在满足基本氧合和通气的前提下,小潮气量联合肺复张手法的肺保护性通气策略在近年获得广泛认可(TV 6~8 mL/kg,PEEP 5~10 cmH_2O,每 30 min 进行一次系统的肺复张)。使用 PEEP 有助于肥胖患者的肺泡复张和呼吸改善,肥胖患者 5 个 PEEP 是值得推荐的,采用 PEEP+肺复张手法可以有效增加氧合和肺顺应性。肥胖患者产生更多的二氧化碳,这类患者应当将呼吸频率设置稍快一些,设置在 15~21 bpm,而不是 10~12 bpm。

3. 肥胖患者麻醉用药需注意以下问题　因为肥胖患者肌肉质量增加,细胞内液、细胞外液增加,血容量/单位体重减少,心排出量/血流量增加,麻醉药物运输速度加快,起效、作用消退增快。肥胖患者水溶性药物分布容积增大。其次,由于脂肪组织本身血流量少,用药初期很少药物进入脂肪,脂肪质量对药物分布影响小,肥胖患者短效脂溶性药物(如丙泊酚、瑞芬太尼)半衰期不会明显延长,长效脂溶性药物(如硫喷妥钠、芬太尼等)用药时间越长,药物蓄积越明显,清除越慢。此外,肥胖患者肌肉松弛药需要量增加,肌肉松弛药不能简单依据实际体重给药。与新斯的明相比,在病态肥胖的患者中,舒更葡糖钠可以更快地恢复神经肌肉功能。舒更葡糖钠是一种快速拮抗肌肉松弛药,以一个分子对一个分子的形式,选择性、高亲和性地包裹罗库溴铵,形成无活性的复合物,从而降低血浆中罗库溴铵的数量。舒更葡糖钠的推荐剂量是 4 mg/kg,最近的建议是使用理想体重来确定舒更葡糖钠的剂量,然后监测神经肌肉阻滞的程度。麻醉维持用药首选吸入麻醉药,最好使用血气分配系数较小的七氟醚或地氟醚。麻醉诱导和维持用药建议采用理想体重+超重部分×40%。

4. 术后镇痛　亦是麻醉管理的一部分,对于病理性肥胖患者,阿片类药物在患者自控镇痛方式中的用量是依据理想体重进行计算的,应考虑使用非甾体抗炎药或非药物镇痛的方式(如局部区域麻醉技术)以减少或避免肥胖患者使用阿片类药物。病房内应继续给氧,直到患者恢复其基线 SpO_2 并且不再需要使用阿片类药物。

本例患者术前充分评估心肺功能,完善术前准备,麻醉诱导时行头高斜坡位预先充分去氮给氧,按困难气道准备气道管理工具,纤维支气管镜引导下清醒气管插管,选择应用亲脂性低、起效迅速、作用时间短暂的麻醉药物,术中采用肺保护性通气策略,严密监测各项生命体征,术毕使用特异性肌肉松弛拮抗剂舒更葡糖钠拮抗肌肉松弛,待患者完全清醒后拔除气管导管,安全度过围手术期。

四、练习题

1. 重度肥胖患者,麻醉诱导前会准备哪些气道管理工具?

2. 若患者拔管后出现上呼吸道梗阻及窒息，应如何处理？

3. 对于肥胖患者的肺保护措施，早期拔管还是带管过渡？

4. 肥胖患者麻醉用药需注意哪些事项？

5. 肥胖患者心血管系统有哪些改变？

6. 肥胖患者的麻醉管理有哪些注意事项？

五、推荐阅读 ▶▶▶

[1] DE JONG A，WRIGGE H，HEDENSTIERNA G，et al. How to ventilate obese patients in the icu[J]. Intensive Care Med，2020，46（12）：2423-2435.

[2] 魏玮译. 高流量鼻导管氧疗在肥胖患者窒息氧合中的应用[J]. 中华医学杂志，2022，102（21）：1589-1589.

[3] 蔡雪纯，周珍辉，朱伟. 不同水平呼气末正压对肥胖患者术中氧合指数影响的 Meta 分析[J]. 临床麻醉学杂志，2022，38（5）：507-512.

[4] 王珺，李想，赵秋，等. 个体化呼气末正压通气对肥胖患者腹腔镜胃减容术后肺部并发症的影响[J]. 临床麻醉学杂志，2022，38（3）：279-283.

（岳修勤）

第十一章　手术室外麻醉

磁共振检查患儿的麻醉镇静

一、镇静前访视

（一）病史

> **患者病史**
>
> 　　患者男性，2 岁，以"发现骶尾部肿块 2 年"为代主诉入院。2 年前（即患儿出生时），家长发现患儿骶尾部正中一肿块，约 4 cm×5 cm，质韧，无压痛，诉中午体表肤色偏暗。不伴有瘙痒、破溃、大便干结、腹泻等不适。至当地医院（2020.06.25）行 MRI 示：左侧臀部及骶尾部巨大肿块。X 射线示双侧髋关节间隙不对称。当地诊断为"骶尾部肿物"，建议至上级医院进一步诊治，未在意未治疗。现肿物逐渐增大伴有轻压痛，为求诊治来院。患儿既往体健，无心脏病、糖尿病、肺部感染等病史。无食物、药物过敏。个人史、家族史均无特殊。

　　思维引导：患儿自出生即发现骶尾部肿物，并逐渐增大并伴有压痛。骶尾部病变可分为感染性病变、良性肿瘤和肿瘤样病变，以及恶性肿瘤三大类。骶尾部浅表病变在临床触诊及视诊时最容易发现，超声、CT 和 MRI 均可用于诊断，而 MRI 因其良好的组织分辨率，对骶尾部的解剖、病变的结构及边界的判断更准确，诊断准确性要高于超声和 CT。MRI 检查无辐射，可以分析病变成分，准确判断病变范围，在指导临床制订治疗方案、确定手术方式，以及术后复查中均有重要作用，是目前对骶尾部病变最重要的影像学检查手段。但 MRI 检查持续时间较长、噪声大，要求受检者静止平卧，保持规律、平静呼吸，以保证成像清晰，以降低失败率。儿童通常需要药物镇静后才能顺利完成 MRI 检查，但既往的非麻醉医生参与的镇静方案往往需要多次尝试，失败率很高，呼吸、循环相关不良事件发生率高，所以目前有条件的医院开诊门诊镇静中心，为患儿，以及有癫痫、多动症、帕金森病、意识不清躁动、幽闭恐惧症等不能配合完成检查的患者实施镇静，大大提高了 MRI 检查的成功率。

　　麻醉/镇静前评估的要求和内容与普通择期手术的麻醉前评估一致，从病史采集、体格检查和辅助检查 3 个方面来进行重点评估。病史采集方面要关注：①患儿的年龄；②患儿现病史，以及目前疾病对呼吸系统、循环系统、肝肾功能的影响；③既往史，既往麻醉/镇静史和手术史、用药史、过敏史和家族史；④近 2 周内是否有上呼吸道感染史，是否存在打鼾、呼吸暂停、呼吸困难症状。

(二)辅助检查

辅助检查结果

(1)血常规:白细胞计数 14.26×10^9/L,中性粒细胞绝对值 6.72×10^9/L,淋巴细胞绝对值 6.33×10^9/L,单核细胞绝对值 0.90×10^9/L。

(2)肿瘤相关抗原 125 44.70 U/mL,神经元特异性烯醇化酶 60.80 ng/mL。

(3)中性粒细胞载脂蛋白 228.60 ng/mL,血管内皮生长因子 151.70 pg/mL。

(4)MRI(外院):左侧臀部及骶尾部巨大肿块。

(5)X射线(外院):双侧髋关节间隙不对称。

(6)US:骶尾部实性占位(两个,神经母细胞瘤可能性大)。

(7)CT:腰5-骶椎裂,并骶管及椎旁巨大肿瘤。头颅、胸部、余全腹 MSCT 平扫均未见明显异常。

(8)SPECT/CT:全身骨显像未见骨转移征象。

(9)心脏超声:心内结构及功能未见明显异常。

思维引导:因影像学及功能检查而行中深度镇静治疗的患儿,若无特殊病史可以不要求辅助检查。行全身麻醉下各种检查可根据所在医院实际情况有所简化,但全身麻醉下行手术性操作的患儿,辅助检查的评估应与手术室内择期手术相同,包括基本的血常规、出凝血常规、肝肾功能、心电图、胸片。有特殊疾病或合并症的患儿根据病情需要行其他特殊辅助检查的评估。本例患儿需要在中深度镇静下行 MRI 检查,根据相关的实验室检查和影像学检查,可以进一步系统评估患儿情况:①是否存在先天性心脏病;②是否存在转移,是否有颅脑等神经系统疾病;③是否存在肺部感染;④是否存在贫血、水电解质紊乱等情况。

(三)体格检查

体格检查结果

T 36.6 ℃,BP 96/56 mmHg,HR 90 次/min,R 23 次/min,身高 93 cm,体重 15 kg

发育正常,营养良好,体型匀称,神志清,无义齿,张口度、颈部活动度正常,马氏分级Ⅱ级。心肺听诊无异常。脊柱四肢无畸形,各关节活动自如,骶尾部正中见一肿块,约 6 cm×12 cm,表面皮肤完整,有少量青紫血管显像,无发红、破溃,边界欠清晰,质韧,轻微压痛,活动度差,挤压肿物无缩小。直肠指诊示指进入顺利,未触及直肠息肉等畸形,可触及一肿块压迫直肠后壁,不可触及肿块上极,余一般体格检查无特殊。

思维引导:镇静下行磁共振检查,在辅助检查方面要重点关注患儿的身高、体重和生命体征,关注呼吸系统,以及循环系统等方面有无异常。评估的主要内容包括:①基本生命体征方面,关注患儿的心率、呼吸频率、脉搏血氧饱和度、血压和体温;②呼吸系统方面,关注患儿是否存在小下颌、困难气道、呼吸道梗阻症状、呼吸音异常等,学龄期儿童注意检查牙齿松动情况;③循环系统方面,是否存在心律失常、心脏杂音等。本例患儿基本生命体征平稳,体温正常,无肺部感染,无呼吸道梗阻、困难气道等。但是,值得关注的是,对于骶尾部肿物此类特殊部位的占位需要进行 MRI 检查时,需要与影像科医生沟通检查所需体位,是否需要进行俯卧位扫描,以制订合适的麻醉/镇静方案。总之,手术室外麻醉/镇静的评估,应做到详尽细致,有条件的医院最好设置麻醉评估门诊来完成相关的评估。

(四)镇静前准备

> **镇静前准备**
>
> 镇静前禁食:禁油炸、酯类固体食物 4 h,禁配方奶、牛奶或普通固体食物 3 h,禁清饮 1 h。
>
> 静脉通路:留置静脉输液针,开放静脉通路。
>
> 仪器设备准备:镇静前准备好麻醉所需的仪器和设备,比如麻醉机、监护仪、便携监护仪、气管导管、可视喉镜、喉罩、口/鼻咽通气管、面罩、吸引装置、吸痰管、辅助呼吸装置、输注泵、氧气袋、鼻导管等。
>
> 药物准备:实施麻醉所需药物,如艾司氯胺酮、丙泊酚。急救药物包括肾上腺素、阿托品、地塞米松等。

思维引导:MRI 检查特点是检查本身对患儿的生命体征没有干扰,没有疼痛刺激,但可能存在听觉、触觉和视觉的刺激,因此这类检查仅需要达到中度至深度镇静的程度,即可满足检查的需要。因为 MRI 检查噪声较大、空间狭长幽闭、需要严格制动,所以对于儿童患者最好达到深度镇静。深度镇静的特点是对反复刺激或伤害性刺激有反应,气道可能需要干预,自主通气可能不足,心血管功能通常能保持。对于禁食、水的要求通常没有全身麻醉严格,有的指南认为可适当放宽禁食、水时间,以提高患儿的舒适体验。笔者所在镇静中心将禁食、水时间规定为全身麻醉术前禁食、水"2～4～6～8",目前国际禁食禁饮指南推荐"2-4-6-8"原则,即白开水、糖水、清茶、没有渣的果汁等清饮料至少禁食 2 h;母乳至少禁食 4 h;易消化的固体或脂肪较少的食物如面包、面条、牛奶、配方奶等至少禁食 6 h;肉类以及油炸类脂肪和蛋白质比较高的食物至少禁食 8 h。对于设备配置,我国《小儿手术室外麻醉/镇静专家共识》认为小儿手术室外麻醉的设备配置应不低于常规手术室内的设备。《美国儿科学会儿科患者诊断和治疗程序镇静前、镇静中、镇静后监测和管理指南》推荐采用 SOAPME 原则进行准备,即吸引(S)、氧源(O)、气道(A),药物(P)、仪器(M)、设备(E)。总之,所需设备包括可靠的供氧和吸氧装置,监测仪,以及便携式监测仪,麻醉机/呼吸机,单独的负压吸引装置,除颤仪、急救车,足够的空间和充分的照明设备,转运手推车,麻醉/镇静恢复室等。药物准备除准备麻醉镇静药物外,还需要充分准备阿托品、地塞米松、肾上腺素等急救药物以及进行快速气管插管所需的药物。本例患者拟在深度镇静下进行 MRI 检查,已按照 SOAPME 原则进行充分准备,可按计划实施镇静。

(五)镇静前小结

简要病情:患儿以"发现骶尾部肿块 2 年"为代主诉入院。US:骶尾部实性占位(两个,神经母细胞瘤可能性大)。CT:腰 5-骶椎裂,并骶管及椎旁巨大肿瘤。拟进一步完善 MRI 检查以分析病变成分,判断病变范围,以指导临床制订治疗方案及确定手术方式。术前已按规定禁食、水,开通静脉通路。目前生命体征平稳,近 2 周无上呼吸道感染,符合镇静前准备充分的标准。

目前诊断:骶尾部肿物。

拟施检查名称和方式:镇静下 MRI 检查。

二、麻醉管理

(一)麻醉准备及诱导

麻醉诱导过程

患儿清醒至镇静中心,常规心电监护,BP 100/56 mmHg,HR 95 次/min,氧饱和度100%,鼻导管吸氧,监测呼吸和$P_{ET}CO_2$。麻醉诱导用药:艾司氯胺酮 7 mg,丙泊酚 13 mg,阿托品 0.15 mg,地塞米松 3 mg。麻醉诱导过程顺利,将患儿转移至转运床上,采取左侧卧位,垫肩垫,以维持呼吸道通畅,观察生命体征平稳后,将患儿转运至 MRI 检查室。转运过程中,持续心电监护,鼻导管连接氧气袋持续吸氧。

思维引导:目前常用的镇静方式包括口服、滴鼻、静脉,以及吸入等,镇静药物包括艾司氯胺酮、咪达唑仑口服液、丙泊酚、右美托咪定、瑞玛唑仑,以及七氟醚等。本患者采用的是艾司氯胺酮复合丙泊酚静脉镇静方案。艾司氯胺酮对呼吸、循环抑制轻,可减少丙泊酚的用量,可降低呼吸抑制、窒息、低氧血症,以及心动过缓的发生率。但艾司氯胺酮可引起分泌物过多,所以给予抗胆碱药物如阿托品以减少分泌物。镇静的安全、顺利实施,持续的心电监护至关重要。对各种水平的镇静/麻醉的基本监护包括心电图、血压、脉搏氧饱和度、CO_2监测仪、体温。更高级的监测包括麻醉深度监测和在使用肌肉松弛药的情况下使用肌肉松弛监测。脉搏血氧仪显示血氧饱和度和心率,但不能识别节律紊乱。将脉搏血氧饱和度作为通气监测的替代方式的时候,如果同时存在辅助供氧时,即使发生通气不足或呼吸暂停仍能保持氧饱和度,因此脉搏氧饱和度只能作为通气的二线指标。$P_{ET}CO_2$监测可显示 CO_2分压波形,是对通气真正的监测。证据表明 CO_2波形可以早期发现呼吸暂停(比缺氧早 4.4 min)和减少 50% 的氧饱和度降低。

(二)麻醉维持

麻醉维持

麻醉维持:检查过程中使用可以在 MRI 检查室使用的可调节输注泵持续泵注丙泊酚,输注速率为 100 μg/(kg·min)。患儿生命体征平稳,无舌后坠、呼吸抑制,将患儿转运至检查台,妥善安置,鼻导管连接氧气袋持续吸氧,检查台有生命感知系统可监测呼吸和脉搏。另外,提前培训家长在检查中观察患儿的皮肤颜色、呼吸情况。患儿 MRI 检查持续 30 min,整个检查过程中,患儿无心动过缓,无呼吸抑制,无体动,顺利完成检查,停止泵注丙泊酚。总体检查顺利,镇静满意,安返麻醉恢复室。

思维引导:在实施麻醉/镇静的过程中,需要对患儿进行持续的观察和监测。要全程观察患儿的皮肤颜色/唇色、呼吸情况,监测患儿心律、血压、脉搏血氧饱和度、$P_{ET}CO_2$等生命体征。有条件的情况下可行麻醉深度监测、呼气末麻醉气体浓度监测。MRI 检查较为特殊,由于磁场作用,普通的监护仪均不能使用,需采用特殊的与磁场兼容的监测仪。如果没有此类监测仪,可以在不影响检查图像效果的情况下使用便携式无线经皮 SpO_2 监测仪同时监测患者的心率及 SpO_2,由护士或患儿家长观察数据,或通过摄像监控系统同步传输到 MRI 室外监测屏上,便于麻醉医师监控。同时需注意所有接触患儿的监护设备没有磨损所致金属线的外露,否则会导致患儿灼伤。有条件者需监测患儿鼻咽温度或肛温,以免检查过程中中心体温升高过多。本例患儿实施镇静时,检查台配有生命感知系统,可感知患儿的脉搏和呼吸,麻醉医生可在操作室实时监测患儿生命体征。由于 MRI 检查扫描时间长,需持续泵注丙泊酚,以维持满意的镇静深度,避免患儿发生体动。本例患儿使用的静脉输注泵可在 MRI 检查室使用,并且可调节输注速率。整个检查过程患儿生命体征平稳,无呼吸抑制,未发生体动。

(三)镇静后管理

镇静后监测及恢复

　　将患儿转移至转运床上,转运途中继续侧卧位、垫肩垫,维持呼吸道通畅。患儿安返镇静中心的恢复室,生命体征平稳。20 min 后患儿清醒,无苏醒期躁动,无恶心、呕吐。1 h 患儿改良 Aldrete 评分≥9 分,饮水后无呛咳,无恶心、呕吐。给予患儿家长详尽指导镇静后注意事项后,患儿离开镇静中心,安返病房。

　　检查后 24 h 随访,患儿无特殊不适。

　　思维引导:小儿手术室外麻醉/镇静的患者多数为门诊患者,镇静检查后直接离院回家,失去了医护人员的观察护理和及时救治的条件。因此,充分的麻醉/镇静后复苏、严格掌握离院指征,以及对患儿家长的详尽指导至关重要。所有麻醉/镇静后的患儿都需要在复苏室观察 30 min 以上,并由专人及时观察记录复苏情况,达到离室标准后方可离开。未能达到复苏标准者应留在复苏室继续观察。门诊患儿如发生苏醒延迟、过敏或呼吸循环不稳定、严重麻醉并发症应收入院继续观察治疗。目前常用的恢复评估量表是改良 Aldrete 评分,包括活动状态、呼吸状态、血压、意识、脉搏氧饱和度 5 个方面。当改良 Aldrete 评分≥9 分或改良 Aldrete 评分不低于镇静前评分时,患儿可离开恢复室。本例患儿在恢复室观察 1 h 后,Aldrete 评分≥9 分,无恶心、呕吐等不适,无饮水呛咳,准予离开恢复室。对于门诊患儿,复合使用多种麻醉/镇静药物镇静时,需达到改良 Aldrete 评分≥9 分并至少观察 1 h 以上方可离院。即使患儿已经达到离院标准,但是药物的残留作用可能依然存在,约半数患儿在术后 1~2 d 依然存在观察力、判断力、肌张力等方面的问题,所以必须向家长说明以下注意事项:①患儿在麻醉后 24 h 内必须有专人看护,下地行走需要预防跌倒;②进食的顺序遵从清水—流质食物—固体食物的顺序,逐渐加量,以不出现腹胀、恶心、呕吐为原则;③有任何不适请及时回院就诊或于当地医院就诊;④有条件的医院可以设立一个专门的岗位提供术后 48 h 的电话随访。本例患儿离开镇静中心前向家长交代以上注意事项,在镇静后 24 h 随访,无特殊情况。

三、思考与讨论

　　儿童患者镇静下实施 MRI 检查还是有诸多挑战。首先,儿童患者是一个特殊的群体,常合并先天性疾病、特殊疾病、病情复杂,且门诊患儿居多,镇静下易发生循环、呼吸相关不良事件。另外,由于 MRI 检查噪声大、空间密闭、需要严格制动,对小儿的配合要求度高,因此接收 MRI 检查的小儿往往需要全身麻醉或深度镇静。由于磁场作用,普通的监护仪均不能使用,需采用特殊的与磁场兼容的监测仪,也给镇静患儿的心电监护带来诸多不便。本例患儿 2 岁,因骶尾部肿物需进行 MRI 检查。因 MRI 检查在相对密闭的空间里、扫描时间较长、噪声大、需要严格制动,患儿往往不能合作,只能在镇静下才能完成检查。入院后完善相关检查,嘱患儿镇静前禁食、水,按照 SOAPME 原则充分准备所需的药品、物品、设备,以及仪器等。根据检查时间的长短,以及患儿的病情选择艾司氯胺酮复合丙泊酚静脉镇静,在检查过程中持续静脉泵注丙泊酚,以维持满意的镇静深度,确保检查的成功率。在本例患儿中,我们按照镇静下实施 MRI 检查的一贯原则,重点关注以下细节:①在转运途中,使患儿保持侧卧位,肩下垫肩垫,以维持呼吸道的通畅;②应用抗胆碱药物,防止分泌物过多影响通气和预防气道痉挛等并发症;③在整个镇静过程中全程、持续监测患儿的生命体征,充分准备并随身携带所需的急救药品和急救设备,以保证患儿的安全;④检查结束后,将患儿转运至镇静中心的恢复室继续观察,严密监测生命体征,需达到改良 Aldrete 评分≥9 分并至少观察 1 h 以上方可离开。

四、练习题

1. MRI 检查患儿镇静前评估包括哪些方面?

2. MRI 检查患儿镇静实施过程需要关注哪些不良事件?

3. MRI 检查患儿镇静后离开的标准是什么?

五、推荐阅读

[1]上官王宁,尹宁,左云霞,等.2017 版中国麻醉学指南与专家共识[M].北京:人民卫生出版社,2017.

[2]ARTUNDUAGA M,LIU C A,MORIN C E,et al. Safety challenges related to the use of sedation and generalanesthesia in pediatric patients undergoing magnetic resonance imaging examinations[J]. Pediatric Radiology,2021,51(5):724-735.

[3]COTÉ C J,WILSON S,AMERICAN ACADEMY OF PEDIATRICS AND AMERICAN ACADEMY OF PEDIATRIC DENTISTRY. Guidelines for monitoring and management of pediatric patients before,during,and after sedation for diagnostic and therapeutic procedures[J]. Pediatrics,2019,143(6):e20191000.

[4]WILSON S R,SHINDE S,APPLEBY I,et al. Guidelines for the safe provision of anaesthesia inmagnetic resonance units 2019[J]. Anaesthesia,2019,74(5):638-650.

[5]邓小明,范晓华,卞金俊.第 70 届美国麻醉科医师协会年会知识更新精粹[M].北京:人民卫生出版社,2020.

(程　丹)

案例 42　贲门失弛缓症患者行经口内镜食管下括约肌切开术的麻醉

一、术前访视

(一)病史

患者病史

患者男性,71 岁,以"吞咽不畅感 30 余年,加重 20 d"为主诉入院。患者 30 余年前无明显诱因出现吞咽不畅感,吞食固态食物时加重,未诊治,20 d 前无明显诱因出现吞咽困难,吃固体食物时加重,液体食物时好转,无发热、畏寒,无恶心、呕吐,无胸闷、胸痛、反酸、烧心、腹痛、腹胀,遂至当地医院行胃镜就诊提示:①贲门失弛缓症(重度,建议内镜下治疗);②慢性非萎缩性胃炎;③十二指肠球部溃疡。体重下降 5 kg。患者既往体健,无高血压、糖尿病、冠心病等病史。无食物、药物过敏史。个人史、婚育史、家族史均无特殊。

　　思维引导：贲门失弛缓症（achalasia，AC）是一种食管动力障碍性疾病，其特点是食管体平滑肌无效蠕动和食管下括约肌（lower esophageal sphincter，LES）松弛障碍。贲门失弛缓症起病隐匿，病情逐渐进展，常见症状为：固态食物或液态食物吞咽困难，胸骨后疼痛或烧心，食物反流（夜晚可能加重），摄食或喝水时出现呛咳，体重减轻。推荐采用 Eckardgt 评分系统用于贲门失弛缓症患者的诊断和分级。本例患者主要症状为吞咽困难，吞食固体食物时加重，液体食物时好转，未诉其他明显的伴随症状。当患者主诉为吞咽困难时，需详细询问病史，观察患者饮水的吞咽动作，从而鉴别口咽性吞咽困难和食管性吞咽困难。当排除口咽病因后，需鉴别食管性吞咽困难是器质性的还是动力性的。前者可通过上消化道内镜或放射学检查排除。疑似贲门失弛缓症的患者应接受上消化内镜评估，以排除可能与贲门失弛缓症表现相似的胃食管交界部恶性肿瘤。贲门失弛缓症患者可能存在反流，所以在术前麻醉评估时也要重点关注患者的肺部感染情况，为接下来的麻醉管理做好准备。

（二）辅助检查

辅助检查结果

　　（1）血常规、尿常规、粪常规、肝肾功能、凝血功能均正常；红细胞沉降率 17.00 mm/h，C 反应蛋白 8.25 mg/L。

　　（2）ECG：正常心电图

　　（3）心脏彩超：二尖瓣、三尖瓣少量反流，左心室舒张功能下降。

　　（4）腹部 CT：符合贲门失弛缓症表现。右下肺受压膨胀不全。双肺炎症，右肺上叶为著。左肺多发结节，建议密切随诊。纵隔内多发稍大淋巴结，建议随诊。左侧肾上腺结合部增生可能。肝左叶囊肿。

　　（5）胃镜检查（外院）：①贲门失弛缓症（重度，建议内镜下治疗）；②慢性非萎缩性胃炎；③十二指肠球部溃疡。

　　（6）高分辨率功能性胃肠疾病检查提示：食管体部呈同步收缩状态，贲门失弛缓症Ⅱ型，请结合其他检查。

　　思维引导：当患者出现吞咽困难等疑似贲门失弛缓症的症状，并排除反流性疾病、梗阻或炎症后，首先应疑诊为贲门失弛缓症。可做食管钡剂造影、消化内镜检查、食管压力测定检查以明确诊断。食管高分辨率测压是诊断的金标准，同时可对贲门失弛缓症进行分型，预测内镜手术效果。食管钡剂造影是贲门失弛缓症的实用初筛和诊断方法，早期贲门失弛缓症患者，食管尚未扩张，食管钡剂造影检查容易漏诊。消化内镜检查对于早期贲门失弛缓症诊断价值较小，容易漏诊，主要用于排查其他消化道狭窄或其他机械性因素导致的吞咽困难；同时贲门失弛缓症患者由于长期的食物潴留的慢性炎症刺激，是食管癌的高危人群，内镜可作为食管早癌的筛查手段。本患者存在吞咽困难的症状并进行性加重，在当地医院已进行了胃镜检查提示贲门失弛缓症，本院腹部 CT 结果提示符合贲门失弛缓症表现。右下肺受压膨胀不全。双肺炎症，右肺上叶为著。食管高分辨率测压即高分辨率功能性胃肠疾病检查提示：食管体部呈同步收缩状态，贲门失弛缓症Ⅱ型。综合患者临床表现和辅助检查结果进行鉴别诊断，患者贲门失弛缓症诊断和分型明确。针对老年贲门失弛缓症Ⅱ型的患者，目前经口内镜食管下括约肌切开术（peroral endoscopic myotomy，POEM）手术是首选的治疗方法。

（三）体格检查

体格检查结果

T 36.3 ℃，R 17 次/min，BP 125/73 mmHg，HR 68 次/min，SpO$_2$99%，身高 174 cm，体重 62.0 kg

发育正常，营养一般，体形消瘦，神志清，无义齿，张口度、颈部活动度正常，马氏分级Ⅱ级，无声音嘶哑。心脏听诊无明显异常，肺部听诊双肺呼吸音较粗，右下肺呼吸音减弱，未闻及明显干、湿啰音。腹平坦，无腹壁静脉曲张，无胃肠型，无蠕动波，腹式呼吸存在。脐正常、无分泌物。腹部无压痛、反跳痛。腹部柔软、无包块。肝肋缘下未触及，Murphy 征阴性，左、右肾区无叩击痛，输尿管点无压痛，移动性浊音阴性，无液波震颤，肠鸣音正常、4 次/min，无过水声，无血管杂音，余一般体格检查无特殊。

思维引导：本例为老年患者，吞咽困难病程较久，影响食物的摄取，体形消瘦，除了常规评估患者气道情况、运动耐量、器官功能等，还要重点评估患者是否合并衰弱。FRAIL 量表（fatigue，resistance，ambulation，illness and loss of weight index，FRAIL）是目前常用的衰弱评估量表，包括疲劳感、阻力感、自由活动下降、多病共存、体重减轻五项指标，本例患者活动耐量尚可，自由活动未下降，既往体健，无多种疾病并存，仅仅有体重下降，目前患者无衰弱。贲门失弛缓症患者可能会出现食物反流和误吸而引起反复发作的肺炎和气管炎，甚至支气管扩张、肺脓肿或呼吸衰竭。本例患者肺部听诊双肺呼吸音较粗，右下肺呼吸音减弱，未闻及明显干、湿啰音，CT 检查提示右下肺受压膨胀不全。双肺炎症，右肺上叶为著。实验室检查红细胞沉降率17.00 mm/h，C 反应蛋白8.25 mg/L，提示患者目前存在肺部感染。

（四）术前准备

术前准备

病情评估：通过病程、症状评分、既往治疗情况及多种术前检查，完成患者的信息登记表。和手术医生充分沟通，明确贲门失弛缓症的诊断及分级，评估手术的难度及相关的并发症。

术前饮食：手术前 48 h 保持清淡流质饮食，禁食 24 h，禁水 6 h。

术前用药：手术当天预防性静脉应用抗生素和质子泵抑制剂。

目前情况：生命体征平稳。

思维引导：本病以食管体部丧失蠕动、扩张、食物潴留为特征，在诱导期容易发生胃内容物反流而增加误吸的风险，所以术前需要完善的饮食准备，以减少反流误吸的风险，降低感染的发生率。关于POEM 麻醉管理禁食、水时间，目前相关国内外指南中尚无公认的标准方案。一些临床研究建议术前至少24 h 进行清流质饮食，或术前 48 h 进行少渣饮食。《中国贲门失弛缓症诊治专家共识（2020）》中建议，术前禁食24～48 h，禁水 4 h，手术当天再次行胃镜检查，必要时使用生理盐水冲洗食管腔，确保食管内无内容物潴留等，为手术提供良好的视野，同时防止术中误吸的发生。患者清醒下预防性进行胃镜检查去除食管残留食物也是有争议的。另外，有临床研究建议术前 24 h 进行食管下段胃肠减压，生理盐水冲洗。术前预防性应用质子泵抑制剂和抗生素可能有利于降低术后感染的发生率。根据禁食水时间适当补充液体,以维持水、电解质、酸碱平衡。本例患者在积极的术前准备后,各项指标均符合术前标准,且无凝血功能障碍、严重心肺等器质性疾病等禁忌证,可以按计划行手术治疗。

(五)术前小结

简要病情:患者以"吞咽不畅感30余年,加重20 d"为主诉入院。胃镜检查提示贲门失弛缓症。入院后完善相关检查,腹部CT结果提示符合贲门失弛缓症表现。高分辨率功能性胃肠疾病检查提示:食管体部呈同步收缩状态,贲门失弛缓症Ⅱ型。临床症状结合辅助检查结果,"贲门失弛缓症"诊断明确。手术前48 h保持清淡流质饮食,禁食24 h,禁水6 h。手术当天预防性静脉应用抗生素和质子泵抑制剂,并给予适当补液。目前生命体征平稳,术前准备充分。

术前诊断:贲门失弛缓症。

拟施手术名称和方式:经口内镜食管下括约肌切开术(POEM手术)。

二、麻醉管理

(一)麻醉准备及诱导

麻醉诱导过程

患者提前口服达克罗宁胶浆,入室后开通静脉通路,左侧卧位,床头抬高30°,面罩和鼻导管双吸氧,常规心电监护,BP 128/75 mmHg,HR 66次/min,氧饱和度100%。准备吸引装置备用。静脉推注阿芬太尼300 μg、瑞马唑仑6 mg,清醒镇静、镇痛,胃镜进入后可见食管扩张明显,潴留较多未消化食物残渣及液体,以生理盐水冲洗抽吸后退出胃镜。患者转仰卧位,静脉缓慢推注EP合剂(丙泊酚:依托咪酯=14∶6)10 mL,瑞芬太尼100 μg,罗库溴铵40 mg,麻醉起效后,气管插管。

思维引导:目前贲门失弛缓症行POEM手术推荐在气管插管全身麻醉下进行。瑞马唑仑是一种新型的苯二氮䓬类镇静药,起效迅速、作用时间短,对呼吸、循环抑制轻,目前在无痛胃肠镜检查中应用较为广泛。阿芬太尼是一种短效的阿片类镇痛药,起效迅速、作用时间短,对呼吸、循环抑制轻,不易引起呛咳,降低因呛咳引起的胃内压增加导致食管内容物反流的风险。清醒镇静、镇痛下进行胃镜检查减少患者的应激,避免血流动力学的剧烈波动。麻醉诱导时,镇静药物可选择丙泊酚或依托咪酯,因为患者高龄,所以可选择对血流动力学影响较轻的依托咪酯,或选择丙泊酚和依托咪酯混合液,以减轻单纯使用依托咪酯引起的肌肉束颤等不良反应。阿片类药物中,可选择瑞芬太尼、芬太尼、舒芬太尼,以及阿芬太尼。肌肉松弛药中,可选择米库氯铵、维库溴铵、罗库溴铵和顺式阿曲库铵。麻醉诱导期间防止误吸是重要的一步。有的研究报道,为防止反流误吸,采用快速序贯诱导,并压迫环状软骨封闭食管。快速序贯诱导时,镇静药物可选择依托咪酯和丙泊酚,镇痛药可选择瑞芬太尼,肌肉松弛药可选择起效迅速的罗库溴铵或琥珀胆碱。琥珀酰胆碱会导致肌肉束颤,以及增加胃内压,所以优选罗库溴铵。该例患者诱导使用丙泊酚依托咪酯合剂、瑞芬太尼、罗库溴铵,提供合适的镇静、镇痛、肌肉松弛的同时,维持血流动力学的稳定,快速气管插管,控制气道,最大程度地降低反流误吸的风险。

(二)麻醉维持

麻醉维持及术中病情变化、处理

麻醉维持:术中 1.5% 七氟醚,瑞芬太尼 $0.1~\mu g/(kg\cdot min)$ 麻醉维持,根据需要间断推注肌肉松弛药。关注生命体征的变化,重点关注气道压力和 $P_{ET}CO_2$ 的变化,维持 $P_{ET}CO_2$ 在 $35\sim45~mmHg$。患者手术开始,使用 CO_2 充气,逐步切开食管黏膜层、分离黏膜下层,在分离黏膜下层建立隧道的过程中,气道压力和 $P_{ET}CO_2$ 逐渐升高,气道压峰值升高至 $34~cmH_2O$,$P_{ET}CO_2$ 逐渐升高至 $50~mmHg$,腹部稍膨隆,排除穿孔后,追加肌肉松弛药,并且间断抽吸胃部气体,气道压峰值降至 $18~cmH_2O$,$P_{ET}CO_2$ 逐渐下降至正常范围。整个手术过程,血流动力学平稳,手术结束前给予间苯三酚 80 mg 缓解痉挛、术后镇痛,给予托烷司琼 0.25 mg 预防术后恶心呕吐。总体手术顺利,麻醉满意,术中出血<5 mL,液体实入量 700 mL。

思维引导:麻醉维持,使用对心血管抑制较轻的吸入麻醉药七氟醚以及超短效、不易蓄积的阿片类镇痛药瑞芬太尼。在手术过程中,连续充气对于建立黏膜下隧道和可视化至关重要。CO_2 是首选气体,因为它无色、不可燃、溶于水,可被肺循环系统吸收和排除,降低栓塞风险。禁止在 POEM 中使用空气。全身麻醉和 CO_2 充气会导致显著的生理变化,麻醉医师需密切关注手术进程,关注生命体征的变化,重点关注气道压力和 $P_{ET}CO_2$ 的变化。与腹腔镜手术类似,在 POEM 期间平均动脉压和心率会升高,原因可能是 CO_2 全身吸收、交感神经刺激和儿茶酚胺释放增加。由于持续的 CO_2 吸入,全身 CO_2 平衡受损可能导致呼吸性酸中毒和气道峰值压力增加。在手术过程中注意根据 $P_{ET}CO_2$ 调整每分钟通气量,过度换气以维持 $P_{ET}CO_2$ 在正常范围。如果 $P_{ET}CO_2$ 或气道峰值压突然升高,应立即通知内镜医师通过抽吸过量的 CO_2 降低胃张力,更要关注是否并发气胸和气腹。另外术中要严密监测,重点关注 POEM 手术相关并发症。关注是否有黏膜损伤,据文献报道黏膜破损的发生率为 2.8%~4.8%,穿孔的发生率为 0.2%~0.7%,易发生于贲门等部位。术中完成隧道内肌切开和充分止血后,使用金属夹封闭损伤创面,同时可喷洒生物蛋白胶,必要时留置胃肠减压。另外,术中需要重点关注气体相关并发症包括:皮下气肿、气胸、纵隔积气及气腹等,发生率分别为 7.5%、1.2%、1.1% 和 6.8%。术中使用 CO_2 气体可有效减少严重气体相关并发症,必要时 X 射线检查,评估积气量。处理方法:①轻度皮下气肿,由于 CO_2 可自行弥散吸收,无须特殊处理;②大量气胸、纵隔气肿,血氧饱和度低于 90% 者,建议及时联系相关科室行胸腔闭式引流术;③气腹:用 10 mL 注射器取 5 mL 生理盐水,拔除注射器芯后,立即在右侧腹中部行腹腔穿刺,必要时可同时使用多支注射器排气,过程中注意皮肤消毒。总之,该患者手术过程顺利,血流动力学整体较为平稳。

(三)术后管理

术后治疗及恢复

患者麻醉顺利,清醒拔管后,无明显疼痛,无恶心、呕吐,安返病房。查体:T 36.6 ℃,P 70 次/min,R 17 次/min,BP 131/78 mmHg,神志清。

术后当天予以禁食、补液、半卧位和心电监护,观察有无颈部和胸前皮下气肿,术后静脉使用质子泵抑制剂 3 d。术后 48 h 内使用抗生素。术后复查胸部 CT 检查,无纵隔气肿、气胸、气腹和胸腔积液等。术后 3 d 进食流质,患者恢复可,未诉特殊不适,准予出院。

术后随访:术后 2~4 周评估疗效,采用症状评分系统进行主观症状评估,术后 Eckardt 评分为 2 分,手术有效;术后 4 周胃镜检查示食管创面愈合良好,通过贲门口阻力尚可。

思维引导:贲门失弛缓症患者在手术结束后,可正常苏醒并拔除气管导管,拔管时应注意避免呛咳。另外,要严密观察有无迟发性出血。使用止吐药物预防术后恶心呕吐,手术后立即发生术后恶心呕吐可导致出血和黏膜撕裂。该患者拔除气管导管后生命体征平稳,无恶心呕吐,返回病房。术后当天予以禁食水、补液、半卧位和心电监护,观察有无颈部和胸前皮下气肿,术后静脉使用质子泵抑制剂 3 d。术后静脉使用抗生素,但总时间不应超过 48 h。术后胸部平片或胸部 CT 检查,了解有无纵隔气肿、气胸、气腹和胸腔积液等。常规术后 3 d 进食流质,术后 2 周进食半流质,术后口服质子泵抑制剂 4 周。术后 2~4 周进行疗效评估,包括主观症状评估和客观检查评估两个方面。主观症状评估可采用症状评分系统,术后 Eckardt 评分≤3 分者,认为手术有效;术后 6 个月内 Eckardt 评分≥4 分者,考虑手术失败。客观检查包括胃镜检查、食管测压,以及实时吞钡检查等。

三、思考与讨论

贲门失弛缓症又称贲门痉挛或巨食管,是由于食管胃交界部神经肌肉功能障碍所致的功能性疾病,其主要特征是食管缺乏蠕动。食管下端括约肌高压和对吞咽动作的松弛反应减弱。临床表现为吞咽困难、胸骨后疼痛、食物反流,以及因食物反流误吸入气管所致咳嗽、肺部感染等症状。该患者主要症状是吞咽困难和肺部感染。入院后完善相关检查,该患者为贲门失弛缓症 II 型,首选的治疗方法是 POEM 手术。手术前 48 h 保持清淡流质饮食,禁食 24 h,禁水 6 h。手术当天预防性静脉应用抗生素和质子泵抑制剂,并给予适当补液。贲门失弛缓症患者行 POEM 手术麻醉的关键是预防反流误吸。本例采取左侧卧、头高位,预先实施清醒镇静镇痛,进行胃镜检查,抽吸患者食管内容物并使用生理盐水反复冲洗。POEM 手术需进行气管插管全身麻醉,麻醉诱导采用快速序贯诱导,尽量使用起效迅速、对血流动力学影响较小的药物。麻醉维持使用七氟醚吸入复合瑞芬太尼持续静脉泵注。POEM 手术需使用 CO_2 进行充气,并且严密监测气道压力和 $P_{ET}CO_2$ 的变化。术中麻醉医师需和消化内镜医师充分沟通,重点关注有无黏膜损伤和皮下气肿、气胸、气腹,以及纵隔气肿等气体相关并发症。手术结束前充分镇痛、止吐,拔管前尽量避免患者呛咳。恢复期还要重点关注有无迟发性出血。

四、练习题

1. 贲门失弛缓症患者有哪些典型症状?
2. 贲门失弛缓症患者麻醉诱导时有哪些关键点?
3. 贲门失弛缓症患者手术中常见的并发症有哪些?

五、推荐阅读

[1] 中华医学会消化内镜学分会超级微创协作组,中国医师协会内镜医师分会,北京医学会消化内镜学分会. 中国贲门失弛缓症诊治专家共识(2020,北京)[J]. 中华消化内镜杂志,2021,38(4):256-275.

[2] 内镜治疗专家协作组. 经口内镜下肌切开术治疗贲门失弛缓症专家共识[J]. 中华胃肠外科杂志,2012,15(11):1197-1200.

[3] BANG Y S, PARK C. Anesthetic consideration for peroral endoscopic myotomy [J]. Clinical Endoscopy,2019,52(6):549-555.

[4] YANG D,PANNU D,ZHANG Q,et al. Evaluation of anesthesia management,feasibility and efficacy of peroral endoscopic myotomy (POEM) for achalasia performed in the endoscopy unit[J]. Endoscopy International Open,2015,3(4):E289-E295.

[5] KHASHAB M A, VELA M F,THOSANI N,et al. ASGE guideline on the management of achalasia[J].

Gastrointestinal Endoscopy,2020,91（2）:213-227.

［6］SCHOL J,WAUTERS L,DICKMAN R,et al. United European Gastroenterology（UEG）and European Society for Neurogastroenterology and Motility（ESNM）consensus on gastroparesis［J］. Neurogastroen-terology And Motility,2021,9（3）:287-306.

［7］MARI A,BAKER F A,PELLICANO R,et al. Diagnosis and Management of Achalasia:Updates of the Last Two Years［J］. J Clin Med,2021,10（16）:3607.

［8］VAEZI M F,PANDOLFINO J E,YADLAPATI R H,et al. ACG clinical guidelines:diagnosis and man-agement of achalasia［J］. Am J Gastroenterol,2020,115:1393-1411.

（程　丹）

案例 43　胆总管结石患者行经内镜逆行胆胰管成像诊疗术的麻醉

一、术前访视

（一）病史

> **患者病史**
>
> 　　患者男性,29 岁,以"胆囊切除术后 2 个月"为主诉入院。患者 2 个月前于外院行胆囊切除术,术后恢复可。4 d 前突然出现发热、腹痛、食欲减退等症状。外院 CT 示:①胆囊术后置管。②左肾内高密度灶:考虑结石。③肝局部实质密度稍减低。今为求进一步诊治,门诊以"胆囊切除术后胆漏?"收入院。自发病以来,患者食欲欠佳,睡眠正常,大便陶土样,小便黄,精神正常,体重无减轻。患者既往体健,无高血压、糖尿病、心脏疾病等病史。无食物、药物过敏史。个人史、婚育史、家族史均无特殊。

　　思维引导:胆囊良性疾病为外科常见病、多发病,虽然胆囊切除术尤其是腹腔镜胆囊切除术具有创伤小、痛苦少、恢复快、住院时间短等优点,但仍有一定比例的并发症发生。术后长期存在以腹痛、腹胀、腹泻为主要症状的胆囊切除术后并发症容易被外科医师忽略,一定程度影响患者术后的生活质量。本例患者胆囊切除术后 2 月余,出现了发热、腹痛、食欲减退等症状。胆囊切除术后患者出现腹区疼痛,首先要排除是否由器质性疾病引起。通过详细询问病史和体格检查,然后进行常规的肝、胆道及胰腺相关血清学检查和腹部影像学检查,必要时行胃镜及放射性核素肝胆闪烁照相。腹部影像学检查首选超声和 CT 检查,磁共振胆胰管成像（MRCP）和超声内镜检查术（EUS）则可提供更全面的信息,准确评估胆管直径同时排除胆管损伤、硬化性胆管炎等其他疾病。应积极完善相关检查,明确疾病类型,选择合适的手术方式,为接下来的麻醉管理做好准备。

（二）辅助检查

辅助检查结果

（1）谷丙转氨酶 249 U/L，谷草转氨酶 126 U/L，天冬氨酸氨基转移酶同工酶 25.00 U/L，谷氨酰转移酶 177 U/L，碱性磷酸酶 331 U/L，5′核苷酸酶 23.7 U/L，总胆红素 30.11 μmol/L，直接胆红素 21.41 μmol/L。

（2）ECG：窦性心动过缓。

（3）上腹部 CT：胆囊切除术后改变，肝内外胆管轻度扩张，请结合临床评估；不均匀脂肪肝考虑；左肾小结石；胸部 MSCT 平扫未见明显异常。

（4）MRCP：①胆总管下段结石并肝内外胆管扩张；②胆囊切除术后改变；③脂肪肝；④腹膜后多发淋巴结，部分稍大。

思维引导：胆囊切除术后胆总管残余结石大多因为术前漏诊继发性胆总管结石，或术中操作使胆囊内的小结石进入胆总管内所致。对于胆囊切除术后近期内出现胆管炎相关症状时，如腹痛、发热、黄疸等，在排除胆道损伤因素后，应考虑胆总管结石残留的可能。胆总管残余结石的诊断主要依靠影像学检查。目前 MRCP 检查是诊断胆总管残余结石最为有效的影像学手段。MRCP 检查能精确了解胆总管结石的具体情况，以及手术区域情况，如结石位置、大小、数量及胆管有无变异等，有助于评估手术难度和选择具体的手术方式。对于临床上 B 超检查不能排除，但又高度怀疑胆总管结石者，可行 MRCP 检查。本例患者胆囊切除术后突然出现发热、腹痛、食欲减退等症状，本院 MRCP 结果提示胆总管下段结石并肝内外胆管扩张。对于明确诊断的胆总管残余结石，胆总管直径 <8 mm 且结石较小时，内镜球囊扩张取石是首选治疗手段；胆总管扩张直径 ≥8 mm，应充分考虑是否需要保留奥狄（Oddi）括约肌功能的问题，胆总管探查手术是合适的选择，首选手术方式为腹腔镜胆总管切开取石术。本例患者胆囊切除术后，胆总管直径 7 mm，下段有结石样影，拟选择手术方式为经内镜逆行胆胰管成像（ERCP）诊疗术。

术前还要重点评估患者的凝血功能和肝肾功能。拟行 ERCP 诊疗术的患者术前必须行血小板计数、凝血酶原时间（PT）或国际标准化比值（INR）检测，检查时间不宜超过 ERCP 术前 72 h，指标异常可能增加 ERCP 术后出血的风险。本例患者血小板计数及凝血指标无异常。如果在急性发作期，患者可存在白细胞和中性粒细胞升高，肝功能检查可见胆红素、碱性磷酸酶、γ-谷氨酰转移酶及血清转氨酶有不同程度的升高，重症患者亦可出现电解质及肾功能指标异常，而发作间期患者各项指标均可正常。本例患者肝功能指标异常，电解质及肾功能指标正常，术前需要给予保肝降酶、利胆退黄等对症治疗。

（三）体格检查

体格检查结果

T 36.6 ℃，R 20 次/min，BP 115/75 mmHg，HR 86 次/min，SpO$_2$ 99%，身高 165 cm，体重 74.0 kg

发育正常，营养良好，体型匀称，神志清，无义齿，张口度、颈部活动度正常，马氏分级Ⅱ级。心肺听诊无异常。右腹部可见一引流管，全腹部可见三处手术瘢痕。腹平坦，无腹壁静脉曲张，无胃肠型，无蠕动波，腹式呼吸存在。脐正常，无分泌物。右上腹压痛，无反跳痛。腹部柔软、无包块。肝脾肋缘下未触及，墨菲征阴性，左、右肾区无叩击痛，输尿管点无压痛，移动性浊音阴性，无液波震颤，肠鸣音正常 4 次/min，无过水声，无血管杂音，余一般体格检查无特殊。

思维引导:患者年轻男性,无义齿,张口度、颈部活动度正常,马氏分级Ⅱ级,术前气道评估无困难气道体征,心肺听诊无异常,运动耐量可,心肺储备功能佳,能耐受手术和麻醉,可按计划施术。

(四)术前准备

> **术前准备**
>
> 病情评估:通过症状、既往治疗情况及术前各种检查,完成患者的信息登记表。麻醉医师在术前应充分了解患者临床情况并评估风险,与消化内镜医师沟通操作难易程度,为减少操作风险而进行术前处理(包括并发症预防)以及评估内镜检查时机。
>
> 术前饮食:禁食至少8 h,禁饮至少2 h,对胃排空无异常的患者,推荐治疗前2 h适量饮用碳水化合物。
>
> 术前用药:手术当天预防性静脉应用抗生素和质子泵抑制剂。
>
> 目前情况:生命体征平稳。

思维引导:ERCP患者多为老年人且合并症较多,与一般内镜治疗相比,操作时间更长、麻醉风险更大。术前需要重点评估危重、合并症较多的高龄患者,主要判别患者是否存在困难气道、肥胖、哮喘、未控制的高血压、心律失常和心力衰竭等情况;是否有胃肠道潴留、反流或梗阻等情况。本例青年患者,既往体健,肝功能异常,应尽可能不用或者少用对肝有损害的药物。术前禁食至少8 h,禁饮至少2 h,如果存在营养不良,术前应给予积极的营养支持。术前预防性应用质子泵抑制剂和抗生素可能有利于降低术后感染的发生率。根据禁食水时间适当补充液体,以维持水、电解质、酸碱平衡及循环的稳定。本例患者在积极的术前准备后,各项指标均符合术前标准,且无凝血功能障碍、严重心肺等器质性疾病等禁忌证,可以按计划行手术治疗。

(五)术前小结

简要病情:患者以"胆囊切除术后2个月"为主诉入院。入院后完善相关检查,上腹部CT提示胆囊切除术后改变,肝内外胆管轻度扩张。MRCP提示胆总管下段结石并肝内外胆管扩张。临床症状结合辅助检查结果,"胆囊切除术后胆总管结石"诊断明确。手术前禁食至少8 h,禁饮至少2 h。手术当天预防性静脉应用抗生素和质子泵抑制剂,并给予适当补液。目前生命体征平稳,术前准备充分。

术前诊断:胆囊切除术后,考虑胆漏。

拟施手术名称和方式:ERCP诊疗术。

二、麻醉管理

(一)麻醉准备及诱导

> **麻醉诱导过程**
>
> 患者清醒入室后开通静脉通路,面罩吸氧,常规心电监护,BP 131/89 mmHg,HR 65次/min,氧饱和度99%。准备吸引装置备用。静脉缓慢推注瑞马唑仑10 mg,顺式阿曲库铵10 mg,依托咪酯6 mg,瑞芬太尼100 μg。麻醉诱导及气管插管过程顺利。麻醉成功后,改俯卧位,头偏向一侧,便于术者操作,手术开始。

思维引导:鉴于 ERCP 手术的特殊体位、经上消化道进镜使患者的胸肺顺应性下降和麻醉呼吸管理困难等问题,目前胆总管结石患者行 ERCP 诊疗术推荐在气管插管全身麻醉下进行。尤其是对于小儿(年龄≤12 岁)、重度肥胖(BMI>35 kg/m^2)、消化道出血、反流误吸风险高、预计操作复杂手术时间过长(超过 2 h)、呼吸道梗阻或十二指肠梗阻,以及合并严重疾病如肝硬化、腹水、冠心病心绞痛等患者,更应采用经口或经鼻气管插管的全身麻醉。瑞马唑仑是一种新型的超短效苯二氮䓬类镇静药,起效快、代谢快、对呼吸、循环抑制轻,而且经血浆酯酶代谢,适用于肝功能异常的该例患者。麻醉诱导时,镇静药物还可选择丙泊酚或依托咪酯,丙泊酚主要通过肝代谢,尿中排泄,而依托咪酯对血流动力学影响较轻,可借助于各种酯酶的作用,在肝和血浆内迅速水解而失去作用。或可选择丙泊酚和依托咪酯混合液,以减轻单纯使用依托咪酯引起的肌肉束颤等不良反应。阿片类药物中,可选择瑞芬太尼、芬太尼、舒芬太尼,以及阿芬太尼。肌肉松弛药中,可选择米库氯铵、维库溴铵、罗库溴铵和顺式阿曲库铵。其中顺式阿曲库铵代谢经过霍夫曼消除,不依赖酯酶,不经过肝和肾,更适合于本患者。该例患者诱导使用瑞马唑仑和依托咪酯、瑞芬太尼、顺式阿曲库铵,提供合适的镇静、镇痛、肌肉松弛的同时,维持血流动力学的稳定,并尽可能减少对肝的进一步损伤。

(二)麻醉维持

麻醉维持及术中病情变化、处理

麻醉维持:术中 2% 七氟醚,瑞芬太尼 0.06 μg/(kg·min)麻醉维持,根据 BIS 值调节麻醉深度,提前准备血管活性药物。患者俯卧位,术中严密关注生命体征的变化,重点关注气道压力和 $P_{ET}CO_2$ 的变化,维持 $P_{ET}CO_2$ 在 35～45 mmHg。患者手术开始,十二指肠镜从患者口中,通过食管、胃到达十二指肠。内镜注气扩张十二指肠腔便于观察。然后结合 X 射线扫描,通过十二指肠乳头插管,切开乳头括约肌,用一个气囊将结石拖出胆管、进入十二指肠。手术进展顺利,历时 37 min。手术操作结束 2 min 后,发现患者血压下降,心电图示 ST 段抬高,SpO_2 下降,$P_{ET}CO_2$ 22 mmHg。急抽血行血气分析,$PaCO_2$ 34.7 mmHg,PaO_2 64.8 mmHg。分次间断予以去甲肾上腺素 8 μg,肾上腺素稀释备用,同时去甲肾上腺素 0.06 μg/(kg·min)泵注,行左侧桡动脉穿刺置管、测压,床旁超声示左心内强回声(气体?),经询问术者,使用气体为空气,诊断为空气栓塞。1 h 后患者自主呼吸恢复,意识恢复,$P_{ET}CO_2$ 36 mmHg,$PaCO_2$ 45.1 mmHg,PaO_2 83.4 mmHg,SpO_2 99%,达到拔管指征,拔除气管导管。术中出血<5 mL,液体实入量 600 mL。

思维引导:麻醉维持,选用对循环抑制较轻的吸入麻醉药七氟醚,以及超短效、不易蓄积的阿片类镇痛药瑞芬太尼。ERCP 常在俯卧位或半俯卧位下进行,体位及镜检会对通气功能造成影响,可在患者身下垫软枕,胸前区及腹部留有一定空间,减轻患者自身重力对胸腹的压迫。内镜医师在行造影或扩张成形等操作时,会对胆道系统及胆囊壁造成直接或间接刺激,此时应严密关注手术进程及监测生命体征,一旦发生胆心反射,及时提醒内镜医师停止操作,如持续时间长,应及时使用相应治疗性药物,如阿托品、麻黄碱等。在手术过程中,内镜下需要注气扩张十二指肠腔便于观察。CO_2 是首选气体,因为它无色、不可燃、可溶性强,易被肺循环系统吸收和排除,可降低栓塞风险。本例患者术中内镜医师使用气体为空气,大大增加了栓塞的风险。ERCP 术中易发生空气栓塞,且通常起病急骤,短时间内生命体征迅速恶化,内镜手术中保持临床怀疑是诊断空气栓塞的关键。手术麻醉过程中发生空气栓塞时,常表现为血压降低,心电图 ST-T 改变,$P_{ET}CO_2$ 降低,$PaCO_2$ 升高,SpO_2 下降。胸部 X 射线、胸腹部 CT、头颅 MRI 或 CT 可帮助诊断空气栓塞,经食管超声心动图是诊断的金标准,最灵敏,可检测到 0.02 mL/kg 的气体。心前区多普勒超声(PDU)是最灵敏的无创监

测,可检测到 0.05 mL/kg 的气体。若诊断为静脉空气栓塞,应立即调成左侧卧位和头低脚高位(Trendelenburg 体位),防止气栓造成右心室流出道阻塞,最大程度减少脑部空气栓塞。另外建议使用多孔中心静脉或肺动脉导管从右心室内抽取空气,有时可去除多达 50% 的气体,导管尖端最佳放置位置为上腔静脉和右心房交界下方 2 cm。若诊断为动脉空气栓塞,应立即调成仰卧位,因为气泡的浮力不足以抵抗血流的力量,即使头低位,气泡也会被推往脑部,此外,头低位有可能加重脑水肿。一旦发展成脑空气栓塞,则需要维持正常血压并预防低血压,减少脑耗氧量,生命体征稳定后尽早行高压氧治疗。ERCP 手术中,为使空气栓塞的发生率降到最低,尽可能使用可吸收气体如 CO_2 替代空气,并使用可接受的最低内镜充气压力。

(三)术后管理

术后治疗及恢复

患者清醒拔管后,转入 ICU 吸氧、监护、对症治疗,无明显疼痛、无恶心呕吐。查体:T 36.6 ℃,P 70 次/min,R 17 次/min,BP 131/78 mmHg,神志清。

术后第 1 天转入普通病房,患者精神欠佳,对话自如,逻辑思维可,生命体征正常。鼻导管吸氧,血气分析无异常。四肢活动可,肌力正常,双下肢无水肿,神经系统反射病理征未引出。腹部无压痛、反跳痛,引流管通畅。术后第 2 天患者精神可,腹部隐痛,偶有头晕,生命体征平稳。继续给予禁食、抗感染、维持水电解质平衡、抑制消化液分泌等对症处理。术后第 5 天患者恢复可,未诉特殊不适,准予出院。

思维引导:ERCP 手术结束后,可正常苏醒并拔除气管导管,拔管时应注意避免呛咳。该患者手术操作结束 2 min 后,出现血压下降,ST 段抬高,SpO_2 及 $P_{ET}CO_2$ 下降,经过对症处理,患者生命体征平稳,达到拔管指征,予以拔除气管导管,转入 ICU 做进一步观察。术后当天予以禁食水、补液、头高位、吸氧和心电监护,监测生命体征及意识变化,以及超声评估左心内气体排出情况。关注黄金"24 h":术后第一个 24 h 是并发症如急性胰腺炎、穿孔、出血及感染等最易发生的时段。术后 3 h 及次日清晨化验血常规、血淀粉酶/脂肪酶,之后根据情况决定是否延长观察期。对于容易发生术后并发症的高危人群,应做好相应处理。

三、思考与讨论 ▶▶▶

胆囊切除术后胆总管残余结石大多因为术前漏诊所导致的继发性胆总管结石,或术中操作使胆囊内的小结石进入胆总管内所致。对于胆囊切除术后近期内出现胆管炎相关症状时,如腹痛、发热、黄疸等,在排除胆道损伤因素后,应考虑胆总管结石残留的可能。入院后完善相关检查,该患者为胆总管下段结石并肝内外胆管扩张,首选的治疗方法是 ERCP 诊疗术。术前禁食至少 8 h,禁饮至少 2 h。手术当天预防性静脉应用抗生素和质子泵抑制剂,并给予适当补液。ERCP 诊疗术常在俯卧位或半俯卧位下进行,麻醉需要密切关注呼吸管理。目前胆总管结石患者行 ERCP 诊疗术推荐在气管插管全身麻醉下进行。麻醉诱导采用快速序贯诱导,尽量使用对循环影响轻微、对肝肾功能损伤小的药物。麻醉维持采用七氟醚和瑞芬太尼的静吸复合方式。在手术过程中,内镜下需要注气扩张十二指肠腔便于观察,及时关注并提醒内镜医师使用 CO_2 进行充气,以降低空气栓塞发生的风险。空气栓塞较为罕见,一旦发生,往往病情凶险,预后较差。内镜手术中保持临床怀疑有助于空气栓塞诊断。

四、练习题

1. ERCP 诊疗术麻醉诱导时有哪些关键点？

2. ERCP 诊疗术中常见的并发症有哪些？

3. ERCP 诊疗术中如何预防空气栓塞？一旦发生空气栓塞，应如何处理？

五、推荐阅读

［1］中华医学会外科学分会胆道外科学组，中国医师协会外科医师分会胆道外科医师委员会.胆囊切除术后常见并发症的诊断与治疗专家共识(2018 版)［J］.中华消化外科杂志,2018,17(4):325-328.

［2］中华医学会消化内镜学分会麻醉协作组.常见消化内镜手术麻醉管理专家共识［J］.临床麻醉学杂志,2019,35(2):177-185.

［3］中华医学会消化内镜学分会 ERCP 学组，中国医师协会消化医师分会胆胰学组，国家消化系统疾病临床医学研究中心.ERCP 诊治指南(2018 版)［J］.中国实用内科杂志,2019,38(11):1041-1072.

［4］MIRSKI M A,LELE A V,FITZSIMMONS L,et al. Diagnosis and treatment of vascular air embolism［J］. Anesthesiology,2007,106(1):164-175.

［5］JORENS P G,VAN MARCK E,SNOECKX A,et al. Nonthrombotic pulmonary embolism［J］. Eur Respir J,2009,34(2):452-474.

（朱　涛　张　伟）

第十二章　麻醉恢复室(PACU)、麻醉重症医学病房(AICU)

案例 44　乳腺假体置入手术并发气胸患者的麻醉管理

知识拓展

一、术前访视

（一）病史、辅助检查、体格检查

患者病史

患者女性,35 岁,以"哺乳后双侧乳腺萎缩 6 年余"为主诉入院。患者 6 年前哺乳后发现双侧乳房缩小并下垂,无疼痛等其他不适,患者自感外观不满意,影响自信心。今为求改善外观,遂来医院,要求手术。门诊以"乳房萎缩"为诊断收入科。患者既往体健,无高血压、糖尿病、冠心病等病史,否认食物、药物过敏史。个人史、婚育史、家族史均无特殊。

辅助检查结果

心电图:正常心电图。
胸片:未发现异常。
实验室检查:均无明显异常。

体格检查结果

T 36.5 ℃,P 75 次/min,R 18 次/min,BP 108/66 mmHg,身高 165 cm,体重 48.0 kg

发育正常,体型偏瘦,神志清,无义齿,张口度、颈部活动度正常,马氏分级Ⅱ级。心肺听诊无异常,余一般体格检查无特殊。

思维引导:患者年轻女性,病史无特殊,为改善乳房外观,拟整形手术而住院。辅助检查、体格检查无异常,ASA Ⅰ级,可按计划施术。

（二）术前准备

术前准备

与患者及家属核对手术方案,告知围手术期麻醉相关风险,签署麻醉知情同意书。进行术前宣教,告知患者禁食、水时间,安抚患者紧张情绪。

目前情况:患者生命体征平稳,一般情况可。

思维引导:整形科手术患者的关注点往往在于手术对自身的改善效果,而对于围手术期风险的了解程度及心理准备不足,造成对围手术期出现并发症和意外情况的接受能力较差。且此类手术术后住院时间较短,甚至手术当天出院,如果出现并发症,会导致住院时间延长,引发患者及家属的不满情绪。因此,虽然患者无基础疾病及特殊病史,也需要将围手术期麻醉相关的风险进行充分沟通,让患者及家属对可能发生的危险知情并同意接受全身麻醉。另外,对于术前禁饮食的宣教也需切实沟通到位,加强患者对于麻醉前禁饮食重要性的充分认识。

（三）术前小结

简要病情:患者以"哺乳后双侧乳腺萎缩6年余"为主诉入院。今为求改善外观,遂来医院,要求手术。患者既往体健,入院后完善相关检查,目前生命体征平稳,血压、心率、心电图均符合术前准备充分的标准。

术前诊断:双侧乳腺萎缩。

拟施手术名称和方式:腔镜下双侧乳腺假体植入术。

二、麻醉管理

（一）麻醉准备、诱导及维持

麻醉诱导过程

患者清醒入室,面罩吸氧,常规心电监护,动脉BP 112/79 mmHg,HR 60次/min,氧饱和度100%。麻醉诱导用药:咪达唑仑2 mg,舒芬太尼20 μg,依托咪酯12 mg,罗库溴铵40 mg。麻醉诱导及气管插管过程顺利。麻醉成功后,平卧位,常规消毒铺巾,手术开始。

麻醉维持及术中病情变化、处理

麻醉维持:七氟醚、丙泊酚、瑞芬太尼。麻醉机潮气量设定400 mL,呼吸频率12次/min,吸入氧浓度60%。气道压17~19 cmH$_2$O,实际潮气量380~400 mL。

患者手术开始,双侧腋窝入路,不使用正压充气,拉钩拉起皮瓣,腔镜镜头直视下分离组织,植入假体。患者肌肉层较薄,术中使用超声刀分离组织、烧灼止血。

手术进行2 h,血压波动在(90~110)/(50~65) mmHg,氧饱和度97%~100%。发现呼气末二氧化碳分压为19~20 mmHg,检测动脉血气:pH值7.438,BE−3.5,SaO$_2$ 98.8%,PaCO$_2$ 29.8 mmHg,PaO$_2$ 275.8 mmHg,Na$^+$135.7 mmol/L,Ca^{2+}1.18 mmol/L,Hct 34%,Glu 5.9 mmol/L,Lac 0.59 mmol/L。调节呼吸频率至8次/min,调节后呼气末二氧化碳分压维持在25~30 mmHg。

手术中,术者再次掀开皮瓣时,血压由 100/56 mmHg 突然降至 80/50 mmHg,氧饱和度 90%,几分钟后血压及氧饱和度自动回升,未进行特殊处理。手术总时长 4 h,液体入量晶体溶液 1 250 mL,出血量 10 mL,尿量 200 mL。手术结束撤掉铺巾,此时血压 90/50 mmHg,给予甲氧明 1 mg 静脉推注,血压升至 108/53 mmHg。此时气道压 25 cmH₂O,带管转运至苏醒室途中手动按压呼吸囊时感到气道压力稍高,但患者并无自主呼吸及呛咳。

苏醒室交接患者后,患者情况:机控呼吸 12 次/min,潮气量设定 400 mL,此时气道压 30 cmH₂O,氧饱和度 100%,血压 98/52 mmHg。降低潮气量至 300 mL 后气道压 25 cmH₂O,血压 90/52 mmHg 左右,约 60 min 后,患者苏醒。

思维引导:术中发现患者呼气末二氧化碳分压较低,血压及氧饱和度有波动,且与手术操作相关,应该对此类情况进行相应的诊断和处理。患者术中的变化常与手术操作相关,应关注手术方式、手术进程,当循环出现波动时应及时进行全面评估,并与术者沟通,以助于判断病情变化的原因。此患者为胸壁手术,与肺部临近,患者较瘦,肌肉层菲薄,术中有损伤胸膜和肺组织的可能,在术中应关注肺部呼吸音和气道压的变化,必要时进行血气分析,以判断和鉴别术中情况。在血压和氧饱和度变化时应及时询问术者术中是否有特殊情况出现,告知血压和氧饱和度变化情况,一起判断波动原因。虽然未经处理而好转,但并未排查可能的原因,为后来的病情变化留下隐患。患者转运过程中发现气道压力较高,应及时与苏醒室人员进行交接,并一起判断气道压力升高的原因,如查看气管导管深度、听诊呼吸音、吸痰、判断患者是否有自主呼吸、患者肌力与意识状态等,鉴别患者气道压力升高是因为肌力恢复还是有其他情况发生,仅靠降低潮气量来降低气道压的处理并不全面。

(二)麻醉苏醒

麻醉苏醒过程中病情变化、处理

患者苏醒,睁眼,气管导管接呼吸机自主呼吸,纯氧吸入,氧饱和度 100%,血压 90/60 mmHg。因患者不能耐受气管导管,但可配合指令动作,握手有力,遂拔除气管导管。拔除气管导管后发现患者不能正常言语,呼吸困难,面罩加压给氧效果欠佳,气道阻力较大,氧饱和度迅速下降,紧急给予丙泊酚、舒芬太尼和罗库溴铵后再次进行气管插管。插管后,气道压 32 cmH₂O,氧饱和度 70%~80%。听诊双肺呼吸音弱,未闻及干、湿啰音,手控呼吸加压给氧,氧饱和度逐渐上升至 100%,但气道压力仍高。迅速进行动脉及颈内静脉穿刺置管。穿刺颈内静脉时超声发现颈内静脉压力较高,观察颈部皮肤呈暗红色(图 12-1 箭头所示),锁骨上窝及肋间隙饱满(图 12-1)。

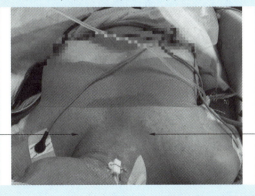

图12-1　患者颈部皮肤呈暗红色,锁骨上窝及肋间隙饱满

此时双肺听诊呼吸音明显减弱,超声检查发现胸膜滑动征消失,初步判断为气胸,血气分析显示代谢性酸中毒及低氧血症,静脉输注碳酸氢钠注射液200 mL后复查血气,代谢性酸中毒纠正,但电解质需要继续调整。为明确诊断,与手术医生沟通后联系手术室内CT室进行胸部CT检查,结果显示双侧大量气胸,双肺及纵隔受压,膈肌下移(图12-2)。

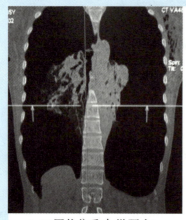
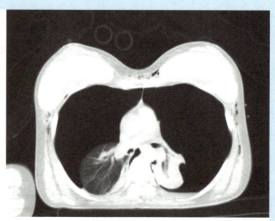

A.CT冠状位重建(纵膈窗)   B.CT横断位(肺窗)

图12-2　CT检查结果:双侧胸腔大量积气,肺组织被压缩

CT检查结束时,患者氧饱和度开始有下降趋势,迅速转运至AICU,50 mL注射器针头在双侧锁骨中线第2肋间进行穿刺,排出气体后氧饱和度由40%迅速上升至100%。胸外科医生到场进行双侧腋前线第5肋间水平穿刺置入双腔中心静脉导管接闭式引流瓶。

思维引导:苏醒期的患者应多方面评估,意识清醒,肌力恢复,潮气量、呼吸频率均正常且脱氧观察后氧饱和度可以维持后才可拔管。对于本例患者拔管后出现的呼吸道紧急情况抢救插管后要结合患者具体病情全面分析原因制订诊疗计划。采用视触叩听、超声、CT、气管镜等各种方法进行协助判断和鉴别诊断,建立有创动静脉通路,并及时与主麻医生及术者进行沟通共同处理。本例患者气胸体征明显,如呼吸音减低,气道压力增高,肋间隙饱满,上腔静脉回流受阻,手术部位与胸腔临近等,但实际判断过程仍有一定困难,因双侧乳腺假体的置入,胸前的听诊及超声检查受到影响,紧急胸腔穿刺放气时也需要考虑避免刺破假体。本例患者在CT检查后确诊为张力性气胸,有些患者情况紧急没有进一步检查的机会,在高度怀疑为气胸且情况紧急时可进行试探性胸腔穿刺放气。紧急情况解除后,患者需送入监护室做进一步的观察和处理。

(三)术后管理

术后治疗及恢复

第2天9:00再次做胸部CT检查,发现胸腔仍有大量气体存在,考虑引流不畅,更换胸腔引流管后胸腔气体减少,患者情况逐渐好转,之后转入普通病房,2 d后拔除胸腔引流管后无异常情况,遂准予出院。

思维引导:大多数临床稳定继发性气胸的患者都应接受导管或胸管胸腔闭式引流治疗。可酌情采用辅助供氧治疗,并治疗气胸的原发病因。大量气胸尤其是张力性气胸患者可能快速出现呼吸循环功能受损、血氧饱和度降低、血压降低甚至休克、心搏骤停,需要紧急穿刺放气并进行胸管或导管胸腔闭式引流。该患者随着病情发展,气胸越来越严重,累及呼吸循环系统,经穿刺放气和闭式引流后,胸腔气体减少,生命体征平稳。若引流后胸腔仍有大量气体存在,考虑引流不畅以及复张的肺压迫引流管所致,予以更换引流管后,气体排出,最终顺利好转出院。

该类患者起病后第1个月的复发风险最大。出院指导告知该患者1个月后复查胸部CT,并在一定时间内避免航空旅行、水肺潜水和运动。如果在此期间出现胸痛或呼吸困难症状则尽快就诊。

三、思考与讨论

呼吸系统并发症是术后早期最常见的重要问题,也是仅次于恶心和呕吐的最常需要处理的问题。其病因多种多样,可由上气道、下气道或肺实质的异常引起,也可由控制呼吸的外周神经和肌肉的异常引起。恰当监测、早期诊断和及时处理至关重要。此例患者在患者术前评估和准备时即应考虑到胸壁手术可能会有出现气胸并发症的可能,术中出现循环和氧饱和度波动时应及时体检,送达PACU后,应立即充分评估,排查气道压力增高的原因,随后应持续监测呼吸频率、SpO_2与气道压力,拔管时充分评估呼吸情况,达到拔管指征才能拔管。

医疗操作引发的气胸为医源性,通常是由通过胸、颈、肠道或腹部将空气引入胸膜腔的操作所致。医源性气胸最常由肺部操作(例如经皮或经支气管的肺或纵隔活检以及放置放疗用金标)和中心静脉置管引起。其他病因包括胸腔穿刺术、机械通气、乳房组织扩张器放置。该患者乳房假体植入术,术中胸部腔镜下分离组织、假体植入操作过程中引发气胸。气胸最常表现为突然发作的呼吸困难和胸膜炎性胸痛。呼吸困难的程度可轻可重,严重程度主要与胸膜腔积气量和肺储备程度有关,如果气胸量较大和/或存在基础疾病,呼吸困难会更明显。气胸量较大时,特征性体格检查发现包括患侧胸壁随着呼吸上下起伏减弱、患侧胸廓增大、呼吸音减弱、触觉震颤或语音震颤缺失、叩诊鼓音,偶尔还有皮下气肿。该患者术中气胸出现一过性氧饱和度、血压下降及气道压逐渐增高表现时未被重视,积气量越来越多,导致发展为大量气胸,拔管后迅速出现急性呼吸困难。作为麻醉医生,术中应严密监测患者各项生命体征及通气指标,任何的异常都不能掉以轻心,应及时与术者沟通,查找原因,通过视、触、叩、听等体格检查,血气分析,床旁超声等协助诊断。如果早期明确诊断、对因处理,就能够避免后期严重并发症的发生。

实验室检查方面气胸的结果不具特异性,但可能发现轻度白细胞增多不伴左移。气胸患者可进行常规实验室检查,包括D-二聚体和肌钙蛋白水平,以排查呼吸困难和胸痛的其他病因如心肌缺血。气胸患者常有低氧血症,但如果气胸量很小且没有基础肺病,则血氧饱和度可能在正常范围内。气胸通常可引起急性呼吸性碱中毒,特别是疼痛、焦虑和/或低氧血症较严重时。心电图检查结果也不具特异性,可能显示窦性心动过速。更严重的心律失常(如心动过缓)可能与重度低氧血症有关,或提示张力性气胸或即将发生心血管衰竭。多种病症的胸片表现与气胸类似,不确定时可能需要通过胸部CT扫描来进行鉴别。胸部CT是确定胸膜腔内存在气体、气体量及其位置的最佳方法。与X射线平片相比,CT能更好地显示胸膜腔内的少量气体和胸膜病变,包括胸腔积液、粘连和小腔。需要床旁快速成像来诊断气胸时,最好使用胸膜超声,因为已经证实超声用作诊断的敏感性良好,并且超声比床旁胸片更易实施、等待时间更短。肺气胸部分的两层胸膜之间不会随呼吸相互移动,滑动征消失,而正常部分的两层胸膜之间有滑动征,两个部分交界处会出现间断性、随呼吸改变的肺点征。如果肺滑动征消失,出现肺点征,提示气胸。

少数情况下,对于症状轻微的小量气胸患者,可给予穿刺抽气,或给予辅助供氧和观察。大多数气胸患者都会进行胸管或导管胸腔闭式引流,倾向于采用小口径导管(≤14 F)或小口径胸管(≤22 F),而不是大口径胸管,因为前者容易插入,不适感较低,且证据表明其疗效和后者相当。然而,一些患者可能只有插入大口径胸管(24~28 F)才有效,比如大量气胸的患者,合并脓胸或血胸的患者,情况不稳定的张力性气胸患者,机械通气导致气压伤的患者。该患者气胸严重,大口径胸管胸腔闭式引流后,病情好转,最终顺利出院。

四、练习题 ▶▶▶

1. 气胸患者有哪些典型症状?

2. 术中如发生气胸,体格检查会发现哪些变化?

3. 术中如发生气胸,可帮助诊断的辅助检查有哪些?

五、推荐阅读 ▶▶▶

[1] GUPTA A, ZAIDI H, HABIB K. Pneumothorax after colonoscopy – a review of literature [J]. Clin Endosc,2017,50(5):446–450.

[2] LOISELLE A, PARISH J M, WILKENS J A, et al. Managing iatrogenicpneumothorax and chest tubes [J]. J Hosp Med,2013,8(7):402–408.

[3] SHARIYATE M J, KACHOOEI A R, EBRAHIMZADEH M H. Massive emphysema and pneumothorax following shoulder arthroscopy under general anaesthesia:a case report[J]. Arch Bone Jt Surg,2017, 5(6):459–463.

[4] TAVEIRA–DASILVA A M, BURSTEIN D, HATHAWAY O M, et al. Pneumothorax after air travel in lymphangioleiomyomatosis,idiopathic pulmonary fibrosis, and sarcoidosis[J]. Chest,2009,136(3): 665–670.

[5] EBRAHIMI A, YOUSEFIFARD M, MOHAMMAD KAZEMI H, et al. Diagnostic accuracy of chest ultrasonography versus chest radiography for identification of pneumothorax:a systematic review and meta–analysis[J]. Tanaffos,2014,13(4):29–40.

[6] GOTO T, KADOTA Y, MORI T, et al. Video–assisted thoracic surgery for pneumothorax:republication of a systematic review and a proposal by the guideline committee of the Japanese association for chest surgery 2014[J]. Gen Thorac Cardiovasc Surg,2015,63(1):8–13.

[7] 邓小明,姚尚龙,于布为,等. 现代麻醉学[M]. 4版. 北京:人民卫生出版社,2014.

(王　婕)

第十三章　疼痛学

知识拓展

案例 45　癌性疼痛

一、病历资料

（一）门诊接诊

1. 主诉　腹痛 3 个月，加重伴背痛 1 个月。

2. 问诊重点　疼痛部位、疼痛发作情况、疼痛持续的时间、疼痛的性质、疼痛的程度、疼痛加重及缓解的因素、诊治经过、治疗效果等。

3. 问诊内容

（1）诱发因素：有无体位变化、活动、进食、排便、排尿、触碰等诱发因素。

（2）疼痛部位：多数疼痛性疾病，其疼痛部位即为病变部位。但是需要注意有些疼痛部位与病变部位不相符，比如疼痛可能沿着神经走行区域分布，再如内脏痛，患者通常很难明确定位，甚至可能出现远隔部位的牵涉痛。

（3）疼痛的发作情况：询问患者是持续性疼痛还是阵发性疼痛，如果是阵发性疼痛，每次疼痛发作持续多久，如何缓解，疼痛的发作有无时间规律。

（4）疼痛的性质：通常把疼痛的性质描述为钝痛、刺痛、酸痛、胀痛、绞痛、烧灼样疼痛、搏动样疼痛、刀割样疼痛、撕裂样疼痛。

（5）疼痛的程度：疼痛是主观的感受，缺乏客观指标，目前尚无行之有效的客观的评定疼痛程度的方法。可以采用如下方法进行疼痛程度的评定。

1）数字分级评分法（NRS）：使用疼痛程度数字评估量表（图 13-1）对患者疼痛程度进行评估。将疼痛程度用 0~10 个数字依次表示，0 表示无疼痛，10 表示能够想象的最剧烈疼痛。交由患者自己选择一个最能代表自身疼痛程度的数字，或由医护人员协助患者理解后选择相应的数字描述疼痛。按照疼痛对应的数字，将疼痛程度分为：轻度疼痛（1~3），中度疼痛（4~6），重度疼痛（7~10）。

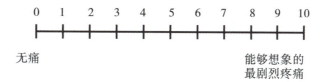

图 13-1　疼痛程度数字评估

2）面部表情疼痛评分量表法：由医护人员根据患者疼痛时的面部表情状态，对照面部表情疼痛评分量表（图 13-2）进行疼痛评估，适用于自己表达困难的患者，如儿童、老年人、存在语言文化差异或其他交流障碍的患者。

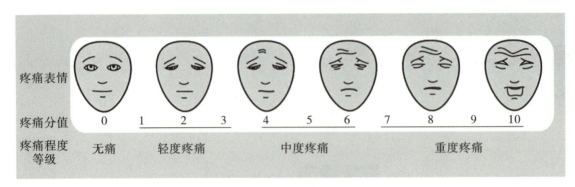

图13-2　面部表情疼痛评分

3）主诉疼痛程度分级法（VRS）：主要是根据患者对疼痛的主诉,可将疼痛程度分为轻度、中度、重度3类。轻度疼痛:有疼痛,但可忍受,生活正常,睡眠未受到干扰。中度疼痛:疼痛明显,不能忍受,要求服用镇痛药物,睡眠受到干扰。重度疼痛:疼痛剧烈,不能忍受,需用镇痛药物,睡眠受到严重干扰,可伴有自主神经功能紊乱或被动体位。

（6）伴随症状:有无肢体麻木、肌张力改变,若有提示躯体感觉系统受累;有无咯血,若有咯血表明有血管的破坏、侵蚀或有微血管瘤的形成;有无发热,发热提示伴发感染;有无胸痛,胸痛提示可能伴有胸膜转移、肺炎、胸膜炎、气胸、肺栓塞等;如有腹胀、呕吐,应考虑消化道梗阻、肝功能不全、肾衰竭、腹水等;如有呕血、便血,提示消化道出血;尿量是否正常;是否有意识障碍,如脑血管病、心血管病、肺性脑病、脑膜转移等均可引起意识障碍。

（7）诊治经过:是否用药,用何种药、具体剂量、效果如何,以利于迅速选择药物。

（8）既往史:癌痛患者可能既往存在其他可能导致疼痛或是加重疼痛的疾病,如腰椎间盘突出症、带状疱疹、骨性关节炎、动脉瘤、糖尿病等。另外需要询问手术外伤史、重要脏器疾病病史、药物过敏史、长期用药史等。了解这些不但为尽早判断疼痛的原因提供依据,而且是安全有效治疗的前提。

（9）个人史:患者是否有肿瘤相关的个人史,如肺癌患者着重询问吸烟情况、是否曾暴露于某种粉尘环境;消化道肿瘤询问饮酒史等。

（10）家族史:有无家族肿瘤病史。

问诊结果

患者中年男性,3个月前无明显诱因出现右上腹部间断疼痛,疼痛呈酸胀样,夜间较重,无放射痛,伴食欲减退,无反酸、烧心、恶心、呕吐,无全身及巩膜黄染,无腹泻、便秘,每日发作2~3次,每次持续1~2 h,疼痛可耐受,轻度影响睡眠,未诊治。1个月前上述症状加重,呈全腹部持续性胀痛,阵发性加重,疼痛可放射至双侧后背部,严重影响睡眠,疼痛每次发作时自行服用醋氯芬酸分散片0.1 g可明显缓解。发病来体重下降约2 kg。

既往7年前诊断为“乙型病毒性肝炎”,现口服“恩替卡韦”用法用量0.5 mg每日1次治疗。否认有糖尿病、高血压、冠心病等病史,否认外伤史,否认输血史及既往使用血液制品史,否认药物及食物过敏史。久居本地,无化学性物质、放射性物质接触史,无吸烟、饮酒史。家族中无与患者类似疾病,无家族性遗传病史。

4.**思维引导** 青年男性腹痛患者,需排除心因性疼痛、腹腔脏器疾病及泌尿系统疾病。后患者出现背痛,需考虑腹膜后脏器压迫及胸椎疾病所导致神经源性疼痛。既往"乙型病毒性肝炎"病史7年,疼痛进行性加重,夜间较重,须警惕"肝恶性肿瘤"所致疼痛。

(二)体格检查

1.**重点检查内容及目的** 患者疼痛严重收治入院,首先要对患者进行查体,并做疼痛评估,对患者疼痛状况进行全面评判,需要了解患者疼痛部位、疼痛性质、疼痛强度等,了解患者用药情况综合分析选择治疗方案。

体格检查结果

T 36.5 ℃,P 78 次/min,R 21 次/min,BP 122/80 mmHg

NRS 评分 5 分,发育正常,营养良好,屈膝位,表情痛苦,全身皮肤黏膜轻度黄染,无皮疹、皮下出血,无肝掌、蜘蛛痣,全身浅表淋巴结未触及,腹部平坦,无腹壁静脉曲张,无胃肠型,无蠕动波,腹式呼吸存在,脐正常。腹部无压痛、反跳痛,腹部柔软、无包块,肝肋缘下未触及,墨菲征阴性,肝区叩击痛阳性,左右肾区无叩击痛,输尿管点无压痛,移动性浊音阴性,无液波震颤,肠鸣音正常 4 次/min,无过水声,无血管杂音。

疼痛评估:①疼痛部位,主要痛为腹部;次要痛为背部。②疼痛发作情况,持续性疼痛,阵发性加重,夜间较重。③疼痛性质,钝痛、胀痛。④疼痛强度:过去 24 h 内最剧烈的 NRS 评分为 7 分,持续时间为 30 min;过去 24 h 内最轻微的 NRS 评分为 1 分,持续时间为 10 h;过去 24 h 内平均 NRS 评分为 3 分;当前的疼痛程度为 4 分。⑤加重因素:叩击肝区。⑥缓解因素:屈膝位。⑦当前使用镇痛药:醋氯芬酸分散片,0.1 g 疼痛发作时口服。⑧用药后不良反应:胃酸。

2.**思维引导** 经过体格检查发现患者疼痛部位明确,夜间较重,疼痛性质为钝痛、胀痛,炎性或者癌性疼痛可能性较大。肝区叩击痛阳性,为明确诊断需进一步行实验室检查及影像学检查,着重排除腹部肿瘤。

(三)辅助检查

1.**主要内容及目的** ①血常规、ESR、CRP、降钙素原检查:是否存在感染性疾病。②AFP、肿瘤标志物检查:是否存在恶性肿瘤。③全腹部增强 CT 影像学:明确病变部位。④肝肾功能、电解质检查:是否有肝肾功能的损害、内环境紊乱。⑤胸椎磁共振:排除脊柱源性腹痛。⑥心电图检查:排除心肌缺血所致疼痛。

辅助检查结果

(1)血常规:WBC 7.35×10^9/L,N% 76.5%,L% 18%,RBC 5.30×10^{12}/L,Hb 153.0 g/L,PLT 155×10^9/L。

(2)肿瘤标志物:AFP 2 232 ng/mL,CA125 132.00 U/mL,CA153 433.50 U/mL,FERR 206.00 ng/mL。

(3)乙肝五项:乙型肝炎表面抗原阳性,乙型肝炎 e 抗体阳性,乙型肝炎核心抗体阳性。

(4)炎症 2:CRP 14.14 mg/L,ESR 30.00 mm/h。

(5)血凝试验:D-Dimer 0.48 mg/L,PT 13.90 s。

(6)血液生化:Glu 6.17 mmol/L,ALT 52 U/L,AST 76 U/L,GGT 154 U/L,ALP 235 U/L。

（7）HBV-DNA：1.48E+3 IU/mL。

（8）降钙素原：1.761 ng/mL。

（9）腹部 MRI：肝内多发异常信号，考虑肝细胞肝癌（HCC）并肝内多发转移，请结合临床及病理；肝硬化、脾大、腹水；胆囊壁增厚并异常强化，考虑胆囊炎；门静脉主干及左右支充盈缺损，考虑栓子形成；肝门区、腹膜后多发肿大淋巴结。

（10）胸及全腹部 CT：胸部 CT 平扫未见明确异常。考虑肝右叶 HCC，并肝内多发转移，请结合临床。肝硬化，脾大，门静脉高压，胆囊炎，少量腹水，门静脉主干及左右支管腔内大量栓子形成，肝门区、腹膜后、胆囊窝区多发肿大淋巴结，考虑转移。

（11）胸椎 MRI：未见异常。

（12）心电图：未见异常。

2. **思维引导**　根据患者既往 7 年乙肝病史，腹痛 3 个月，进行性加重，肿瘤标志物、腹部 CT 及腹部 MRI 均提示肝恶性肿瘤、腹膜后继发恶性肿瘤。支持癌痛诊断。心电图正常，可排除心肌缺血疼痛；胸部 CT 未见异常，可排除胸膜炎疼痛；胸椎 MRI 未见异常，可排除脊柱源性疼痛。癌痛的原因包括：①由肿瘤本身引起的疼痛：肿瘤压迫、侵犯邻近组织，包括脏器、神经、骨骼、血管等。②与肿瘤有关的疼痛：由于肿瘤引起的身体虚弱、卧床、免疫力下降，造成压疮、感染、带状疱疹等可以引发疼痛的疾病。③医源性因素：手术、穿刺、放化疗引起的组织损伤、瘢痕挛缩、神经病变。④与肿瘤无关的疼痛：如痛风性关节炎、类风湿关节炎、糖尿病周围神经病变等疼痛类疾病，通常是伴发或在肿瘤发病前就存在的。⑤心理精神因素。该患者癌痛原因考虑肿瘤破坏正常肝组织、压迫肝包膜、转移癌压迫腹膜后淋巴结所致。

（四）初步诊断

①癌性疼痛；②肝恶性肿瘤；③腹膜后继发恶性肿瘤。

二、治疗经过

（一）初步治疗

（1）硫酸吗啡缓释片 30 mg 每 12 h 1 次口服。

（2）保肝治疗：复方甘草酸苷针 160 mg 每日 1 次静脉滴注；谷胱甘肽 1.8 g 每日 1 次静脉滴注。

（3）止吐治疗：甲氧氯普胺针 10 mg 必要时肌内注射。

（4）便秘治疗：乳果糖口服液 10 mg 每日 3 次口服；莫沙必利 10 mg 每日 3 次口服。

思维引导：癌痛治疗三阶梯的具体内容如下。轻度疼痛：可选用非甾体抗炎药物。中度疼痛：可选用弱阿片类药物或低剂量强阿片类药物，并可联合应用非甾体抗炎药，以及辅助镇痛药物（镇静剂、抗惊厥类药物和抗抑郁类药物等）。重度疼痛：首选强阿片类药，并可合用非甾体抗炎药，以及辅助镇痛药物（镇静剂、抗惊厥类药物和抗抑郁类药物等）。

在三阶梯治疗中，需要遵循无创给药、按时给药、按阶梯给药、个体化给药、细节化给药的原则。无创给药是指临床上尽可能避免创伤性给药途径，以便于患者长期使用，推荐口服、经皮的给药方式。按时给药即按照规定的间隔时间给药，而不是患者疼痛时才给药，目的是维持稳定的、适宜的血药浓度，以保证疼痛缓解的稳定性。按阶梯给药是指需要根据疼痛的程度选择合适的阶梯药物，需要注意一阶梯和二阶梯药物用量具有封顶效应，目前临床上有弱化一、二阶梯治疗的趋势。个体化给药是指每个患者对阿片类药物敏感性的个体差异很大，这里的敏感性包括药物的镇痛作用和不良反应，另外同一个患者在癌症不同的病程阶段，疼痛的程度也在变化，所以阿片类药物治疗癌痛,并没有标准量,需要根据患者的治疗反应进行及时的药物剂量调节。细节化用药是指严密观察患者用药后的病情变化,及时处理各类药物的不良反应,观察、评定药物疗效,及时调整用药剂量和种类,目的是使患者获得最佳疗效,且不良反应最小。

该患者院外已经应用非甾体抗炎药,效果欠佳,患者仍疼痛剧烈,且疼痛程度进展为中重度疼痛。根据该患者入院评估情况,重度疼痛直接选择强阿片类药物进行治疗。根据无创给药、按时给药原则,选用硫酸吗啡缓释片30 mg 每12 h 1 次口服,患者用药后出现恶心、呕吐,给予止吐治疗,后恶心、呕吐消失,用药后4 d 未大便,给予轻泻药及胃肠道动力药治疗便秘。

治疗效果

1. 症状 2 d 后疼痛逐渐减轻。
2. 查体 患者 NRS 2 分,未出现爆发痛。

(二)病情变化

患者使用硫酸吗啡缓释片治疗2周后,出现剧烈腹部疼痛,NRS 评分最高8分,疼痛呈持续性酸胀样,硫酸吗啡缓释片逐步加量至60 mg 每12 h 1 次口服,并于爆发痛发作时使用盐酸吗啡片10 mg 解救,镇痛效果仍不明显。

疼痛评估:①疼痛部位:腹部、背部。②疼痛发作情况:持续性疼痛,阵发性加重,夜间较重,每日出现2~3 次爆发痛,每次持续约1 h。③疼痛性质:钝痛、胀痛。④疼痛强度:过去24 h 内最剧烈的 NRS 评分为8分,持续时间为1 h;过去24 h 内最轻微的 NRS 评分为3分,持续时间为10 h;过去24 h 内平均 NRS 评分为6分;当前的疼痛程度为6分。⑤加重因素:叩击肝区。⑥缓解因素:屈膝位。⑦当前使用镇痛药:硫酸吗啡缓释片60 mg,每12 h 1 次口服,盐酸吗啡片10 mg,爆发痛出现时口服每日2~3 次。⑧药物不良反应:便秘,3~4 d 大便1 次。⑨心理情况:出现继发性抑郁状态,有自杀想法,汉密尔顿抑郁量表(17 项)评分21 分。

1.患者病情变化的可能原因及应对 肿瘤进展? 神经病理性疼痛? 肿瘤转移压迫腹腔神经丛? 继发感染?

复查血常规、肿瘤标志物、腹部增强 MRI。

检查结果

1. 血常规 WBC 8.65×10^9/L,N% 77.5%,L% 16%,RBC 4.30×10^{12}/L,Hb 143.0 g/L,PLT 124×10^9/L。

2. 肿瘤标志物 AFP 4 820 ng/mL,CA125 233.00 U/mL,CA15-3 43.50 U/mL,血清铁蛋白(FERR)377 ng/mL。

3. 腹部 MRI 肝内多发异常信号,考虑 HCC 并肝内多发转移,部分病变范围稍增大。肝硬化、脾大、腹水较前增多。胆囊壁增厚并异常强化,考虑胆囊炎。门静脉主干及左、右支充盈缺损,考虑栓子形成,较前变化不大。肝门区、腹膜后多发肿大淋巴结,部分较前增大。肝内胆管明显扩张,左右肝管汇合处及肝总管、胆总管纤细、相应胆管管壁显示增厚。

2. 思维引导　患者肿瘤标志物指标均明显升高,腹部异常信号增大,尤其是腹膜后淋巴结增大,突然出现疼痛持续增加,排除爆发痛的可能,考虑为肿瘤进展及腹膜后淋巴结增大压迫腹腔神经丛所致,当前患者为难治性癌痛。应用较大剂量强阿片效果欠佳,加用治疗神经病理性疼痛药物,加巴喷丁胶囊 0.3 mg 每 8 h 1 次口服,行 CT 引导下腹腔神经丛、内脏大小神经毁损术。

> **治疗 3 d 后**
>
> 　　腹痛、背痛明显减轻,NRS 评分 1~2 分。情绪趋于稳定,饮食睡眠正常,硫酸吗啡缓释片减量至 20 mg 每 12 h 1 次口服。
>
> 　　查体:神志清,呼吸平稳,NRS 评分 1~2 分,无强迫体位,表情自如腹部平坦,无腹壁静脉曲张,腹部无压痛、反跳痛,腹部柔软、无包块,肝肋缘下未触及,墨菲征阴性,肝区叩击痛阳性,左、右肾区无叩击痛。

三、思考与讨论

　　恶性肿瘤在其发展过程中出现的疼痛称为癌性疼痛。据统计,中期癌症患者 50% 伴有疼痛,晚期癌症患者有疼痛者高达 70% 以上。所有癌痛患者中 60% 以上是中、重度疼痛。癌痛使患者处于痛苦和绝望之中,极易发生严重的心理障碍甚至出现自杀的情况。长期持续的癌痛严重影响患者的生理功能,使患者出现食欲缺乏、难以入睡、消化不良,机体日趋衰竭。对患者的治疗、家庭甚至整个社会都会产生极大的不良影响。因此,癌痛应受到广泛重视。正确实施三阶梯治疗方案能使大多数患者的疼痛得到缓解;应用微创介入技术,可以使一些顽固性癌痛得到有效控制。

　　癌痛的患者,疾病处于不稳定状态,疼痛的波动及患者的身体状况短期内就可能出现较大变化,所以需要定期量化记录患者疼痛强度和特性,包括疼痛缓解的满意度、出现爆发痛的次数、疼痛对患者日常活动的影响、药物的用法用量、是否出现治疗相关的不良反应、药物滥用的风险,以及患者的心理和情绪状况。如果出现新的或者加剧的疼痛,需要重新进行全面的疼痛评估。

　　该患者治疗期间出现加重的腹部、背部持续性疼痛,单纯增加强阿片类药物用量镇痛效果差,结合腹部影像学检查发现腹膜后淋巴结明显增大,考虑癌肿压迫腹腔神经丛,属于难治性癌痛。传统的三阶梯治疗是以药物为基础的治疗方案,但在临床中,即使用药完全合理,仍然有其局限性,有 20%~30% 的患者疗效不明显,或者因为药物的不良反应,如恶心、呕吐和便秘等,不能继续接受口服药物治疗。因此,近年来在三阶梯治疗方案中增加以介入治疗为主的第四阶梯治疗,或称改良的三阶梯治疗。对于难治性癌痛,要尽早考虑疼痛介入治疗以提高患者的生活质量,具体手段包括:CT 引导下腹腔神经丛毁损术、CT 引导下内脏大小神经毁损术、CT 引导下上腹下神经丛毁损术、鞘内吗啡泵植入术、脊髓电刺激植入术、椎体成形术等。

四、练习题

1. 如何对癌痛患者的疼痛进行评估?
2. WHO 三阶梯用药原则是什么?
3. 使用阿片类药物期间出现不良反应该如何处理?
4. 癌痛患者常用的疼痛介入治疗手段有哪些?

五、推荐阅读

[1]中华人民共和国国家卫生健康委员会(国卫办医函号)癌症疼痛诊疗规范(2018 年版)[J].临床

肿瘤学杂志,2018,23(10):937-944.

[2]MO L,URBAUER D L,BRUERA E,et al. Recommendations for palliative and hospice care in NC-CN guidelines for treatment of cancer[J]. Oncologist,2021,26(1):77-83.

[3]张立生,刘小立.癌痛的药物治疗.现代疼痛学[M].石家庄:河北科学技术出版社,1999.

[4]DALAL S,BRUERA E. Pain management for patients with advanced cancer in the opioid epidemic era [J]. Am Soc Clin Oncol Educ Book,2019,39:24-35.

[5]FINK RM,GALLAGHER E. Cancer Pain Assessment and Measurement[J]. Semin Oncol Nurs,2019, 35(3):229-234.

（黄　琛）